湿病名方百首及临证应用

主　编　苏凤哲

副主编　顾红岩　郭晓谨

　　　　武亚田　李瑞青

科学技术文献出版社

SCIENTIFIC AND TECHNICAL DOCUMENTATION PRESS

·北京·

图书在版编目（CIP）数据

湿病名方百首及临证应用 / 苏凤哲主编. —北京：科学技术文献出版社，2023.12
ISBN 978-7-5235-0482-6

Ⅰ.①湿⋯　Ⅱ.①苏⋯　Ⅲ.①湿热（中医）—验方—汇编　Ⅳ.① R289.51

中国国家版本馆 CIP 数据核字（2023）第 133097 号

湿病名方百首及临证应用

策划编辑：薛士滨　　　责任编辑：郭　蓉　　　责任校对：张吲哚　　　责任出版：张志平

出 版 者	科学技术文献出版社
地 址	北京市复兴路15号　　邮编 100038
编 务 部	(010) 58882938，58882087（传真）
发 行 部	(010) 58882868，58882870（传真）
邮 购 部	(010) 58882873
官 方 网 址	www.stdp.com.cn
发 行 者	科学技术文献出版社发行　全国各地新华书店经销
印 刷 者	北京虎彩文化传播有限公司
版 次	2023 年 12 月第 1 版　2023 年 12 月第 1 次印刷
开 本	710×1000　1/16
字 数	407千
印 张	24.75
书 号	ISBN 978-7-5235-0482-6
定 价	88.00元

自 序

　　临证之于杂者，莫重于湿病，湿之病者，常虚实夹杂，寒热错杂，湿燥相兼，病情复杂，难以决断，误诊失治，意在毫厘之间，良医可救俯仰，庸手多致病舛，生命攸关，岂容怠慢！笔者从事湿病研究多年，渐有长进，虽门诊逾百人，但面对复杂病证，仍无所适从，不免偏之为害。每忆《扁鹊仓公列传》所言："医之所病，病道少"，深知湿病之理法方药，对于医者，至关重要，遂浏览唐宋、金元逮至明清之湿病有效处方，众美兼收，发现前人治湿病之方，已然宏博，应于临床，竟有得心应手之感，盖前人治病，辨证立法，依法处方，竖却病之准绳，惟传承不精，以致道而未谋，术而不精，故将千古心法，量取应验者，总结整理成册，名曰《湿病名方百首及临证应用》。

　　该书记载了前人有效方剂100首，从组成（遵循原剂量）、来源、功效、主治、方解、方歌（清·汪昂歌诀有者宗之，无则自编成歌）到临证应用（以临证病例为主），方取其要者，以成千狐之裘。盖前人论方，君臣佐使，规矩方圆，掷地有声，诚中肯之言，故不必再申己意，悉录成简，俾使后学得之而释疑解惑，不昧于湿证之繁杂纷乱矣，本书编撰涉方多首，广集验案，颇为复杂，幸有弟子郭晓谨编写12万字，武亚田编写11万字，促使本书早日完成，在此一并致谢。

苏凤哲

2023 年 10 月 8 日

目　录

一、白头翁汤 ·· 1

二、不换金正气散 ··· 5

三、萆薢分清饮 ·· 9

四、萆薢渗湿汤 ··· 12

五、八正散 ·· 17

六、菖蒲郁金汤 ··· 22

七、蚕矢汤 ·· 27

八、草果知母汤 ··· 32

九、地黄饮子 ·· 34

十、大橘皮汤 ·· 38

十一、当归拈痛汤 ·· 40

十二、大秦艽汤 ··· 46

十三、达原饮 ·· 51

十四、断下渗湿汤 ·· 56

十五、独活寄生汤 ·· 59

十六、附子理中汤 ·· 64

十七、附子汤 ·· 69

十八、茯苓导水汤 ·· 73

十九、茯苓渗湿汤 ·· 75

二十、甘露消毒丹 ·· 77

二十一、葛根芩连汤 ····································· 81

二十二、葛花解酲汤 ····································· 86

二十三、甘露饮 ··· 90

二十四、清心莲子饮 ····································· 97

二十五、清暑益气汤 ···································· 101

二十六、固真汤 ·· 105

二十七、藿香正气散 …………………………………………… 107

二十八、藿朴夏苓汤 …………………………………………… 111

二十九、蒿芩清胆汤 …………………………………………… 116

三十、厚朴温中汤 ……………………………………………… 120

三十一、滑石藿香汤 …………………………………………… 123

三十二、黄芩滑石汤 …………………………………………… 125

三十三、黄连温胆汤 …………………………………………… 128

三十四、易黄汤 ………………………………………………… 132

三十五、薏苡竹叶散 …………………………………………… 135

三十六、己椒苈黄丸 …………………………………………… 138

三十七、济生肾气丸 …………………………………………… 143

三十八、鸡鸣散 ………………………………………………… 146

三十九、开噤散 ………………………………………………… 150

四十、连朴饮 …………………………………………………… 153

四十一、连理汤 ………………………………………………… 158

四十二、连梅汤 ………………………………………………… 161

四十三、加减木防己汤 ………………………………………… 165

四十四、龙胆泻肝汤 …………………………………………… 167

四十五、苓桂术甘汤 …………………………………………… 171

四十六、雷氏芳香化浊法 ……………………………………… 174

四十七、雷氏宣透膜原法 ……………………………………… 178

四十八、平胃散 ………………………………………………… 180

四十九、羌活胜湿汤 …………………………………………… 184

五十、启膈散 …………………………………………………… 187

五十一、祛风除湿汤 …………………………………………… 191

五十二、秦艽苍术汤 …………………………………………… 193

五十三、清络饮 ………………………………………………… 196

五十四、人参乌梅汤 …………………………………………… 198

五十五、三仁汤 ………………………………………………… 201

五十六、三石汤 ………………………………………………… 207

五十七、三痹汤 ………………………………………………… 210

五十八、三香汤 ………………………………………………… 214

五十九、实脾饮 ………………………………………… 217

六十、苏合香丸 …………………………………………… 221

六十一、参苓白术散 ……………………………………… 224

六十二、四神丸 …………………………………………… 228

六十三、芍药汤 …………………………………………… 232

六十四、石韦散 …………………………………………… 235

六十五、缩脾饮 …………………………………………… 237

六十六、升阳除湿汤 ……………………………………… 240

六十七、四七汤 …………………………………………… 243

六十八、上中下通用痛风方 ……………………………… 247

六十九、疏凿饮子 ………………………………………… 251

七十、肾着汤 ……………………………………………… 255

七十一、调营饮 …………………………………………… 259

七十二、调卫汤 …………………………………………… 263

七十三、木香顺气散 ……………………………………… 265

七十四、温胆汤 …………………………………………… 267

七十五、五皮饮 …………………………………………… 272

七十六、五积散 …………………………………………… 276

七十七、五苓散 …………………………………………… 282

七十八、五淋散 …………………………………………… 286

七十九、无比山药丸 ……………………………………… 288

八十、完带汤 ……………………………………………… 291

八十一、胃苓汤 …………………………………………… 294

八十二、宣清导浊汤 ……………………………………… 298

八十三、香砂六君丸 ……………………………………… 302

八十四、杏仁汤 …………………………………………… 305

八十五、杏仁滑石汤 ……………………………………… 308

八十六、杏仁薏苡汤 ……………………………………… 311

八十七、杏苏散 …………………………………………… 313

八十八、宣痹汤 …………………………………………… 316

八十九、香附旋覆花汤 …………………………………… 323

九十、茵陈蒿汤 …………………………………………… 326

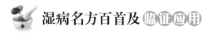
九十一、茵陈五苓散…………………………………… 329

九十二、茵陈白芷汤…………………………………… 334

九十三、越婢加术汤…………………………………… 337

九十四、真武汤………………………………………… 341

九十五、真人养脏汤…………………………………… 346

九十六、治浊固本丸…………………………………… 349

九十七、中满分消丸…………………………………… 352

九十八、舟车丸………………………………………… 357

九十九、枳实导滞汤…………………………………… 359

一○○、痛泻要方……………………………………… 363

参考文献……………………………………………… 367

一、白头翁汤

【组成】白头翁二两，黄柏三两，黄连三两，秦皮三两。

【来源】《伤寒论》，原文曰："热利，下重者，白头翁汤主之。"

【功效】清热解毒，凉血止痢。

【主治】热毒痢疾伴有腹痛，里急后重，肛门灼热，下痢脓血，赤多白少，渴欲饮水，舌红苔黄，脉弦数。

【方解】方中以苦寒入血分的白头翁为君，清热解毒，凉血止痢。黄连苦寒，泻火解毒，燥湿厚肠，为治痢要药；黄柏清下焦湿热。两者助君药清热解毒，燥湿治痢，共为臣药。秦皮苦涩而寒，清热解毒而兼以收涩止痢，为佐使药。四药合用，共奏清热解毒、凉血止痢之功。

【方歌】白头翁汤治热痢，黄连黄柏与秦皮；清热解毒并凉血，湿热毒痢脓血医。

【临证应用】

病例 1　阴肿

李某，女，52 岁，2007 年 8 月 29 日初诊。患者 10 天前因用力搬重物，阴道口有异物感且有下坠感，行走不利，时有灼热感，带下色黄伴腥臭、量多，晨起口干不欲饮，纳可寐安，二便可，舌质红、苔淡黄，脉细弦。予白头翁汤原方：白头翁 8 g，黄柏 5 g，黄连 5 g，秦皮 3 g。3 剂，水煎服，每日 1 剂。复诊时患者阴道下坠感好转大半，仅站立时才感下坠，带下亦明显好转，晨起口干情况改善，再服 3 剂，诸症消失。

　　按：白头翁汤首见于《伤寒论·厥阴篇》："热利，下重者，白头翁汤主之。"因其清热除湿解毒之力甚强，故临床白头翁汤多用于热痢，前阴、后阴俱为浊阴下出之道，湿热毒邪既可暴注下迫于后阴，亦可下迫于前阴，虽然病症不同，但病机相同、病位相同、病因相同，方药可借用，根据异病同治的原则，将白头翁汤灵活应用于妇科阴痛，亦有异曲同工之妙。

病例2　面肌痉挛

吴某，女，49岁，职员，因"左侧眼外肌阵发性不自主抽搐1个月"来就诊。患者原有左侧眼外肌偶发抽动，不以为然，近来因疲倦、精神紧张致症状加剧，发作频繁，痉挛范围逐渐扩展至左侧面部及口角肌肉，间歇时间缩短。患者平素性情急躁，喜食辛辣，伴口干苦，便结。投以白头翁汤化裁，处方：白头翁15 g，黄连6 g，黄柏10 g，秦皮10 g，炙甘草6 g，生地黄30 g，麦冬10 g，白芍15 g，忍冬藤30 g，5剂。药后抽搐大减，只有眼角偶有抽动，以原方再服10剂，症状基本缓解。

按：《素问·六微旨大论》曰："厥阴之上，风气治之，中见少阳。少阳之上，火气治之，中见厥阴。"风，可以转化为热，火借风威；火，可以转化为风，热极生风。面肌痉挛病属肝胃二经，肝开窍于目，主筋；胞睑属脾，脾主肌肉；风热之邪外侵，引动内风，客于肌腠，肝脾经络不通，肌肤失养，风性善动，在肢体则表现为筋惕肉瞤，在眼、面部则筋急抽搐、脾轮振跳。本例患者平素肝旺，复疲劳紧张，正气不足，脉络空虚，致肝风内动，风火相煽扰动面部络脉而成肉瞤，以白头翁汤加生地黄、麦冬、白芍、忍冬藤凉血养阴通络，效如桴鼓。

病例3　痤疮

邵某，男，20岁，学生，因"两颊部痤疮多发"就诊。患者平素性情急躁易怒，喜食重味，时有口干口苦，夜寐不安，大便秘结，见面色潮红，舌质红、苔黄腻、脉弦数有力。方选白头翁汤加减，处方：白头翁15 g，黄连6 g，黄柏10 g，秦皮10 g，生地黄30 g，桑白皮30 g，白鲜皮30 g，丹参15 g。5剂后，症即减六七。

按：痤疮俗称"青春痘"，又名"面疱""粉刺""毛囊炎""暗疮"等，是由于毛囊及皮脂腺阻塞、发炎所引发的一种慢性炎症性、最常见的皮肤病之一。总括痤疮病因，源于禀受体质，后天调养不当，起居、饮食无规律，精神、心理状态不佳，造成脏腑功能失调，或肺胃湿热郁毒，或脾湿痰凝不化，或阴虚火旺上蒸等病理现象。《外科正宗》曰："肺风、粉刺、酒渣鼻三名同种，粉刺属肺、酒渣鼻属脾，总皆血热郁滞不散。"《医宗金鉴·外科心法要诀》认为"此证由肺经血热而成"，均指出了痤疮的发病主因在于血热。本例素体阳盛，易热易火，加之嗜食辛辣肥甘之品，当属肝经血热，肝火升腾，肺有郁热，气血凝滞，蕴结成毒而致痤疮，治宜清热利湿，泻火解毒。其中肝火、湿毒、气滞、血热兼而有之，而白头翁清肝凉血解毒，并能疏达厥阴肝木之气。

病例4　下利（急性肠炎）

刘某，男，56岁，发病节气：小满后六天。该患者于2年前因腹泻到医院就医，诊断为"急性肠炎"，经中、西药治疗症状好转，此后反复发作。10日前因饮食不洁而致腹痛、腹泻，曾用过静点西药，以及口服"小檗碱""泻痢停"等药，用时稍缓，停药加重。现腹痛、腹泻每日7～8次，泻后痛减，泻下黄、白状稀便带沫，恶寒发热，头痛而晕，目赤，胃胀而痛，食少纳呆，倦怠乏力，恶心欲呕，口干苦，舌燥，口臭，腰痛，五心烦热，夜不得卧，两胁胀痛，小便黄赤，面色黧黑，口唇绛而干，舌深红，苔白厚腻，脉滑，左关弦，尺弱，手足凉，额腹发热，下腹压之疼痛。此为湿热内蕴，肝郁肾虚之热利，治宜清热利湿，调畅气血。处方：白头翁20 g，黄连30 g，黄柏15 g，黄芩10 g，秦皮10 g，木香10 g，茯苓50 g，肉桂15 g，焦白术20 g，甘草10 g，4剂，水煎，每日2次，饭前温服。结果：该患者服第1次药后，腹痛加重，而后明显减轻；第2次服药后，知饥饿，饮食增加。现大便已成形，无腹痛，但觉腰腿痛，余无不适，面虽黑已有光泽，唇红绛，舌红，苔薄白，脉寸滑，余沉弦。二诊用北京中医药大学的清开灵口服液巩固疗效。

按：该患者久病泄泻，脾、肠已弱，又素暴怒，肝郁横乘脾土，此次复感湿热疫毒之邪而成热痢，虽已10日但因身体素质较好，表证仍在，故以白头翁汤为主方，配以黄芩汤、香连丸、苓桂术甘汤加减而治之。多药融合，共同起到清热利湿、调畅气血之功效。复诊时泻痢已经消失，且患者不愿意服用汤药，以清开灵巩固治疗。随访3年未犯。

病例5　腹痛

患者，男，56岁，左下腹痛伴有腹泻5年。便前腹痛，大便急，排便不畅，每日7～8次，大便偏细，肛门下坠感，无脓血便。患者平时脾气比较急躁，易发怒，饮食不节，肥甘厚味，食欲尚可，睡眠一般，舌质暗红，舌根部苔白厚腻，脉弦细。肠镜示：结肠多发息肉。处方：白头翁10 g，黄连6 g，黄柏10 g，秦皮10 g，煨木香6 g，乌药6 g，土白术15 g，土白芍

15 g, 茯苓 15 g, 吴茱萸 3 g, 山药 20 g, 槟榔 10 g, 补骨脂 6 g, 肉豆蔻 6 g, 生甘草 6 g。上方 7 剂, 患者服药后腹痛消失, 大便次数减为每日 2~3 次, 上方加升麻 3 g、丹皮炭 10 g, 山药量增至 20 g。后又经过 2 次调理后, 并嘱其饮食清淡, 生活规律, 节制饮酒以及肥甘厚味, 患者症状基本消失, 临床痊愈。

　　按: 左下腹痛中医诊为少腹痛, 少腹乃肝经循行的部位。该患者病缘于湿热蕴结肠道, 肝脾不和。治以燥湿化滞, 理气缓肝。方中以白头翁汤燥湿化滞, 清热凉血疏肝。黄连、黄柏寒以清热、苦以燥湿, 厚肠止利。秦皮苦寒, 能清肝胆及大肠湿热, 并可凉血坚阴而止利。木香、乌药温中理气, 白术、白芍调和肝脾, 山药、补骨脂、肉豆蔻固涩健脾肾, 槟榔理气除胀导滞, 佐吴茱萸辛以理气, 温以散结, 苦以固涩, 制黄连诸药之苦寒, 以成佐金之势, 并防苦寒滞气。肺气得以正常宣降, 可制肝气之横逆。肝气得制, 而不克伐脾土, 肝脾和, 大便得以改善。诸药合用, 共奏祛湿热、通气机、和肝脾之效。

二、不换金正气散

【组成】 厚朴（去皮，姜制）、广藿香（去枝，土）、半夏（煮）、苍术（米泔浸）、陈皮（去皮）、甘草（蜜炙）各等分。

上为锉散。每三钱，水盏半，姜三片，枣二枚，煎八分，去滓，食前稍热服。忌生冷、油腻、毒物。若四方人不伏水土，宜服之。常服能辟岚气，调和脾胃，美饮食。

【来源】《太平惠民和剂局方·卷之二》："不换金正气散治四时伤寒，瘴疫时气，头疼壮热，腰背拘急，五劳七伤，山岚瘴气，寒热往来，五膈气噎，咳嗽痰涎，行步喘乏，或霍乱吐泻，脏腑虚寒，下痢赤白，并宜服之。"

【功效】 燥湿化痰，理气和中。

【主治】 脾胃不和，痰湿中阻证。症见胸膈痞闷，寒热往来，霍乱吐泻。临床用于溃疡性结肠炎、腹泻型肠易激综合征等。

【方解】 方中广藿香辛温芳香，化湿而醒脾，既驱散在表之邪，又化脾胃之湿滞，解内外之围；姜半夏燥湿理气；苍术辛香苦温，燥湿运脾之功甚强；厚朴燥湿行气除满；陈皮理气和胃，燥湿醒脾，助苍术、厚朴燥湿行气；甘草既补中益气，又调和诸药；煎煮时加生姜、大枣调和脾胃；全方燥湿与行气并用，使湿去而脾健，运化有权，且气机调畅，气畅则湿邪得化，共奏解表化湿和胃、健脾理气止泻之功。

【方歌】 和剂局方不换金，姜夏厚朴藿香陈；苍术大枣合甘草，健脾和胃此方珍。

【临证应用】

病例 1　湿热中阻

陆某，女，30 岁，2005 年 10 月 10 日初诊。患者口干、口苦，胃纳欠佳，脘腹胀满不舒，大便溏泄，泻前腹痛，泻后痛减，头晕腰酸，舌红苔黄而腻，边有齿痕，脉弦细。患者诉病已 3 个多月，口苦口干、脘腹胀满之症日益加重。诊为湿热中阻证，辨证要点为口干、口苦，胃纳欠佳，脘腹胀满不舒，大便溏泄，舌红苔黄而腻，边有齿痕，脉弦细。湿热阻滞气机，脾升胃降功能失调，故中焦脘腹胀满不舒，胃纳欠佳；气滞津停故口干；口苦为肝有郁热之候；大便溏泄为湿热内蕴中焦，清浊不分，杂然而下所致；腹痛欲泻，泻后痛减为肝郁脾虚之候；舌红，苔黄而腻为湿热内蕴之象。肝郁脉弦，脾虚脉细。目前以湿热内蕴为主要矛盾，治当以清化湿热、理气和中为先，方拟不换金正气散加减：砂仁6 g，香附12 g，陈皮12 g，制半夏12 g，苍术12 g，黄芩12 g，蒲公英30 g，黄连6 g，炒木香12 g，藿香12 g，佩兰12 g，红藤30 g，茯苓12 g，车前子30 g（包），神曲12 g，14剂，并嘱其忌食补品及甜食。

10月25日二诊：诉服本方7剂之后，口干口苦已无，头晕腰酸不显，胃口渐开，脘腹胀满明显减轻，大便成形，日解2次，便前仍有腹痛，舌红苔薄白，边有齿痕，脉弦细。分析：湿热已去，脾虚肝郁之候显，治当甘温益气健脾，兼以行气化湿，方以香砂六君子汤加减：香附12 g，砂仁6 g，陈皮12 g，制半夏12 g，党参15 g，白术12 g，茯苓12 g，甘草6 g，炒木香12 g，黄连6 g，防风12 g，白芍12 g，柴胡12 g，神曲12 g，鸡内金12 g，30剂。忌食辛辣、冰镇、酸收、厚味等物。

11月27日三诊：患者诉偶因饮食起居不慎而略感腹胀，其余无异常，舌红苔薄白，舌边齿痕变浅，脉细，嘱其常服用香砂六君丸以善其后。

按：肝郁脾虚、湿热内蕴，病属本虚标实、虚实夹杂之证，逆其病理状态，复其生理功能尚需时日，临床治疗可分三个步骤进行。①除标：患者主诉口腻、口苦，胃纳欠佳，脘腹胀满，呕恶便溏，或溏而不爽，察其舌红，苔黄而腻，脉弦或濡数。此阶段以中焦湿热内蕴为主要矛盾，须苦温苦寒并用，以除湿热之标。用不换金正气散加减治之，嘱患者禁补忌甜。②复本防标：待上述诸症均减，尤以黄腻苔退净，转为薄白苔为标志，此阶段为湿热之邪暂退而脾虚之候突显，须用甘温益气健脾以复脾运。然湿性黏滞缠绵，须防其再生，则加用行气化湿类药，用香砂六君子汤加减治之。此阶段颇为重要，因属邪暂退，为防病情反复，转为前一阶段，嘱患者忌口，忌食辛辣、冰镇、酸收、厚味等物，并注意起居，调畅情志。③固本：经前一阶段服中药治疗后，患者临床症状消失，即可专心顾护脾本。陈师嘱患者常服香砂六君丸以善其后。

病例2 腹泻

王某，男，45岁，2009年5月19日就诊。主诉：腹胀、泄泻每日4～5次，持续6年。症状：头晕、疲乏，手指、脚趾发麻，口苦、干呕，舌苔黄厚，脉缓。辨证属湿热蕴结。治宜清热利湿，益气建中。处方：不换金正气散加减。药用：藿香15 g，半夏10 g，白术10 g，陈皮6 g，黄芩6 g，厚朴10 g，沙参15 g，生姜3片，甘草6 g，4剂。

二诊：药后病情平稳，前方减去沙参、甘草，加佩兰、枳壳，4剂。

三诊：诸症大减，泄泻次数减至2～3次。前方继服4剂。

四诊：大便已成形，1次/天，口苦、腹胀已消失。前方再进5剂以巩固疗效。

按：久泻致脾虚胃弱，生化之源不足则头晕疲乏，手足发麻；湿邪郁久化热，湿热互阻，胃肠升降失司，清浊交混而致泄泻；口苦、苔黄腻乃湿热内盛之象。初诊效果不显，减去沙参、甘草恐其壅中；加芳香辛凉之佩兰以增其清热化湿之力，用枳壳宽中理气。

病例3 眩晕（美尼尔综合征）

童某，女，40岁，2003年4月15日就诊。患者头晕目眩，耳鸣欲呕，视物旋转，胸闷心悸，舌苔白腻，脉弦滑。素有美尼尔综合征病史。此为痰浊夹风上蒙清窍所致。治拟祛湿化痰，息风健脾。用不换金正气散加味：苍术、白术、厚朴、陈皮、半夏、藿香、天麻、蔓荆子、茯苓、石菖蒲、郁金各10 g，代赭石30 g（先煎），甘草6 g。服14剂后耳鸣目眩、胸闷心悸大减，视物正常，唯感头晕、乏力，予香砂六君子合归脾汤加减调治2月余，至今未发。

按：眩晕发作，急则治其标，不换金正气散合菖蒲、郁金、天麻、蔓荆子化痰息风；白术、茯苓健脾化湿，去痰之源；代赭石止呕。缓解后用香砂六君子合归脾汤兼顾其本，巩固疗效。

病例4 胃痞病（慢性胃炎）

洪某，女，31岁，2000年2月1日就诊。患者中脘胀满，不思饮食，口淡无味，肢倦乏力，时伴恶心，嗳气反酸，舌淡红苔白腻，脉濡。胃镜检查示慢性浅表性胃炎。此为湿浊留滞中焦，脾胃升降失职所致。治拟化湿理气，和中健脾。方用不换金正气散加味：苍术、白术、厚朴、半夏、藿香、陈皮、苏梗各 10 g，砂仁、蔻仁、甘草、川连各 6 g，吴茱萸 2 g。服 7 剂后，诸症减轻，守方再进 14 剂，症状基本消失，后用香砂六君子加减调理 2 月余痊愈。

按：六淫之中，唯湿邪之性尤为黏浊缠绵难去。不换金正气散加砂仁、蔻仁、苏梗苦温燥湿，辅以白术健脾化湿，左金丸降逆止酸。诸药合用，芳香悦脾，燥湿和胃，故获良效。

病例 5　咳喘病（慢性阻塞性肺疾病）

董某，男，67 岁，2002 年 12 月 8 日来诊。患者反复咳嗽咳痰，动则气喘，痰多色白黏稠，咯痰不爽，时有胸闷，恶心，舌红苔白腻，脉滑数。患慢性支气管炎 20 余年，此为痰浊壅肺，肺失宣降。治以化痰降逆，止咳平喘。方用不换金正气散合三子养亲汤加味：半夏、陈皮、苍术、厚朴、藿香、苏子、白芥子、莱菔子、葶苈子、地龙、杏仁、浙贝母各 10 g，甘草 6 g。服 15 天后咳嗽咳痰气喘减半，守方加减治疗 1 月余，诸症渐平。后以固本咳喘片调服以巩固疗效。

按：慢性阻塞性肺疾病为老年人的常见病和多发病，多由慢支迁延而致。方用不换金正气散行气降逆，三子养亲汤化痰止咳平喘，葶苈子涤痰除壅平喘，杏仁、浙贝母宣肺降气化痰，地龙解痉平喘。后以固本咳喘片调治，使元气渐复，卫外致密。

三、萆薢分清饮

【组成】川萆薢二钱，黄柏（炒褐色）、石菖蒲各五分，茯苓、白术各一钱，莲子心七分，丹参、车前子各一钱五分。

【来源】《医学心悟·卷四》："浊之因有二种，一由肾虚败精流注，一由湿热渗入膀胱。肾气虚，补肾之中必兼利水，盖肾经有二窍，溺窍开则精窍闭也；湿热者，导湿之中必兼理脾，盖土旺则能胜湿，且土坚凝则水自澄清也。补肾，菟丝子丸主之；导湿，萆薢分清饮主之。"

【功效】分清泄浊，清利湿热。

【主治】湿热郁阻，膀胱气化不利证。症见湿热白浊，小便浑浊，尿有余沥，舌苔黄腻。临床用于治疗乳糜尿、前列腺炎、泌尿系感染等属湿热下注者。

【方解】方中以川萆薢为主，利湿通淋，分清别浊；配合黄柏清热燥湿，车前子利水通淋，清利膀胱湿热；石菖蒲化湿通窍、定心志以止小便频数；佐以茯苓、白术健脾祛湿，使脾旺能运化水湿；另配莲子心、丹参清心火，以阻心热下移于小肠，以及小肠之热上扰于心。全方配伍理论清晰，思路严谨，选药精当，故而疗效极佳。

【方歌】萆薢分清石菖蒲，黄柏车前术茯苓；莲子丹参清心火，湿热膏淋此方赢。

【临证应用】

病例1 膏淋（乳糜尿）

乔某，女，40岁，1995年3月24日初诊。患者自诉腰部不适5年，尿如米泔近4个月，曾在当地医院就诊。相继治疗2个月未见好转，遂来我院求医。现症见：小便短数，微有涩痛，尿液浑浊、白如米泔，伴有体倦乏力，纳呆少食、舌质淡红，苔薄黄腻、脉沉弱无力。查：肾区压痛阳性，右侧叩击痛阳性，无膀胱刺激征；尿常规：RBC 1~2个/HP，WBC 7个/HP，尿蛋白（＋），乳糜尿；肾脏B超提示右肾集合系统略增宽，排列不整。依上述临床表现，西医诊断：慢性肾盂肾炎；乳糜尿。中医诊断：淋证，膏淋；属于淋证之湿热下注、脾肾虚弱型。治以清热利湿，健脾滋肾。予程氏萆薢分清饮加减治疗，处方：萆薢 30 g，菖蒲 20 g，茯苓 20 g，白术 15 g，萹蓄 15 g，瞿麦 10 g，牛膝 10 g，炒黄柏 15 g，莲子心 15 g，车前子 20 g（包），甘草 10 g，益智仁 15 g。每日 1 剂，每日 3 次，水煎服。

1995 年 4 月 2 日二诊：小便短数之症已除，溲无涩疼，余症依然如初，在初诊方药基础上酌加金樱子 25 g、桑螵蛸 20 g，继按前法服用。

1995 年 4 月 10 日三诊：病情明显好转，尿液时清时浊，浊如米泔，在劳累或受寒后明显加重。体力渐复，食欲增加，舌淡红，苔薄白略腻，脉沉有力。在二诊方药基础上去萹蓄、瞿麦，加五味子 20 g、寄生 15 g、薏米 10 g。继按前法服用，并嘱注意保暖，切勿过劳。

1995 年 4 月 20 日四诊：除腰部不适外，余症皆无，舌淡红，苔薄白，左部尺脉沉弱，右脉和缓有力。查：双侧肾区无压痛，右侧叩击痛阳性；尿常规：WBC 3~4 个/HP，RBC 0~1 个/HP，尿蛋白（±）；尿液澄清，略呈黄色；肾脏 B 超检查同前。在三诊方药基础上，去牛膝、车前子、金樱子、桑螵蛸、炒黄柏，加山药 15 g、乌药 10 g、陈皮 20 g。继按前法服用本方 14 剂。除慢性肾盂肾炎未愈外，乳糜尿治愈，随访半年，未再复发。

按：乳糜尿之病，临床并不多遇，发病原因有很多，机制尚无定论。特别是慢性肾盂肾炎伴有乳糜尿患者，临床更属少见。本病属于中医淋证、膏淋或尿浊范畴，病因多是湿热下注，且与脾肾虚弱有直接关系，亦即"必虚"。脾主运化，性升恶湿；肾为水脏，主蛰封藏，职司二便。湿甚，脾之运化功能失调，则水谷精微不能上升与输布；肾脏亏虚，封藏失职，则水谷精微不能吸收而随小便排出体外，故见小便浑浊。对本病之治疗，当以调补脾肾为主，清热利湿为辅，增强运化与封藏之功能。初用萆薢分清饮使湿热清除，脾肾功能复常，水谷精微得以输布与封藏，运化失调、代谢紊乱之症尽除，而收痊愈之功。

病例 2　慢性肾盂肾炎

刘某，女，43 岁，2017 年 3 月 20 日初诊。患者 4 年前出现小便异常，开始时尿频、尿急、尿痛症状很明显，抗炎治疗效果显著，但未规律治疗，症状缓解就停药，致病情反复难愈，病情发作频繁，口服多种抗炎药物症状能改善，但停药后病情又复发。曾做 X 线造影示肾盂肾盏变形，明确诊断

"慢性肾盂肾炎"。现小便频多，尿急、尿痛不明显，腰膝酸软，疲乏无力，饮食正常，大便稀不成形。查体温正常，痛苦面容，心肺无异常，腹软，无压痛及反跳痛，左肾叩击痛（＋），右肾叩击痛（－），下肢无浮肿，舌淡苔黄腻，脉细无力。查肾功能示正常，尿常规示尿蛋白（－）、隐血（2＋）、白细胞（±），尿培养示变形杆菌。诊断为慢性肾盂肾炎急性发作。辨证为肾虚湿热下注。治宜益肾利湿，清热通淋。方用萆薢分清饮加减：粉萆薢 10 g，芡实 15 g，山药 15 g，黄芪 15 g，益智仁 10 g，石菖蒲 10 g，茯苓 10 g，苍术 10 g，白豆蔻 10 g，车前草 10 g，川牛膝 10 g，甘草 6 g。每日 1 剂，水煎 400 mL，分早晚 2 次饭后温服。

嘱避风寒，适劳逸，调饮食，畅情志。连服 8 周后症状消失，复查尿常规正常，多次尿培养均为阴性，随访 4 个月未复发。

四、萆薢渗湿汤

【方剂组成】萆薢，薏苡仁，赤茯苓，黄柏，丹皮，泽泻，滑石，通草，水煎服。原书未注明用量用法，现可根据各药的常用剂量酌情定量水煎服。

【方剂来源】清·《疡科心得集·补遗》。

【功效】清热利湿，凉血活血。

【主治】湿热下注所致臁疮，下肢丹毒，湿疹，舌红苔黄腻，脉滑数。

【方解】方中萆薢苦平为君，利湿分别清浊；薏苡仁、茯苓健脾益气渗湿，培土固本，助中焦运化升降；滑石甘淡质润，渗湿利窍，性寒质重，清热降泻，滑利清解又利尿通淋；泽泻渗湿利水；黄柏苦寒，清热燥湿，专除下焦湿热；牡丹皮苦微寒，入血分，清热凉血止血又善活血散瘀消痈；通草清热利水，以通为用，配滑石引邪自小便而去。诸药合用，共奏导湿下行、利水清药性发热之功。

【方歌】萆薢渗湿主下焦，丹皮泽泻滑通草；黄柏赤苓薏苡仁，丹毒红斑痛风消。

【临证应用】

病例1 痹证（银屑病性关节炎）

池某，男，38岁，2015年3月31日初诊，主诉：银屑病性关节炎反复发作8年余、加重1个月。患者8年前于天津某医院诊断为银屑病性关节炎，由于不能接受来氟米特及甲氨蝶呤等西药治疗，只能间断使用白芍总苷胶囊、肿痛安胶囊及雪山金罗汉止痛涂膜剂等药物治疗，病情控制欠佳。既往检查：风湿四项中红细胞沉降率22.0 mm/h，C反应蛋白14.5 mg/L，类风湿因子及抗链球菌溶血素均正常；类风湿筛查试验：阴性；人类白细胞抗原B27测定：阴性；双手正位X线片示：双侧近端指间关节间隙及左侧腕关节间隙狭窄，周围软组织略肿。现症：头顶片状鳞屑样皮疹，表面覆盖半透明膜，刮之脱屑，左足跖趾关节疼痛，左足跟及跟腱疼痛，行走不利，左腕关节活动不利，双手小指及无名指远端关节疼痛，屈伸不利。平素胃怕凉，且胃痛、胃胀、反酸，食后加重。夜寐欠安，大便稀。舌淡胖，苔白厚腻，脉滑数。此乃脾虚湿蕴、湿壅热郁、痹阻经脉而致，治以健脾祛湿清热蠲痹。考虑患者胃不适，当先顾护脾胃，健脾祛湿兼以通痹，予温胆汤、丹参饮合四妙散加减：陈皮、清半夏、茯苓、竹茹、炙甘草、炒白术、伸筋草、麸炒苍术、油松节、荆芥穗炭各 10 g，丹参 30 g，檀香、砂仁各 6 g，浙贝母、煅瓦楞、麸炒薏苡仁各 15 g，海螵蛸 20 g。7 剂，水煎，分早、晚 2 次温服。并嘱患者清淡饮食、调畅情志及保证充足睡眠。

4 月 16 日二诊：药后患者小指关节疼痛减轻，头顶部皮肤瘙痒减轻，胃反酸、胃胀明显好转，畏风怕凉，舌淡胖，苔白腻，脉滑数。考虑患者胃不适好转，故治以清热化湿，蠲痹通络，予萆薢渗湿汤合四妙散加减：粉萆薢、滑石、桑枝、忍冬藤、虎杖、关黄柏、麸炒苍术、麸炒薏苡仁、白芍、威灵仙、生黄芪各 15 g，土茯苓 30 g，油松节、青风藤、伸筋草、荆芥穗炭、防风各 10 g，蕲蛇 5 g，炙甘草 6 g。7 剂，水煎，分早、晚 2 次温服。

4 月 23 日三诊：药后患者左足跖趾关节及足跟痛明显好转，头顶鳞屑样皮疹再生减少，舌淡，苔白腻。前方去虎杖、油松节，加川牛膝、白芍、海桐皮各 15 g，桂枝 6 g。7 剂，水煎，分早、晚 2 次温服。7 剂后患者关节疼痛症状大为好转，活动基本如常，头顶鳞屑样皮疹逐渐转愈，效果显著。

追访至 2015 年 11 月 19 日，患者诉病情控制稳定，偶有轻微关节疼痛发作，多采用原方化裁内服后可愈。

病例 2　红斑型天疱疮

患者，女，39 岁，2008—2009 年于我科两次住院治疗，诊为"红斑型天疱疮"，曾使用"地塞米松 10 mg 静滴"等治疗，撤减激素至泼尼松 50 mg。2009 年 7 月 1 日门诊复诊，查体：满月脸，腹、腰新发红斑、糜烂，面、背、四肢多个暗红斑疹，部分糜烂，瘙痒，伴左下肢乏力，情绪低落，小便频，舌红苔黄腻，脉弦。辨证为湿热化毒证，治宜清热解毒，利湿化浊，方选萆薢渗湿汤合四妙丸加减：萆薢 10 g，丹皮 10 g，六一散 10 g，黄柏 10 g，苍术 8 g，薏苡仁 20 g，川牛膝 10 g，白鲜皮 10 g，金银花 10 g，连翘 10 g，栀子 10 g，黄芩 10 g，土茯苓 12 g，大青叶 10 g。7 剂，水煎服，外用"丙酸氯倍他索软膏"，继续口服"泼尼松早 7 片、中午 4 片""氯化钾缓释片，每日3次"。

7月9日二诊：糜烂全结痂，无新发疹，不痒。激素减为"泼尼松早7片、中午2片"，中药效不更方。激素每2周撤减0.5~1片。

8月31日三诊：躯干、大腿有新发暗红斑疹，无水疱，有糜烂，舌暗红，苔白腻，脉沉弦细。患者热毒去，湿毒久蕴伤脾，治宜健脾利湿，用药：党参10 g，茯苓10 g，白术10 g，砂仁6 g（后下），萆薢10 g，土茯苓15 g，薏苡仁20 g，车前子20 g（包），桂枝8 g，苍术10 g，黄柏5 g，怀牛膝10 g。10剂，水煎服，泼尼松每日6~7片。激素每4周撤减0.5~1片，患者调理3个月，目前激素每日1片，3年未再新发皮疹。

病例3 血精（精囊炎）

患者，男，43岁，2015年7月20日初诊。患者主诉：精液色黄伴血丝20天。患者20天前行房时发现精液色黄伴血丝，自觉会阴部不适，小便时有疼痛，大便成形，每日1次。舌质暗红，苔薄黄，脉弦滑数。中医诊断：血精；证属湿热下注，精室血络受损。西医诊断：精囊炎。治法：清热利湿，凉血止血。选方：萆薢渗湿汤加减，药用：萆薢10 g，炒薏苡仁30 g，茯苓15 g，泽泻10 g，滑石10 g，通草3 g，牡丹皮10 g，黄柏10 g，茜草炭6 g，白茅根30 g，蒲公英15 g。水煎服，每日1剂，早、晚分服。

二诊：7剂后同房精色如常，但会阴部仍有不适，上方加入川楝子10 g、延胡索10 g，14剂后愈。

按：精囊炎，中医称之为"血精"，是指发生于精囊的炎性病变，常因热入精室、瘀血内停、脾肾气虚所引起的精室血络受损、血溢脉外，随精而出发病。男性精室具有贮藏精液、生育繁衍的功能，《中西汇通医经精义·下卷》说："女子之胞，男子为精室，乃血气交会，化精成胎之所，最为紧要。"《难经·三十六难》有："命门者，诸精神之所舍，原气之所系也；男子以藏精，女子以系胞。"本例患者属湿热之邪下扰精室，热伤血络，络损血溢，故而当以清热利湿、凉血止血为要。吾以脉诊参详，以萆薢渗湿汤加味施治，使湿热之邪尽去而血宁络和。

病例4 慢性前列腺炎

患者，男，29岁，2012年3月28日初诊。主诉：尿频、尿后滴白1年、加重1周。患者平素嗜酒及辛辣厚味，1年前因劳累、过度饮酒而发病，曾自服抗生素症状有所缓解，未予重视，病程迁延未愈，1周前房事后症状加重。刻诊：尿频、尿急、尿道灼热刺痛，大便后尿道口出现滴白，右侧腹股沟处胀痛连及睾丸，偶感刺疼，纳少眠差，大便调，舌暗红，苔黄腻，脉弦滑。前列腺液常规：卵磷脂小体（＋＋），白细胞（＋＋）。诊断：慢性前列腺炎；中医辨证属湿热蕴阻下焦。治宜清热利湿，解毒散结。方用萆薢渗湿汤加减，处方：萆薢15 g，黄柏15 g，生薏苡仁25 g，土茯苓15 g，泽泻10 g，白花蛇舌草15 g，败酱草15 g，蒲公英10 g，栀子10 g，延胡索15 g，牡丹皮10 g，川牛膝15 g，荔枝核6 g，橘核6 g，甘草5 g。7剂，水煎，内服及灌肠。

二诊：症状减轻，效不更方，守上方继投7剂，用法同上。

三诊：服药后，诸症皆失，继上方减败酱草、栀子、荔枝核、橘核，加淮山药15 g、白术10 g，连进7剂以巩固疗效。

病例5　生殖器疱疹

患者，男，40岁，2011年9月26日初诊。主诉：外阴出现水疱、糜烂伴痒痛3年、复发2天。3年前患者因不洁性交而患病，曾口服及外用阿昔洛韦后皮损消失，但以后反复发作。2天前因不洁性交，病情复发。刻诊：阴茎见簇状水疱，基底潮红，龟头小片糜烂，少许渗液，腰膝酸软，尿黄，大便调，舌红，苔薄黄，脉弦滑细。诊断：生殖器疱疹；中医辨证属湿热下注，素有阴虚。治宜清热利湿解毒，佐以益气养阴。方用萆薢渗湿汤加减，处方：萆薢15 g，黄柏15 g，生薏苡仁25 g，土茯苓15 g，泽泻10 g，白花蛇舌草15 g，丝瓜络8 g，淡竹叶8 g，板蓝根15 g，大青叶15 g，黄芪15 g，生地黄15 g，牡丹皮8 g，甘草5 g。水煎服，每日1剂，早、晚分服，连服14剂，同时给予水煎液外用。

二诊：水疱消失，糜烂面愈合，但神疲乏力、五心烦热。继用上方减淡竹叶、大青叶，加淮山药15 g、山茱萸10 g、知母10 g，嘱其洁身自好，连用药1个月，诸症消失，随访半年未复发。

按：本案湿热淫毒缠绵黏滞，蛰伏体内，久伏则耗气伤阴，形成正虚邪恋之势。因不洁性交，引触伏邪，湿热淫毒再度循经走窜，而见诸症。湿热下注之象较著，急则治其标，故初诊以萆薢、生薏苡仁、土茯苓、泽泻淡渗利湿；白花蛇舌草、淡竹叶、黄柏泻火解毒、清热利湿；板蓝根、大青叶清热解毒；并佐以黄芪益气托毒，生地黄养阴护正；牡丹皮泻血中伏火；丝瓜

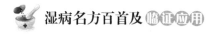

络通络引经。二诊伏邪渐去，阴伤之象暴露，遂加以扶正养阴、清虚热之品。纵观全方，清补并举，共奏解毒除湿、滋阴清热之功。药证相合，故能徐建远功。

五、八正散

【组成】车前子、瞿麦、滑石、大黄（面裹，煨，去面，切，焙），山栀子仁、扁蓄、甘草（炙）、木通各一斤。

【来源】宋·《太平惠民和剂局方·卷六》："八正散，治大人、小儿心经邪热，一切蕴毒，咽干口燥，大渴引饮，心忪面热，烦躁不宁，目赤睛疼，唇焦鼻衄，口舌生疮，咽喉肿痛。又治小便赤涩，或癃闭不通，及热淋、血淋，并治之。"

【功效】清热利水通淋。

【主治】尿频尿急，溺时涩痛，淋沥不畅，尿色浑赤，甚则癃闭不通，小腹急满，口燥咽干，舌苔黄腻，脉滑数。

【方解】方中以滑石、木通为君药。滑石善能滑利窍道，清热渗湿，利水通淋，木通上清心火，下利湿热，使湿热之邪从小便而去；扁蓄、瞿麦、车前子为臣，三者均为清热利水通淋之常用品；佐以山栀子仁清泄三焦，通利水道，以增强君、臣药清热利水通淋之功；大黄荡涤邪热，并能使湿热从大便而去。甘草调和诸药，兼能清热、缓急止痛，是为佐使之用。煎加灯心草以增利水通淋之力。

【方歌】八正木通与车前，扁蓄大黄滑石研；草梢瞿麦兼栀子，煎加灯草痛淋蠲。

——清·王昂《汤头歌诀》

【临证应用】

病例 1 石淋

陈某，女，48 岁，2017 年 8 月 23 日初诊。主诉：尿频、尿急、尿痛 3 个月。患者 3 个月前体检时发现：双侧输尿管狭窄，双肾结石积水，左侧 GFR 5.34 mL/min、右侧 45.27 mL/min。遂至福建省立医院行"双肾碎石术＋输尿管扩张术"，复查结石已碎解，排出大量结石，术后出现尿频、尿急、尿道灼热感，无肉眼血尿，尿中有泡沫，无腹部疼痛，无双下肢浮肿，多次查尿常规及尿培养均阴性，予左氧氟沙星口服症状改善不明显，患者为求进一步诊疗，遂求诊，查尿常规：白细胞（3＋）；泌尿系彩超：左肾积水。刻下症见：尿频、尿急、尿痛、尿道灼热感，无肉眼血尿，无尿量减少，无腹部疼痛，无发热畏寒，纳可寐安，大便通调。中医辨为淋证之石淋并发热淋，治以清热利湿通淋，方选八正散合六一散加减，处方：瞿麦10g，萹蓄10g，大蓟10g，生地黄12g，车前草12g，白茅根15g，琥珀4.5g，蒲公英12g，野菊花10g，炒栀子10g，黄芩10g，滑石24g，甘草4g，予上方7剂，水煎服，每日1剂，分早、晚2次服用。嘱其清淡饮食，忌肥腻香燥、辛辣之品，多饮水，适当运动，增强体质，禁房事，注意适当休息。

2017年8月30日二诊：患者尿道症状较前明显减轻，守方去蒲公英、野菊花、萹蓄、瞿麦、生地黄、大蓟，加金钱草30g、海金沙18g、猪苓10g、鸡内金15g、牛膝10g、石韦10g、茯苓10g、冬葵子10g、木香15g、枳壳5g、泽泻10g，予7剂继进。

2017年9月6日三诊：自诉服药后有一日排尿时腰部酸痛，后症状完全缓解，未再发作，复查泌尿系彩超正常，守方加黄柏10g再进。

2017年9月13日四诊：诉症状未再发作，守方巩固。

病例2　前列腺结石

患者，男，25岁，未婚，以会阴部坠胀、疼痛不适2天伴进行性加重前来就诊。自述近期工作繁重，长期在外奔波，起居饮食没有规律，有手淫史。于2天前出现排尿感异常不适，色黄量少，并伴有会阴部放射性坠胀疼痛。刻诊见：舌质红绛，舌边起芒刺，有瘀点，苔色黄质厚腻，脉弦滑数。B超提示：前列腺部位有2处回声增强区域。西医诊断：前列腺结石；中医诊断：石淋（湿热蕴结）。治以清热利湿，消石通淋。处方：八正散加味，药物组成：关木通6g，车前子15g（包），瞿麦15g，萹蓄15g，鸡内金15g，栀子10g，滑石20g，金钱草30g，海金沙20g，川牛膝30g，白茅根10g，三棱15g，莪术15g，川楝子15g，元胡30g。服法：水煎服，每日1剂，分2次服用，连服5天。

复诊时患者自述疼痛明显减轻，排尿感偶有不适。仍见舌质红，苔薄黄，脉滑数。上方去三棱、莪术，加猪苓15g，继服5天。药服完毕后，复查B超：前列腺部位无明显回声增强区域。嘱其今后生活起居要有规律，平时多饮水，增加体育锻炼，减少手淫，这些基本措施对于结石预防很有必要。

按：前列腺结石多属于湿热蕴结。此类患者生活起居多规律，饮食不当，情志不畅，多因素导致体内湿热蕴结下注。临床症状多见：尿急、尿频、尿痛、尿分叉、尿等待、尿滴沥、阴囊汗多、会阴部坠胀疼痛等一系列泌尿生殖系统症状。原方八正散为苦寒通利之剂，所治诸证皆系湿热蕴结下焦所致。

病例3　多发疖肿

刘某，男，38岁，2003年8月19日初诊。背部、臀部、腋窝处起数个大红色结节月余，曾以抗生素注射、内服多次，外用鱼石脂软膏、红霉素软膏，结节有时消退，但仍此愈彼起，反复出现。查见上述部位结节红肿浸润，呈圆锥状高起，触之有灼热感，疼痛明显。口腻口黏，渴不欲饮，小便色黄，大便略干，舌质红，苔黄稍腻，脉濡数。诊断：多发性疖。证属：湿热蕴结，化毒而发。治以清利湿热，解毒消炎。处方八正散加减：木通6g，车前子10g，瞿麦10g，萹蓄10g，滑石10g，大黄6g，栀子10g，蒲公英30g，紫花地丁30g，金银花30g，黄柏10g，甘草6g。水煎服，每日1剂。嘱其忌食辛辣之物。共服12剂疖肿全消，半年后追访再未发。

按：湿热火毒蕴结肌肤，均可导致疮疖发生。本例发病月余，西药治疗效不显著，疖肿发生按经络属膀胱经循行部位，据症辨为膀胱湿热内蕴，化为热毒所发疖肿。用八正散加减，以木通、车前子、瞿麦、滑石、大黄等清泄湿热毒邪；金银花、蒲公英、紫花地丁清热消炎，获效较好。

病例4　血带

患者，女，29岁，每逢经间期血带10余年。患者平素喜食甜食、冷饮，紧张、焦虑。现症：带下色红，偶有少腹疼痛，并经期少腹冷痛，经量大，夹血块，色鲜红，伴黏液，行经腰痛，纳一般，小便频，大便溏。妇科彩超示乳腺结节，舌淡暗，苔白腻微黄，右脉寸关滑数、尺弱，左脉弦滑数。诊断：血带；中医辨证：湿热下注兼阳虚。处方：八正散合苓桂术甘汤加减，通草10g，车前子30g（包），萹蓄10g，熟大黄3g，炒栀子10g，滑石10g，瞿麦10g，灯心草2g，萆薢10g，苍术10g，黄柏10g，生薏苡仁30g，茯苓10g，桂枝10g，白术10g，炙甘草10g，橘核10g，荔枝核 10 g，白茅根 30 g，仙鹤草 30 g，三七粉 3 g（冲服），蒲黄炭 10 g，五灵脂 10 g，7 剂，水煎服，每日 1 剂，早、晚分服。

2017 年 9 月 14 日患者二诊：血带明显好转，少腹无疼痛，乳房略胀，舌淡暗，苔白微腻，脉弦滑数，故原方去蒲黄炭、五灵脂，加当归、白芍各 10 g 以养血和血、疏肝，继服 7 剂后痊愈，随访未见复发。

按：血带一般为湿热下注或肝郁化火损伤血络，包括经间期出血。本病例为虚实夹杂，患者喜食甜食、紧张焦虑为肝气郁滞、痰湿壅滞诱因。肝郁日久化火形成湿热，湿热阻滞、肝气滞血瘀则乳腺结节。带下量多、经量大，夹血块，色鲜红，伴黏液，喜食冷饮，舌苔白腻黄，右脉寸关滑数，左脉弦滑数为湿热下注之象，带下兼有血丝为湿热下注损伤血脉，经期少腹冷痛、腰痛、小便频、大便溏为湿热日久损伤脾肾之阳。方中八正散合三妙散清利下焦湿热，苓桂术甘汤助阳化气，共同达到清利湿热、扶助阳气，以达标本兼治之效，三七粉、蒲黄炭、五灵脂化瘀止血，白茅根、仙鹤草凉血止血，诸药合用扶正祛邪兼施，寒药与热药兼用，凉血止血与化瘀止血并用，从而达到止血不留瘀、祛邪不伤正、扶正不留邪之佳效。

病例 5 慢性前列腺炎

张某，男，25 岁，2012 年 10 月 20 日就诊，诉近 1 周来感觉会阴部胀痛不适，偶有刺痛，经活动后减轻，久坐加重，小便热痛，颜色黄，夜尿频，眠差，自诉应酬较多，饮酒频繁，脉滑数，苔黄腻。诊为湿热瘀阻证。处方如下：桂枝 10 g，茯苓 15 g，丹皮 10 g，赤芍 10 g，桃仁 10 g，萹蓄 10 g，瞿麦 10 g，车前子 30 g，滑石 30 g，生甘草 5 g，川木通 10 g，大黄 10 g，栀子 12 g，7 剂，2 天 1 剂，一天 3～4 次，每次 100～150 mL，并嘱忌酒、辛辣食物。

2012 年 11 月 5 日二诊：自诉症状较前已明显改善，会阴部偶有胀痛，能够适应长时间伏案工作，小便基本正常，夜尿一次，脉滑，苔薄黄。在原方基础上减去滑石、生甘草、大黄，加薏苡仁 30 g，7 剂，2 天 1 剂，嘱忌酒、辛辣食物。

2012 年 11 月 23 日三诊：自诉症状已不明显，来巩固疗效，现脉滑，苔薄黄。处方如下：桂枝 15 g，茯苓 15 g，丹皮 10 g，赤芍 10 g，桃仁 10 g，萹蓄 10 g，瞿麦 10 g，车前子 20 g（包），川木通 10 g，薏苡仁 30 g，白术 15 g，南沙参 30 g，陈皮 15 g，7 剂，2 天 1 剂，嘱忌酒及辛辣食物。

按：慢性前列腺炎重要诱因包括：吸烟、饮酒、嗜辛辣食品、不适当性活动、久坐引起前列腺长期充血和盆底肌肉长期慢性挤压、受凉、疲劳等导致机体抵抗力下降或特异体质等。现代社会生活节奏加快，大多数人适应了快餐，夜宵，饮酒应酬，饮食不洁（节），再加上生活工作压力大，长期伏案工作，或者性生活频繁或不当，更加影响到前列腺的生理功能，导致前列腺疾病。张某首诊时，脉滑数，苔黄腻，故用桂枝茯苓丸合八正散针对治疗。经半个月的治疗后，病情明显好转，脉滑，苔薄黄。苔不黄腻，表明湿热大减，故二诊减去滑石、生甘草、大黄，加薏苡仁降低清热除湿之力。三诊时症状基本消失，故改加四君子汤健脾除湿以巩固疗效。慢性前列腺炎病因虽多，但临床所见多属湿热瘀阻下焦，而致小便淋沥不畅，尿急、尿频，甚则癃闭不通，治宜清热通淋，活血祛瘀，故用桂枝茯苓丸合八正散化裁治之，药症相宜，疗效显著。

六、菖蒲郁金汤

【组成】 石菖蒲三钱，炒栀子三钱，鲜竹叶三钱，牡丹皮三钱，郁金二钱，连翘二钱，灯心草二钱，木通一钱半，淡竹沥（冲）五钱，紫金片（冲）五分。

【来源】 民国·时逸人《温病全书》，主治"伏邪风温，辛凉发汗后，表邪虽解，暂时热退身凉，而胸腹之热不除，继则灼热自汗，烦躁不寐，神识时昏时清，夜多谵语，脉数舌绛，四肢厥而脉陷，症情较轻者。"

【功效】 清热化痰开窍。

【主治】 胸腹灼热自汗，烦躁不寐，神识时昏时清，夜多谵语，脉数舌绛，四肢厥而脉陷。

【方解】 本方以石菖蒲、郁金、紫金片（玉枢丹）开窍辟秽；丹皮清血分之热，连翘、栀子、灯心草、竹叶清气分之热，同用有透营转气之功；竹沥清热化痰，以助菖蒲郁金化痰开窍之力。

【方歌】 菖蒲郁金栀牡丹，竹沥木通玉枢丹；竹叶连灯巧组合，清营开窍此方参。

【临证应用】

病例1 抑郁症

患者，女，31岁，2009年11月初诊。患者平时性格开朗，现因夫妻感情不和，致使夜间不寐，随后心情时而烦躁不安，时而默默不语，曾有自杀倾向。曾去医院心理门诊治疗，未见明显好转。服多种西药镇静剂（药名、药量均不详）有一定疗效，但出现了剧烈的胃痛，饮食日见减少，身体逐渐消瘦，故求中医诊治。诊见：患者精神抑郁，表情苦闷，语无伦次，时而自语不休，口出大话，脉滑数，舌质红，苔黄腻。证属痰火扰心，神明不清。治以清热化痰，开窍宁神，调和肝胃。处方：石菖蒲15 g，郁金15 g，北沙参15 g，麦门冬15 g，竹叶12 g，生石膏12 g，竹沥12 g，黄连3 g，海螵蛸6 g，天竺黄10 g，白芍10 g，朱砂1 g（冲服），水煎服。5剂后精神症状好转。30 剂后全部精神症状消失，精神稳定，体重增加 4 kg，睡眠、饮食均正常，能胜任正常工作，随访半年未见复发。

按：抑郁症是临床常见的心理疾病，本例主要是情感不和，气郁化火，火炼津液成痰，痰蒙心窍，以致心神不宁，脏腑阴阳失调。本病治疗重在清热祛痰，开窍宁神，调理肝胃，故重用石菖蒲、郁金、竹沥等。肝主疏泄，脾胃为气机升降枢纽，因此用白芍平阴，沙参、黄连、海螵蛸调理脾胃，使肝气不犯胃，提高气机升降功能。此方配伍得当，其性平和，养阴祛痰，痰祛而不伤阴，同时平肝调胃，畅导气机。本病除药物治疗外，辅助心理治疗有助于提高疗效。

病例2　痴呆

患者，女，78 岁。患者 2001 年开始出现言语和表达功能障碍，不能与他人很好的沟通，常在交流中反复出现重复的语句，让人不能理解其要表达的含义。2002 年开始出现不喜言语，经常外出后从地上捡起烟头、瓶盖等杂物藏于自己家中，家人反复纠正其行为，多次与家人产生肢体上的冲突。2005 年逐渐出现饮水呛咳，肢体活动僵硬，雨天外出不慎跌倒后不知呼救，在雨水中呆坐 1 小时导致发热后诱发急性肺炎收住入院，家人将其近几年的异常行为告知医师，后行头颅 MRI 示大脑皮质普遍萎缩，以双侧额叶及颞叶萎缩明显，侧脑室及第三脑室扩大，给予抗炎控制感染治疗急性肺炎后出院，随后 2 年中患者言语，刻板行为及肢体僵硬现象逐渐加重，出现二便失禁现象，故来门诊就诊，Blessed 行为量表评分为 34 分，其中行为量表第 3 项分值 6 分，患者当时拒绝服用中药汤剂，给予舍曲林治疗后建议门诊随访。3 个月后患者由家属搀扶至门诊再次就诊，发现患者上述现象加重，后收住入院治疗，舌质淡白，舌体较为肥大，苔白腻，脉沉细。证属脾虚湿盛，治以健脾利湿，益气生精，予菖蒲郁金汤加减，处方：石菖蒲、郁金、远志各 16 g，熟地黄、枸杞子、山茱萸、肉苁蓉各 10 g，党参、山药、炒白术各 12 g，黄芪 20 g，大枣 3 颗。浓煎 1 剂，每日 1 剂，在连续服用 7 剂后患者感周身有燥热不适感，故原方去山茱萸及肉苁蓉，加制黄精、石斛、麦冬各 12 g，继续服用 10 剂后患者未诉有燥热不适感，在住院 20 天后家属反映患者出现喜语现象，后带药回家治疗，半年中多次来病房住院系统治疗，在原方不变的基础上调整药物，最后一次住院期间用 Blessed 行为量表评估后评分为 24 分，其中行为量表第 3 项分值下降明显，评分为 2 分，1 年后家属反映患者在家中异常行为举止较就诊时明显减少，能和家属较为清晰地表达自己的意思，生活质量有明显提高。

按：额颞叶痴呆属中医学中"痴呆""呆病""文痴"等范畴，菖蒲郁金汤出自《温病全书》，由石菖蒲、郁金、炒栀子、鲜竹叶、牡丹皮、连翘、灯心草、木通、竹沥、玉枢丹组成，具有清热利湿、化痰开窍之功，主治湿热痰浊、蒙蔽心包、身热不甚、神昏谵语等症。笔者以菖蒲郁金汤为基础，以石菖蒲、川郁金为主药治疗额颞叶痴呆，取得了一定的效果。

病例3　水痘脑炎

患者，女，38岁，因"发现水痘12天，意识障碍8天"于2018年3月20日入院。患者12天前出现水痘，于当地诊所间断服用抗病毒药物，8天前出现意识模糊，言语不利。入院症见：患者表情淡漠，精神差，言语欠清，反应迟钝，头晕，四肢乏力，恶心干呕，饮水呛咳，夜寐欠佳。查体：意识障碍，言语不利，记忆力及计算力下降，左侧肢体肌力Ⅲ级，右侧肢体Ⅳ级，全身散在褐色结痂。双侧肱二、三头肌腱反射（＋），双侧桡骨骨膜反射（＋），双侧跟腱反射（＋），病理征未引出，脑膜刺激征（－）。舌红、苔黄腻，脉滑。血常规检查结果：白细胞计数 4.9×10^9/L，淋巴细胞总数 1.25×10^9/L，中性粒细胞计数 3.05×10^9/L，血红蛋白浓度143 g/L，血小板计数 419×10^9/L；C反应蛋白1.65 mg/L；脑脊液生化检查结果：脑脊液蛋白439 mg/L，钾2.88 mmol/L，钠149.6 mmol/L，氯124.4 mmol/L，脑脊液葡萄糖3.31 mmol/L，乳酸脱氢酶19 U/L，腺苷脱氨酶0 U/L；脑脊液常规：白细胞 3.0×10^6/L；（脑脊液）新型隐球菌涂片、结核菌涂片、细菌培养未见明显异常；头颅CT、MRI未见明显异常。西医诊断：水痘脑炎；中医诊断：水痘变证（湿热胶结、痰蒙清窍证）。治以清热利湿、祛痰开窍为法，方选菖蒲郁金汤加减，处方：石菖蒲15 g，郁金10 g，栀子10 g，连翘10 g，茯苓15 g，瓜蒌子15 g，浙贝母15 g，桔梗10 g，麦冬10 g，桑白皮10 g，炙甘草6 g，淡竹叶10 g，灯心草10 g，牡丹皮10 g。每日1剂，水煎服。配合静脉滴注阿昔洛韦抗病毒、甲钴胺注射液营养神经、口服吡拉西坦片改善认知功能等对症支持治疗。服用药物半个月后，患者神志转情，反应灵敏，言语清晰，头晕、饮水呛咳消失。查体：右侧肢体肌力Ⅴ级，左侧肢体肌力Ⅴ级。

按：该案患者发病于冬春之交，间断服用抗病毒药物病情未有改善，反而加重，故在常规抗病毒药物治疗的基础上联合中医辨证论治。患者感受水痘湿热之邪，郁蒸肌肤而发水痘。后因服用抗病毒等寒凉之性药物，凉遏卫气，阻碍气机，使湿热之邪难以透发，化痰化火，内窜清窍，脑窍失用而引发神昏。故用菖蒲郁金汤加减清热利湿、祛痰开窍。

病例4 湿温（脑炎）

伍某，男，32岁，2007年7月12日入院。患者头痛5天，加重伴发热3天。患者5天前受凉后出现头痛，呈持续性隐痛，3天前头痛加重，伴头晕重，发热，体温38~39℃，静脉滴注抗生素、清开灵，肌注退热药后热稍退，但体温再次升高而收入本院。诊见：嗜睡，精神疲倦，发热恶寒，汗出，头痛如裹，全身乏力，四肢酸困，口不渴，纳呆，恶心欲呕，胸闷，无腹痛、腹泻，无抽搐，小便调，大便溏，舌红边有齿痕、苔白腻，脉滑。神经系统检查：嗜睡，颈稍抵抗，四肢肌力、肌张力正常，右侧巴宾斯基征（＋），余未见明显异常。实验室检查：白细胞10.5×10^9/L，淋巴细胞0.254。脑电图检查：轻-中度异常。脑脊液检查：压力为200 mmH$_2$O，白细胞140×10^6/L，潘氏试验（＋），氯111.7 mmol/L，总蛋白859 mg/L，其余正常；细菌培养未培养出细菌；脑脊液找抗酸杆菌（－）。西医诊断：病毒性脑炎。中医诊断：湿温；证属湿重热轻，上蒙清窍。治以芳香化湿，清热开窍，方用菖蒲郁金汤加减，处方：石菖蒲、黄芩、连翘、郁金各15 g，滑石20 g，薏苡仁30 g，竹茹12 g，竹叶、牡丹皮、苦杏仁、青蒿、远志各10 g，灯心草、甘草各6 g。7剂，每日1剂，水煎服。药后患者热退神清，头痛明显缓解，恶心、胸闷、乏力减轻，纳眠一般，白腻苔稍退，热退但湿邪仍存，上方去黄芩、青蒿，加木香6 g（后下）。服5剂，诸症基本消失，8月13日复查脑电图为正常，次日出院。

按：本病属中医学温病范畴，急性期以热、痰、风为主要病机，多为实证、热证，亦可为虚实夹杂证。本案初起为腹部皮疹水疱，继而发热、头痛、呕吐，并突发神志不清，牙关紧闭，双目凝视，四肢抽搐，患者夏季起病，岭南地区夏季气候炎热，潮湿多雨，湿蒸热动，暑湿疫邪侵袭人体，兼暑邪炎热酷烈、传变迅速和湿邪重浊黏滞、病势缠绵的双重特点，病邪传变迅速，很快化火生痰，闭窍动风，逆传心包，出现痉、厥、神昏等危候，故以菖蒲郁金汤加减治疗。

病例 5　心悸

孙某，女，42 岁，2000 年 4 月 12 日初诊。患者有恐慌不安、善惊易怒、坐卧不安、不寐多梦等症 1 年余。平素体质虚弱，心慌，胆怯害怕，由于家庭突发事故，陡然受到惊吓，当时惊慌不能自主，心跳加快，胸闷，惕惕不安。心电图示：心动过速，其余正常。诊见：心悸阵发性发作，神情紧张，心慌不安，常伴有胸闷不适，心烦，寐差，头晕头痛，面色不华，倦怠无力，舌淡、苔薄白，脉浮数无力。证属心血不足，心虚气郁胆怯。治宜镇惊定志，养心安神，解郁开窍，疏导气机。方选菖蒲郁金汤加减，处方：石菖蒲、龙齿、茯神各 15 g，郁金、远志、牡丹皮、竹沥各 12 g，琥珀（冲）、朱砂（冲）各 1 g，沉香 6 g，合欢皮 20 g，人参、枳壳、炒栀子、菊花、甘草各 10 g，浮小麦 30 g。5 剂，每日 1 剂，水煎分服。

二诊：药后症状减轻，发作间歇期逐渐延长，心电图检查好转，原方继服 10 剂。

三诊：症状消失，心电图检查正常。上方琥珀、朱砂改为 0.5 g，去人参，加神曲 15 g、焦山楂 18 g 以加强脾胃运化功能。随访 2 年未见复发。

七、蚕矢汤

【组成】晚蚕沙五钱，生薏苡仁、大豆黄卷各四钱，陈木瓜三钱，川黄连（姜汁炒）二钱，制半夏、黄芩（酒炒）、通草各一钱，焦山栀一钱五分，陈吴萸（泡淡）三分，地浆或阴阳水煎，稍凉徐服。

【来源】清·王孟英所著《随息居重订霍乱论·第四药方篇》："蚕矢汤，治霍乱转筋，肢冷腹痛，口渴烦躁，目陷脉伏，时行急证。"

【功效】清热利湿，升清降浊。

【主治】霍乱吐泻腹痛，肢冷转筋，口渴烦躁，目陷，舌苔厚黄而干，脉濡数。

【方解】脾主升清，胃主降浊，湿热相干，升降失常，清浊不分，故上吐下泻；吐泻伤津，筋脉失养，故转筋掣痛；口渴烦躁，舌苔黄厚而干，脉濡数皆由湿热郁伏所致。治当清热利湿，升清降浊。方中以蚕沙祛湿，善化胃肠之湿浊为君。川黄连、黄芩、焦山栀清热燥湿为臣。半夏、吴茱萸降浊止吐，大黄豆卷、薏苡仁、木瓜宣化畅中，利湿舒筋，共为佐。通草渗湿热亦为佐使。其中，吴茱萸量少，既可助半夏降逆，且与黄连配合更加降火止呕。诸药合用，可使湿热祛，升降复，吐泻止，转筋除。

【方歌】蚕矢汤中半连萸，薏苡通草木瓜齐；栀芩豆卷清湿热，吐利腹痛转筋医。

【临证应用】

病例1　热痹

患者，男，22岁，1991年5月8日初诊。主诉：四肢关节红肿疼痛伴发热10天。患者10天前因受凉致发热，体温39.8℃，咽痛，右踝部红肿疼痛，行走不便，继则左踝、两腕及膝、肘关节亦红肿疼痛，入夜尤甚，痛处手不能及，伴腹痛、便秘。曾在某院注射青霉素，效果不佳，遂转我院治疗。查：T 38.3℃，WBC 10×10^9/L，N 0.78，ESR 87 mm/h，抗"O"500 U/mL。舌质红、苔黄，脉滑数。中医诊断为热痹。方用蚕矢汤加二花藤、荆芥、赤芍、川芎。服药 1 剂，症状见轻，即守原方，再进 6 剂。

1991 年 5 月 16 日二诊：体温正常，四肢关节疼痛缓解，二便自调，抗"O" 250 U/mL，ESR 18 mm/h，判为临床治愈。

按：热痹乃风湿与热相搏、闭阻经络而致，所谓"闭也，正气为邪所阻，经脉不能畅达""经热则痹"就是其意。本案为阳明经被风湿热所壅，治疗当以祛风活血利湿、宣通阳明为主，予蚕矢汤加祛风活血药获效。

病例 2 肠澼

患者，男，36 岁，1993 年 8 月 12 日初诊。患者下腹疼痛、下痢赤白反复发作 2 年，伴里急后重，小便短赤，纳差，消瘦乏力，大便日行 7～8 次，且肛门灼热，经多方治疗未见明显好转，诊其舌质红、苔黄腻，脉滑。大便常规检查：红细胞（＋＋）、白细胞（＋＋）、黏液（＋＋＋），未找至阿米巴滋养体，大便细菌培养（－）。纤维结肠镜检查提示：升结肠、乙状结肠、直肠黏膜可见轻度充血、水肿。中医诊断为肠澼。方用蚕矢汤加木香、竹茹、田三七。服药 3 剂后，大便次数减少，腹痛明显减轻。复诊效不更方，续服 10 剂。诸症基本缓解，大便日行 2～3 次，舌苔薄黄，脉缓。大便常规复查：红细胞（－），黏液少许。续用前方去木香、田三七，加荷叶、葛根善后调理。5 个月后复查纤维肠镜，结果无异常，判为临床治愈。

按：张介宾在《类经》卷第十七云："肠澼一证，即当今所谓痢疾也。"分析本例病情，实属湿热瘀滞，蕴结大肠，传导失司所致。故用蚕矢汤清热利湿，升清降浊，加木香、田三七行气活血，荡涤瘀滞。诸药合用，使湿热清，瘀滞去，腑气通，故奏效理想。

病例 3 泄泻

张某，男，53 岁，2007 年 9 月 8 日初诊。患者脐周隐痛时作 10 年，大便溏，经中西医多方治之效不显。刻诊：形体消瘦，面色晦暗，全身乏力，脐周小腹隐隐作痛，时而肠鸣辘辘，大便日行 2～3 次，时而泻下稀水，唇舌干燥，却饮水不多，睡眠亦差，舌质暗红、苔灰厚腻，脉濡细。观其脉症，系湿热蕴结肠道，升降失调，不能分清泌浊，然多年治之不愈者，乃久泻伤阴，中年以上真阴本已不足，加之工作繁忙，真阴愈亏，阴伤及气，当治以滋阴养胃，清利湿热，升清降浊，取益胃汤合蚕矢汤。石斛、沙参、生薏苡仁、木瓜各 15 g，生山药、白糖参各 12 g，蚕沙、半夏、荷叶（后下）

各 10 g，黄连 6 g，吴茱萸 2 g，通草 3 g，赤小豆 30 g（研）。3 剂，每日 1 剂，水煎服。

二诊：腹痛明显减轻，偶有肠鸣，大便日 2 次，较前稍稠，精神亦有好转，既得小效，于上方加葛根 15 g、佩兰 10 g、木香 6 g。前后以上方出入加减 30 余剂，患者精神大增，面色明润，纳食增加，大便成形，每日 1 行，唯脐周仍时觉不舒，以上方减量，隔日 1 剂，并嘱其节饮食，戒烦劳，缓收全功。

按：此证系湿热蕴结肠道，清浊升降失调。阴虚症状不明显，唇舌虽干却不多饮系胃阴虽伤但湿热壅滞，水液不升；睡眠差乃阴血耗伤，心失所养；形瘦无力，乃久病阴伤及气，气阴两亏之证。方用蚕矢汤合益胃汤加减，因患者便溏故以石斛易麦冬、生地，气阴俱亏故以生山药、白糖参（或太子参）养阴益气。

病例 4　胃脘灼热

赵某，女，57 岁，2010 年 3 月 18 日初诊。患者近 2 年来每中午 11 时左右至下午 3 时则胃中灼热、反酸，过此时则渐止。素日纳食正常，夜半口干喜饮，烘热阵汗时作，中脘按之轻痛，大便干，数年来血压、血糖均高，服降压、降糖药可控制，但近日血糖、血压均有升高。舌淡红、苔薄黄腻，脉细滑数。诊为胃阴亏，虚火旺，肠胃湿热壅结。治以养胃阴清湿热。予益胃汤合蚕矢汤加减，药用：沙参、麦冬、玉竹、生地、木瓜、生薏苡仁各 15 g，蚕沙、黄芩、黄连、栀子、半夏各 10 g，吴茱萸、通草各 3 g，蒲公英 30 g。每日 1 剂，水煎服，连服 6 剂。

复诊时，患者胃脘烧灼感似有似无，饥饿时胃脘轻微不适，已不反酸，口干大减，少饮，大便不干，烘热阵汗消失。舌红、苔薄白，脉细滑。效不更方，嘱按初诊方续服 6 剂。半月后电话随访，诸症消失。

按：本例胃脘灼热、反酸出现于午未之时，盖因日中阳气隆盛，午后阴亏火旺。证属肠胃湿热为主，兼以胃阴不足。故以蚕矢汤清理肠胃湿热，内含左金丸辛开苦降，泻肝和胃，降逆制酸；合以益胃汤养阴益胃生津滋液。如此则湿热清，胃阴复，诸症自愈。

病例 5　胁痛（慢性乙型病毒性肝炎）

患者，男，21 岁，2009 年 4 月 29 日就诊。患者 1 年前发现慢性乙型肝炎，随即服用阿德福韦酯片，每日 10 mg，每日 1 次。近来神疲，右上腹胀痛不适，经友人介绍遂来治疗。诊见：面色萎黄，自觉右上腹肝区胀而隐痛，劳累后明显，时有一过性刺痛，神疲乏力，口微苦，大便偏软，夜寐偏晚，舌质淡胖，边红，苔薄腻，脉弦细。实验室检查示：乙肝表面抗原（HBsAg）阳性、乙肝 e 抗原（HBeAg）阳性、乙肝核心抗体（HBcAg）阳性，乙肝病毒 DNA（BHV-DNA）定量 9.1×10^7 cps/mL，肝功能：丙氨酸氨基转移酶 84 U/L，余正常。西医诊断为慢性乙型病毒性肝炎。中医诊为胁痛；证为湿热毒邪浸淫血分，疫毒留滞肝经，气滞血络不和。法当清热利湿，解毒护肝，理气止痛，拟蚕矢汤加减：晚蚕沙 30 g（包），生薏苡仁 30 g，卷柏 10 g，陈木瓜 15 g，炒黄连 6 g，吴茱萸 3 g，制半夏 10 g，通草 5 g，板蓝根 30 g，绵茵陈 15 g，虎杖 30 g，垂盆草 30 g，炒赤芍 15 g，炒白芍 15 g，生甘草 10 g，延胡索 15 g，川楝子 10 g，醋柴胡 10 g。14 剂，每日 1 剂，水煎温服。抗病毒西药继续服用。

二诊（2009 年 5 月 13 日）：药后胁肋部隐痛消失，然胃脘及两肋时感胀满不适，食后尤甚，纳食欠佳，闻食油腻有恶心感，神疲乏力，舌胖嫩红。继续清热利湿解毒，上方去绵茵陈、虎杖、延胡索、川楝子、吴茱萸、黄连，加滑石 15 g、炒白术 15 g、茯苓 20 g、神曲 30 g、炒麦芽 15 g、紫苏梗 10 g、旋覆花 30 g（包）以调畅脾胃气机，再进 14 剂，服法同上。

三诊（2009 年 5 月 27 日）：诉药后脘腹胀满有所减轻，恶心消失，时觉手足稍麻，肢膝疲软，舌脉同上。实验室检查示：HBV-DNA 定量 6.01×10^5 cps/mL，肝功能：ALT 62 U/L、γ – 谷氨酰基转移酶 29 U/L、碱性磷酸酶 94 U/L、天门冬氨酸氨基转移酶 32 U/L。病毒感染有所控制，但疫毒劫灼肝阴，而肝血不足。治疗仍需清热利湿解毒，兼顾柔肝养血，健脾益气，拟甘露消毒丹合当归芍药散加减：绵茵陈 15 g，老滑石 15 g，石菖蒲 15 g，川贝母 6 g，通草 5 g，连翘 10 g，白豆蔻 5 g，藿香 10 g，炒当归 15 g，陈木瓜 15 g，川芎 10 g，炒白芍 15 g，泽兰 15 g，炒白术 15 g，泽泻 12 g，五味子 5 g，叶下珠 15 g，田基黄 30 g，太子参 30 g。14 剂，每日 1 剂，水煎温服。

四诊（2009 年 6 月 11 日）：药后自觉良好，时脘胀，舌苔薄。以上方为主，加黄芪 30 g、炙鳖甲 12 g、丹参 20 g、枸杞子 30 g、郁金 12 g、茜草 15 g 等扶正活血之药，续进 14 剂，服法同上。药后实验室检查示：BHV-DNA 定量 9.86×10^4 cps/mL，肝功能：ALT 45 U/L、GGT 27 U/L、ALP 98 U/L、AST 28 U/L，均已在正常范围。

按：慢性乙型病毒性肝炎湿热毒邪是重要致病因素，然《黄帝内经》云"邪之所凑，其气必虚"，本病病程缠绵，肝逆犯脾，则脾失健运，肝体阴用阳，毒蕴血分，则肝血易伤，日久可致气滞血瘀。所以，治疗应以扶正为主，兼祛隐伏血分的湿热毒邪。确立治疗大法是清热利湿解毒贯串其中，同时需健脾益气、柔肝养血，适时理气解郁，或活血通络，做到剿扶并用，解毒护肝。

八、草果知母汤

【组成】草果一钱五分，知母二钱，半夏三钱，厚朴二钱，黄芩一钱五分，乌梅一钱五分，天花粉一钱五分，姜汁五匙冲。

【来源】清·吴鞠通《温病条辨·卷二·中焦篇》："背寒，胸中痞结，疟来日晏，邪渐入阴，草果知母汤主之。"

【功效】燥湿清热。

【主治】湿浊郁结脾胃，症见背寒，胸中痞结。

【方解】方中草果燥湿祛浊，厚朴、半夏、姜汁和胃化浊；知母、天花粉清泻胃火养阴，黄芩清泻肝火，乌梅敛肝生津，并防辛燥药耗散阴津。吴鞠通曰："以草果温太阴独胜之寒，知母泻阳明独胜之热，厚朴佐草果泻中焦之湿蕴，合姜半而开痞结，花粉佐知母而生津退热，脾胃兼病，最畏木克，乌梅黄芩清热而和肝。"

【方歌】草果知母半梅芩，花粉姜汁厚朴寻；湿浊郁结困脾胃，温散清热效力遵。

【临证应用】

病例1　肾病水肿

文氏使用常规西药支持治疗同时给予草果知母汤辨证加减治疗老年肾病综合征慢性纤维化患者 94 例，组方：半夏、厚朴各 20 g，知母、云苓各 15 g，草果、黄芩、黄连、陈皮、生姜各 10 g，大黄 6 g，甘草和党参各 5 g。伴腰痛者加杜仲、怀牛膝和川牛膝各 15 g，伴腰冷者加紫河车 6 g；伴纳差者加焦三仙、鸡内金各 10 g；伴便溏者加炒白术 10 g；伴失眠不安者加酸枣仁 20 g、天麻 10 g；易感冒者加桑叶 10 g、黄芩 6 g。水煎服，每日 1 剂，共 6 个月。结果显示：总有效率为 93.62%。研究显示，草果知母汤加减在慢性肾脏疾病患者治疗中有助于改善肾功能，有效控制老年肾病综合征患者的慢性纤维化病变。

病例2 癫痫

戴氏在情志干预基础上使用草果知母汤治疗癫痫患者114例，处方为：草果4.5 g，知母6 g，半夏9 g，厚朴6 g，黄芩4.5 g，乌梅4.5 g，花粉4.5 g，姜汁五匙（冲）25 mL。水五杯（1000 mL），煮取二杯（400 mL），分2次温服，患者连续服药3个月。中医情志干预：癫痫患者多存在心志较薄弱，内心表现出恐慌、紧张、焦虑及抑郁等负面心理，故而需重视对患者的心理辅导。予以患者中医情志干预，首先护理人员以"正言开导治疗"法对患者进行干预，耐心询问患者疾病情况，并了解患者内心想法，寻找合适方法对其进行解释开导，使得患者心理上认识疾病、克服疾病，乐观对待病情。清晨癫痫发病率较高，患者住院期间护理人员应当加强巡视，采取移心法转移患者注意力，给患者一个开朗的心境。鼓励患者之间多沟通交流疾病治疗积极方面，相互鼓励，形成良好康复氛围。同时，可以进行悠闲的活动，如看书、散步、打太极，以及听轻快的音乐等改善患者心理，使其保持内心舒畅。结果显示：治疗组总有效率为98.25%，研究发现，草果知母汤具有明显益智作用，可改善患者认知功能及记忆功能。

九、地黄饮子

【组成】熟干地黄、巴戟天（去心）、山茱萸、肉苁蓉（酒浸，焙）、石斛、附子（炮）、五味子、官桂、白茯苓、麦冬（去心）、石菖蒲、远志（去心，等分）。

上为末，每服三钱，水一大盏，生姜三片，枣一枚，薄荷，同煎至八分，食后温服。

【来源】金元·刘河间《校正素问精要宣明论方》曰："内夺而厥，舌喑不能言，二足废不为用，肾脉虚弱，其气厥而不至，舌不仁，《经》云，喑痱，足不履用。音声不出者，地黄饮子主之，治喑痱，肾虚弱厥逆，语声不出，足废不用。"

【功效】滋肾阴，开窍化痰。

【主治】喑痱：舌强不能言，足废不能用，口干不欲饮，脉沉细弱。

【方解】方中熟地黄滋补肾阴为主药；山茱萸补肝肾固精，强阴助阳，肉苁蓉、巴戟天、附子、肉桂温补肾阳，引火归元，共为辅药；石斛、麦冬、五味子滋阴敛液，使阴阳相交，同时制桂、附之温燥；心火暴甚，肾水虚衰，水泛为痰，堵塞窍道，故用菖蒲、远志、茯苓交通心肾，开窍化痰，以上共为佐药。少量薄荷散邪，生姜、大枣调和营卫，扶正祛邪，共为使药。诸药合用，补而不留邪，温而不燥，共奏滋肾阴、补肾阳、开窍化痰之功，使下元得以温养，浮阳得以摄纳，心肾交通，窍开痰化，喑痱自愈。

【方歌】地黄饮子山茱斛，麦味菖蒲远志茯；苁蓉桂附巴戟天，少入薄荷姜枣服。

——汪昂《汤头歌诀》

【临证应用】

病例 1　喉喑（喉炎）

张某，女，42 岁，初诊日期：2018 年 8 月 20 日。主诉：声音嘶哑 2 年余。患者于 2 年前感冒后出现声音嘶哑，未及时休息及治疗，迁延至慢性喉炎。现诊见嘶哑重浊，明显失真，干咳少痰，频欲饮水，咽部疼痛伴异物感明显，咽后壁红，扁桃体稍大，舌淡红、舌下脉络瘀紫、苔薄黄，脉细数。患者面红，形瘦，月经常延期1周，经量偏少，睡眠较浅。平素精神体力尚可，但不耐劳力，余一般情况无殊。西医诊断：喉炎。中医诊断：喉喑。辨证为肺经郁热上攻于咽，致痰热互结，咽喉不利。治宜清热化痰，宣肺利咽。方用黄氏响声丸化裁：薄荷、浙贝母、蝉蜕、甘草、三七片、乌梅各6 g，桔梗、胖大海、诃子、川芎、射干各10 g，连翘9 g，玄参、木蝴蝶、丹参各12 g，生地黄15 g，7剂。

8月27日二诊：声音嘶哑明显好转，咽部疼痛若失，患者精神大振。但咽喉异物感及咳嗽未见好转。再以上方出入治疗4次。

9月26日三诊：声音嘶哑未再明显减轻，咽痛加重明显，吞咽时疼痛。查体见口腔内右侧扁桃体旁米粒样大小溃疡，溃疡面呈白色伴周边红肿。舌质淡、舌下脉络瘀紫、舌苔薄，脉细。观患者手持茶杯频频饮水，遂详询之。仔细追问病史，诉2年来不时干咳，饮热水可稍稍缓解，即使盛夏酷热难忍，也不敢饮冷。常年怕冷，以手脚为甚。上方欠效，考虑患者嘶哑难言，手足微厥，遂予地黄饮子加减：熟地黄、巴戟天、山茱萸、石斛、肉苁蓉、肉桂、茯神、麦门冬、菖蒲、远志、鹿角片、红景天、鹿含草各10 g，附子15 g，五味子、天麻各6 g。3剂，姜枣为引，每日1剂，水煎服。

10月1日四诊：患者喑哑若失，咽喉不痛，偶有干咳，另诉服药后当晚睡眠即好转，一夜安眠。查体口腔内溃疡面较前扩大，如黄豆子大小，呈白色，周边红肿较前减轻，舌质淡、舌下脉络瘀紫、舌苔薄，脉细。药已中的，效不更方，续前方7剂。

10月10日五诊：诸症改善明显，惟四肢仍有微寒。上方附子减为10 g，续进7剂。后以地黄饮子做底，以膏方1料调理。随访至今年8月，喑哑未曾再发，体重亦较前增加5 kg，月经正常。

按：患者初诊时用黄氏响声丸利咽开音、化痰散结、疏风清热。初诊虽然奏效，但宗此方意后续治疗不利，故再仔细审视病情，患者口干所饮之水为热水，体力尚可但耐力不足，有畏寒怕冷、形体消瘦、月经延期量少、脉细等阴阳两虚症状；虚阳上浮，痰浊随之上泛，故面赤咽痛喑哑；肾阳亏虚，不能温煦于下，故足冷微厥；肾阴亏虚，致使筋骨失养，形体消瘦，月经量少延期，脉细数。此喑哑难言、手足微厥，类"喑痱"之轻症。治宜补养下元为主，摄纳浮阳，佐以开窍化痰，故用地黄饮子。

病例 2　中风（脑梗死）

肖氏对 90 例脑梗死恢复期患者进行研究，以随机数字表法分组，45 例对照组患者给予抗血小板、营养神经、控制血压及血糖等治疗，服用阿托伐他汀钙片治疗，每日 1 次，每次 20 mg，连续治疗 4 周。研究组在对照组基础上给予地黄饮子加减治疗，方药组成：石菖蒲 20 g，云茯苓 15 g，石斛 15 g，桂枝 10 g，巴戟天 10 g，熟地黄 20 g，胆南星 10 g，红花 10 g，水蛭 10 g，威灵仙 15 g，远志 10 g，甘草 6 g。药物由本院中药制剂室制备（每剂煎至 400 mL，分装为 200 mL/袋，闭合包装），患者取药后放于 4 ℃ 冰箱保存，服用前加热，分早、晚 2 次服用，连续治疗 4 周。治疗前、后检测 2 组患者神经元特异性烯醇化酶（NSE）水平，检测 2 组患者基底动脉（BA）、大脑中动脉（MCA）的血流速度。结果显示：研究组 NSE 水平低于对照组（$P < 0.05$），研究组患者 BA、MCA 血流速度下降水平高于对照组（$P < 0.05$），提示地黄饮子加减联合阿托伐他汀对脑梗死恢复期患者，可减少神经损伤，改善患者侧支循环。

病例 3　皮肤瘙痒症

刘某将 60 例尿毒症皮肤瘙痒患者按随机数字表法分为治疗组和对照组各 30 例。治疗组患者予地黄饮子加味外洗，方药组成：熟地黄 30 g，当归 30 g，川芎 30 g，黄芪 30 g，生地黄 30 g，玄参 30 g，地肤子 30 g，苦参 15 g，白蒺藜 30 g，僵蚕 15 g，红花 15 g，鸡血藤 30 g，土茯苓 30 g，甘草 10 g。将上述药物研末，用纱布包成袋放入不锈钢蒸锅中，然后置入 2000 mL 自来水煮沸 1 小时，取浓汁，兑入适量温水至消毒浴缸，水量以浸没身体但头颈外露为宜；将棉毛巾放入药液中浸透，适当用力反复擦洗全身皮肤以加快皮肤血液循环而有利于药物吸收，同时采取适当保温措施使药液温度维持在 40~45 ℃，室温控制在 25 ℃ 以上，浸泡时间为 20~30 min，每周 3 次，治疗 4 周。对照组予 10% 炉甘石洗剂外涂，2 次/天，每周 3 次，治疗 4 周。观察治疗前后两组患者瘙痒评分及血肌酐、尿素氮、血钙、血磷、甲状旁腺激素的变化并判定临床疗效。结果：治疗组总有效率（82.76%）高于对照组（53.33%），差异有统计学意义（$P < 0.05$）；2 组患者治疗后瘙痒评分均较治疗前明显降低（$P < 0.05$），且治疗组患者治疗后瘙痒评分低于对照组（$P < 0.05$）；治疗 4 周后 2 组患者血磷、尿素氮、

肌酐及甲状旁腺激素均较治疗前降低（$P < 0.05$）；2 组患者治疗后血磷、尿素氮、肌酐及甲状旁腺激素比较，差异无统计学意义（$P > 0.05$）。治疗过程中未见明显不良反应发生。说明地黄饮子加味外洗能有效缓解尿毒症患者的皮肤瘙痒症状，可改善患者的生活质量。

病例 4　中风失语

张某将中风肝肾阴虚型失语患者 90 例，按照随机原则分为治疗组和对照组各 45 例。对照组给予西医常规治疗，治疗组在西医常规治疗的基础上加服地黄饮子加减，复方：熟地黄 20 g，巴戟天 10 g，山茱萸 10 g，肉苁蓉 10 g，五味子 10 g，肉桂 10 g，茯苓 15 g，菖蒲 10 g，石斛 10 g，远志 15 g，甘草 6 g；气虚者加党参、黄芪，阳气上亢者加芍药、丹皮、龙骨，阴虚痰热者加竹茹、川贝母。每日 1 剂，早饭服，疗程 4 周，分析 2 组的治疗有效率、汉语失语测验评分（问答、理解、复述、阅读）。结果经治疗后，治疗组有效率为 86.67%，明显高于对照组的有效率 73.33%（$P < 0.01$），治疗后 2 组患者在问答、理解、复述、阅读 4 个方面较治疗前均有显著改善（$P < 0.05$），但是治疗组患者要明显优于对照组患者（$P < 0.01$）。说明地黄饮子加减治疗中风肝肾阴虚型失语有效果显著。

十、大橘皮汤

【组成】橘皮一两半，滑石六两，茯苓一两（去皮），木香一分，槟榔三钱，猪苓（去皮）、泽泻、白术、官桂各半两，甘草二钱，生姜五片。

【来源】金元·刘河间《宣明论方》："治湿热内甚，心腹胀满，水肿，小便不利，大便滑泄。"

【功效】利湿化气行水。

【主治】湿热内盛，症见心腹胀满，水肿，小便不利，大便滑泻。

【方解】方中橘皮健脾祛湿补气为君药；猪苓、茯苓、泽泻行气利水，肉桂化气，为臣药；滑石清热利湿，甘草泻火和中，为六一散，槟榔、木香行气，使气行则水行，通小便而实大便，为佐使药。

【方歌】大橘皮汤治湿热，五苓六一二方辍；陈皮木香槟榔增，能消水肿及泄泻。

——汪昂《汤头歌诀》

【临证应用】

病例1　黄疸（传染性肝炎）

张某，男，5岁半，诊断：传染性肝炎。1958年3月17日患儿体温37.8℃，目黄、尿黄、大便白色，肝大出肋缘下2 cm，剑突下5~6 cm。舌无苔，脉象滑数大，予以大橘皮汤加减治之。处方：陈皮6 g，炒白术6 g，泽泻6 g，赤茯苓7.5 g，猪苓7.5 g，广木香3 g，茵陈3 g，生槟榔片6 g，滑石12 g，生栀子6 g，甘草3 g，竹叶4.5 g。

3月19日二诊：体温37.8℃，目黄微减，食欲、精神较佳，其他症状同前。处方：滑石9 g，竹茹6 g，栀子9 g，甘草3 g，泽泻6 g，猪苓6 g，赤茯苓6 g，木通9 g，黄芩6 g，茵陈12 g，枳壳6 g，夏枯草6 g。

3月21日三诊：黄疸减轻，食欲、精神均较好，舌苔垢厚，脉滑大，依19日处方加鸡内金、酒大黄、焦三仙、焦槟榔、龙胆草等药，继服。

3月24日四诊：大小便转为正常，目微黄，食欲甚佳，依21日处方加青皮，继服。

3月26日五诊：黄疸已大部消退，仍令按上方继续服药2剂，然后停药观察。

4月15日六诊：化验结果正常，无任何症状，痊愈出院。

按：中医认为湿热黄疸为湿邪久郁化热，熏蒸于外。脾主运化湿邪，如湿热久郁，脾失运化，可导致皮肤黏膜发黄。故以加减大橘皮汤治疗小儿湿热型黄疸性肝炎。

病例2 水肿（肝硬化腹水）

陆某将88例肝硬化腹水患者分为2组。中药治疗组52例，以大橘皮汤为基础方。药用：橘皮15 g，滑石30 g，茯苓12 g，木香6 g，槟榔12～30 g，猪苓12 g，泽泻12 g，白术12 g，肉桂5 g，甘草5 g，生姜9 g。脾肾虚甚改生姜为干姜9 g，加熟附子10 g；血瘀加丹参15 g、赤芍15 g。每日1剂，先以800 mL水，文火煎至300 mL，取汁后再加清水600 mL，煎至200 mL，二煎混合，每次服250 mL，日分2次服。盐的摄入可适当放宽，每日3～4.5 g。常规治疗组36例，予以限钠摄入，口服或注射呋塞米、螺内酯、普萘洛尔，腹腔注入多巴胺，静脉滴注新利尿合剂，给予放腹水、补充人血白蛋白等对症治疗。2组患者均根据病情予以护肝、B族维生素及维生素C、能量、抗感染等治疗，并每周自己测量腹围、体重，记尿量。1个月为1个疗程，经体查及腹部B型超声波、肝功能、肾功能，或腹部CT、MRI等复查后评定疗效。结果：中药治疗组有效率为92.3%，常规治疗组有效率为75%。2组患者疗效经统计学处理其治愈率及有效率均有显著性差异（$P < 0.05$），中药治疗组优于常规治疗组。

按：顽固性肝硬化腹水由于病久而脾肾俱虚，水气互结，湿浊内停，郁久化热，而见脘腹胀满，小便不利，大便泄泻或秘结难解，因此于后期本虚之中多有湿热蕴结于肠内之实证，如这时仍以温阳利水，疏肝理气，活血祛瘀之法则常难以奏效。故此时应治以清热化湿，利水消肿，使用大橘皮汤。

十一、当归拈痛汤

【组成】羌活半两，防风三钱，升麻一钱，葛根二钱，白术一钱，苍术三钱，当归三钱，人参二钱，甘草五钱，苦参二钱（酒浸），黄芩一钱（炒），知母三钱（酒洗），茵陈五钱（酒炒），猪苓三钱，泽泻三钱。

【来源】金·张元素《医学启源》卷下："当归拈痛汤治湿热为病，肢节烦痛，肩背沉重，胸膈不利，遍身痛，下注于胫，肿痛不可忍。"

【功效】清热利湿，疏风止痛。

【主治】湿热相搏，外受风邪。症见遍身肢节烦痛，或肩背沉重，或脚气肿痛，脚膝生疮，舌苔白腻微黄，脉弦数。

【方解】方中羌活、防风为君，羌活辛散祛风，苦燥胜湿，通痹止痛，防风祛风解表，胜湿止痛。二药相合，共成祛湿疏风止痛之力强；黄芩、苦参清热燥湿；茵陈清利湿热；升麻、葛根解表疏风，分别从除湿、疏风、清热方面助君药之力；佐白术、苍术燥湿健脾，以运水湿之气；人参、当归益气养血；知母清热养阴，能放诸苦燥药物伤阴，使祛邪不伤正。使以甘草调和诸药。

【方歌】当归拈痛羌防升，猪泽茵陈芩葛朋；二术苦参知母草，疮痒湿热服皆应。

——汪昂《汤头歌诀》

【临证应用】

病例1　风湿痹证

董氏使用当归拈痛汤结合针灸治疗类风湿关节炎120例，药物组成：苍术、白术、苦参、防风、当归、升麻、炒黄芩、人参各10 g，葛根、茵陈各20 g，羌活15 g，甘草5 g，用此方治疗类风湿关节炎可缓解患者的疼痛感。但若患者关节部位出现红、肿、热、痛等现象，并伴有少许丘疹、斑疹情况，则需要药物减缓症状。患者出现不适需针对患者的不同情况添加药物成分，例如，关节肿痛添加元参20 g、生地10 g、丹皮10 g；出现发热状况需添加生石膏、忍冬藤各 20 g；手足关节明显肿胀加白花蛇舌草 20 g、草薢 15 g；双下肢肿痛程度明显加川牛膝、木瓜各 10 g。以上药物添加至当归拈痛汤中将其煎至 200 mL，每日 3 次，每日 1 剂，1 个疗程时限为 3 个月，若患者服药至 1 个疗程后病情无减轻，则增加 1 个疗程，注意在服药过程中避免服用同类型的其他药剂，以防出现药性冲突。针灸辅助治疗，根据疼痛部位改变针灸位置。趾关节选择太冲穴针灸；踝关节选择昆仑穴针灸；脊椎疼选择膀胱俞穴、肾俞穴；膝关节选择内、外膝眼穴。结果显示：经治疗后的晨僵时间、关节肿胀程度、关节疼痛度等有明显改善。

病例 2　高尿酸血症

徐氏使用当归拈痛汤加减治疗高尿酸血症 160 例，对照组采用别嘌醇缓释片 0.25 g 治疗，初始药量 0.05 g/次，2 ~ 3 次/天，根据患者病情，剂量渐增，2 ~ 3 周后可增至每日 0.2 ~ 0.4 g，2 ~ 3 次/天；维持量：每次 0.1 ~ 0.2 g，2 ~ 3 次/天。治疗组采取当归拈痛汤加减治疗，基本方：当归、知母、白术、泽泻、葛根、猪苓各 15 g，升麻、羌活、防风、苍术、黄芩、人参、苦参各 10 g，茵陈蒿 30 g，甘草 6 g；有腰酸症状者加旱莲草、女贞子各 30 g；舌苔黄腻者可加薏苡仁 30 g、黄柏 10 g；情绪抑郁者加白芍 15 g、柴胡 10 g。每日 1 剂，温水煎至 500 mL，每天早、晚各 1 次。结果显示：当归拈痛汤加减治疗高尿酸血症患者能有效降低血清尿酸、血浆血管紧张素 Ⅱ、血清肿瘤坏死因子 - α、C 反应蛋白水平及不良反应发生率，效果优于口服别嘌醇治疗。

病例 3　阴痒

杨某，女，36 岁，初诊日期：2017 年 9 月 8 日，因"反复外阴瘙痒半年"来诊。患者近半年反复出现外阴瘙痒，夜间加重，严重影响日常生活，平素白带量多，无凝乳状结块，无泡沫米泔样带下，色黄，有异味，曾于外院查分泌物常规示：念珠菌阳性，清洁度Ⅲ度。妇科检查未见明显异常。给予外用药物治疗（具体不详）后念珠菌转阴，但每于经后症状反复出现。今日查分泌物常规示：滴虫阴性，念珠菌阴性，细菌性阴道病阴性，清洁度Ⅲ度，白细胞 15 ~ 20 个/HP，杂菌（2 +）。刻下症见：外阴瘙痒，带下量多，色黄黏稠，有异味，烦躁易怒，经前乳房胀痛，口微苦，食欲一般，睡眠轻，易醒，小便量少色黄，大便黏滞不爽，排不净感，舌淡红、苔薄黄，脉弦。妇科检查：外阴发育正常，局部发红肿胀；阴道通畅，可见大量黄色黏稠分泌物；宫颈光滑，无举摆痛；宫体：前位，常大，活动度可，无压痛；双侧附件区未扪及异常，无压痛。中医诊断：阴痒，辨证为肝经湿热，治以清利湿热止痒，方用当归拈痛汤加味并嘱患者取其药液外洗。药物组成：当归 12 g，羌活 15 g，茵陈 10 g，防风 10 g，炒苍术 15 g，盐知母 10 g，猪苓 12 g，炒泽泻 10 g，升麻 15 g，白术 12 g，苦参 10 g，蛇床子 30 g，地肤子 30 g，炙甘草 6 g。6 剂，水煎 400 mL，每日 1 剂，早、晚分服。并嘱患者外洗治疗。

二诊（2017 年 9 月 14 日）：患者自述服药后阴痒明显减轻，带下量减少，无明显口苦，大便黏滞感有所减轻，自觉仍有烦躁易怒，纳食可，睡眠较之前改善，二便调。舌淡红、苔薄白，脉弦。上方加丹皮 10 g、栀子 10 g、柴胡 10 g 以疏肝清肝热。继续口服 6 剂。

三诊（2017 年 9 月 25 日）：患者 9 月 17 日月经来潮，4 天后干净。经净后无明显外阴瘙痒，带下量正常，无明显烦躁易怒，无口苦，纳食可，睡眠正常，大小便正常。舌淡红、苔薄白，脉弦。分泌物常规示：念珠菌阴性，滴虫阴性，细菌性阴道病阴性，清洁度Ⅱ度。效不更方，上方继续口服 5 剂以巩固疗效。3 个月后随访患者未再发病。

病例 4　荨麻疹

田某，女，29 岁，2016 年 11 月 2 日初诊。主诉：全身反复起红斑、风团 3 个月，伴双肘关节疼痛 3 天。患者皮损在 24 小时内可自行消退，曾先后服用多种抗组胺药物，均效果不满意，3 天前洗衣物后，周身起疹较前明显增多，起疹伴随双肘关节胀痛，就诊时症见：颈部、腹部、四肢起红斑、风团，高出皮肤，部分融合形成大片，伴瘙痒，双肘关节处红斑融合，肘关节肿胀疼痛、活动度降低，腹痛、腹泻，发热，体温 38～39 ℃，小便量少，大便溏泄，日行数次，有排便不尽感，舌红，苔白厚腻，脉弦数。患者平素喜食麻辣烫、火锅。西医诊断：荨麻疹。中医诊断：瘾疹。辨证为湿热阻络证，给予当归拈痛汤加减，处方：当归 10 g，防风 10 g，羌活 10 g，升麻 5 g，葛根 10 g，桑枝 10 g，木瓜 10 g，苍术 10 g，白术 10 g，茯苓 10 g，黄芩 10 g，苦参 10 g，泽泻 10 g，知母 10 g，猪苓 10 g，甘草 6 g。3 剂，水煎服。

11 月 5 日二诊：周身新起红斑、风团面积缩小，仅颈、胸部有少量新起红色风团，未再发热，双肘关节原红肿消失，关节活动自如，疼痛感减轻，小便量增多恢复正常，大便质可，每日 1 行。原方去茯苓，加浮萍10 g，4 剂，水煎服。未再来复诊，电话随访，双肘关节疼痛消失，周身无新起红斑、风团，余无不适。

病例 5　蛇串疮

刘某，男，55 岁，2017 年 5 月 10 日初诊。主诉：右侧胁肋、背部起红斑、水疱，伴疼痛 5 天。患者劳累后于右侧胁肋、背部出现红斑、水疱，在当地诊所口服伐昔洛韦、维生素 B_1、腺苷钴胺片 5 天，仍不断新起皮疹，疼痛加重，就诊时症见：右侧胁肋、背部起片状鲜红斑，其上遍布簇集状半透明水疱，右侧胁肋、背部剧烈疼痛，影响睡眠，伴腹胀，小便短赤，大便黏，每日 1 行，舌红，苔黄腻，脉滑数。西医诊断：带状疱疹。中医诊断：蛇串疮；辨证为湿热内蕴证。给予龙胆泻肝汤加减，处方：龙胆草 6 g，黄芩 10 g，炒栀子 10 g，通草 10 g，当归 10 g，生地黄 10 g，泽泻 10 g，柴胡10 g，甘草 10 g，金银花 20 g，连翘 10 g，板蓝根 20 g，醋延胡索 15 g。3 剂，水煎服。

5 月 13 日二诊：原有红斑色稍变暗，背部有新起鲜红斑、红斑上散布透明水疱，疼痛加重，疼痛彻夜难眠，腹胀满，大便干，舌红舌体胖，苔黄厚腻，脉滑数。调整方药为当归拈痛汤加减，处方：当归 10 g，防风 10 g，羌活 10 g，升麻 5 g，葛根 10 g，苍术 10 g，白术 10 g，党参 20 g，茯苓10 g，黄芩 10 g，苦参 10 g，泽泻 10 g，知母 10 g，甘草 6 g。3 剂，水煎服。

5 月 16 日三诊：皮疹色红已暗，水疱干涸，疼痛减轻，腹胀减轻。继服上方 5 剂。

5 月 22 日四诊：腹胀消退，皮损消退，痂皮脱落，疼痛已止。

病例 6　擦烂红斑

于某，女，66 岁，2017 年 7 月 7 日初诊。主诉：颈部、腋下、乳房下、腹股沟反复起红斑、浸渍 10 余年。患者体重 75 kg，10 余年来苦于颈部、腋下、乳房下、腹股沟等间擦部位反复出现红斑、浸渍，曾多次在外院住院治疗，静点复方甘草酸苷、维生素 C、葡萄糖酸钙，外用卤米松软膏、夫西地酸软膏、炉甘石洗剂，用药后可缓解，但不久即复发，夏季加重、冬季减轻。就诊时症见：颈部、腋下、乳房下、腹股沟暗红斑，边界清楚，浸渍发白，腹股沟有瘙痒、灼痛感，心烦、汗出、寐差，小腿水肿，小便黄，大便干，2~3日1行，舌质红，苔黄厚腻，脉弦。做真菌镜检（－）；做皮肤镜及皮肤组织病理检查均排除反向性银屑病、慢性家族性良性天疱疮等鉴别诊断，最终明确。西医诊断：擦烂红斑。中医诊断：汗渐疮；辨证为湿热熏蒸证。给予滑石粉外用，当归拈痛汤加减口服，处方：羌活10 g，防风10 g，党参10 g，当归15 g，苍术10 g，白术10 g，升麻8 g，葛根10 g，黄芩10 g，知母10 g，苦参10 g，泽泻10 g，茯苓10 g，猪苓10 g，栀子10 g，甘草6 g。5剂，水煎服。

7月12日二诊：小腿肿胀消退，原有颈部、腋下、腹股沟暗红斑色变淡，灼热感减轻，心烦、汗出缓解，原方去茵陈，加百合10 g，7剂，水煎服。

7月19日三诊：原有皮损颜色均转为淡红，间擦部位干燥洁净，自觉舒适，无心烦，汗出减少，睡眠转佳，大便每日1行。继服上方14剂未更方。

8月2日四诊：间擦部位皮肤恢复正常，入睡较难，原方去栀子、知母，加酸枣仁20 g，7剂后停药。3个月后随诊，病情未复发。

病例7　急性湿疹

廖某，男，67岁，2018年8月20日初诊。因四肢泛发红斑、丘疹伴瘙痒1周就诊。患者自诉1周前无明显诱因四肢出现散在红斑、丘疹伴瘙痒不适，当时未引起重视，后皮疹范围扩大，瘙痒明显，患处可见抓痕及破溃渗出。现症见：四肢泛发红斑、丘疹、抓痕，部分皮肤破溃，伴渗出明显，对称分布，颜色鲜红，抚之肤温较高，瘙痒剧烈，影响睡眠，余无明显不适。纳可，夜寐欠安，小便可，大便黏，舌淡红，苔黄厚腻，中有裂纹，脉弦滑数。西医诊断：急性湿疹。中医诊断：湿疮病，湿热蕴结证。治法：清火泄热，燥湿止痒，拟当归拈痛汤加减。方药如下：防风10 g，羌活10 g，升麻6 g，葛根20 g，苍术10 g，白术10 g，茯苓10 g，薏苡仁20 g，黄芩10 g，苦参10 g，白鲜皮15 g，泽泻10 g，石膏20 g，知母10 g，甘草10 g。共7剂，中药内服，每日1剂，水煎2次，分早、晚饭后半小时温服。外用青黛散，1次/天。

8月27日二诊：患者四肢红斑、丘疹消退明显，未见新发，破溃处已结痂，少量渗出，肤温基本正常，瘙痒较前缓解，口干无口苦，纳可，寐稍欠安，小便平，大便黏，舌淡红，苔薄黄腻，脉弦滑。上方去石膏、泽泻，加牛膝 10 g 引火下行、刺蒺藜 15 g 疏风止痒，共 7 剂，水煎服。外用药改为肝素钠乳膏。未再复诊，电话随访诉无复发。

病例 8　腰痹

李氏使用当归拈痛汤加减结合输刺夹脊穴治疗湿热型腰椎间盘突出症 48 例，当归拈痛汤加减方：羌活 10 g，茵陈 10 g，防风 10 g，苍术 10 g，当归 9 g，知母 10 g，猪苓 10 g，泽泻 10 g，白术 10 g，黄芩 10 g，党参 10 g，苦参 3 g，全蝎 5 g，蜈蚣 2 条，杜仲 10 g，续断 10 g，煎汤至 200 mL，每日 1 剂，分早、晚 2 次餐后服用。

针刺治疗：取穴，主穴：双侧腰夹脊穴（L3—S1）。配穴：患侧肾俞、委中、秩边、阳陵泉、环跳、足三里。操作方法：嘱患者俯卧，充分显露针刺穴位部位，操作者用 75% 酒精消毒双手和穴位，选用一次性华佗牌针灸针 0.30 mm×（40~75 mm）进针，其中腰夹脊穴（L3—S1）予输刺法深刺。输刺法具体操作为：用 3 寸毫针（0.30 mm×75 mm）直刺腰部夹脊穴，快速透皮，再缓慢进针至腰部深层，进针 1.5~2.5 寸（根据患者胖瘦调整），进针至针尖抵椎板为宜，患者诉有酸、胀、麻感时视为得气，得气感向下肢放射为佳。出针时沿针刺方向疾出针，同时疾按针孔肾俞穴以 0.30 mm×50 mm 毫针直刺 1.5 寸；环跳穴以 0.30 mm×75 mm 毫针直刺 1.5~2.5 寸；秩边直刺 1.5~2 寸；阳陵泉直刺 1~1.5 寸；委中直刺 0.5~1 寸；足三里直刺 1~2 寸。以上穴位均要求得气，得气之后留针 30 分钟，1 次/天，同时嘱患者避免久坐久站，忌受凉。治疗结果提示：输刺夹脊穴联合当归拈痛汤加减可有效缓解湿热型 LDH 患者症状，减轻患者疼痛，且两者联用的治疗效果优于单独使用中药内服，值得临床推广。

十二、大秦艽汤

【组成】秦艽三两,甘草二两,川芎二两,当归二两,白芍二两,细辛半两,羌活、防风、黄芩各一两,石膏二两,白芷一两,白术一两,生地黄一两,熟地黄一两,茯苓一两,独活二两,生姜七八片。

【来源】金元·刘河间《素问病机气宜保命集》:"中风,外无六经之形证,内无便溺之阻格,知血弱不能养筋,故手足不能运动,舌强不能语言,宜养血而筋自荣,大秦艽汤主之。"

【功效】祛风活血,养血柔筋。

【主治】风邪初中经络,症见口眼歪斜,舌强不语,手足不能动,半身不遂。

【方解】方中秦艽为君,祛风通经络;羌活、独活、白芷、防风、细辛祛风散寒,通经活血为臣药;当归、生地、白芍、川芎养血和血祛风为佐药;白术、茯苓益气健脾祛湿;黄芩、石膏清热生津为使药。

【方歌】大秦艽汤羌独防,白芷细辛四物黄;苓术健脾加石膏,风邪散见可通尝。

【临证应用】

病例 1　脑中风

刘氏使用大秦艽汤加减治疗急性缺血性脑中风,在常规西药基础上辅以大秦艽汤加减治疗。基本方:秦艽、赤芍、川芎、石菖蒲、郁金、胆南星各10 g,羌活、当归、黄芩、川牛膝各12 g,生地15 g,生石膏30 g;每日1剂,水煎服,分早、晚2次服用。大秦艽汤加减法:若患者伴气短、乏力加党参12 g;伴有筋脉拘紧加入天麻、地龙各10 g,全蝎3 g;伴有吞咽困难、饮水呛咳加炙杷叶、旋覆花各9 g;痰热甚者重用胆南星,加法半夏9 g。治疗总有效率达95.5%。

病例 2　面瘫

王氏在应用西药基础上联合大秦艽汤加减治疗面瘫42例,方药组成:

秦艽 20 g，黄芪 30 g，白芍、白术、茯苓、生地黄、熟地黄、豨莶草、防风各 15 g，白芷、黄芩、当归、川芎、白芥子各 10 g，细辛、羌活、独活、炙甘草各 6 g，全蝎 3 g。每日 1 剂，水煎，浓缩至 200 mL，早、晚温服。研究结果表明，观察组患者经治 4 周后，口角歪斜、鼓颌漏气和味觉障碍等主要症状积分均较治疗前显著下降，与单用西药治疗的对照组比较，差异有统计学意义（$P < 0.05$），说明大秦艽汤加减方治疗该病疗效确切。

病例 3　眩晕

梁氏使用大秦艽汤治疗眩晕，在西药基础上应用大秦艽汤加味治疗：秦艽 9 g，羌活 9 g，独活 9 g，防风 9 g，川芎 9 g，白芷 9 g，辽细辛 3 g，黄芩 9 g，生地黄 18 g，熟地黄 18 g，生石膏 30 g，白芍 30 g，云苓 15 g，白术 9 g，黄芪 21 g，木贼草 12 g。每日 1 剂，水煎取汁 200 mL，早、晚分服各 1 次，热象不著者去石膏，前庭神经炎伴上呼吸道感染，热象明显者去黄芪、熟地黄。结果显示：治愈 31 例，显效 27 例，有效 12 例，无效 3 例，总有效率为 95.9%。同时还说明前庭神经炎伴上呼吸道感染症状，经本方治疗后前庭神经炎上呼吸道感染症状亦随之消除，并对发热患者有明显退烧作用。

病例 4　痹证

陈氏使用大秦艽汤加减治疗产后风湿 46 例，基本方：秦艽 5 g，甘草 5 g，川芎 10 g，当归 15 g，白芍 12 g，细辛 5 g，羌活 5 g，防风 5 g，白芷 10 g，白术 15 g，熟地黄 15 g，白茯苓 15 g，生石膏 12 g，黄芩 9 g，独活 5 g，桑枝 30 g。用法：水煎，每日 1 剂，分 1 次服，30 天为 1 个疗程。加减法：气虚者加黄芪、党参；阳虚者加附子、桂枝；有瘀血者加丹参、红花；湿胜者加苍术、防己；无明显内热者去石膏、黄芩等。治疗结果：服药 2 个疗程后，46 例中痊愈 17 例，有效 25 例，无效 4 例，总有效率为 91.3%。

孙氏以大秦艽汤加减治疗类风湿性关节炎 64 例，在使用抗风湿药基础上给予大秦艽汤加减治疗，处方：生石膏、生黄芪各 20 g，秦艽、当归、茯苓、熟地黄、白术各 15 g，防风、川芎、羌活、独活、生地黄、白芍、黄芩、白芷各 10 g，炙甘草 6 g，细辛 3 g，兼表证者加大枣 3 枚（掰），生姜 5 片，水煎，早晚饭后 1 小时温服，每次 150 mL，治疗 1 个月。观察组采用大秦艽汤加减，对照组采用西药治疗。治疗后，观察组总有效率为 96.8%，对照组总有效率为 70.0%，观察组临床疗效高于对照组。

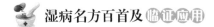

黄氏以大秦艽汤治疗急性痛风性关节炎 92 例，在使用秋水仙碱基础上加服中药大秦艽汤加减方，药物组成：秦艽 15 g，生石膏 30 g，当归 10 g，白芍 12 g，羌活 15 g，防风 12 g，黄芩 12 g，白芷 15 g，生地黄 15 g，茯苓 12 g，川芎 10 g，白术 15 g，知母 15 g，地龙 12 g，豨莶草 20 g，甘草 6 g。关节热甚加忍冬藤 30 g、连翘 10 g、黄柏 10 g；关节肿胀明显加汉防己 15 g、姜黄 10 g、威灵仙 10 g、生薏苡仁 30 g、海桐皮 10 g；关节游走痛加海风藤 15 g；关节痛甚加乳香、没药各 6 g。每日 1 剂，用水煎煮成 500 mL，分 2 次温服，2 组疗程均为 7~10 天。结果显示：总有效率分别为 93.48%、94.38%，具有较好的临床疗效。

病例 5 骨萎缩

金氏使用大秦艽汤治疗骨萎缩 35 例，采用中医辨证方法，根据外伤后数日特发关节及附近软组织剧痛，皮温升高、水肿潮红，舌苔薄腻，脉濡，采用清热化湿，宣痹止痛的大秦艽汤加减治疗，处方：秦艽 15 g，生地 20 g，白芍 20 g，当归 10 g，熟地 10 g，黄柏 10 g，知母 10 g，白术 10 g，茯苓 10 g，细辛 3 g，甘草 5 g。热甚加石膏、赤芍、白芷；肿甚加苏木、泽兰；血瘀加川芎、地龙。疗效显示：35 例患者中，痊愈 18 例，显效 15 例，无效 2 例，总有效率为 94.3%。

病例 6 颈性高血压

高氏使用大秦艽汤治疗颈性高血压 54 例，在使用颈复康、苯磺酸氨氯地平基础上给予中药大秦艽汤服用，方剂组成：秦艽、白芍、云苓各 30 g，当归、白术、生地、熟地、生石膏各 15 g，羌活、独活、白芷、防风、黄芩各 12 g，川芎、甘草各 10 g，细辛 3 g；加减：颈项强痛、牵于手臂者加鸡血藤 30 g，地龙 15 g，乳香 6 g；头项畏冷、怕风、多汗加生黄芪 30 g；伴有头痛、眩晕舌苔白腻者加牛膝 24 g、猪苓 15 g、泽泻 12 g；高血压服用西药缓解不良者加银杏叶、天麻各 15 g；便秘严重者加火麻仁 15 g、枳壳 10 g、生大黄 8 g。

病例 7 皮肤病

（1）荨麻疹

患者，男，42 岁，2010 年 7 月 26 日初诊。患者全身起扁平丘疹 5 天，在某医院诊断为荨麻疹，口服西替利嗪片无明显疗效，来我医院中医门诊求治。诊见：颈部、前胸、后背、腰臀均可见淡红色风团，灼热瘙痒，恶寒，咽痛；舌红，苔黄，脉浮紧。西医诊断：荨麻疹。中医诊断：瘾疹；辨证：风邪犯表，营血不和。治法：祛风清热，养血活血。方选大秦艽汤化裁，药用：秦艽15 g，川芎10 g，当归10 g，白芍10 g，细辛3 g，羌活5 g，独活5 g，防风15 g，黄芩10 g，石膏10 g，白芷10 g，白术15 g，生地黄10 g，熟地黄10 g，茯苓10 g，白鲜皮10 g，蒺藜15 g，炙甘草5 g。水煎服，每日2次。

二诊（2010年8月2日）：上方服用7剂，风团消，瘙痒、咽痛止。上方去石膏、黄芩，又服7剂愈。随访1年，未见复发。

（2）瘙痒

患者，男，56岁，2010年9月20日初诊，主诉：全身瘙痒1个月。患者1个月前先出现头皮瘙痒，继而出现全身瘙痒，在某医院诊断为瘙痒症，曾用多种中西药物治疗，疗效不明显，来我医院中医门诊求治。诊见：全身均可见抓痕、结痂，局部有苔藓样变，剧痒，此起彼伏，失眠，恶寒发热，大便干，小便黄；舌质红，苔薄黄，脉数。西医诊断：瘙痒症。中医诊断：风瘙痒；辨证：风盛热郁。治法：祛风清热，和血活血。方选大秦艽汤化裁，药用：秦艽15 g，川芎10 g，当归10 g，白芍10 g，细辛3 g，羌活5 g，独活5 g，防风20 g，黄芩10 g，石膏15 g，柴胡5 g，白芷10 g，白术15 g，生地黄10 g，茯苓10 g，白鲜皮15 g，蒺藜15 g，炒酸枣仁20 g，生龙骨30 g，炙甘草10 g。水煎服，每日2次。外涂复方止痒酊（苦参、百部、白鲜皮、黄柏、土槿皮、地肤子、蛇床子、当归、大青叶、连翘、白芥子、猫爪草等量），用75%乙醇浸1周，每日2次。

二诊（2010年9月27日）：上方用7剂，热退，瘙痒明显减轻，皮损面积渐小，睡眠良好。上方去石膏、黄芩、细辛，加天花粉10 g、北沙参10 g，继续口服。外用药同前。

三诊（2010年10月11日）：上方又用14剂，瘙痒偶有但轻微，皮损大部分消失，腹稍胀。上方去柴胡、龙骨，加木香10 g、枳壳15 g，又服7剂愈。

（3）玫瑰糠疹

患者，男，21岁，2010年10月8日初诊。上身起淡红色丘疹5天。患者5天前先在左胁下起硬币大椭圆形淡红色斑片，继之，前胸、后背、上肢

49

均出现类似丘疹，用尤卓尔软膏外涂，无明显疗效，现来我中医门诊求治。诊见：前胸、后背、上肢均可见淡红色丘疹，大小不等，边界清楚，上覆细小鳞屑，瘙痒，无薄膜现象及点状出血，身热恶风，心烦口渴，小便黄，大便干；舌红，苔黄，脉浮数。西医诊断：玫瑰糠疹。中医诊断：风热疮；辨证：风热蕴肤。治法：祛风清热，凉血止痒。方选大秦艽汤加减，药用：秦艽 15 g，川芎 10 g，当归 10 g，白芍 10 g，羌活 5 g，独活 5 g，防风 10 g，黄芩 10 g，石膏 20 g，栀子 10 g，北沙参 15 g，白术 10 g，茯苓 10 g，生地黄 10 g，牡丹皮 10 g，紫草 10 g，白鲜皮 10 g，蒺藜 10 g，炙甘草 10 g。水煎服，每日 2 次。第 3 遍煎液外洗，每日 1 次。

二诊（2010 年 10 月 13 日）：上方用 5 剂，皮疹大部分消失，无新生皮疹，痒止，热退，心烦口渴消失，二便通调。上方去石膏、羌活、独活，又服 5 剂愈。

（4）神经性皮炎

患者，男，38 岁，2010 年 10 月 26 日初诊。颈部及后背瘙痒 1 个月。患者 1 个月前，颈部出现拇指头大淡红色丘疹，瘙痒，后扩散至背部，在紧张、饮酒、气候变化、衣物刺激下则加重，只涂擦过炉甘石洗剂。诊见：颈部及后背散在丘疹，皮纹加深，抓痕，血痂，部分皮疹潮红，糜烂，大便干；舌红，苔黄，脉细数。西医诊断：神经性皮炎。中医诊断：顽癣；辨证：风热湿聚。治法：疏风清热利湿。方选大秦艽汤加减，药用：秦艽 15 g，川芎 10 g，当归 5 g，白芍 10 g，细辛 3 g，羌活 5 g，独活 5 g，防风 10 g，黄芩 10 g，石膏 10 g，白术 10 g，茯苓 10 g，生地黄 15 g，泽泻 30 g，车前子 30 g，白鲜皮 15 g，蒺藜 15 g，炙甘草 10 g。水煎服，每日 2 次。外涂复方止痒酊，每日 2 次，复方止痒膏（苦参、百部、白鲜皮、黄柏、土槿皮、地肤子、蛇床子、当归、大青叶、连翘、白芥子、猫爪草等量，粉为细末，过筛，以白凡士林为基质配成 20% 软膏），每日 2 次。

二诊（2010 年 11 月 2 日）：上方用 7 剂，皮疹渐消，瘙痒明显减轻，糜烂处收敛，二便通调。上方去石膏，加枳壳 10 g、木香 10 g，继续口服。外用药同前。

三诊（2010 年 11 月 16 日）：上方又用 14 剂，皮疹大部分消失，瘙痒轻微。上方去黄芩、细辛，又服 7 剂愈。

十三、达原饮

【组成】槟榔二钱，厚朴一钱，草果仁五分，知母一钱，芍药一钱，黄芩一钱，甘草五分。

【来源】明·吴又可《温疫论·卷上》"温疫初起，先憎寒而后发热，日后但热而无憎寒也。初得之二三日，其脉不浮不沉而数，昼夜发热，日晡益甚，头疼身痛。其时邪在伏脊之前，肠胃之后，虽有头疼身痛，此邪热浮越于经，不可认为伤寒表证，辄用麻黄桂枝之类强发其汗。此邪不在经，汗之徒伤表气，热亦不减。又不可下，此邪不在里，下之徒伤胃气，其渴愈甚，宜达原饮。"

【功效】开达膜原，辟秽化浊。

【主治】邪伏膜原，症见憎寒壮热，或一日三次，或一日一次，发无定时，胸闷呕恶，头痛烦躁，脉弦数，舌边深红，舌苔垢腻，或苔白厚如积粉。

【方解】方用槟榔辛散湿邪，化痰破结，使邪速溃，为君药。厚朴芳香化浊，理气祛湿；草果辛香化浊，辟秽止呕，宣透伏邪，共为臣药。白芍、知母清热滋阴，可防诸辛燥药之耗散阴津；黄芩苦寒，清热燥湿，共为佐药。配以甘草生用为使者，既能清热解毒，又可调和诸药。全方合用，共奏开达膜原、辟秽化浊、清热解毒之功。

吴又可曰："槟榔能消能磨，除伏邪，为疏利之药，又除岭南瘴气；厚朴破戾气所结；草果辛烈气雄，除伏邪盘踞，三味协力直达其巢穴，使邪气溃败，速离膜原，是以为达原也。"

【方歌】达原饮用槟榔芩，芍朴知甘草果仁；邪伏膜原瘟疫发，透达膜原效力臻。

【临证应用】

病例1　流感发热

冯某，男，3岁6个月，体重15 kg。2019年12月16日晚初诊，主诉：

反复发热 5 天。家长代述，患儿于 2019 年 12 月 12 日晚开始发热，体温达 39.3 ℃，体若燔炭，手足冷，当晚予复方锌布颗粒治疗后出汗较多，夜间体温降至正常。2019 年 12 月 13 日上午体温又上升，至中午已至 40.1 ℃，患儿父亲为中医，母亲为西医，见其反复发热不退，予中西医结合治疗，桂枝麻黄各半汤煎服，同时予氨基比林、林可霉素灌肠。2019 年 12 月 14 日全天体温约 37.0 ℃。2019 年 12 月 15 日晨起体温逐渐上升，至中午又达 39.0 ℃，胸腹热，手足凉，脉促而弱，予再造散 1 剂煎服，服药 2 次，未效。于是考虑为风温，晚上予乌梅白糖汤合清营汤交替服用，至 2019 年 12 月 16 日凌晨 4 时，一直未有汗出，凌晨 5 时予四逆加白通汤合复方锌布颗粒口服，体温降至 37.8 ℃，很快又上升。患儿父亲考虑其为燥热伤阴，致腹中干燥，故大便不行，下午予黄龙承气汤治疗，服药后拉稀便 2 次，但身热如故，遂于本院求诊。诊见：发热，体温 39.2 ℃，肚腹胸背热，手足逆冷，面颊及眼角处潮红，纳差，口不渴，不欲饮水，多眠，大便稀，小便量少而黄，舌边稍红、苔白厚，脉细数。根据舌象、脉象，考虑为太阴脾寒、阳明有热之疫入膜原证。予达原饮加减治疗，处方：麻黄、草果、蝉蜕各 6 g，柴胡 30 g，白芍、槟榔各 20 g，厚朴、知母、黄芩、僵蚕、姜黄各 10 g。1 剂，水煎服，分 3 次服用。

2019 年 12 月 17 日二诊：家长述患儿前一日晚 22 时第 1 次服药，服药时体温 38.8 ℃，凌晨 1 时许开始出汗，皮肤潮湿，排稀便 1 次，体温 37.8 ℃。今晨 8 时许，体温 36.8 ℃。诊见：体温较前反复，现 37.3 ℃，皮肤潮湿，眼角和两颧潮红，不欲饮食，哕逆，泻下多、质稀，两脉细弱无力，精神疲惫。前方加党参 20 g、炒白术 15 g 益气健脾，诃子 6 g 收涩止泻。2019 年 12 月 20 日晚，电话回访，家长述患儿 2 剂药服完发热即止，精神状态良好，饮食及二便均正常。体温正常 3 天，告临床治愈。

按：温病重舌象，舌苔白厚说明中焦脾土寒湿。脾胃为升降之枢，脾有寒湿则升降功能失调，从而导致心肾失交，肺肝升降失司，心胆及包络之火外溢，故发热。舌苔白厚为运用达原饮的重要依据，吴坤安《伤寒指掌·察舌辨症歌》云："苔形粉白四边红，疫入募原势最雄。急用达原加引药，一兼黄黑下匆匆。"达原饮中草果、槟榔、厚朴有辛温行散之功效，可散太阴脾土寒湿，知母清热滋阴，白芍苦平收敛肝气，黄芩清热，方证相合，故服药 2 剂而诸症悉除。

病例2 新型冠状病毒感染

患者，女，78岁，2020年2月3日上午初诊，以"低热反复10天伴咳嗽5天"为主诉。患者1月17日外出买菜，1月21日晚外出吃饭，1月25日开始出现发热，稍恶寒，伴咳嗽、咽干、咽痒，体温波动在37.5℃左右。2月2日起体温波动在38.5℃左右，血氧饱和度为87%，发热上午轻，下午重；其间自行服用阿比多尔片（每次0.2 g，每日3次）、盐酸莫西沙星片（每次0.4 g，每日1次），用家用吸氧装置自行吸氧，效果不佳。刻下：体温38.6℃，精神差，但欲寐，咽干痛，咳嗽，气喘、动则为甚，不欲饮食，大便每日1次，便质稍溏，小便短少，色淡黄；舌红，苔黄厚腻，脉濡。辅助检查：白细胞计数 $5.52 \times 10^9/L$，淋巴细胞绝对值 $1.04 \times 10^9/L$，淋巴细胞百分比18.80%；超敏C反应蛋白45.4 mg/L；新型冠状病毒核酸检测：阳性；胸部CT（2020年2月2日）：双肺大面积感染。中医诊断：湿温；中医辨证：脾胃湿热证（湿热俱重）。西医诊断：新型冠状病毒感染。予达原饮合麻黄连翘赤小豆汤加减以清热祛湿泄浊。处方：麻黄6 g，连翘20 g，金银花30 g，草果10 g，槟榔20 g，厚朴20 g，藿香15 g，佩兰10 g，知母10 g，桑白皮15 g，葶苈子30 g，牛蒡子10 g，黄芩10 g，黄连6 g，贯众15 g，白芍20 g，赤小豆30 g（碎），滑石30 g（包）。2剂，水煎服，每日1剂，早、中、晚分服。同时停用阿比多尔片等其他药物。

2020年2月5日二诊：诉2月3日中午服药1次，18：00体温37.4℃，自觉较前舒适、有力。2月4日晨起可下床行走，食纳转佳，18：00时体温36.8℃。精神可，咳嗽、喘息明显减轻，已无明显咽干痛及但欲寐情况，饮食较前改善，大便仍稀；舌淡红、苔白厚、表面稍黄。予藿朴夏苓汤加减温中祛湿，兼以清热。处方：藿香15 g，厚朴20 g，草果6 g，槟榔20 g，法半夏15 g，苦杏仁10 g，淡豆豉6 g，连翘15 g，豆蔻15 g，薏苡仁45 g，猪苓20 g，泽泻20 g。2剂，煎服法同前。

2020年2月7日三诊：2剂药服完，精神佳，咳嗽、气喘及咽干痛症状已无，纳食可，二便调；舌苔较前变薄，予停药观察。2020年2月21日回访及复查，患者诸症无反复，舌苔较薄，复查新型冠状病毒核酸检测：阴性；胸部CT（2020年2月21日）与前对比，双肺炎症明显消散。遂告临床治愈。

病例 3 慢性肾病

患者，李某，男，56 岁。3 年前体检中发现血清肌酐升高，2017 年 1 月 12 日查肾功能：血肌酐 176 μmol/L，尿素氮 8.42 mmol/L；尿常规：蛋白（＋＋），隐血（±）。当地医院诊断为慢性肾病 3 期，治疗效果不佳，逐渐出现双下肢水肿，遂来诊。患者有痛风病史 20 年、高血压病史 10 年（最高血压 198/118 mmHg）、糖尿病病史 6 年。目前给予药物降压、降尿酸治疗，胰岛素降糖治疗，血压、血糖控制欠佳。2020 年 4 月 13 日患者感乏力，胃纳欠佳，大便稀溏，不成形，尿量减少，面色少华，舌暗红、苔黄腻，脉弦滑，查血钾 7.05 mmol/L，血肌酐 369 μmol/L，于本院住院治疗，4 月 15 日查血肌酐 388.2 μmol/L，住院期间予"呋塞米、聚苯乙烯磺酸钙、高糖联合胰岛素"降血钾治疗，降压、降糖及降尿酸治疗不变；中药予开达膜原，祛瘀泄浊，方选达原饮加减：槟榔、厚朴、炒黄芩、炒白芍、车前草各 15 g，草果 5 g，知母、陈皮 10 g，地龙 9 g，丹参、积雪草、蒲公英各 30 g。

4 月 18 日患者血钾恢复正常后出院，出院后继续服用此方。患者 4 月 24 日复查血肌酐 292 μmol/L，血钾 4.77 mmol/L，胃纳及大便情况好转，5 月 3 日复查血肌酐 238 μmol/L。

按：患者多病纠缠，日久伤及脾肾，脾气亏虚，精微不化，气血乏源，肾气不足，失于固摄，精微外泄，故见面色少华、乏力，尿中见蛋白；脾失健运，蕴湿生痰，肾虚气化失司，浊液潴留体内，日久蕴毒生热，湿热上蒸于口，见口干口苦、水肿尿少。痰湿内蕴，浊液潴留，热毒内生，日久蓄积于膜原，遍布全身。患者体虚邪恋，"正气愈损，邪气愈伏也"，湿热伏邪日久盘踞，以邪实为主，故方选达原饮加减，开达膜原，清热利湿，祛瘀泄浊，立竿见影，肌酐速降，有效延缓病情。

病例 4 失眠

王某，男，22 岁，2006 年 4 月 15 日初诊。4 年前始发幻听，胆小，喜独自静卧，夜不能寐。曾多方求治，观其药方多以镇静药为主，疗效甚微，病情反复发作至今。现症：夜不能寐，幻听，胆小，恐惧，多疑，有孤独感，反应迟钝，舌质暗红、苔黄腻，脉弦数。证属痰热内阻，邪伏膜原。治以开达膜原，清热化痰，定惊安神。方用达原饮加味：草果、厚朴、槟榔、知母、黄芩、赤芍各12 g，胆南星6 g，生龙、牡各30 g。每日1剂，水煎服。3剂后，诸症悉减，夜已能寐，继服10剂，病瘥，随访2年未复发。

按：本证乃湿浊痰热，蕴阻于内，邪浊交阻，表气不通，里气不达，邪伏膜原而致失眠等症，故用达原饮治疗。加胆南星清热化痰，息风定惊；龙牡平肝镇静，配伍标本兼治，故而病愈。

病例5 头痛

艾某，女，59岁，因"发热伴头痛7天"就诊。其间曾于外院就诊，检查示：血常规未见明显异常；尿沉渣：隐血（2＋）；肝功能：白蛋白35.8 g/L、前白蛋白112 mg/L，谷草转氨酶37 U/L；血糖、血脂、电解质未见异常。心肌酶谱：LDH 340 U/L、CK 19 U/L，肌钙蛋白未见异常；血凝全套：PT 14.3 sec，INR 1.18，APTT 40.9sec；糖化血红蛋白5.09%。心电图：窦性心律；完全性右束支传导阻滞。脑MRI＋增强：双侧额叶多发点状缺血腔梗灶。脑脊液常规未见异常。脑脊液生化：氯132.3 mmol/L。诊断为"病毒性脑膜炎"，予抗病毒、止痛治疗后患者症状未见明显好转。诊时见：患者表情痛苦，以手抱头，憎寒壮热，不思饮食，恶心欲呕，大便黏腻，小便频数，舌红，苔如积粉，脉弦滑。时值盛夏，空气湿热，湿热之邪蕴蒸膜原所致，治疗以祛湿化痰、清热养阴为法。处方如下：槟榔15 g，厚朴15 g，草果10 g，知母15，赤芍15 g，黄芩6 g，甘草12 g，杏仁12 g，白蔻仁15 g，陈皮10 g，茯苓15 g，薏苡仁15 g，枳壳15 g。7剂后患者为发热、头痛、饮食较前好转，积粉苔渐退。效不更方，继续予上方5剂以巩固疗效，复诊患者上述症状俱除。

按：湿邪与热毒相结，邪伏膜原，湿热相搏于半表半里，邪正相争，故见憎寒壮热；湿热壅塞头窍阻塞不通可见头痛；湿热困阻中焦，脾失运化、胃气上逆而见不欲饮食，恶心欲吐；湿热下注膀胱可见小便频数；湿邪黏腻，湿裹热，下注大肠，可见大便黏腻。膜原者，外通肌肉，内近胃腑，即三焦之门户，实一身之半表半里也。故用达原饮祛湿浊，清热毒，使邪气溃散，速离膜原。

十四、断下渗湿汤

【组成】樗根皮一两（炒黑），生茅术一钱、黄柏一钱、地榆一钱五分（炒黑），山楂肉三钱（炒黑），金银花一钱五份（炒黑），赤苓三钱，猪苓一钱五分。

【来源】清·吴鞠通《温病条辨·卷三》："久痢带瘀血，肛中气坠，腹中不痛，断下渗湿汤主之。"

【功效】燥湿清热止痢。

【主治】久痢，肛门气坠，腹中不痛。

【方解】椿根皮清热燥湿、收敛止泻，地榆凉血止血，山楂散瘀消滞，茅术、黄柏、猪苓、茯苓清利湿热，金银花清热解毒。椿根皮、生茅术、黄柏、地榆、山楂肉、金银花均炒黑使用，可加强收涩之功。

【方歌】断下渗湿椿根榆，银柏山楂赤茯苓；苍术燥湿猪苓渗，诸药炒黑收敛功。

【临证应用】

病例 1 带下病

张某，女，29 岁，1983 年 7 月 2 日初诊。新产廿八朝，恶露甫净两日，入房犯禁，湿浊之邪内袭，伤害胞宫，累及肝肾，带脉受戕，先是白带连绵，半月后血分亦伤，冲任不固，以致赤带又见，证延经月，带量有增无减，或白多于赤，或赤多于白，质稠黏，甚则成块而下。自脐下至曲骨之分，以及少腹两侧灼痛已四日，阴内亦似火灼，且痒。此湿热入血，蓄结成脓之象。无怪其所下率为气味奇臭，质稠浊似脓之物。询得口干而苦，小溲赤涩不爽，大便干。幸胃纳不减，脉象稍数，舌边尖俱红而暗、苔黄腻而厚，且罩灰。证属赤白带下，由湿郁化火，灼伤奇经使然。姑为清湿热，凉营血，解毒消结。仿吴氏断下渗湿汤合四妙加味，处方：樗根皮 20 g，地榆炭、丹皮参、怀牛膝各 10 g，茯苓、猪苓各 12 g，茅术 6 g，炒黄柏 10 g，败酱草 12 g，金银花 15 g，薏苡仁、马齿苋各 30 g（煎汤代水）。3 剂。另：

苦参、蛇床子各15 g，白矾6 g。5剂，煎汤坐浴。

二诊：阴痒已止，带下渐减，赤色转淡，臭秽之气已不若前甚，脐腹、阴内灼痛均有减轻。湿火渐敛，血热亦减。前方去丹皮，3剂。另龙胆泻肝丸15 g，每午前服5 g。

三诊：赤带全无，白带亦减十之八，臭气若失，脐腹、阴内之痛已愈，但觉微热而已。询得它无所苦，再以标本兼顾。处方：太子参15 g，茅、白术各9 g，淮山药、樗根皮各15 g，炒黄柏9 g，地榆10 g，赤、猪苓各10 g，制香附10 g，薏苡仁20 g。3剂后痊愈。续予三诊方3剂，以巩固疗效。

按：产后血海空虚，未弥月而入房，湿热秽浊之邪因而凑之，冲脉伤于前，任带二脉损于后，以致赤白带纷见。其余诸证，无非湿热内蕴，化火酿毒，蓄结成脓，内伏胞宫使然。急则治其标，故予断下渗湿汤为基本方。

病例2　久痢

严某，男，34岁，1963年6月21日就诊。宿患胃痛疾。1962年七月间，因天热恣食冰棒，初觉脘腹不舒，继大便下血，一日数次。后大便逐渐稀黏，转成赤白痢。虽然下痢，但饮食、睡眠均好，精神亦佳，而且下痢之后，胃痛宿疾竟告消失，自认为热火下泄，因此不以为意。迁延至1963年5月间，因每日下痢次数逐渐增加，精神亦感疲乏，始行就医。初由西医治疗，数天未见瘥减，后改就中医诊治，服药数剂亦无见效。初就诊时，诉述下痢一日十余次，其色赤白相兼，质稠黏。腹中觉热，不痛，而有里急后重感。肢体酸楚，钠食尚佳，小便时赤。诊脉滑数，舌质红苔厚微黄。当时诊断为湿热久瘟，下迫为痢。治拟清热利湿解毒导滞。初用芩芍汤、白头翁汤等加减治疗数剂不效，后改用西药合霉素、阿片酊治疗。服药后，痢随止，但过三天复发，日仍十余次。细思本例从临床症状所见及脉象舌苔所察，显系湿热内蕴，秽浊胶滞未清，故服用阿片酊收涩之药，虽得止而复发。但既系湿热胶滞，为何用芩芍汤、白头翁汤等清热利湿导滞方剂又不见效，因下痢经年，湿热下迫，中气随之而陷。虽然邪实当疏，但气陷亦当举涩，故但从止涩无济，而专事通导亦无功。辰下论治宜苦涩断下、通导兼升举之法，予断下渗湿汤加味。处方：樗根皮（炒黑）一两，山楂炭三钱，猪苓三钱，地榆炭、银花炭、赤苓各一钱五分，莪术、黄柏、煨葛根、大黄各一钱，苦参子三十粒（去壳分吞）。上药连服3剂，每日1剂后，大便正常，肛门灼

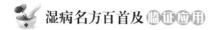

坠、肢体酸楚均除，但中脘微有不适。虑苦寒太过，胃气受碍，故第4日去苦参子、大黄、煨葛根，加淮山、扁豆。第5日用参苓白术散加樗根皮、山楂炭，续服3剂而安。后随访，患者形体壮实，体重增加，饮食、大便均告正常。

按：痢疾多属湿热之邪壅滞肠间，多致缠绵难愈。初起多实，宜清热化湿或调气和血导滞，所谓"通因通用"，因势而利导之。后期多虚，若阴虚气陷，宜酸涩敛阴，若阳虚气馁，宜温涩固阳。至于通导兼举涩则是一种矛盾统一的治疗法则。如本例久痢，既有湿热秽浊内聚未清，又有中气下陷现象，在不宜单纯应用通导或收涩的情况下，才可采用此法。

十五、独活寄生汤

【组成】 独活三两，桑寄生、杜仲、牛膝、细辛、秦艽、茯苓、肉桂心、防风、川芎、人参、甘草、当归、芍药、干地黄各二两。

【来源】 唐·孙思邈《备急千金要方·卷八》："治腰背痛，独活寄生汤。夫腰背痛者，皆犹肾气虚弱，卧冷湿地，当风所得也，不时速治，喜流入脚膝，为偏枯冷痹，缓弱疼重，或腰痛挛，脚重痹，宜急服此方。"

【功效】 补肝肾，祛风散寒湿。

【主治】 痹证日久，肝肾两虚，气血不足证。症见腰膝疼痛、痿软，肢节屈伸不利，或麻木不仁，畏寒喜温，心悸气短，舌淡苔白，脉细弱。

【方解】 方中重用独活为君，辛苦微温，善治伏风，除久痹，且性善下行，以祛下焦与筋骨间的风寒湿邪；臣以细辛、防风、秦艽、桂心，细辛入少阴肾经，长于搜剔阴经之风寒湿邪，又除经络之湿，秦艽祛风湿，舒筋络而利关节，桂心温经散寒，通利血脉，防风祛一身之风而胜湿，君臣相伍，共祛风寒湿邪；痹证日久肝肾两虚，气血不足，遂佐入桑寄生、杜仲、牛膝以补益肝肾而强壮筋骨，桑寄生兼可祛风湿，牛膝尚能活血以通利肢节筋脉；当归、川芎、地黄、白芍养血和血；人参、茯苓、甘草健脾益气，以上诸药合用，具有补肝肾、益气血之功。甘草调和诸药，兼使药之用。

【方歌】 独活寄生艽防辛，芎归地芍桂苓均；杜仲牛膝人参草，冷风顽痹屈能伸。

——清·王昂《汤头歌诀》

【临证应用】

病例1　强直性脊柱炎

赵某，男，28岁，2011年4月初诊。主诉反复腰骶、双髋僵硬疼痛2月余。患者2个月前受寒后出现腰骶、双髋僵硬疼痛，于当地某医院就诊，查 HLA-B27（＋），骶髂关节 CT 提示：双侧骶髂关节面模糊毛糙，伴局部虫蚀样改变，强直性脊柱炎可能。发病至今无虹睫炎、跟腱炎、外周关节炎，服用西乐葆治疗后症状改善。刻下：腰骶、双髋疼痛隐隐，晨起腰骶部有板僵感，活动后好转，夜间翻身转侧不利，怕冷腰酸，饮食如常，二便畅，舌淡红，苔薄白腻，脉细；查体：颈部、胸部、腰部活动度轻度限制，枕墙、"4 字"、指地、旋髋、骨盆挤压试验均阴性；确诊为强直性脊柱炎。该患者肾中精气不足，腰为肾府，肾主骨，肾虚则难以濡养腰府，肝主筋，肝肾不足，寒湿之邪客于腰骶关节筋脉，气血运行不畅，血瘀痰凝，不通则痛，正虚邪实，虚实交杂，故治疗应以补益肝肾、化痰活血通络为主，予独活寄生汤加延胡索、蜂房、路路通、僵蚕、鸡血藤、制南星，去人参、茯苓、甘草、芍药，共14剂，每日1剂，并嘱患者配合体育锻炼如游泳、散步、广播操。

二诊：实验室检查示肝肾功能、血常规均正常，CRP 25 mg/L，ESR 19 mm/min。患者诉腰骶疼痛较前好转，西乐葆由原来1天1片改为隔天1片，腰部、后背晨僵仍有，劳累后加重，久坐久站后板僵感明显，活动后好转，纳寐可，二便调，舌稍红，苔薄白，脉细；拟方：守方加土鳖虫、全虫、狗脊、葛根、伸筋草、象贝母加强通络补肾活血。该患者以独活寄生汤为基础方加减服用，至今已有半年余，腰骶、双髋疼痛明显缓解，偶有隐痛，现已停用非甾体类消炎药，晨僵不显，久坐久站后仍有后背腰部不适感，活动后缓解，不影响生活工作，CRP、ESR 持续正常。

按：强直性脊柱炎患者见后背痛、腰骶痛、晨僵、腰酸怕冷等肝肾不足，寒湿阻络之症，独活寄生汤既能补血养肝、补肾强骨，又能祛风寒湿邪、通络止痛，一举多得。在临床运用本方为主治疗强直性脊柱炎，可随症加减，如疼痛剧烈者，加露蜂房、苏木、地鳖虫、延胡索、蜈蚣通络止痛；关节强直明显者，加僵蚕、皂角刺、制南星、落得打、路路通化痰活血通络；腰酸怕冷明显者，加狗脊、菟丝子、川断、仙灵脾、巴戟肉补肾强骨。

病例 2　震颤

李某，男，61岁，以肢体震颤、行动迟缓4年余为主诉就诊。患者于4年前开始出现肢体震颤，左侧肢体较为明显，开始未介意，随后症状逐渐加重，出现下颌震颤，行走拖沓，行动及转侧等动作缓慢，曾在医院做头颅CT提示脑白质脱髓鞘，按帕金森病给予美多巴、森福罗等药物治疗，症状虽有好转，但仍有加重趋势，为进一步诊疗，遂来我院就诊，目前生活基本自理；发病以来睡眠一般，二便基本正常。查体：慢性病容，精神一般，表情呆板，头部前倾，左侧鼻唇沟稍变浅，搀扶进入诊室，行走缓慢，上肢摆臂减少，双手及下颌静止时可见明显震颤，上肢肌张力稍增高，舌体胖大，舌暗紫，苔白腻，脉弦细。既往有吸烟、饮酒史；西医诊断：帕金森病。中医诊断：颤证；气血亏虚型。治法：益气养血，息风止颤。方用独活寄生汤加减：独活10 g，桑寄生10 g，秦艽10 g，姜厚朴18 g，细辛3 g，当归10 g，川芎12 g，熟地黄10 g，枳实18 g，茯苓10 g，杜仲10 g，川牛膝10 g，党参10 g，珍珠母30 g，炙甘草3 g，10剂，每日1剂，早、晚2次水冲服；配以美多巴每天3次，每次半片，森福罗每日3次，每次1片。

二诊：病情稳定，自诉服药后症状较前稍有减轻，但仍有肢体震颤、行动迟缓等症，查体见舌体胖大，舌暗紫，苔黄厚腻，脉弦细。治法：化痰通络，平肝息风，在前方基础上合用黄连温胆汤，仍配合美多巴及森福罗服用。

按：该病虽病位在筋脉，而与肝脾肾三脏受损关系密切，属于本虚标实证，以肾为根，以脾为本，以肝为标；患者肢体震颤强直4年，邪气仍在，正气大虚，故用独活寄生汤以益肝肾、补气血。待正气得养后，则用攻邪之法，以黄连温胆汤以除痰热，热消则风静，则内风自止而主症渐愈。

病例3 腰痛

陈某，女，52岁，有腰椎间盘突出症病史。近期因外出探亲受寒，腰腿痛复发。症见：腰膝酸痛，喜用热水袋热敷，喜按压痛处，舌苔薄白，脉沉细。孙教授认为"喜温喜按"是腰腿痛之肝肾虚痹证的辨证要点，如《素问·举痛论篇》载"按之则热气至，热气至则痛止矣。"处方用独活寄生汤加减，药用：独活15 g，桑寄生20 g，杜仲10 g，防风10 g，秦艽10 g，威灵仙10 g，羌活15 g，木瓜15 g，蕲蛇15 g，川芎6 g，怀牛膝15 g，丝瓜络10 g，三七10 g，鸡血藤10 g，薏苡仁10 g，细辛3 g，白芍10 g，甘草6 g。食疗方：杜仲炒腰花（做法：杜仲10 g，千年健10 g，猪腰1个。先将杜仲、千年健加水熬汁，加淀粉、酒、味精、酱油、食盐、砂糖兑成汁备用。猪肾或羊肾剖开，去筋膜，切成腰花。锅烧热，入油烧至八成热，投入腰花、花椒、葱节、姜片、蒜，快速炒散。倒入汁和醋，翻炒均匀，起锅即成）。并嘱患者用药渣泡脚或者敷于痛处。患者反馈疗效较好，5剂后疼痛基本缓解，常使用药膳，近半年未复发。

病例4　产后身痛

叶某，女，26岁，因产后身痛2个月，于2012年8月21日就诊。患者于2个月前行剖宫产术，时值夏季，气温较高，产后未注意保暖，频繁使用空调，遂觉周身疼痛，因疼痛尚不明显且要照顾小孩，未予重视。现周身疼痛加重，至我院寻求中医诊治。刻诊：遍身疼痛，尤以足底、膝关节冷痛明显，劳累或遇风后加重，头晕恶心，面色少华，恶寒怕风，无局部关节红肿热痛，体温正常，纳寐一般，二便无殊。舌淡、苔薄白，脉弦细。患者由于剖宫产后气血大伤之时，感受风寒之邪，气耗则卫阳不固，腠理不密，故风寒之邪乘虚侵袭而留滞于经络关节，使气血运行痹阻不通而出现遍身疼痛；膝属肾，足少阴肾经经过足底，肾之精气耗伤，无以温煦滋养故以足底、膝关节冷痛明显；血损则百骸空虚，不能濡润经脉，不能上荣头面，故头晕恶心，面色少华，舌淡，脉细。中医诊断：产后身痛，证属气血两虚，寒凝经脉。治当益气养血，祛风散寒，兼以活血祛瘀。方用独活寄生汤加减：桑寄生15 g，独活10 g，秦艽12 g，川芎10 g，当归12 g，熟地12 g，赤芍12 g，茯苓15 g，杜仲10 g，炒党参15 g，炒川断15 g，狗脊15 g，柴胡6 g，姜半夏6 g，络石藤15 g，黄芪15 g，骨碎补15 g，炒谷芽15 g，炙甘草5 g。7剂，水煎服。

8月30日二诊：周身疼痛减轻，头晕恶心好转，足底痛仍作，恶寒怕风。抗链球菌溶血素"O"、红细胞沉降率、血常规检查无明显异常。在原方的基础上加大黄芪用量至30 g，去姜半夏，另加防风10 g、制川乌3 g、制草乌3 g、仙茅10 g。10剂，水煎服。

9月11日三诊：足底痛减轻，恶寒怕风好转，膝关节时酸。仍守上方去制川乌、制草乌，加伸筋草12 g，予14剂。药后关节疼痛明显好转，恶寒、头晕等症状均减轻，随原方加减又服14剂，诸证愈。随访未见复发。

按：由于产妇在分娩时出血、出汗、用力等各种原因导致津伤、血亡、元气耗损、瘀血阻滞，从而形成产褥期妇女"多虚多瘀"的病机特点，使产后身痛的患者易呈现出"虚实夹杂"的临床表现。对于独活寄生汤的应用应随症加减，灵活变通。将方中芍药选为赤芍以活血化瘀，使旧血去、新血生；方中多加大量黄芪、党参等补气药，尤其对于病程较久的患者，使正气复、病邪去，此外，再适当使用针对各症状的药物，将调补气血与祛除外邪并施，且嘱患者应避风寒、调饮食、慎起居，从而能够收获良好的治疗效果。

病例5　类风湿关节炎

赵某，女，45岁，2010年11月20日初诊。症见双手近指关节疼痛，晨僵1小时，握拳困难，双膝酸痛伴活动不利，偶有腰疼，咽干，纳寐可，二便调。查：四肢指、趾间关节无明显变形，红细胞沉降率66 mm/h，类风湿因子阳性，CRP 1.87 mg/dL，CCP – Ab 280 U/mL，舌淡苔白，脉细数。药用：独活15 g，寄生15 g，秦艽15 g，防风10 g，牛膝10 g，茯苓15 g，川芎10 g，当归15 g，白芍10 g，甘草6 g，猫爪草15 g，黄芪30 g，全蝎10 g。连服7剂症状减轻。

复诊诉自汗、寐欠安，去全蝎，加煅龙骨、煅牡蛎各20 g，继服7剂，复查红细胞沉降率为正常，随访1年未复发。

按：本案为类风湿关节炎，证属肝肾亏虚。肝肾不足，气血亏虚，不荣则痛；肝肾不足，风寒湿邪乘虚而入，阻滞经络，不通则痛，方用独活寄生汤加减以滋养肝肾、补益气血、通络止痛。

十六、附子理中汤

【组成】大附子（炮，去皮）、人参、干姜（炮）、甘草（炙）、白术各等分。

【来源】宋·《三因极一病证方论·中寒治法》："附子理中汤，治五脏中寒，口噤，四肢强直，失音不语。昔有武士守边，大雪，出帐外观瞻，忽然晕倒，时林继作随行医官，灌以此药两剂遂醒。"

【功效】温阳祛寒，益气健脾。

【主治】脾胃虚寒，心腹冷痛，呕吐泻痢，霍乱转筋，畏寒肢冷，以及一切沉寒痼冷之证。

【方解】方中附子辛热回阳气，散阴寒；干姜辛热，温中扶阳祛寒；人参甘温补中而壮脾胃益气；白术燥湿健脾；炙甘草甘温，配伍干姜，辛甘化阳，鼓舞脾阳。

【方歌】理中汤主理中乡，甘草人参术黑姜；呕利腹痛阴寒盛，或加附子总扶阳。

——清·王昂《汤头歌诀》

【临证应用】

病例 1　慢性腹泻

李某，男，3 岁，2011 年 11 月 8 日初诊。主诉：腹泻 4 个月余、加重 13 天。现病史：患儿 4 个月前无明显诱因出现腹泻，曾予蒙脱石散等西药治疗后病情反复，伴精神不振、体重减轻。今为求进一步治疗，遂来我科就诊。刻诊：近 13 天每日腹泻 3～4 次，昨至今日增至 7～8 次，餐后必泻，黄色稀溏样便，伴少许白色黏液，夹杂未消化食物，排便前轻微哭闹、烦躁，精神不佳，常诉疲劳，不愿走路或外出活动，面色萎黄无神，肌肉松软，胃纳差，食欲低，食量少，无发热，四肢发凉，腹部较冷，睡眠可，小便调，舌淡，苔薄白，脉细沉。证属脾肾阳虚泄泻，治以温补脾肾，固肾止泻。方用：炒白术 30 g，补骨脂 10 g，炒谷芽 15 g，云苓皮 10 g，怀山药

15 g，杧果核 30 g，白芍 15 g，3 剂。用法：每日 1 剂，水煎服。

二诊：2011 年 11 月 11 日。服上方后精神稍好转，大便次数较前减少，每日腹泻 5~6 次，性状如前，胃纳仍差，四肢仍发凉，腹部较冷，舌淡，苔薄白，脉细沉。方药：红参 15 g，白术 30 g，干姜 15 g，炙甘草 15 g，黑顺片 6 g，吴茱萸 3 g，炮姜炭 10 g，云苓 15 g，白芍 15 g，生山茱萸 15 g，3 剂。用法：每日 1 剂，每剂加水 800 mL，文火煮取 100 mL，分早、晚服。

三诊：2011 年 11 月 14 日。服上方后大便次数明显减少，日解 2 次，性质转为正常；四肢发凉消失，腹部转温，精神转佳，纳食佳，因就诊时患儿入睡，舌未查，脉沉。方药：黑顺片 5 g，干姜 2.5 g，炙甘草 10 g，白术 15 g，太子参 10 g，生山茱萸 10 g，5 剂。用法：每日 1 剂，每剂加水 600 mL，文火煮取 60 mL，分早、晚服。

病例 2　发热

刘某，女，64 岁，2011 年 12 月就诊。患者因反复发热 16 年、浮肿 5 年、腹泻 1 个月收治入院。其有多发性大动脉炎病史 10 余年，长期口服激素治疗，近日来腹泻，应用多种抗生素疗效不佳。入院时发热，无明显恶寒，面色苍白，形体消瘦，自诉乏力，平素纳差，怕冷，大便每天 4~5 次，如水样，小便色清、量少，查双下肢浮肿，按之凹陷不易起，舌淡胖、边有齿印，脉浮，重按无力。综合舌脉辨为阳虚，以中下焦为甚。法以温肾健脾，予附子理中汤治疗。处方：制附子 30 g（先煎 1 h），干姜 15 g，党参、白术各 12 g，炙甘草 6 g。每日 1 剂，水煎服。

服药 3 剂后患者发热较前好转，浮肿基本消退，仍有轻微腹泻，以夜间为主，每夜 2~3 次。予上方合四神丸：制附子 45 g（先煎 1 h），干姜 15 g，党参、白术、五味子、补骨脂、肉豆蔻各 12 g，吴茱萸、炙甘草各 6 g。再服 5 剂，患者泻止，大便基本成形，每日 1 次，病情好转出院。

按：此例患者久病，加之素禀赋不足，患者虽有发热，但观其面色苍白，形体消瘦，又有怕冷、纳差、泄泻如水样等症状，更符合阳虚之证；且发热而无恶寒，更为内伤发热之象，而症状之中除发热外，临床表现尤以中下焦为主，故用附子理中汤以温补脾肾之阳。

病例 3　复发性口疮

黄某，女，46 岁，2011 年 8 月就诊。患者间断发生复发性口疮多年，发则灼痛不安，经服用清热中药、小檗碱、抗生素后，病时作时止。患者近3天加重，口干不欲饮，倦怠乏力，自述平素畏寒，四肢不温，夜寐尚可，大便溏，每天1~2次，小便色清，唇淡白，口腔内多处溃烂，周边黏膜无明显红肿，舌淡、苔薄白，脉缓、右关尺部重按无力。辨证属中焦虚寒，无根之火上浮。法当温阳祛寒，益气健脾，引火归原。予附子理中汤加味，处方：制附子（先煎30 min）、干姜各12 g，党参15 g，炒白术10 g，生黄芪20 g，肉桂、炙甘草各3 g。每日1剂，水煎服。服药3剂，疼痛明显减轻，溃疡好转，守方再服5剂，病情痊愈。随访半年，口疮未再复发。

按：本例口疮发时虽有灼痛不安、口干似有胃火；但患者平素畏寒、四肢不温、口干而不欲饮、乏力、大便溏、小便色清、唇淡白、舌淡、苔薄白、脉缓、右关尺部重按无力皆为阳虚表现，加之口疮反复发作，屡用寒凉之品，攻伐太过，耗伤脾阳，故以附子理中汤加肉桂温补脾肾，引火归原，并加生黄芪补气托毒生肌。

病例4 肠澼（溃疡性结肠炎）

薛某，男，78岁，离休干部。患者腹痛、腹泻反复发作20余年，伴脓血便5年，每日泄泻4~12次不等，进食生冷或油腻等刺激性食物后，泄泻次数增多。曾多次就诊于当地医院，肠镜检查提示乙状结肠下段及直肠黏膜充血、肿胀，据肛门25 cm处见糜烂、出血点和溃疡灶，病灶大小约2 cm，诊断为慢性溃疡性结肠炎。服用柳氮磺胺嘧啶及外用柳氮磺胺嘧啶栓剂塞肛，效果欠佳，患者症状缓解不明显，且体重持续下降约10 kg，严重影响患者生活质量。本次因饮食不当导致腹痛腹泻加重，体能明显下降，于2008年10月14日来我科住院治疗。症见腹痛，腹泻每日约12次，粪便中伴有食物残渣及黏液，神疲乏力，形体消瘦，面色无华，食少纳呆，腰膝酸冷，四肢不温，舌质淡、舌体胖有齿痕、苔厚腻微黄少津，大便镜检示白细胞（＋＋），红细胞（＋＋），脂肪（＋＋＋），未见吞噬细胞。中医辨为泄泻（脾肾阳虚证）。治宜温补脾肾，涩肠止泻。予附子理中汤治疗：制附子30 g，生晒参30 g，白术15 g，炮姜15 g，炙甘草30 g，水煎150 mL，于早餐后温热灌肠治疗。

10天后，诸症状明显减轻，大便每日2~3次，逐渐成形。连用2个疗程后，行肠镜检提示：结肠黏膜正常，未见糜烂，和新生物，溃疡病灶消失。直肠黏膜轻度充血水肿，未见糜烂、溃疡、新生物和出血点。大便常规未见异常。1 年后复查肠镜提示：乙状结肠下段及直肠黏膜光滑，未见充血水肿。随访 1 年症状未再发，体重增加约 10 kg，生活质量明显提高。

病例 5 虚寒牙痛

黄某，女，33 岁，2003 年 9 月 15 日初诊。患者牙痛 3 年余，近 1 个月来加重，持续不止，某医院口腔科检查诊为牙周炎，予以抗生素及中药三黄片等，屡治无效，反加重。诊见：右侧上磨牙作痛，影响咀嚼，牙龈肿硬突起，色嫩红，伴口淡乏味，纳差神疲，手足不温，小便清长，舌质淡、苔白润，脉沉迟。证属脾肾阳虚，阴寒内盛，虚阳上浮，治宜温补脾肾，引火归原。予以附子理中汤加减，处方：人参、白术各 10 g，炙甘草 6 g，制附子 12 g，干姜、白芷各 8 g。2 剂，每日 1 剂，水煎，分 3 次温服。

9 月 18 日复诊：服 2 剂后，牙痛大减，精神好转，纳食增加，药证切合，续服上方 3 剂。药后牙痛止，牙龈肿全消、色转正常，余症悉平。续予以附子理中丸，以资巩固。随访年余，未再复发。

按：本例牙痛久治不愈，齿龈硬肿，前医皆从实火论治，予以清热泻火之品，犯虚虚之戒。其本为脾肾阳虚，阴寒内盛，虚阳浮越所致，故予以温补脾肾之阳以治其本。

病例 6 胎寒（寒邪内闭，心阳被遏）

患儿，男，2 天，1998 年 1 月 4 日初诊。其父代诉：患儿为旧法接生，其母怀孕 36 周分娩。出生时无哭声，经拍打其屁股后才有微弱啼哭，生后约 20 小时逐渐出现颜面青紫，全身冰冷，口噤不开，每次均需用手掰开其口喂乳，进食少量乳汁，时有呕吐，吐出清水或稀涎不化之物，昏昏多睡，时而啼哭，哭声微弱。大便呈绿色稀水便。查体：肛温 29.5 ℃，心率缓慢（87 次/分），心音低钝。呈昏迷状态，颜面苍白而青，口唇及鼻唇沟发绀，四肢冰冷，皮肤发花，屈手握拳，双下肢小腿处各有一 2 cm×3 cm 硬肿，压之轻度凹陷。诊断：胎寒（寒邪内闭，心阳被遏）。治法：温阳祛寒，补气健脾，佐以开窍。方药：附子理中汤加减：附子 3 g，人参 6 g，炒白术 9 g，吴茱萸 6 g，姜汁竹茹 3 g，钩藤 5 g，石菖蒲 3 g，肉豆蔻 6 g，甘草 3 g。上方煎汤频频喂服，并嘱增加室内温度，即在患儿垫褥下放置热水袋或电热毯。

服药 2 剂后二诊：大便次数较前减少，约 8 次/天，量少，色淡，呈稀

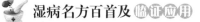

水蛋花便，能自行吮乳，但吮乳力仍弱，量少，嗜睡，夜间啼哭减少，哭声无力。查：肛温35.6℃，心率102次/分，面色苍白，鼻唇沟轻度发绀，四肢末端微凉，小腿处硬肿范围明显减小。拟前方石菖蒲改为6 g，加木香6 g，再进2剂。

三诊：手足温暖，精神较前好转，哭声较前洪亮，夜间啼哭止，大便6~8次/天，呈黄色稀水蛋花样便。查：肛温36.3℃，心率115次/分，面色略白，小腿处硬肿消失。此为阳气得复，但脾虚不运，拟太子参6 g，炒白术9 g，山药12 g，砂仁6 g，山楂6 g，炒谷、麦芽各9 g，吴茱萸3 g，干姜3 g，再进3剂。1周后随访患儿，见颜面红润，精神活泼，乳量及体重明显增加，二便如常，病愈。

按：胎寒一疾是由母病传及胎儿，孕妇在怀孕期间，如因患热病而过服寒凉之剂，或过食瓜果冷饮，母皆可为寒邪所伤，母寒即涉及胎儿。故本病的发生与母体受寒息息相关。另外，新生儿脏腑娇嫩，难耐外界寒邪所侵，如此时气候寒冷而感受寒邪，也可表现出脏腑皆寒等多种症状而成胎寒。本病例为寒邪郁闭，阳气受损，感受之寒邪较重，故用附子理中汤，其温阳祛寒之力较强，佐以石菖蒲、钩藤以达芳香开窍、醒神止痉的效果。胎寒之寒邪以损伤脾阳为主，故以健脾益气，温运脾阳善其后。

十七、附子汤

【组成】附子二枚（炮，去皮，破八片），茯苓三两，人参二两，白术四两，芍药三两，上五味，以水八升，煮取三升，去滓，温服一升，日三服。

【来源】汉·张仲景《伤寒论·辨少阴病脉证并治》曰："少阴病，得之一二日，口中和，其背恶寒者，当灸之，附子汤主之。"是为少阴阳虚，寒湿入侵之证而设。

【功效】温肾散寒。

【主治】阳虚寒湿内侵证。症见背恶寒，手足冷，身体痛，骨节痛，口不渴，舌淡苔白滑，脉沉无力。或妇人妊娠六七月，见腹胀，腹痛恶寒，少腹冷痛如扇，并伴脉弦发热者。

【方解】方中重用附子温肾助阳，以散阴寒之邪为君药。盖附子味辛甘，性大热，是温阳散寒的圣药。臣以白术、茯苓益气健脾祛湿，使湿有出路；人参补脾益气，以培后天之本，为佐药。更佐芍药养阴和营以通血痹，同时缓急止痛。诸药合用，共奏温经助阳、祛寒除湿之功。本方配伍的特点是：温里助阳药与甘温益气、健脾渗湿药相配，旨在温补以祛寒湿，稍佐以养阴和营之品，使温里助阳而又无伤阴之弊。

【方歌】温肾散寒附子汤，茯苓术芍参附姜；寒伤脾肾身疼痛，肢冷背寒此方尝。

【临证应用】

病例 1　失眠重症

王某，女，54 岁，2010 年 4 月 21 日首诊。间断失眠 10 余年，加重 1 周。主要表现为入睡困难，极易惊醒，醒后则再难入眠，每晚必须于睡前服用地西泮 2~4 片，方能勉强睡 3~4 小时，其人痛苦不堪，早几年已经提前退休在家休养。自述平素畏寒怕风，一受凉则咳嗽，不欲饮水，大便常年不成形，夜尿多，腰困，脚后跟疼，子宫轻度下垂，月经量多。望其精神极度萎靡，面色无华，言少乏力，扪其四末不温，舌暗苔白，脉极沉细。辨证属心肾阳虚，心神失养，处方：制附子6 g（先煎），白术12 g，茯苓15 g，生白芍15 g，党参9 g，干姜4 g，水煎服，10剂，每日1剂。

10日后复诊，患者已可入睡5小时左右，面色较前红润，畏寒大为减轻，大便正常，脉仍沉细，遂守方继进，继服上方10剂后，患者睡眠已与常人无异。后以桂枝甘草汤、理中汤等调理近1个月，余证均趋好转而停药。

按：临床中许多失眠多是由于阳气虚弱所致。故本案久治不愈之失眠，从阳气入手，以附子汤加减论治。

病例2　口干（干燥综合征）

闫某，女，74岁，2010年3月15日初诊。患者有干燥综合征病史8年，伴有类风湿关节炎，时好时发。本次就诊以"口干不适"为主诉，伴见关节冷痛，畏寒，多寐，不欲饮水，胃口差，腹胀，平素体质弱，易感冒，手足心不热，夜尿多，大便可，舌暗，脉沉细。辨证属阳气虚衰，津失气化。处方：制附子12 g（先煎），白术15 g，茯苓18 g，生白芍21 g，党参6 g，远志6 g，怀牛膝9 g，钩藤15 g。服上方10剂后，关节冷痛缓解，口干症状减轻，但仍觉口中无味，不欲饮水，上半身已不恶寒，下半身仍恶寒较甚，纳呆，腹胀仍较明显。

二诊方：制附子12 g（先煎），白术12 g，茯苓15 g，生白芍21 g，党参9 g，干姜6 g，炙甘草6 g，远志6 g，怀牛膝9 g，钩藤15 g，10剂。

三诊：口干疼痛症状减轻，腹胀不甚，原方10剂继续服用。后以肾气丸、当归四逆汤加减调理2个月，病情趋向稳定停药。

按：此例患者，已确诊为"干燥综合征"，就诊之时，即以"口干"为主诉，苦不堪言，观其脉症，畏寒，不欲饮水，关节冷痛，皆属阳虚不能温煦气化所致，"多寐"实则即精神差之意，也属阳不养神之候，更证其阳虚之甚，故以附子汤治疗。

病例3　腹痛

刘某，女，26岁，1997年10月12日诊治。患者身体健康，妊娠7个月，自觉腹部冷痛，恶寒身重，夜晚加重，发低热。先服当归生姜羊肉汤等方剂，腹痛仍未见好转。证见：面色青略黄，少腹冷痛，恶寒身倦怠，入夜更甚，腹胀脉弦，兼有低热，大便清稀如水，舌质淡，苔白滑。此属阳气虚寒，阴寒内盛而致。治宜温脏回阳，益气健脾。处方：炮附子 30 g（先煎），白术 25 g，白芍 15 g，党参 20 g，茯苓 30 g，黄芪 30 g，赤石脂 25 g，余禹粮 25 g。服药 3 剂诸症大减，再服 3 剂病告痊愈，足月顺产一女婴，身体健康。

按：仲景在《金匮要略》中有云："妇人怀娠六七月，脉弦发热，其胎愈胀，腹痛恶寒者，少腹如扇……当以附子汤温其脏。"本案症见腹痛、发冷、入夜痛甚，喜温喜柔按，小便清长，恶寒身倦怠，腹胀，脉弦，舌质淡，苔白多津，方以附子汤加减治疗。

病例 4　滑胎

患者，女，32 岁。患者于 1962 年结婚，婚后先后流产 5 次，曾服中、西药保胎无效。1972 年 8 月患者前来就诊，时已怀孕 3 个月，自述小腹下坠，有吹风样感觉，腰部酸困，神疲肢倦。询问小腹凉否？答曰：凉如冰。诊其脉沉滑无力。治宜温肾固胎，益气健脾。拟方：炮附片 9 g（先煎），白芍 12 g，党参 12 g，白术 9 g，茯苓 9 g，生黄芪 15 g，当归 9 g，川断 12 g。3 剂，水煎服。

二诊：服药后自感精神振作，腰酸腹坠缓解，触诊小腹部凉感减轻。效不更方，仍依前方再服 3 剂。

三诊：上药服完，腹坠腰酸已逐渐消失，小腹部已不甚凉，嘱其每月照前方服 2 ~ 3 剂，保胎至 6 个月为宜。依法从药，足月顺产一女孩。

按："滑胎"现代医学称为习惯性流产。中医辨证多归属肾气亏损，气血失调，治疗时多选用补肾固冲，益气养血类药物，本案偏重于肾阳虚，《金匮要略·妇人妊娠病脉证治》记载："妇人怀娠六七月，脉弦发热，其胎愈胀，腹痛恶寒者，少腹如扇，所以然者，子脏开故也，当以附子汤温其脏。"故以附子汤治疗收效。

病例 5　真心痛

陈某，男，42 岁，1995 年 4 月 2 日初诊。反复胸膺痹塞疼痛 3 年，因受凉加重 1 天。时症见卒然心痛如绞，形寒，气短心悸，甚则手足不温，冷汗出，舌质淡暗、苔薄白，脉紧。心电图：ST-T 呈心绞痛改变。拟用附子汤加减：附片 30 g（先煎），白参 15 g，云苓 15 g，白术 15 g，赤芍 15 g，

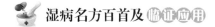

三七 10 g（研末冲），丹参 20 g，桂枝 10 g，蜀椒 20 g。

服 2 剂后，患者胸膺痹塞疼痛大减，手足转温，无冷汗出，但仍形寒、气短心悸，舌质淡暗、苔薄白，脉弦沉紧。守原方减附片为 15 g、白参 5 g，加炙甘草 15 g，连服 8 剂后，诸症均消失。复查心电图提示明显改善。

按：本例系素体阳虚，心阳不足，复因寒邪内侵，寒凝气滞，胸阳不展，心脉闭阻，因此遇寒时卒然发生心痛。附子汤寓参附汤回阳救逆，加桂枝温补元阳心阳，配以蜀椒大辛大热之品助阳散寒，佐以丹参、三七活血通脉。诸药相伍共达辛温祛寒、宣痹通阳之功，是以心痛急症得以缓解。

病例 6　阴吹

文某，女，29 岁。阴吹而正喧半年余，未治而渐频，日数次至数十次不等，发则连续不断，阴道中时时出气有声，状如矢气，遂由其夫伴来求治。刻诊：身痛畏寒，神疲体倦，腰膝酸软，小腹冷痛，便溏尿频，带下清稀量多，舌淡、苔白，脉沉细无力。拟用附子汤加减：白参 10 g（煎兑），附片 15 g（先煎），白芍 20 g，云苓 15 g，白术 15 g，淮牛膝 15 g，炮姜炭 10 g，乌贼骨 10 g。4 剂，水煎服。数天后其夫来访，谓服 4 剂后，阴吹即减，再进 10 剂而愈。守方服至 30 剂，带下止，余症均改善，迄今未再患。

按：阴吹有虚实之别。实者多因热结肠胃，煎熬津液，致大肠津枯，大便不下，以致胃中浊气运行不畅，别走阴门。虚者多由于素体脾虚，房事不节，以致气血亏虚、中气下陷所致。本例则证属脾肾阳虚，是以用附子汤温补脾肾，鼓动阳气而病愈。

十八、茯苓导水汤

【组成】茯苓、槟榔、猪苓、缩砂、木香、陈皮、泽泻、白术、木瓜、大腹皮、桑白皮、苏梗各等分。

【来源】清·吴谦《医宗金鉴·卷四十六》："茯苓导水汤，茯苓、槟榔、猪苓、缩砂、木香、陈皮、泽泻、白术、木瓜、大腹皮、桑白皮、苏梗各等分，上加姜煎服。胀加枳壳；喘加葶苈子；腿脚肿加防己。"

【功效】健脾渗湿，利水消肿。

【主治】适用于水肿，头面手足遍身肿如烂瓜之状，手按塌陷，手起应手而高突，喘满不得息，不能转侧，不能平卧，饮食不下，产后浮肿，小便不利，尿痛如割，大便少，如黑豆汁。

【方解】方中茯苓、泽泻、猪苓淡渗利水消肿，为君药；大腹皮、木香、槟榔，行气利水，木瓜、白术健脾祛湿，辅助君药，为臣药；陈皮、砂仁、桑白皮、苏梗健脾益气，补肺气以通调水道，为佐使药。诸药合用，利水消肿，健脾补肺，既治表又治里，内外分消，水肿自除。

【方歌】 和解茯苓导水汤，苏梗陈皮术木香；桑皮猪苓砂泽泻，木瓜腹皮益槟榔。

【临证应用】

病例1 特发性水肿

患者，女，37岁，2006年5月初诊。患者眼睑及四肢浮肿半年，于多家医院经检查排除心、肾、肝脏疾病、内分泌系统疾病及营养不良、药物、静脉或淋巴管阻塞等引起的水肿，诊断为特发性水肿。给螺内酯及中药等治疗，水肿时轻时重，来我处就诊时患者眼睑及四肢浮肿，腹胀，心悸，月经量少色暗、经行腹痛，舌淡、苔白，脉弦滑，给予茯苓导水汤治疗，处方：茯苓20 g，泽泻20 g，白术20 g，桑皮20 g，紫苏15 g，厚朴15 g，木瓜20 g，陈皮15 g，砂仁15 g，薏米20 g，车前子15 g，香附15 g，柴胡15 g，益母草20 g，川芎15 g。5剂后水肿明显减轻，继服5剂后水肿消尽，随访至今未发。

病例2　急性肾炎

贺某，男，8岁，1963年1月29日入院。患者家长代述：颜面浮肿6天，阴茎阴囊肿大4天。患儿入院前7天，腹痛腹胀，继颜面四肢浮肿，阴茎、阴囊水肿，并有腹水，体温38.2℃，恶寒，头痛，咳嗽，气喘，小便短少。入院检查：精神困倦，营养及发育欠佳，皮肤干燥，面色苍白，未闻及心杂音，两肺均有干性啰音及少许湿性啰音，以右前胸及背部最显，腹部静脉怒张，中度腹胀，有移动性浊音；肝在右锁骨中线达肋缘下4 cm，脾在左肋下缘0.4 cm，颜面、四肢浮肿，阴茎、阴囊水肿明显。血压104/70 mmHg，体重23 kg，尿蛋白（＋＋），红细胞（＋），颗粒管型（＋）。血常规多项不正常。脉象浮滑，舌苔白滑。西医诊断：急性肾炎。中医诊断：风水。治法：宣肺利湿，给予导水茯苓汤加减，处方：茯苓，杏仁，苏叶，苏子，白术，泽泻，大腹皮，陈皮，猪苓，青皮，车前子，六一散，冬瓜皮，厚朴。

二诊：服上药8剂后，颜面、四肢浮肿，阴茎、阴囊水肿及腹水均完全消失，尿量正常，发热、恶寒、头痛、咳嗽、气喘均愈。血压92/60 mmHg，拟以香砂六君子汤去陈皮、半夏、山药、泽泻，扶脾善后，以巩固疗效。

三诊：上药服12剂后，诸证完全消失，尿量正常。

病例3　腹胀

刘某，男，60岁，腹部肿胀已4个月。因暴怒后食欲不振，口干不欲饮，舌紫暗，口腔有臭味，腹胀如鼓，青筋隆起，腹痛，时有冷感，小便不利，大便稀而频，气短促，声低微，右脉沉涩、左脉弦细。辨证为肝郁脾虚，先服加减胃苓汤以健脾分利。处方：白术12 g，川朴10 g，陈皮9 g，云苓30 g，泽泻15 g，桂枝6 g，鸡内金10 g，砂仁6 g，炙甘草6 g，生姜3片、大枣3枚为引，水煎服。连服10剂，大便正常，但腹水稍减，口干鼻衄，继用加味导水茯苓汤以育阴生津，健脾利水：云苓30 g，木瓜10 g，麦冬10 g，车前子15 g（包），炙桑皮12 g，苏梗9 g，槟榔9 g，大腹皮12 g，陈皮6 g，猪苓10 g，台参10 g，木香6 g，生地15 g，生姜3片，大枣3枚。

连服10剂，腹水已基本消失，食欲增，舌现白粉苔。原方去生地、苏梗加台参以补气健脾，服45剂，饮食如常人，二便通调。

十九、茯苓渗湿汤

【组成】茵陈六分，茯苓五分，猪苓、泽泻各三分，黄连、黄芩、栀子、防己、白术、苍术、陈皮、青皮各二分。

【来源】元·罗天益《卫生宝鉴·卷十四》："主治黄疸，寒热呕吐，渴欲饮冷，身体面目俱黄，小便不利，全不食，不得卧。"

【功效】清利湿热退黄。

【主治】黄疸，寒热呕吐，渴欲饮冷，身体面目俱黄，小便不利，全不食，不得卧。

【方解】茵陈清利湿热退黄，茯苓、猪苓淡渗利湿，泽泻利水渗湿，黄连、黄芩清热利湿，苍术、白术健脾燥湿，栀子清泻心火，防己祛风除湿利水，陈皮、青皮疏肝健脾，理气化痰。诸药共奏清热利湿、健脾退黄的效果。

【方歌】茯苓渗湿猪泽俱，茵陈连芩栀子取；防己苍白青陈皮，湿热黄疸此方趋。

病例1 酒疸

李某将65例酒精性肝病患者随机分为治疗组31例和对照组28例，治疗组用茯苓渗湿汤（茵陈30 g，茯苓、猪苓、泽泻、白术、苍术、陈皮、黄连、山栀、秦艽、防己、葛根各10 g），每日1剂，煎2次，取汁饭后服，每服6剂停1天；硫普罗宁每次0.1 g，每天3次，口服。8周为1个疗程。对照组仅服用硫普罗宁，剂量、用法、疗程同治疗组。治疗组总有效率为90.3%，对照组总有效率为64.3%。治疗组优于对照组，差异有显著性意义（$P < 0.05$）。

病例2 急性传染性肝炎

唐某将30例肝炎患者分为2组，15例是采用茯苓渗湿汤及茵陈蒿汤为主治疗，15例则以口服复方维生素乙及注射维生素乙12作为对照。中药治

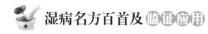

疗组 12 例痊愈，2 例进步，1 例死亡；对照组 12 例痊愈，2 例进步，1 例无效。对于消除黄疸及改善肝功能测验的作用，2 组对比无显著差别，但在改善肝炎的消化系症状上中药组有较好的疗效。1 例呈出血、发热及腹水的严重病例经中药治疗后亦迅速好转。

二十、甘露消毒丹

【组成】滑石十五两，黄芩十两，茵陈十一两，石菖蒲六两，川贝母、木通各五两，藿香、连翘、白蔻仁、薄荷、射干各四两。

【来源】清·王孟英《温热经纬·卷五》："甘露消毒丹……此治湿温时疫之主方也……人在气交之中，口鼻吸受其气，留而不去，乃成湿温、疫疠之病，而为发热、倦怠、胸闷、腹胀、肢酸、咽肿、斑疹、身黄、颐肿、口渴、溺赤、便闭、吐泻、疟痢、淋浊、疮疡等证。但看患者舌苔淡白，或厚腻，或干黄者，是暑湿、热疫之邪，尚在气分，悉以此丹治之立效。并主水土不服诸病。"

【功效】利湿化浊，清热解毒。

【主治】本方主治湿温、时疫，邪留气分，湿热并重之证。症见发热倦怠，胸闷腹胀，肢酸咽痛，身目发黄，颐肿口渴，小便短赤，泄泻淋浊；舌苔白或厚腻或干黄，脉濡数或滑数。

【方解】方中重用滑石、茵陈、黄芩，其中滑石利水渗湿，清热解暑，两擅其功；茵陈善清利湿热而退黄；黄芩清热燥湿，泻火解毒。三药相合，正合湿热并重之病机，共为君药。湿热留滞，易阻气机，故臣以石菖蒲、藿香、白豆蔻行气化湿，悦脾和中，令气畅湿行；木通清热利湿通淋，导湿热从小便而去，以益其清热利湿之力。热毒上攻，颐肿咽痛，故佐以连翘、射干、贝母、薄荷，合以清热解毒，散结消肿而利咽止痛。纵观全方，利湿清热，两相兼顾，且以芳香行气悦脾，寓气行则湿化之义，佐以解毒利咽，令湿热疫毒俱去，诸症自除。

【方歌】甘露消毒蔻藿香，茵陈滑石木通菖；芩翘贝母射干薄，湿温时疫此方尝。

【临证应用】

病例1　粉刺

杨某，女，26岁，2015年8月5日初诊。主诉：面部反复起疹1年余。

患者口服外用西药治疗，效果时好时差，但始终皮疹未断，近期加重。刻下症见：颜面部丘疹密发，色红疼痛，部分有脓点，口臭，便秘，尿黄，舌质红，苔黄腻，脉滑数。西医诊断：痤疮。中医诊断：粉刺；辨证属湿热蕴蒸。治宜清化湿热，解毒消疹。方以甘露消毒丹加减：黄芩、连翘各 10 g，薄荷 6 g（后下），茵陈 15 g，石菖蒲 12 g，滑石 15 g（包），木通 8 g，白豆蔻 6 g（后下），浙贝、藿香各 10 g，薏苡仁 30 g，桑白皮 10 g，蒲公英15 g，黄连 5 g，生大黄 6 g（后下）。服药 7 剂。

2015 年 8 月 12 日二诊：面部丘疹颜色转淡，疼痛减轻，少许脓点，大便转畅，舌质红，苔黄腻略退，脉滑略数。原方去黄连、生大黄，加皂角刺10 g，继服 14 剂。

2015 年 8 月 26 日三诊：颜面部丘疹消退，脓点消失，有色素沉着，舌质红，苔薄腻，脉滑。嘱其清淡饮食，颜面部可增用红光照射，促其色素消退。

按：本例患者平素喜食辛辣、肥甘之品，脾胃蕴热，湿热内生，熏蒸于面而成。以甘露消毒丹加减从上中下三焦分利湿热。

病例 2　尿路感染

李某，女，11 岁，2005 年 8 月 12 日初诊。尿频、短赤、尿道灼痛 2天，伴发热，口渴，口苦纳差，舌红、苔黄腻，脉数有力。血检查：白细胞 $10 \times 10^9/L$。尿分析：白细胞（＋＋＋），红细胞（＋＋）。诊为尿路感染；证属湿热下注。治以清热解毒，利湿通淋，方用甘露消毒丹加减。处方：白豆蔻、连翘、黄柏各 8 g，黄芩、滑石（包）各 10 g，金钱草、茵陈、白茅根各 20 g，木通、石菖蒲各 5 g。服 8 剂，症状消失，尿检查恢复正常。

按：本例患者以小便频数，尿道灼痛为主症，伴发热，口渴，口苦纳差，舌红、苔黄腻，证属外感表邪，入里化热，湿热蕴结下焦。故用甘露消毒丹宣开上焦、淡渗利湿，加金钱草、白茅根清利下焦。全方与病机甚为合拍，故收效显著。

病例 3　黄疸（急性黄疸型肝炎）

患者，女，69 岁，1994 年 7 月 23 日初诊。右胁胀、闷、痛，恶心，厌油腻，呕吐，纳呆，身黄，目黄，黄色鲜明，身热不扬，小便色黄、量少，大便正常。诊见：体温 37.5 ℃，血压 130/80 mmHg，全身皮肤黄染，巩膜黄染，腹软，右上腹及剑突下压痛，无反跳痛，莫菲氏征（＋），肝区叩击痛。肝功能：谷丙转氨酶 1383.6 nmol/L，麝香草酚浊度试验 2 U，总蛋白 68 g/L，白蛋白 39 g/L，球蛋白 29 g/L，乙肝表面抗原（－），γ－谷氨酰转肽酶 300 U，碱性磷酸酶 1.2 μmol/L。舌质红，苔黄腻，脉象弦滑。此为湿热内蕴，郁而发黄。治当利湿化浊，清热解毒利胆。方用甘露消毒丹加减：茵陈 30 g，滑石 18 g，木通 10 g，黄芩 10 g，白蔻仁 20 g，石菖蒲 12 g，薄荷 5 g，郁金 20 g，虎杖 20 g，焦山楂 20 g，藿香 18 g，云苓 15 g，泽泻 20 g，柴胡 15 g，竹茹 10 g。用药 5 剂，胁胀、闷、痛大减，目黄、身黄减轻，呕吐，身热已除，饮食增加，药已中鹄。上方木通改为 5 g，继进 10 剂，身黄、目黄已除，偶有胸胁闷、胀，已不厌油腻，饮食基本正常。舌质略红，苔白，脉象弦，查肝功能：谷丙转氨酶 33 U，其他项目正常。上方去竹茹，加白术 12 g，再服 5 剂。胸胁闷、胀已除，饮食正常。停服汤剂，给予肝宁片服 1 个月，复查肝功能，谷丙转氨酶正常。

按：阳黄之作，湿从火化，瘀热在里，胆热液泄，与胃之浊气共并，上不得越，下不得泄，熏蒸遏郁，侵于肺则身目俱黄，热流膀胱溺色黄如橘色。甘露消毒丹能使湿热分消、浊气得化、热毒得清而黄疸自除。

病例4　水痘

患儿，男，5 岁，2013 年 1 月 10 日初诊。患儿发热 3 天，病初体温 37.3～37.8 ℃，在家自服双黄连口服液 2 天，发热不退。就诊前 1 天，体温 38.1～39 ℃，颜面、躯干发现水痘，遂来就诊。患儿有水痘接触史。查体：颜面、头角发际皆有绿豆或黄豆大小的水痘，胸、背、腰、腹部密集，四肢散在 2～3 个，疹色红赤，疱浆清亮。伴咳嗽，痰黄，喷嚏，咽痛，食少，肢倦无力，腹胀不适，大便溏薄，舌质红，苔厚白稍腻，脉浮滑数。末梢血常规未见异常。中医辨证：外感时邪，郁闭肌表，毒传气分，与内湿相搏外透肌肤而发水痘。治以清热解毒，利湿化浊。方药：滑石 15 g，绵茵陈 10 g，黄芩 10 g，石菖蒲 6 g，川贝母 6 g，藿香 10 g，射干 6 g，连翘 10 g，薄荷 3 g，白豆蔻 6 g（后下），金银花 10 g，泽泻 6 g，神曲 10 g，甘草 3 g。

二诊：服药 3 剂后，体温已正常 1 天。水痘新疹未见，旧疹水痘未干，咽痛、咳嗽已缓解，大便成形，精神、胃纳好转，舌苔仍厚微黄而腻，脉滑数。说明湿热邪毒未尽，仍师上方，去神曲、川贝母。

三诊：药后 3 剂，水痘完全干痂，精神、饮食皆正常而告愈。

病例 5　手足口病

伍某，男，3 岁半，2008 年 6 月 26 日初诊。其父代述：2 天前患儿出现低热、流涎、拒食，昨日发现口腔有疱疹，遂来我院求治。查体：体温 37.8 ℃，口腔硬腭、颊部、齿龈及舌部多处小溃疡、疼痛，手足掌心部、臀部、腿部有米粒至绿豆大小的疱疹，分布稀疏，疹色红润，疹液明亮，小便短赤，大便干燥，舌质红、苔黄腻，脉浮数。诊为手足口病。治以疏风解毒，清热化湿。方用甘露消毒丹加减，处方：薄荷 6 g，荆芥 6 g，连翘 10 g，黄芩 6 g，藿香 10 g，茵陈 10 g，白豆蔻 3 g，石菖蒲 3 g，滑石 12 g，木通 3 g，赤芍 6 g，制大黄 3 g，板蓝根 10 g。

服药 1 剂后，热退，口腔溃疡缩小，手足、臀、腿部疱疹明显减退。小便清利，大便微溏。在上方的基础上减木通、石菖蒲、制大黄、荆芥，加淡竹叶 9 g，再服 2 剂而告愈。

二十一、葛根芩连汤

【组成】葛根半斤，炙甘草二两，黄芩三两，黄连三两。

【来源】汉·张仲景《伤寒论》，原文曰："太阳病，桂枝证，医反下之，利遂不止。脉促者，表未解也。喘而汗出者，葛根芩连汤主之。"

【功效】解表清里。

【主治】伤寒表证未解，邪陷阳明，身热下利，胸脘烦热，口干作渴，喘而汗出，舌红苔黄，脉数或促。

【方解】方中重用葛根为君，甘辛而凉，入脾胃经，既能解表退热，又能升发脾胃清阳之气而治下利；以苦寒之黄连、黄芩为臣，清热燥湿，厚肠止利；甘草甘缓和中，调和诸药，为本方佐使。四药合用，外疏内清，表里同治，使表解里和，热利自愈。原方先煮葛根，后纳诸药，可使"解肌之力优而清中之气锐"（《伤寒来苏集》）。本方功能解表清里，然从药物配伍作用来看，显然以清里热为主，故本方对热泻痢。不论有无表证，皆可用之。

【方歌】葛根黄芩黄连汤，甘草四般治二阳；解表清里兼和胃，喘汗自利保安康。

【临证应用】

病例 1　糖尿病

董某，男，37岁，发现血糖升高1个月。患者1个月前因行肛周脓肿手术，检测血糖为20 mmol/L，HbA1c 12.2%。使用胰岛素早14 U、晚8 U治疗1个月。刻下症：口干多饮，怕热，运动出汗较多，余未见特殊不适。纳眠可，大便调，每日2次，小便黄，量多。查血糖9 mmol/L左右，HbA1c 8.9%。处方以：葛根120 g，黄芩30 g，黄连45 g，苍术15 g，龙胆草15 g，生姜5大片。

二诊：服药28剂后仍有口干、多饮，纳眠可，二便调。自诉服药后胃部不适，恶心。上方减苍术、龙胆草、生姜，加炙甘草30 g，干姜7.5 g、竹叶 30 g，黄芩调为 45 g。嘱患者根据血糖控制水平逐渐减胰岛素用量。

三诊：服药 28 剂后，胃胀恶心基本消失，无明显不适。查 HbA1c 6.2%，血糖控制平稳。肝肾功、血脂正常。胰岛素减量为 4 U。上方减竹叶，加生牡蛎 120 g（先煎）。

四诊：服药 28 剂后，胰岛素停用，患者无不适症状，血糖在 5 ~ 6 mmol/L，餐后 2 h 血糖（2hPG）在 6 ~ 9 mmol/L。

按：临床应用葛根芩连汤辨证治疗糖尿病时，在糖尿病重症期，如临床症状明显，血糖持续居高不下的情况用量宜大，葛根 30 ~ 120 g、黄连 30 ~ 60 g、黄芩 15 ~ 45 g，汤剂荡之；血糖控制稳定期用量宜小，葛根 15 ~ 30 g、黄连 9 ~ 15 g、黄芩 9 ~ 15 g，甚至可做丸剂缓图。采取中病即减的方法，根据患者症状的改善情况，辅助参考空腹、餐后血糖及糖化血红蛋白的变化。在大剂量峻急猛攻，直挫病势，截断、控制病情以后，待病势缓解，如血糖控制平稳，适时调整用药剂量甚至改丸药以稳定病情。

病例 2　鼻窦炎

徐某，男，10 岁，2012 年 8 月 10 日初诊，主诉"鼻塞 1 年"。患儿鼻塞 1 年，夜间打呼噜，流浊涕，自觉鼻腔发热，偶伴头痛，烦躁易怒，偶喷嚏，纳可，大便黏腻不爽，1 ~ 2 天一行，舌红苔黄厚，脉滑数。查体：精神可，面色有华，鼻外观无畸形。西医诊断为鼻窦炎。中医诊断为鼻渊；证属湿热阻窍证。治法：清热利湿，宣通鼻窍。处方：葛根 15 g，黄芩 10 g，黄连 10 g，鱼腥草 10 g，苍耳子 6 g，辛夷花 6 g，薄荷 6 g，白芷 10 g，路路通 6 g，鹅不食草 6 g，川芎 10 g，夏枯草 10 g，玄参 10 g，甘草 6 g。5 剂，水煎服，每日 1 剂。

2012 年 8 月 15 日二诊：患儿鼻塞渐轻，夜间偶有呼噜，浊涕渐减，偶喷嚏，无头痛，纳可，大便调，舌红苔黄，脉滑数。效不更方，再服 7 剂。煎服方法同前。

2012 年 8 月 23 日三诊：患儿晨起偶喷嚏，少涕，纳可，便调，舌红苔薄黄。原方调理至病愈。

按：鼻窦炎属中医学"鼻渊"范畴。该患儿形体肥胖，嗜食肥甘。湿热内生，循经上犯，结滞鼻窍，灼伤鼻窦肌膜，化腐为脓而发本病。在《伤寒论》中本方可治疗项背阳病"项背强几几"和太阳痉证，本方取其升阳解痉通窍之功。

病例 3　肠积

患者，男，58 岁，2008 年 12 月 5 日初诊。患者 1 年前因大便干、带血到某医院行肠镜及病理检查后诊断为结肠腺癌，即行手术切除及化疗（具体用药不详），此后出现大便频数，近来逐渐加重。刻诊：大便每日 30～40 次，水泻，腹痛，便随尿出，里急后重，口干苦，口臭，汗出，神疲乏力，少气懒言，体重从 65 kg 下降至 46 kg，纳少，眠差，舌暗红，苔黄腻，脉细数。中医诊断：肠积。证属脾胃虚弱，湿热内蕴。治以益气健脾和胃，清热利湿止泻。方以葛根芩连汤加减：葛根 40 g，炒黄芩 40 g，炒黄连 40 g，厚朴 15 g，炒枳实 20 g，香附 15 g，白芍 20 g，延胡索 20 g，白头翁 30 g，虎杖 15 g，炙瓜蒌皮 10 g，半枝莲 10 g，红藤 20 g，鸡内金 15 g，木香 10 g，甘草 5 g。每日 1 剂，水煎服，6 剂。嘱：避风寒，忌劳累，调畅情志；软食，饮食忌生冷、油腻，忌牛羊肉、辛辣香燥之品及发物。

2008 年 12 月 12 日二诊：大便每日 20～30 次，水泻，腹痛、口干苦减轻，仍便随尿出，里急后重，口臭，汗出，神疲乏力，少气懒言，纳少，眠差，舌暗红，苔黄腻，脉细数。上方去虎杖、炙瓜蒌皮，加芡实 20 g、莲子 20 g、薏苡仁 20 g、罂粟壳 6 g 以增强健脾止泻之功效，继服 6 剂。

2008 年 12 月 19 日三诊：大便每日 10～20 次，腹痛、里急后重、口干苦减轻，口臭消失，汗出减轻，精神好转，纳食增加，睡眠改善，舌暗红，苔黄，脉细数。二诊方加马齿苋 30 g 以增强清热利湿之功效，继服 6 剂。

2009 年 1 月 5 日四诊：大便每日 10 余次，余症改善，仍神疲乏力，舌暗红，苔薄黄，脉细数。三诊方加生晒参 20 g、糯稻根 30 g、麻黄根 12 g、生牡蛎 30 g 以增强益气健脾止汗之功效，续服 7 剂。

2009 年 1 月 23 日五诊：大便日 7～8 余次，无腹痛，里急后重减轻，口干苦不明显，口臭消失，汗出减少，精神好转，纳食增加，睡眠改善，舌暗红，苔薄黄，脉细。续服四诊方 7 剂。

2009 年 2 月 16 日六诊：大便每日 4～5 次，诸症改善，体重增加，舌暗红，苔薄黄，脉细。四诊方减芡实、莲子，加石菖蒲 10 g、槐花 20 g，以增强清热化湿之功，续服 7 剂。

2009 年 3 月 13 日七诊：大便每日 2～3 次，病情已好转，体重增加至 63 kg，舌暗红，苔薄黄，脉细。续服六诊方 10 剂以善其后。

病例 4 发热

刘某，女，10 岁，学生，1997 年 5 月 12 日初诊。患者于 3 个月前始觉咽痛遂即发热体温波动在 37.2~39 ℃，伴有头痛，肢体酸软无力，轻度腹胀，大便日行 2 次，舌质红苔黄腻，脉浮洪。曾在乡卫生院按上呼吸道感染给以静点青霉素、利巴韦林、维生素 C 等，治疗半个月，病情无明显改善，1 个月前又到某医院住院治疗，查三大常规除白细胞偏高外余均正常；红细胞沉降率 45 mm/h，抗 "O" 正常，血生化正常，心电图示窦性心动过速。根据化验又按风湿病试治，仍治以静点青霉素，配合口服肠溶阿司匹林、泼尼松、布络芬等药物调治 20 余日，体温降至正常，遂回家调养，但不足 10 日体温再次升高，并于发热第 3 天出现鼻衄，24 小时出血不止，刻时患者面色苍白，呼吸表浅，血压下降，肢冷汗出速到附近医院救治，给以输鲜血 2 次，配合补液、止血、升压等措施救治 3 天，脱离生命危险；但患者发热使其他症状如故。请中医诊治，患者发热时伴轻度腹胀及腹泻，结合舌脉，此为表热内陷大肠，致成协热下利，治当解表清里，方拟葛根芩连汤加味，处方：葛根 15 g，黄芩 6 g，黄连 3 g，川朴 4 g，焦三仙各 10 g，丹皮 12 g，水煎服。服药 3 剂，体温降至正常，腹胀、腹泻明显改善。继服 3 剂，诸症消除，精神好转，食欲大增，其病告愈。追访致今，其病来再复发。

病例 5 头面痛

李某，男，70 岁，2018 年 4 月 23 日初诊。患者右侧面颊部持续性疼痛 1 年，间断性加重 2 个月。患者于 1 年前劳累后突发右侧面颊部疼痛，呈持续性、固定性热痛，间断加重。近 2 个月来面颊部疼痛加重，严重时明显影响饮食与休息，多在生气、饮食、受凉等情况时出现，伴有眼部流泪明显，时有眼部疼痛，眼干，口干苦，口辣，小便色黄，量少，大便稀溏，睡眠差，舌红胖大、苔薄，脉滑有力。查体：面部无明显红肿、发热表现，右侧面颊部压痛，几乎不可触碰。曾就诊于多家三级综合医院口腔科、耳鼻喉科、神经内科等科室，考虑三叉神经痛或非典型面痛，头 MRI 示：未见明显异常。予甲钴胺、牛痘疫苗接种兔提取物、卡马西平等药物治疗，疼痛时轻时重。患者面部疼痛兼眼部不适，考虑阳明经经络不通；口干苦，自觉辣，为肺胃有热；大便偏稀小便色黄、量少，为湿热之象。病机与《经方实验录》中论述眼鼻疼痛治疗的病机相符合，故考虑使用葛根芩连汤加减治疗。药用：葛根 25 g，黄芩、瓜蒌各 15 g，黄连、酒大黄、白芷各 9 g，法半夏 6 g，生甘草 10 g。5 剂，每日 1 剂，水煎，早、晚分 2 次口服。

二诊：面部疼痛明显缓解，面部重压稍有痛感，此时仍口苦，口辣，眼部流泪多，天气较热时不易睁眼，时有眼部烧灼感，大便溏，小便色深黄时有红色，舌红、苔薄腻，脉滑。初诊方加密蒙花 9 g、黄柏 6 g，7 剂。

三诊：面痛缓解，无明显自觉疼痛，眼部疼痛，仍时有烧灼感，时有流泪，口干苦，口辣明显缓解，大便溏，小便颜色仍为深黄色，舌红、苔薄，脉滑。初诊方去法半夏、酒大黄，加夏枯草 10 g，5 剂。药后患者面部疼痛与眼部疼痛消失，正常流泪，大便稍溏稀，小便色黄，舌红苔薄，脉缓。遂建议患者停药观察，如遇不适，随时复诊。随访 1 年无复发。

按：《经方实验录》在葛根芩连汤条下提到：颜面部神经肌肉疼痛应使用葛根芩连汤治疗，并用于举目痛鼻干的治疗病例。

二十二、葛花解醒汤

【方剂组成】木香五分，橘皮、人参（去芦）、茯苓、猪苓（去黑皮）各一钱五分，神曲、泽泻、干姜、白术各二钱，青皮三钱，白豆蔻、缩砂仁、葛花各五钱。

上为极细末，和匀，每服三钱匕，白汤调下，但得微汗，酒病去矣。

【方剂来源】金元·李东垣《兰室秘藏·卷上·酒客病论》曰："论酒大热有毒，气味俱阳，乃无形之物也。"《金匮要略》云："酒疸下之，久久为黑疸，慎不可犯此戒。不若令上下分消其湿，当以葛花解醒汤主之。"

【功效】健脾理气，和胃祛湿。

【主治】主治饮酒过量，呕吐痰逆，心神烦乱，胸膈痞塞，饮食减少，小便不利。

【方解】方中以葛花甘寒芳香，长于解酒醒脾，解酒之毒，为君药；神曲消食和胃，善消酒湿陈腐之积，蔻仁、砂仁理气开胃醒脾、除痞满行酒食之滞，茯苓、泽泻淡渗利酒之湿，引酒湿从小便而去，共为臣药；人参、白术补中健脾，干生姜开胃止呕、温运化湿共为佐使药。

【方歌】葛花解醒香砂仁，二苓参术蔻青陈；神曲干姜兼泽泻，温中利湿酒伤珍。

——清·王昂《汤头歌诀》

【临证应用】

病例1　阳痿

余某，男，28岁，已婚，素体健康，无慢性病史，于1992年3月8日来院就诊。患者自诉春节以来，每天饮酒，但未醉过，于7天前因友人婚礼而喝得酩酊大醉，酒醒后欲与妻性交，发现阴茎不能勃起，连续几个晚上虽经其妻协助诱导，亦罔效，心情甚为焦急。伴眩晕、胸膈痞闷、饮食减少、大便不调、小便不利等症。脉象浮而无力，舌苔厚腻。根据脉症合参及其致病因素乃属虚中夹实，虚为心脾两亏，实为湿热下注，若用归脾汤恐其湿邪缠绵难去，用龙胆泻肝汤虑其伤正，遂拟葛花解醒汤加味，并做精神安慰。

处方：干葛花 15 g，春砂仁 8 g，白蔻仁 6 g，青皮 10 g，炒神曲 10 g，炒白术 10 g，泽泻 10 g，广陈皮 8 g，淡干姜 6 g，红参 10 g（另煎冲服），白茯苓 10 g，猪苓 10 g，云木香 8 g，赤芍 10 g，紫丹参 15 g，川黄柏 10 g。服 5 剂后，诸症悉减。效不更方，照前方再进 5 剂后，改用金匮肾气丸益肾之品以告痊愈。

按：酒的主要成分是酒精，具湿热之性，能直接损伤各脏腑，尤其对中枢神经系统的损害，从而引起性功能障碍，导致阳痿。本例患者年轻气盛，血气方刚，正值青春年华，身体健康，无慢性病史，婚后夫妻感情和谐，因酒醉后而突发阳痿，据此推之，酒毒为致病之主要原因，故用葛花解醒汤治之。

病例 2　水肿

白某，男，51 岁，1984 年 5 月 13 日入院。患者于 5 月 10 日因过量饮酒，酩酊大醉。醒后口渴又饮入大量冷水，第二天晨起面部微肿，不思饮食，后渐加重来院治疗。可见两眼睑及面部肿胀，腹部肿胀，足踝亦肿，按之凹陷没指。胸膈痞闷，口苦，头晕恶心，小便不利，脉弦滑，苔白腻。检查：心、肺正常，肝、脾未触及。血压 170/110 mmHg。尿蛋白（＋＋），沉渣白细胞 6～7 个/HP，镜下见到颗粒管型/HP，诊为急性肾炎。中医诊为：水肿，属湿阻中焦，气机升降失常。治宜：温中利湿、健脾行水，方用葛花解醒汤。处方：葛根 15 g，木香 15 g，砂仁 15 g，猪苓 20 g，茯苓 15 g，党参 15 g，白术 15 g，木瓜 15 g，枳壳 15 g，水煎，服 3 剂后诸症悉减，浮肿明显消退，血压 130/80 mmHg，尿中管型及白细胞消失，仅存蛋白（＋），又服 3 剂后尿检正常出院。

按：本例起病于嗜酒过度，纳凉饮冷，损伤脾胃，致使三焦气化失司，湿邪壅于肌肤经络。故用葛花解醒汤分消酒湿与水湿。使酒湿之邪从肌表而出。

病例 3　慢性酒精中毒

卢某，男，30 岁，1998 年 5 月 9 日初诊。患者自浙江来汉经商多年，因工作需要常出入于酒家、宾馆，每次可饮白酒 500 g 左右。近年来渐觉食量减少，睡眠不好，易疲劳，日益消瘦（1 个月瘦了 2.5 kg），全身畏风怕冷，四肢发凉。曾至市内各大医院经 CT、钡餐、B 超等检查，没有病理显示；取血、便、痰等化验，也不见异常。然而患者身体不适感却日渐加重，服用西药效果不良，故忧心忡忡。经人介绍来余处要求中药治疗。诊视：患者精神不振，脸色灰暗，眼眶下陷，双手从指至掌凉如触铁，指尖更甚，触摸颈部、腋下淋巴结不肿大，触肝区稍有不适感。脉象沉涩，舌苔灰黄稍滑，舌质绛，边有少许瘀点。口涩不欲食，大便时干时稀，小便有时带黄，性欲较以前减退。脉症互参，乃湿热伤及肝脾，气血瘀滞经络所致。治宜醒酒化湿，理气导滞，活血通络。方药用葛花解醒汤化裁：葛花 15 g，香砂仁、蔻仁、木香、茯苓、猪苓、青皮各 10 g，白术、神曲各 15 g。根据该患者的具体情况，将方中人参改为丹参 30 g，并加桂枝、桑枝、谷芽、麦芽各 10 g，山楂 25 g。大剂量 5 剂，每日 1 剂，水煎分 3～5 次稍凉服。

1998 年 5 月 15 日二诊：自述手指、身体寒的症状大减，睡眠好转，食量稍增加，精神较前爽朗，对治病抱有信心。依前方加首乌、肉苁蓉、莱菔子、泽泻。10 剂，服法同前。

1998 年 5 月 26 日三诊：患者自己驾车而来，述服药后，身体感觉很轻松，每餐可吃一大碗饭，体重不仅没减轻，反而增加了 0.5 kg，脸色已稍润红。继服 5 剂巩固疗效，并嘱其今后切勿忘形贪杯，应起居有节。此后，患者带人来余处诊病时，得知其病 2 年来未复发，并见形体白胖矣。

病例 4　急性酒精中毒

邢某，男，32 岁，2018 年 3 月 16 日初诊。患者 2 小时前大量饮酒后出现呕吐伴意识不清、打人毁物、走路不稳，遂由其亲属送至我院就诊。刻诊：嗜睡，言謇，呕吐频繁呈非喷射状，呕吐物为胃中内容物，无出血、大小便失禁等症状。查体：体温 36.6 ℃，脉搏 88 次/分，血压 132/88 mmHg，呼吸：18 次/分，醉酒貌，面部、颈部及胸前区皮肤轻度红，口气酸腐，舌质红，舌苔黄腻，脉弦滑，查体不配合。辅助检查：血常规：白细胞 12.5×10^{12}/L；随机血糖 8.6 mm/L；胰腺病酶系列：淀粉酶 140 U/L；头颅 CT 未见明显异常。中医诊断：呕吐（湿热中阻证）。西医诊断：急性酒精中毒。西医治疗：嘱患者卧床休息；予盐酸纳洛酮注射液 4 mg 盐配每天一次静脉输液；注射用泮托拉唑钠 40 mg 盐配，每天 1 次静脉输液对症处理。中药治疗：方选葛花解醒汤加减清化湿热，醒酒理脾。处方：葛花 30 g，白豆蔻 15 g，木香 9 g，炒神曲 9 g，砂仁 12 g，橘皮 9 g，生白术 15 g，青皮

12 g，茯苓 15 g，泽泻 15 g，猪苓 12 g，木瓜 12 g，土茯苓 15 g，枳壳 9 g，生甘草 12 g。每日 1 剂，免煎颗粒剂型，水冲服 400 mL，间断口服。用药后 3 小时患者神志清，诸症悉减。

按：患者大量饮酒后，脾胃升降运化功能失调，饮食停聚于胃肠，酒湿之气聚而化热，蕴结中焦，胃气上逆，故见频繁呕吐，呕物物酸腐臭秽，湿热之气上犯，邪热扰神，故见打人毁物，走路不稳，嗜睡，患者舌质红，舌苔黄腻，脉弦滑均为湿热邪气阻滞于中焦之象，故用葛花解醒汤治疗。

病例 5 瘾疹

陈某，男，33 岁，1999 年 3 月 5 日初诊。酒后全身瘙痒，搔之红斑隆起，堆累成片，忽隐忽显，反复 2 年。曾经中西药多方治疗，症状未见好转。日前饮酒，瘾疹又发，瘙痒不断，舌红，苔黄微腻，脉弦。此为酒湿动火生风为患。药投青皮、陈皮各 5 g，木香、人参、白术、茯苓、猪苓、泽泻、砂仁（冲）、白蔻仁、神曲、苦参各 10 g，葛根（代葛花）、白鲜皮、地肤子各 15 g，生甘草 3 g。3 剂，每日 1 剂，分 2 次煎服。3 天后来述，服药 1 剂，昨日与友人饮酒，瘾疹未发。继服 5 剂以善后。

按：酒为辛热之品，多饮则动火生风遂致瘾疹之患。李时珍指出："醉卧当风，则成癥风"。用葛花解醒汤健脾燥湿，升阳祛风，伍以白鲜皮、地肤子、苦参之品，除热化湿以解酒毒。

病例 6 涎唾

虞某，女，38 岁，1999 年 2 月 26 日初诊。新春佳节，每日饮酒尽兴，于 1 周前发现口水增多，且常不自觉从口角外流，故此每日唾口水不断，伴有口淡乏味，舌淡，苔白微腻。酒湿内困，脾气不摄其精。药投青皮、陈皮、干姜各 5 g，青木香、人参、白术、茯苓、猪苓、泽泻、砂仁（冲）、白蔻仁、麦冬、神曲、葛根各 10 g，生甘草 3 g，益智仁 20 g，5 剂，每日 1 剂，分 2 次煎服。1 个月后来述，服药 3 剂后，口水已少，因恶其药味苦，弃而不用，至今也未见口水增多外流。

按：《本草纲目》指出醉酒"乱其清明，劳其脾胃"，酒伤脾胃则不能固涩其精，则多涎不止。故用葛花解醒汤以益气健脾，化湿收涎；伍益智仁温脾助运，以摄涎唾。

二十三、甘露饮

【组成】熟干地黄，生干地黄，枳壳（去瓤，麸炒），甘草（炙），茵陈，枇杷叶（刷去毛，净），石斛（去芦），黄芩，天门冬（去心，焙），麦门冬（去心，焙）。上等分，为末。每服二钱，水一盏，煎七分，去渣，食后，临卧温服。小儿一服分两服，仍量岁数加减予之。

【来源】宋·《太平惠民合剂局方》卷六："甘露饮治丈夫、妇人、小儿胃中客热，牙宣口气，齿龈肿烂，时出脓血，目睑垂重，常欲合闭，或即饥烦，及赤目肿痛，不任凉药，口舌生疮，咽喉肿痛，疮疹已发未发，皆可服之。又疗脾胃受湿，瘀热在里，或醉饱房劳，湿热相搏，致生疸病，身面皆黄，肢体微肿，胸满气短，大便不调，小便黄涩，或时身热，并宜服之。"

【功效】清热养阴，行气利湿。

【主治】主要用于阴虚火旺所致口腔疾病。症见口舌生疮，牙龈肿痛，舌红，脉细数。

【方解】方中生地、熟地滋阴清热为君药；麦冬、天冬、石斛滋阴清润，黄芩、枇杷叶清泻肺、胃之热，为臣药；枳壳调气畅中，茵陈清利湿热为佐使药。诸药合用，共奏行气利湿、养阴清热之功。

【方歌】甘露两地与茵陈，芩壳枇杷石斛伦；甘草二冬平胃热，口腔疾病此方均。

——汪昂《汤头歌诀》

【临证应用】

病例1　扁平苔藓

顾某，女，62岁。2020年4月因双侧颊黏膜反复溃疡伴疼痛不适于某院就诊，确诊为口腔黏膜扁平苔藓。经糖皮质激素及羟氯喹口服治疗后，症状有所好转，停药后病情反复，遂前来就诊。2021年3月22日初诊，自诉口腔黏膜烧灼感，进食有疼痛感，口干，纳可，乏力明显，腰背酸痛，满口义齿，夜寐欠安，大便日行 1 次，偶溏薄。查体：右侧颊黏膜及右侧舌根淡红色网状斑，部分可见黏膜糜烂，舌红，苔薄腻，脉细。证属湿热内郁，肾阴不足；治拟清利湿热，益肾养阴。方用甘露饮合六味地黄丸加减，处方：茵陈 15 g，枇杷叶 9 g，熟地黄 9 g，生地黄 9 g，天冬 9 g，枳壳 9 g，麦冬 9 g，石斛 15 g，黄芩 9 g，山茱萸肉 6 g，山药 15 g，泽泻 9 g，茯苓 15 g，白术 9 g，牡丹皮 9 g，芦根 15 g，白蔹 9 g，合欢皮 15 g，五味子 9 g。14 剂，水煎分服。另予贝复济每日早晚外喷患处。

2021 年 5 月 6 日二诊：舌根溃疡愈合，颊黏膜烧灼及进食疼痛感较前略有减轻，口干、乏力略减，时有腰膝酸软，大便成形，每日 1 次。查体：双侧颊黏膜少量淡红色网状斑，局部黏膜愈合，仍有少量黏膜表面稍有糜烂。拟上法续进，上方加玉竹 9 g、牛膝 9 g、杜仲 9 g，继服 14 剂。

2021 年 5 月 26 日三诊：疼痛好转明显，目前进一步治疗中。

病例 2　嗜酸性粒细胞增多症

陈某，男，72 岁，因"全身反复皮疹 1 年余伴瘙痒"于 2021 年 2 月前来就诊。患者自 2019 年 2 月起全身散在出现丘疹，瘙痒明显，每进食发物或吸入异味后皮疹加剧。2021 年在某医院就诊查血常规：嗜酸性粒细胞计数，EOS 直接计数：$1.6 \times 10^9/L$，血清 IgE 升高，考虑嗜酸性粒细胞增多症。予氯雷他定、白芍总苷口服，外涂卤米松软膏治疗，疗效欠佳。遂于 2021 年 2 月前来就诊，自诉皮疹发作时全身皮肤发热，瘙痒剧烈，烦躁不安，口干口苦，胃纳尚可，夜寐欠安，大便黏滞，小便色黄。查体：全身散在红色丘疹，部分融合成片，舌红，苔黄腻，脉细小弦。证属湿热内蕴，气郁血热证。治拟清热化湿，凉血疏肝，方用甘露饮合柴胡清肝汤加减。处方：茵陈 15 g，枇杷叶 9 g，生地黄 15 g，天冬 9 g，麦冬 9 g，枳壳 9 g，黄芩 9 g，苦参 15 g，川芎 9 g，当归 15 g，赤芍 9 g，柴胡 6 g，栀子 9 g，天花粉 9 g，防风 6 g，牛蒡子 9 g，连翘 15 g，菝葜 30 g，徐长卿 15 g，荆芥 9 g，银柴胡 9 g，乌梅 9 g，五味子 9 g，蒺藜 9 g，地肤子 30 g，陈皮 9 g。每日 1 剂，水煎，早、晚分服，并每日以三煎后汤药洗浴。另每晚服咪唑斯汀片 1 粒，早晚外涂卤米松软膏，嘱禁食发物。

服药 2 周，全身皮疹未见新发，皮疹暗红，瘙痒有所好转，胃纳尚可，夜寐安，大便成形，日行 2～3 次，舌红，苔薄腻，中剥，脉细。拟前法续进，上方加桔梗、玄参清热利咽。

三诊：皮疹未退净，但痒感已不明显。目前皮疹基本消退，仍有极少量散在淡红色皮疹，皮肤热感消失，瘙痒较前明显好转，生活质量较前改善明显。

病例3　儿童津亏便秘

李某，男，4岁，2020年7月16日初诊。主诉：口臭伴大便异常半年余。家长诉患儿自上幼儿园以来，大便不调，虽有便意但排出困难，便质干结难下，最长5日不解，自行使用开塞露，可缓解一时痛苦，若停用，则便秘加重。症见：食欲欠佳，纳食少，偶有恶心欲呕，腹胀不适，口气臭秽难闻，寐差，易翻滚，小便偏黄，舌淡红、地图舌，苔厚腻，脉细数。平素喜食肥甘厚腻、高营养之品，既往无特殊病史。中医诊断：便秘，热结津亏证。治以清热润燥，养阴生津，行气通便，方予甘露饮加减，处方：生地黄10 g，麦冬8 g，天冬8 g，石斛8 g，茵陈4 g，黄芩4 g，枳实6 g，厚朴6 g，枇杷叶6 g，甘草6 g，火麻仁8 g，郁李仁8 g，柏子仁8 g，竹茹6 g，炒鸡内金10 g，炒莱菔子10 g。免煎颗粒，5剂，每日1剂，早、晚分2次温服，并嘱合理饮食，调畅情志，加强运动。

2020年7月21日二诊：大便可自行解出，每2日一行，但每次排便时间较长，且大便头干，纳食一般，口臭、腹胀较前好转，舌淡红、苔白，脉细。去火麻仁、郁李仁、柏子仁，加焦山楂9 g、焦神曲9 g、焦麦芽9 g、焦槟榔9 g，免煎颗粒，5剂，用法、注意事项同上。

2020年7月27日三诊：大便每日一行，不干，纳食较前改善。去竹茹，加龙骨20 g、牡蛎20 g，免煎颗粒，7剂，用法、注意事项同上。药后痊愈告终。

病例4　男性不育

患者，男，30岁，婚后3年未育，配偶检查正常。2018年2月在厦门某医院查精液：液化时间>1 h，精子总数800万/mL，精子成活率<20%，无明显细菌感染。2018年3月12日初诊。现症：身高175 cm，体重62 kg，口干，口臭，夜间易醒，大便难排，黏腻不爽，早泄，阴囊时有潮湿，舌红，舌边少津少苔，舌中苔黄腻，脉沉细滑，证属阴虚湿热痰结，治以养阴清热，化湿散结，方用甘露饮加减：生地黄20 g，天门冬9 g，麦冬12 g，茵陈15 g，枳实12 g，枇杷叶12 g，石斛15 g，苍术6 g，黄柏9 g，薏苡仁

24 g，牛膝 12 g，牡蛎 30 g，山慈菇 6 g，上方 14 剂，水煎服，每日 1 剂。

二诊（2018 年 4 月 1 日）：自诉症状均明显改善，近期无同房。查体：舌红少津，舌中苔腻较前减少，嘱原方继续服用，服 2 天休息 1 天。

三诊（2018 年 4 月 29 日）：黄腻苔已退，其间同房 2 次，性生活时间明显延长，疗效满意，查体：舌红，舌边苔少，脉弦细，证属阴虚火旺，治以养阴益精：生地黄 15 g，麦冬 9 g，女贞子 12 g，枸杞 12 g，菟丝子 20 g，山茱萸 12 g，牛膝 12 g，覆盆子 12 g，山药 20 g，车前子 6 g，巴戟天 6 g，上方 14 剂，水煎服，每日 1 剂。嘱患者服药后就近取药，按三诊方适当加减治疗。2018 年 6 月中旬，来电告知，其妻已经怀孕。

病例 5　慢性咽炎

患者，男，46 岁，2017 年 10 月 9 日初诊。患者既往嗜烟，现已戒。反复咽痛咽干伴咽中异物 10 年余。咽喉镜示：慢性咽炎，咽后壁滤泡增生。肺部 CT：未见异常。胃镜示：慢性胃炎（排除反流可能）。近年来屡用中、西药均无效。现症：咽干，咽痛，异物感，时有少许黏痰，口干不欲多饮，排便不畅黏腻不爽，尿黄。查体：身高 173 cm，67 kg，面红，油腻感，舌咽后壁暗红，有滤泡增生，舌质红暗，舌少津，舌苔腻黄，脉弦细滑。证属阴虚火旺，痰热夹瘀阻滞。治以养阴清热，化痰祛瘀，处方：天门冬、麦门冬各 20 g，生地黄 15 g，射干 12 g，黄芩 9 g，枳实 15 g，枇杷叶 15 g，桔梗 9 g，甘草 6 g，石斛 15 g，丹参 30 g，浙贝母 15 g，玄参 15 g，牡蛎 30 g。上方 7 剂，水煎服，每日 1 剂，嘱忌辛辣煎炸甜腻饮食。

2017 年 10 月 17 日二诊：咽痛、咽干、异物感明显好转，痰除，大便较前通畅。查体：舌红暗，舌苔黄腻已退，原方去牡蛎、浙贝母、枇杷叶，加北沙参 15 g。再服 7 剂后，咽中不适感基本消失，咽后壁仍有滤泡增生。嘱按二诊方续服，2 日服 1 剂，巩固疗效。

病例 6　糖尿病

患者，女，54 岁，2017 年 6 月 16 日初诊。主诉：反复口干多饮，消瘦身困 6 个多月。检查：空腹血糖 8.9 mmol/L，餐后 2 h 血糖 12.6 mmol/L，糖化血红蛋白 8.6 mmol/L，低密度脂蛋白胆固醇 3.29 mmol/L，尿常规正常，甲状腺功能 7 项正常，幽门螺杆菌阴性，全腹部 B 超正常。现症：口干多饮，饮不解渴，半年来消瘦 5 kg 左右，尿频，尿少尿黄，大便干，舌红少津，舌苔黄腻，脉细滑数，证属：阴虚火旺，湿热黏滞，处方：生石膏 20 g，知母 12 g，生地黄 24 g，山药 20 g，麦冬 15 g，茵陈 12 g，黄芩 9 g，枳实 9 g，枇杷叶 12 g，石斛 15 g，玄参 15 g，苍术 9 g，丹参 12 g，14 剂，水煎服，每日 1 剂，另嘱口服盐酸二甲双胍 0.5 g，每日 3 次，口服。

二诊（2017 年 6 月 23 日）：FPG 6.3 mmol/L，口干多饮明显好转，饮水量减少，大便通畅，溏稀，尿黄好转，舌苔腻减退，脉细滑。改方：天冬 12 g，麦冬 12 g，玉竹 9 g，知母 12 g，山药 20 g，苍术 15 g，玄参 15 g，石斛 12 g，茵陈 6 g，黄芩 6 g，丹参 12 g，14 剂。停盐酸二甲双胍。

三诊（2017 年 7 月 7 日）：GLU 5.6 mmol/L，2 h PBG 7.8 mmol/L。体重增加 1.5 kg，口干多尿进一步减轻，大便 1～2 次/日，成形，小便时黄，无尿频。舌红少津，脉细。处方去黄芩、茵陈、枇杷叶、枳实，加生黄芪 30 g、葛根 20 g，14 剂。

三诊（2017 年 9 月 1 日）：GLU 5.3 mmol/L，2 h PBG 8.3 mmol/L，HbA1c 6.3 mmol/L，无明显不适，嘱按 7 月 7 日方，每 2～3 日 1 服，巩固疗效，定期门诊监测血糖。

病例 7　糜烂性胃炎

患者，男，35 岁，主诉：胃脘隐痛伴腹胀 4 个月余。患者平素应酬多，经常外出饮酒，饮食常无节制，2017 年 7 月 3 日来我院做胃镜：浅表性胃炎伴糜烂，幽门螺杆菌阳性，病理：黏膜中度炎症。给予抗 Hp 治疗 2 周，隐痛及腹胀均缓解，后停用抗 Hp 治疗，后复查 Hp 阴性。但停西药后胃脘隐痛如故，进食后仍腹胀。后至厦门某医院诊治（具体欠详），腹痛腹胀无缓解，反出现大便难排，黏腻不爽，遂心烦懊恼，未再复诊。近期求诊经历更是多种多样偏方验方屡试不爽，徒劳无功。现症：空腹时隐痛，饥而不欲食，口干口黏，进食后腹胀，腹满，大便难排，黏腻不爽，口臭，舌红而干，舌中舌根苔腻，脉细滑，证属：肝胃阴虚火旺，中焦湿热阻滞，方用：生地黄 15 g，麦冬 9 g，石斛 12 g，茵陈 9 g，薏苡仁 24 g，杏仁 9 g，滑石 12 g，甘草 4 g，丹参 12 g，蒲公英 15 g，黄连 6 g，大黄 6 g，枳实 12 g，7 剂，水煎服，每日 1 剂，嘱戒酒，戒辛辣厚味饮食，注意饮食节律，停用他药。

二诊：2017 年 9 月 19 日，患者空腹隐痛基本未作，进食量增加，腹胀仍有，大便通畅，仍黏腻，口干口黏好转，舌红，舌苔腻减退。上方去大黄、滑石，加绿梅花、佛手各 9 g，7 剂。

三诊：2017 年 9 月 28 日，自诉空腹隐痛未发，进食后腹胀腹满均除，大便通畅，饮食较前明显增加。处方：北沙参 15 g，山药 20 g，土茯苓 15 g，陈皮 12 g，谷芽、麦芽各 30 g，丹参 12 g，蒲公英 15 g，玉竹 9 g，麦冬 9 g，炙甘草 6 g，鸡内金 6 g，神曲 9 g，14 剂。嘱患者隔日服 1 剂，巩固疗效，后复查胃镜为慢性浅表性胃炎，未见糜烂，Hp 检查示阴性。

病例 8　湿热伤阴干眼症

张氏使用甘露饮治疗湿热伤阴型干眼症 80 例，药物组成：石斛 20 g，生地黄 15 g，熟地黄 12 g，天门冬 12 g，麦门冬 12 g，枇杷叶 10 g，枳壳 9 g，甘草 6 g，黄芩 20 g，茵陈 20 g，水煎 200 mL，分早、晚 2 次分服，同时配合 0.3% 玻璃酸钠滴眼液局部点眼，每日 4 次。以上 2 组均 14 天为 1 个疗程，共治疗 2 个疗程。治疗总有效率为 88.75%。

病例 9　萎缩性胃炎

刘某，男，47 岁，2009 年 9 月 17 日初诊。因反复胃脘部胀满 5 年、加重 1 周来诊。曾于 2007 年、2008 年 2 次行胃镜检查均提示为慢性萎缩性胃炎伴轻度肠上皮化生，平时饮食稍有不慎即胀满隐痛，断断续续服用多潘立酮、多酶片、三九胃泰等药物治疗症状能缓解。1 周前饮食不慎后胃脘部胀满再发并加重，伴纳少、乏力懒言。现症：心下隐痛，痛势不剧，多于饥饿时夜间发作，得食痛减，心下不喜按压，口干口黏，尤夜间口干，大便偏干，舌质鲜红，苔厚腻，黄白相兼，脉细弦。予甘露饮合小陷胸汤、四逆散加厚朴，处方：生地 10 g，熟地 10 g，天门冬 12 g，麦门冬 12 g，石斛 12 g，黄芩 10 g，枇杷叶 12 g，茵陈 15 g，枳壳 10 g，甘草 6 g，软柴胡 10 g，白芍 15 g，黄连 6 g，全瓜蒌 12 g，半夏 10 g，厚朴 10 g。水煎服，嘱患者饮食规律，忌食肥甘厚味、生冷辛辣之品，保持心情舒畅。

二诊：2009 年 10 月 20 日，胃脘胀满明显减轻，心下无按压痛，食量略增，仍舌质鲜红、苔腻，脉细数。以甘露饮加薏苡仁 30 g、莪术 15 g、藤梨根 20 g、半枝莲 20 g、白花蛇舌草 20 g。上方共服 60 剂，饮食恢复如常，诸症消失，复查胃镜及胃黏膜病检示慢性浅表性胃炎。后电话随访，停药至今无异常不适感。

病例 10　阴虚湿热口疮

患者，男，38 岁，2017 年 5 月 21 日初诊。主诉：口腔溃疡 1 个月。患者为阴虚体质，1 个月前因嗜食辛辣开始出现口腔溃疡，口唇部出现多个大小不等的圆形或椭圆形溃疡，表面覆盖灰白黄色假膜，中央凹陷，边界清楚，周围黏膜红而微肿，曾服抗生素、维生素 C 暂时缓解，久之则无效。现自觉口腔内多个溃疡处有疼痛灼热感，进食、说话时加重，脸上长痘，口臭，乏力，手足心热，盗汗，眠差，夜间燥热，大便 3 日一行，味臭秽，小便短涩，色黄，舌质暗红，苔薄黄有裂纹，脉细数。西医诊断：口腔溃疡。中医诊断：口疮；阴虚湿热型。治以滋阴清热，行气利湿，方用甘露饮加减。处方：生地黄 15 g，麦冬 15 g，天冬 15 g，石斛 15 g，北沙参 10 g，玉竹 15 g，枇杷叶 10 g，竹茹 10 g，茵陈 15 g，甘草片 10 g，黄芩片 15 g，连翘 15 g，栀子 5 g，淡豆豉 5 g，天花粉 15 g，4 剂。水煎服，每日 1 剂，分 3 次服。嘱患者多饮水，注意休息，放松心情，禁食辛辣食物。服用 4 剂后，患者痊愈。

病例 11　口臭

李某，男，37 岁，自诉无明显诱因出现口臭 1 年余。刻下症见：自觉口中异味严重，口舌干燥，渴欲饮冷，大便一日一行，略干。有高血压病史、吸烟史，无龋齿及口腔软组织病史。血压 140/100 mmHg。中医四诊：面色红润，舌质红，舌体瘦，苔黄腻，脉濡数。考虑脾胃湿热证。予甘露饮加减，具体方药如下：生地 15 g，熟地 15 g，天门冬 10 g，麦门冬 15 g，黄芩 15 g，枇杷叶 20 g，枳实 15 g，生甘草 10 g，藿香 10 g，佩兰 10 g，荷叶 10 g，焦神曲 10 g，炒山楂 10 g，莱菔子 10 g，松花粉（冲服）3 g，7 剂，水煎，每日 1 剂，早、晚温服。嘱患者饮食清淡，减少吸烟。二诊自觉口臭明显好转，嘱继服 14 剂而愈。

二十四、清心莲子饮

【组成】 石莲肉（去心）、白茯苓（去皮）、黄芪（蜜炙）、人参各七钱半，麦冬（去心）、地骨皮、黄芩、车前子、甘草（炙）各半两。

【来源】 宋·《太平惠民和剂局方》卷五："清心莲子饮治心中蓄积，时常烦躁，而因思虑劳力，忧愁抑郁，是致小便白浊，或有沙膜，夜梦走泄，遗沥涩痛，便赤如血，或因酒色过度，上盛下虚，心火炎上，肺金受克，口舌干燥，渐成消渴，睡卧不安，四肢倦怠，男子五淋，妇人带下赤白，及病后气不收敛，阳浮于外，五心烦热。药性温平，不冷不热，常服清心养神，秘精补虚，滋润肠胃，调顺气血。"

【功效】 清心火，益气阴，止淋浊。

【主治】 心火旺，气阴两虚，湿热下注。症见遗精淋浊，血崩带下，遇劳而发，或口舌干燥，烦躁发热。

【方解】 方中石莲肉清心除烦，为君药；黄芩、地骨皮助莲肉清热之力，为臣药；茯苓、车前子分利湿热，人参、黄芪益气扶正，麦冬清心养阴，与上药共为佐药；甘草调和清利补养而为使药。诸药合用，使心火清，气阴恢复，心肾交通，湿热分清，则诸证悉除。

【方歌】 清心莲子石莲参，地骨柴胡赤茯苓；芪草麦冬车前子，躁烦消渴及崩淋。

——汪昂《汤头歌诀》

【临证应用】

病例 1 劳淋

李某，女，52 岁，主因尿频、尿痛伴尿浑浊间作 8 年余前来就诊。2002 年患者因尿频尿痛，小便余沥，小腹坠痛于天津某大学医院查尿常规：潜血（＋＋＋），蛋白（＋＋＋），白细胞（＋＋＋），膀胱镜示膀胱炎，胃镜示浅表性胃炎，门诊对症治疗好转，后每遇寒冷或劳累后，尿频、尿痛反复，常伴尿浑浊，米泔水样，西医治疗效欠佳。

2010 年 10 月 13 日初诊：诊见尿频，尿痛，小腹坠痛，腰骶部疼痛，口干，舌红苔少，脉沉细。高血压病史 2 年，最高 140/90 mmHg，服降压避风片，血压平稳。中医诊断为淋证（劳淋），气阴两虚，下焦虚损，膀胱湿热。治以补气养阴，利湿通淋，方用清心莲子饮加减。处方：太子参 15 g，麦冬 15 g，黄芩 10 g，柴胡 10 g，丹参 15 g，莲子 10 g，地骨皮 12 g，车前子 20 g（包），肉桂 6 g，小茴香 6 g，炙附子 6 g，冬葵子 10 g，砂仁 6 g（后下），生甘草 6 g，蒲公英 15 g，白花蛇舌草 15 g，14 剂，水煎服，每日 1 剂。

2010 年 10 月 27 日二诊：服药后尿频、尿痛减轻，食后胃脘不舒，紧束重坠感。舌红苔少，脉沉细。患者脾气郁滞，胃阴耗伤，拟以白芍敛阴，槟榔炭消食导滞。前方去蒲公英、冬葵子，加白芍 15 g、槟榔炭 10 g，14 剂，水煎服，每日 1 剂。

2010 年 11 月 10 日三诊：患者遇冷后尿频，尿痛，小腹及会阴部畏冷，乏力。舌红苔少，脉沉细。患者脾肾不足，膀胱湿热，继守前法，拟加蛇床子、陈皮加强温肾燥湿之力。前方去地骨皮、砂仁，加蛇床子 10 g、陈皮 10 g，14 剂，水煎服，每日 1 剂。

2010 年 11 月 24 日四诊：尿痛减轻，小腹冷，阴中不适。舌红薄黄，脉沉细。病情平稳，继守前法。处方：生黄芪 30 g，太子参 15 g，麦冬 15 g，柴胡 15 g，黄芩 10 g，丹参 30 g，莲子肉 15 g，地骨皮 15 g，肉桂 6 g，小茴香 6 g，炙附子 6 g，车前子 20 g（包），萹蓄 15 g，砂仁 6 g，炙甘草 6 g，14 剂，水煎服，每日 1 剂。

2010 年 12 月 8 日五诊：小腹冷减轻，仍有阴中不适，头晕。舌红苔少，脉沉细。患者肾阴亏虚，水不涵木，肝火上扰，故见头晕，拟去升提之黄芪，柴胡以防燔动肝火，加用天麻平肝息风，蛇床子温肾燥湿止痒。前方去生黄芪、柴胡，加天麻 12 g、蛇床子 6 g，14 剂，水煎服，每日 1 剂。

2010 年 12 月 22 日六诊：排尿微痛，食后胃脘满胀，得矢气则舒。舌红苔少，脉沉细。患者脾肾亏虚，拟以益气健脾，补虚益肾之法。方用香砂六君子汤益气健脾，行气除满，温通下焦。处方：党参 10 g，白术 10 g，半夏 10 g，陈皮 10 g，茯苓 10 g，生甘草 6 g，木香 6 g，砂仁 6 g，肉桂 6 g，益智仁 10 g，沉香 6 g，丹参 15 g，骨碎补 10 g，小茴香 6 g。14 剂，水煎服，每日 1 剂。

按：该例病机之关键在于心火。该患者心中蓄热日久，热移小肠，热灼津亏，小便必涩。心火偏亢，耗伤气阴，则气阴两伤而出现倦怠无力，腰酸痛不适，五心烦热，口干舌燥，舌红苔少，遇劳或感冒即发作。湿热之邪蕴结下焦，膀胱气不利故见尿频尿痛。治疗选用清心莲子饮。

病例2　不寐（失眠）

患者，女，28岁，2010年10月24日初诊。患者入睡困难，睡而易醒，醒后难以入睡，易烦躁，轻度抑郁2～3年，曾多方求治均无明显疗效。近期失眠加重，心情烦躁，纳差，小便次数多，大便黏腻不爽，舌暗红，苔黄腻，脉滑。辨证为气阴两虚，湿热下注。治以补气养阴、清热利湿。方用清心莲子饮加减：莲子15 g，党参20 g，黄芪30 g，茯苓15 g，地骨皮15 g，麦冬15 g，车前子15 g，柴胡10 g，炒黄芩15 g，红藤15 g，瞿麦15 g，合欢皮15 g，龙骨30 g，牡蛎30 g，甘草10 g，生姜9 g。每日1剂，水煎，早、晚分服。

服药7剂后，患者睡眠明显改善，烦躁稍减轻，食欲渐复，食量渐增，小便次数较前减少，大便正常，舌暗红，苔白，脉滑。

继服7剂后，患者睡眠正常，心情开朗，胃纳正常，二便调，病告痊愈。

按：本案患者因忧思抑郁而致失眠，善忧思者，耗伤气血，阴阳失调，阴不敛阳，阴阳不交而失眠，忧则肝郁气滞，郁而化火，邪火扰动心神，神不安则夜不能寐，"心主藏神，脾司意志"，忧思抑郁，最损心脾，营血暗耗、脾不健运，故患者失眠、纳差、舌红、苔黄腻；气阴两虚，湿热下注，故小便不适、大便黏腻不爽。故用清心莲子饮加减治疗。

病例3　淋浊（慢性前列腺炎）

患者，男，42岁，2010年12月18日初诊。自诉小便时有不适，次数多，排尿时尿道灼热感，尿频、尿急、尿痛，排尿终末常有乳白色分泌物流出，会阴潮湿并有坠胀不适感，入睡困难，心烦，纳可，大便黏腻，舌暗红，苔黄，脉滑略数。B超示前列腺组织结构界限不清楚、紊乱。诊断为慢性前列腺炎。辨证为湿热蕴结，阴虚火旺。治以清热利湿，滋阴降火。方用清心莲子饮加减：莲子15 g，党参20 g，黄芪30 g，茯苓15 g，地骨皮15 g，麦冬15 g，车前子15 g，柴胡10 g，炒黄芩15 g，败酱草20 g，蒲公英15 g，赤芍15 g，瞿麦15 g，萹蓄15 g，茵陈15 g，甘草10 g，生姜9 g。

每日 1 剂，水煎，早、晚分服。服药 14 剂后，患者小便次数明显减少，灼热感减轻，会阴部不适好转，睡眠好转，大便正常，舌暗红，苔黄，脉滑。守上方加川楝子 15 g，继服 14 剂后，患者诸症消失。

病例 4　癃闭（老年性前列腺肥大）

患者，男，63 岁，2011 年 3 月 3 日初诊。患者小便次数增多，以夜间尤甚，小便停止时有疼痛和灼热感，直肠 B 超示排尿时尿道内变形、移位，伴有入睡困难，舌暗红，苔黄，脉滑略数。诊断为老年性前列腺肥大。辨证为肾元亏虚，湿热下注。治以补肾培元，清热利湿。方用清心莲子饮加减：莲子 15 g，党参 20 g，黄芪 30 g，茯苓 15 g，地骨皮 15 g，麦冬 15 g，车前子 15 g，柴胡 10 g，炒黄芩 15 g，瞿麦 15 g，萹蓄 15 g，蒲公英 15 g，败酱草 20 g，远志 10 g，甘草 10 g，生姜 9 g。每日 1 剂，水煎，早、晚分服。

服用 7 剂后，患者小便次数明显减少，无疼痛及灼热感，但睡眠无明显好转，舌红，苔白黄，脉滑。守上方加酸枣仁 15 g、木香 7 g、龙眼肉 15 g，继服 10 剂后，诸症消失。

病例 5　精少（少精子症）

患者，男，35 岁，2011 年 5 月 14 日初诊。患者婚后 4 年不育，夫妻双方曾做相关检查，女方正常。男子精液常规示：精子密度为 1400 万/mL。西医诊断为“少精子症”。曾多方求治，选进中西药，均无丝毫改善。刻下：小便短少，心烦，口干口苦、口中黏腻不爽，大便黏腻、二三日一行，舌红，苔黄腻，脉滑数。辨证为阴虚火旺，湿热下注。治以滋阴降火，清利湿热。处方：莲子 15 g，党参 20 g，黄芪 30 g，茯苓 15 g，地骨皮 15 g，麦冬 15 g，车前子 15 g，柴胡 10 g，炒黄芩 15 g，蒲黄 15 g，滑石 20 g，生地黄 15 g，甘草 10 g，生姜 6 g。每日 1 剂，水煎，早、晚分服。

服药 7 剂后，小便不适减轻，余症好转，大便明显改善，舌红，苔白黄，脉滑。守上方加瞿麦 15 g、萹蓄 15 g。

继服 14 剂后，诸症明显减轻，患者精神状态佳，守上方继服 14 剂。患者于 6 月 17 日复查精液常规示：精子密度为 6000 万/mL，精子活动度正常，疗效满意。

二十五、清暑益气汤

【组成】黄芪（汗少者减五分）、苍术（泔浸，去皮）各一钱五分。升麻一钱，人参（去芦）、泽泻、神曲（炒）、白术、橘皮各五分，甘草（炙）、黄柏（酒浸）、当归、麦门冬（去心）、青皮（去白）、葛根各三分，五味子九枚。

【来源】金元·李东垣《内外伤辨惑论·暑伤胃气论》："时当长夏，湿热大胜，蒸蒸而炽。人感之多四肢困倦，精神短少，懒于动作，胸满气促，肢节沉疼……宜以清燥之剂治之，名之曰清暑益气汤。"

【功效】清暑益气，除湿健脾。

【主治】虚人而感暑之气，证见四肢困倦，精神短少，懒于动作，胸满气促，身热而烦，大便溏而频，小便黄而少，不思饮食，自汗，体重，舌淡，齿痕，苔腻口黏，脉虚大或洪缓。

【方解】方中人参、黄芪益气固表为君药；苍术、白术健脾燥湿，黄柏、麦冬、五味子泻火生津，陈皮、青皮、泽泻理气渗湿，当归养血和阴，为臣药；升麻、葛根解肌升清为佐药；甘草和中为使药。

【方歌】清暑益气参草芪，当归麦味清陈皮；曲柏葛根苍白术，升麻泽泻姜枣随。

——清·王昂《汤头歌诀》

【临证应用】

病例 1　虚劳

唐某，男，28 岁，2014 年 2 月 13 日初诊。诉其疲乏无力 2 周，休息后缓解不明显，伴有口中黏腻，口渴不欲饮，注意力不集中，纳差，下午手足心发热，夜间睡眠较差，大便溏，小便正常，舌淡红，苔白腻，脉濡。诊断：虚劳（脾虚夹湿），治法：健脾祛湿，益气安神。方用清暑益气汤加减：党参 30 g，黄芪 30 g，当归 15 g，麦冬 25 g，炙甘草 6 g，五味子 15 g，陈皮 15 g，黄柏 15 g，炒神曲 25 g，粉葛 15 g，炒白术 25 g，苍术 15 g，泽泻 25 g，升麻 15 g，酸枣仁 30 g，肉桂 5 g。水煎，3 天服 2 剂，每天服 3 次，每次 150 mL，并嘱其放松心情，养成良好的作息习惯，禁吸烟、饮酒、熬夜等。

患者服用 4 剂后疲乏无力、眠差等情况均较前好转，诉活动后易出汗，在上方基础上加防风 15 g、浮小麦 30 g，再服 4 剂后上述症状消失。随访 2 个月，未再复发。

病例 2　产后身痛

魏某，女，29 岁，2012 年 11 月 1 日初诊。患者于当年 5 月行剖宫产手术产 1 子，7 月因起居不当，吹空调后出现恶风、怕冷、汗出等不适。就诊时诉项背、腰部、肘膝关节怕冷，觉寒气刺骨，恶风，足跟及膝关节疼痛，全身汗出，进食、活动后尤甚，背部汗多，汗后怕风怕冷明显，无头晕，口干口黏，不苦，平素不喜饮，饮则喜温，易疲劳，悲伤想哭，纳少，寐差，入睡困难，大便偏稀，小便晨起色黄。产后第一次月经为 2012 年 10 月 8 日，色暗，有少量血块。舌质稍暗、苔黄，舌下静脉稍粗，脉稍弦寸浮。风湿化验指标均正常。辨证为产后气血两虚，复感湿热之邪。方用清暑益气汤加减：黄芪 10 g，党参 10 g，白术 10 g，甘草 6 g，神曲 10 g，升麻 6 g，当归 6 g，陈皮 10 g，青皮 6 g，苍术 6 g，黄柏 5 g，葛根 6 g，泽泻 6 g，麦冬 6 g，五味子 6 g，汉防己 10 g，浮小麦 15 g，生姜 2 片，大枣 1 枚。7 剂，水煎服，每日 1 剂。并嘱其畅情志。

2012 年 11 月 9 日二诊：服药后汗出减少，怕冷较前缓解，但腰部、膝关节仍怕冷明显，前方加鹿角片 6 g，继服 15 剂。患者坚持治疗，守上方加减，怕冷症状好转，汗出、关节疼痛基本消失。

病例 3　胸痹心痛

丁某，男，83 岁，2013 年 1 月 16 日于某院心血管内科住院治疗，就诊时见胸闷，动则气促，汗出，以前胸、头面为甚，家属诉每日需更换数次内衣，无头晕头痛，口干，不苦，口黏，全身乏力，多卧床，食欲一般，寐尚可，小便急胀。舌红苔白腻、舌下静脉粗，脉弦细、偶及期前收缩。有冠状动脉粥样硬化性心脏病、心律失常，糖尿病病史 30 余年，慢性心衰病史 15 年。辨证属气阴两虚，夹湿夹瘀。方以清暑益气汤加减：党参 10 g，黄芪 10 g，甘草 6 g，当归 6 g，麦冬 6 g，五味子 6 g，青皮 6 g，陈皮 10 g，神曲

10 g，葛根 6 g，白术 10 g，泽泻 10 g，升麻 6 g，浮小麦 15 g，田七 3 g（冲服），琥珀 3 g（冲服）。7 剂，水煎服，每日 1 剂。

2013 年 1 月 23 日二诊：服药后胸闷较前改善，汗出明显减少，1 日更换 1 次内衣即可，口干减轻，期前收缩次数较前减少。继续调治 1 月余，症状基本消失。

按：患者有多年冠心病、心律失常、糖尿病病史，长期卧床，素来体虚，胸闷、气促、汗出口干为其辨证要点，属气阴两亏，伴口黏、舌下静脉粗等症，亦有夹湿夹瘀之象。故用清暑益气汤治疗。本案临床表现可概括为两个方面：一为脾胃虚弱症状，见纳呆，便溏，神疲乏力，怕冷；二为湿热症状，见口干口黏，但不欲饮，肢体困重，汗出，小便色黄。故凡见气阴两虚，感受湿热之证，可灵活运用清暑益气汤治之，或有收效。

病例 4 泄泻

仲某，男，35 岁，2004 年 10 月 15 日初诊。该患者每于长夏季节溏泻不爽，苦不堪言，现已逾 10 余载。自诉逢夏秋之交，天气渐凉时大便次数即增多，每日 3～4 次以上，质稀不成形，倦怠懒言，精神不振，不思饮食，性欲低下，天稍热则大汗不止。舌质淡红、苔白微腻，脉细。辨证为脾胃气虚，夹有湿热。宗东垣清暑益气法培元益气，清暑化湿。处方：炙黄芪 6 g，当归 6 g，苍、白术各 10 g，猪、茯苓各 15 g，黄柏 10 g，泽泻 10 g，党参 9 g，麦冬 10 g，五味子 6 g，神曲 10 g，青、陈皮各 6 g，赤、白芍各 10 g，山萸肉 9 g，仙鹤草 30 g，功劳叶 15 g，葛根 10 g，益智仁 9 g，枸杞子 10 g。14 剂。

2004 年 10 月 30 日复诊：患者溏泻症状已明显好转，大便每日 1～2 次，基本成形，倦怠纳呆症状亦改善，但心烦、寐差，于上方加炒栀子 10 g、炒枣仁 15 g 以清心除烦安神。此后随访，病情稳定，已无所苦。

病例 5 更年期综合征

鲁某，女，57 岁，2012 年 5 月 15 日初诊。患者近 3 年夜寐欠安，或难以入睡，或易惊醒，伴乏力、胸闷心慌、劳累后鼻衄、燥热汗出、数日一更衣。绝经 2 年。舌尖红、质胖大、边齿痕、根部苔黄腻，脉弦滑、左寸无力。证属气虚湿阻、肝郁化火。治拟益气健脾化湿，疏肝理气安神。投清暑益气汤：生黄芪 30 g，白术、白芍、苍术、升麻、葛根、柴胡、当归、麦

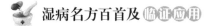

冬、五味子、桑叶、白茅根、枇杷叶（包）、桃仁、酸枣仁、合欢皮、合欢花各9 g，生米仁、党参各15 g，黄连、炙甘草各3 g，青皮、黄柏各6 g。每日1剂，水煎服。

5月22日复诊：鼻衄减少，乏力、心慌、潮热汗出均减，近日又增目干涩，血压160/100 mmHg。舌红、苔薄，脉滑。去生米仁、青皮、升麻，加肉桂2 g，怀牛膝15 g，钩藤、枸杞子各9 g。14剂后，除偶有失眠外，已无鼻衄、足软、潮热汗出等。

按：本例患者因肾气衰、天癸竭、阴精不足、心肝失养而出现月经紊乱或绝经、烘热汗山、头晕耳鸣、烦躁不安、心情忧郁、心悸失眠、神疲乏力等，结合舌尖红、边有齿痕、根黄腻，脉弦滑，投清暑益气汤加生米仁以清利下焦湿热；黄连清心火；白芍柔肝养肝；酸枣仁、合欢花、合欢皮疏肝宁心安神；桑叶止汗；桃仁、当归活血通便；白茅根、枇杷叶清肺润肺以止鼻衄。诸药同用，而建奇功。

二十六、固真汤

【组成】 升麻、羌活、柴胡各一钱，炙甘草、草龙胆、泽泻各一钱五分，黄柏、知母各二钱。

【来源】 金元·李东垣《兰室秘藏·阴痿阴汗门》："治两丸冷，前阴痿弱，阴汗如水，小便后有余滴，疼臀并前阴冷，恶寒而喜热，膝下亦冷。"

【功效】 清热利湿，升阳疏散。

【主治】 两睾丸冷，前阴痿弱，阴汗如水，小便后有余沥，臀并前阴冷。

【方解】 方中升麻、柴胡升阳举陷为君药；羌活祛风胜湿，龙胆草、泽泻滋阴清热利湿为臣药；知母、黄柏滋阴清热为佐药；甘草调和诸药为使药。诸药合用，标本兼治，共奏清热利湿、升阳疏散之效。

【方歌】 固真汤中升柴羌，龙胆泽泻炙草镶；知母黄柏滋肾水，湿热阴汗此方尝。

【临证应用】

病例1 精液不液化

侯某，男，27岁，2000年2月2日初诊。夫妻同居2年未育，其爱人妇科检查生殖系统正常。患者查精液常规3次均为1~2小时不液化，脓细胞10~15个/HP，白细胞10个/HP，精子畸形率为22%，既往有前列腺炎病史，常有腰酸，身困乏力，小便余沥不畅，舌质偏红，苔黄腻，脉濡数。诊断：精液不液化，辨证属湿热型，治以清利化湿，调畅气机。处方：升麻6 g，柴胡15 g，羌活9 g，知母15 g，黄柏15 g，车前子15 g（另包），当归20 g，胆草15 g，草薢15 g，金银花30 g，仙灵脾20 g，甘草10 g，每日1剂。

连服20天，查精液常规：精液40分钟液化，脓细胞0~2个/HP，精液其他项目均正常。但仍有身困腰酸，再拟前方加川断20 g，继服20剂后，诸症消失。该月其爱人月经至期未行，1个月后，妊娠试验呈阳性，后来生一男孩。

病例2 阴汗证

付某将90例阴汗患者随机分为治疗组与对照组。治疗组60例，对照组30例。治疗组采用固真汤加减治疗，处方：柴胡15 g，升麻15 g，知母15 g，黄柏20 g，羌活15 g，泽泻15 g，龙胆草6 g，炙甘草10 g，麻黄根15 g。水煎服，每日1剂。加减法：小腹胀者加枳实10 g、青皮10 g；情志不畅诱发者加香附15 g、木香10 g；寒滞肝脉者加吴茱萸15 g、姜黄10 g；寒邪较盛者加制附子5 g、桂枝10 g；湿邪较盛者加苍术10 g、白豆蔻10 g、佩兰10 g；气虚甚者加黄芪30 g、炒山药30 g、浮小麦15 g；阴虚者加北沙参10 g、麦门冬10 g、石斛10 g、玉竹10 g、熟地30 g；偏阳虚者加蛇床子10 g、吴茱萸10 g、鹿角霜10 g。对照组口服龙胆泻肝丸，每次8粒，每日3次，口服。2组均以15天为1个疗程，连服2~4个疗程。结果：治疗组总有效率为91.67%，对照组总有效率为46.67%。

按：阴汗证是男性生殖系统的常见病、多发病，是由于阴囊为了保证睾丸处在恒定的温度环境中以出汗的形式来降温、散热，而多种因素致阴囊汗腺、皮脂腺存有许多毒素和污物，当排出体外时散发出一种难闻的异味。本病主要是由于肾阳虚、肝经湿热所致，故用固真汤治疗。

二十七、藿香正气散

【组成】大腹皮、茯苓（去皮）、白芷、紫苏各一两，半夏曲、白术、陈皮、厚朴（去粗皮，姜汁炙）、苦桔梗、甘草（炙）各二两，藿香（去土三两）。

【来源】宋·《太平圣惠方·卷二》："治伤寒头痛，憎寒壮热，上喘咳嗽，五劳七伤，八般风痰，五般膈气，心腹冷痛，反胃呕恶，气泻霍乱，脏腑虚鸣，山岚瘴疟，遍身虚肿。妇人产前、产后，血气刺痛。小儿疳伤，并皆治之。"

【功效】解表化湿，理气和中。

【主治】外感风寒，内伤湿滞证。症见恶寒发热，头痛，胸膈满闷，上喘咳嗽，脘腹疼痛，恶心呕吐，肠鸣泄泻，遍身虚肿，舌苔白腻。

【方解】方中藿香为君，辛温散寒，芳香化湿，辟秽和中，升清降浊；半夏曲、陈皮理气燥湿，和胃降逆止呕，白术、茯苓健脾运湿，和中止泻，大腹皮、厚朴行气化湿，畅中除满，紫苏、白芷辛温发散解表，宽中行气止呕，桔梗宣肺利膈，共为臣药；生姜、大枣内调脾胃，外和营卫，甘草调和药性，并协姜、枣以和中，共为佐使药。

【方歌】藿香正气大腹苏，甘桔陈苓术朴俱；夏曲白芷加姜枣，感伤岚瘴并能驱。

——清·王昂《汤头歌诀》

【临证应用】

病例 1　外感高热

齐某，女，59 岁，2009 年 11 月 16 日 18 时初诊。患者突发高热 9 日，体温最高时达 42 ℃，汗出热不解。时值甲型 H1N1 流感流行期，患者既往体健，无结核、肝炎病史，近日因工作劳累、起居不慎受寒，CR 检查示左侧肺纹理粗重、模糊，右肺纹理清晰，血常规正常，诊断为左肺感染。曾用清开灵、阿奇霉素、喜炎平、地塞米松等抗炎退热类药物，患者描述每天输液后体温下降7~8小时，继而抬升至39℃左右，病情无明显改善。今日于凌晨3~4时开始发热，体温最高时达39℃，上午曾进行输液治疗，所用药物同上，因担心体温再度抬升而来我处就诊。现症见恶寒发热，咳嗽胸痛，咽干不痛，鼻干燥，口干，头身疼痛，不眠，大便6天未下，平素大便也干，2~3日一行，神疲乏力，面色黄青，舌暗苔黄厚腻略滑，脉数。由于当时卫生管理部门刚解除"甲流患者筛查"规定，宣布任何医疗部门无须做病源学检验皆可诊治发热患者，此案用常规方法诊治无效，持续高热9天，可诊为甲型H1N1流感。中医辨证属湿温证，治以芳香化浊，和中清热。方用藿香正气散加减，处方：藿香10 g，陈皮10 g，清半夏10 g，茯苓10 g，苍术15 g，厚朴10 g，莱菔子10 g，紫苏10 g，白芷10 g，桔梗10 g，连翘30 g，佩兰15 g，大腹皮10 g，柴胡10 g，玄参30 g，生甘草10 g，杏仁10 g，川贝母10 g，芦根10 g，白茅根10 g，大青叶30 g。3剂，水煎服，当晚即以1剂煎出3大杯，每隔2~3小时服1大杯，其后每日1剂煎出3大杯，分3次服。另处方紫雪嘱其在体温超过39℃时服。

二诊（11月19日）：服汤剂后发热已退，未服紫雪，现咳嗽微喘，痰黏难咯，咳时胸痛头痛，口干，咽干不痛，纳呆，气短乏力，大便量少，每日一行，舌暗、苔中根白厚腻，脉滑。处方：白前10 g，桔梗10 g，川贝母10 g，百部10 g，桃仁10 g，杏仁10 g，莱菔子15 g，紫菀10 g，陈皮10 g，荆芥6 g，瓜蒌皮10 g，瓜蒌仁15 g，天花粉20 g，连翘30 g，玄参30 g，苏子10 g，白芥子3 g，款冬花10 g，砂仁10 g（后下），干姜10 g，苍术20 g，海浮石10 g，芦根15 g，茅根15 g，鸡内金20 g，生甘草10 g，佩兰15 g。4剂，水煎服，每日3次。

三诊（11月23日）：咳嗽渐轻，无痰，无胸痛，入睡困难，纳可，大便不畅量少，每日一行。处方：陈皮10 g，清半夏10 g，茯苓10 g，枳壳10 g，竹茹20 g，莱菔子10 g，石菖蒲10 g，远志10 g，郁金30 g，丹参20 g，三七10 g，连翘30 g，茵陈20 g，砂仁10 g（后下），干姜10 g，芦根10 g，茅根10 g，苍术15 g，玄参20 g，桔梗10 g，生甘草10 g，海浮石10 g，鸡内金20 g，瓜蒌皮10 g，佩兰10 g，调理善后。

病例2　腹泻

张某，男，50岁，2017年6月5日初诊。患者自诉进食海鲜及啤酒等食物后出现胃脘部隐痛不适，恶心呕吐、腹痛腹泻日达5~6次。呕吐物初为酸腐味，伴有未消化食物，后为清水状，无明显异味。大便呈稀水样，有少许泡沫，里急后重，无黏液脓血便，小便量少。服用诺氟沙星胶囊后腹泻较前减轻，但仍有恶心呕吐、里急后重。舌淡、苔白微厚腻，脉细滑。诊断：急性胃肠炎。辨证：饮食内伤，脾胃失和。治法：燥湿行气，健脾和中。方用藿香正气散加减。处方：藿香20 g（后下），半夏10 g，厚朴15 g，紫苏叶10 g（后下），大腹皮10 g，茯苓20 g，炒白术10 g，陈皮10 g，白芷15 g，桔梗10 g，白头翁15 g，薏苡仁30 g，白蔻仁15 g（后下），党参15 g，炙甘草6 g。3剂，水煎服，每日1剂，早、晚分服。

二诊（6月9日）：患者诉纳差、腹胀，已无恶心呕吐、腹痛不适。前方加炒山楂25 g、麸炒神曲20 g、炒麦芽20 g，续服4剂后愈。

按：急性胃肠炎属于中医学"腹痛""泄泻"范畴。饮食不洁、过食生冷之物易伤脾胃，脾失运化，精微不布，水谷停滞，混杂于内，胃气上逆则呕吐，浊气下降则泄泻。清浊运化失常，水谷不能各行其道，故大便稀水样，小便量少。治以燥湿行气、健脾和中，选用藿香正气散加减。

病例3　湿疹

吴某，男，28岁，2017年7月10日就诊。患者自诉湿疹反复发作4年余。湿疹以少腹部及侧腹部为主，发病迅速，瘙痒难耐，夜间加剧。抓挠后出现红色丘疹，大片突起于皮肤，局部伴有透明或淡黄色水液渗出。日久表面尚有褐色色素沉着，缠绵反复，经久难愈。曾服用氯雷他定片及外用肤康王药膏涂擦治疗，效果不佳。舌红、苔黄腻，脉微滑数。诊断：湿疹；辨证：外感风邪，内有湿热。治法：疏风解表，清热利湿。方用藿香正气散加减，处方：藿香20 g（后下），紫苏叶12 g（后下），茯苓15 g，陈皮10 g，桔梗10 g，黄柏10 g，连翘10 g，金银花15 g，地肤子10 g（包），蛇床子15 g（包），白鲜皮10 g，蝉蜕10 g，赤芍10 g，生姜3片，大枣3枚，炙甘草6 g。7剂，水煎服，每日1剂，早、晚分服。嘱患者忌辛辣油腻刺激性食物，饮食清淡。

按：湿疹属于中医学"湿疮""黄水疮"范畴，其致病邪气多为风湿热。外受风邪，内有湿热，舌脉为之佐证。治以疏风解表、清热利湿，选用藿香正气散加减。

病例 4 眩晕

赵某，女，48 岁，2016 年 1 月 28 日初诊。主诉：反复突发头晕 1 个月。患者近 1 个月出现 3 次突发性头晕，自觉天旋地转，伴恶心呕吐，耳鸣，耳胀闷感，头颅 CT 未见异常，考虑美尼尔综合征。予镇肝熄风汤 7 剂治疗，头晕减轻，然仍有头部不适感。详细追问病史，患者平素头部常有昏沉感，头重如裹，身沉重，结合舌淡红、苔白腻，舌体胖大，脉滑等症，考虑患者以痰湿内蕴、上蒙清窍为主，兼有肝风内动。治宜芳香化湿，清利头目，息风止痉。予藿香正气散加减，处方：藿香 20 g，陈皮 12 g，法半夏 12 g，茯苓 10 g，炒白术 10 g，桔梗 6 g，白芷 10 g，天麻 15 g，珍珠母 30 g，炙甘草 6 g。7 剂，水煎服。服用 7 剂后症状明显好转。效不更方，继服 7 剂，后随访 3 个月，未有头晕、头昏症状。

二十八、藿朴夏苓汤

【组成】藿香二钱，川朴一钱，姜半夏一钱半，赤苓三钱，杏仁三钱，生苡仁四钱，白蔻仁六分，猪苓一钱半，淡豆豉三钱，泽泻一钱半。

【来源】清·石寿堂《医原·湿气论》曰："邪在气分当分湿多，热多。湿多者……治法总以轻开肺气为主，肺主一身气，气化则湿自化，即有兼邪，亦与之俱化。湿气弥漫，本无形质，宜用体轻而味辛淡者治之，辛如杏仁、蔻仁、半夏、厚朴、藿梗，淡如薏苡仁、通草、茯苓、猪苓、泽泻之类……兼寒者，恶寒、无汗，前法酌加……豆豉、葱白、生姜之类"，书中详论了湿热证湿重于热的病因、病机、治法、药物和随症加减用药，但未言及方名和剂量。民国时期严鸿志所著《感证辑要》记载并命名了藿朴夏苓汤及用量。

【功效】宣通气机，燥湿利水。

【主治】湿温初起，恶寒无汗，身热不扬，肢体困倦，肌肉烦疼，面色垢腻，口不渴或渴不欲饮，胸脘痞闷，大便溏而不爽，舌苔白滑或腻，脉濡缓或沉细似伏者。

【方解】方中藿香芳化宣透以疏表湿，使阳不内郁；厚朴芳香化湿，半夏燥湿运脾，共为君药；茯苓、猪苓、泽泻、薏苡仁淡渗利水，白蔻仁健脾理气，共为臣药；杏仁开泄肺气，通调水道，淡豆豉轻宣郁热，为佐使药。

【方歌】藿朴夏苓泽猪通，豆豉白蔻杏苡仁；湿重于热脘痞闷，头目昏胀法遵循。

【临证应用】

病例1 胃脘痛

张某，男，55岁，2004年11月29日因胃脘隐痛1年余就诊。来诊时症见胃脘隐痛、饥饿时明显，伴反酸嗳气，口黏苦，纳差，睡眠一般，大便每日1~2次，成形、无排便不适感，小便如常，舌淡红、苔黄腻，脉弦细。2004年5月18日胃镜检查示慢性浅表性胃炎伴糜烂。诊断为胃脘痛（脾胃湿热型），治以清化湿热、行气安中，处方如下：藿香、川厚朴、法半夏、佛手各12 g，延胡索、郁金、紫苏梗各15 g，山栀子、广木香（后下）各10 g，茯苓、柿蒂、麦芽、珍珠母（先煎）各30 g。7剂，每日1剂，水煎，分2次饭后1小时温服，并嘱患者注意饮食起居。

1周后复诊，胃痛明显减轻，嗳气减缓，稍反酸，口稍苦，纳增，睡眠佳，二便可，舌淡红苔薄黄根部仍黄腻，脉弦细。湿已去半，续以清热利湿，酌加清热之力，上方去延胡索、山栀子、珍珠母，加黄芩12 g、蒲公英30 g，服药2周，诸症逐渐消失，食欲增加。2个月后胃镜复查为慢性浅表性胃炎（轻度），再次提醒患者需注意饮食清淡和生活起居有节，随访半年未再发作。

病例2　口疮

王某，男，30岁，2016年10月15日初诊。患者诉10年来口疮反复发作，每于饮酒或熬夜后发作，初起口服甲硝唑、维生素C等有效，3天前进食火锅后口腔溃疡再次发作，口服牛黄解毒片疗效不显，自觉疼痛难忍，影响进食。刻诊：患者体胖，口唇、颊膜、舌边可见多个小溃疡，部分覆有白苔，伴头昏重，肢倦乏力，口干口苦，喜冷饮，脘腹胀满。舌红少津，苔白腻，脉弦。中医诊断：口疮（湿阻中焦证）；治当健脾化湿，行气和中。予藿朴夏苓汤加减：藿香、厚朴、茯苓、焦神曲、焦山楂、焦麦芽各15 g，法半夏、杏仁、陈皮、泽泻各10 g，薏苡仁20 g，黄连、甘草各6 g。

7剂后自觉身轻体爽，口腔溃疡面积减小，色仍淡红。舌暗红，苔薄白腻，脉弦。继以上方7剂，口腔溃疡愈合。半年后随访未再复发。

病例3　发热

患者，女，22岁，学生。患者7月中旬暑假期间去南方旅游，回来后开始不明原因发热于2016年7月28日就诊。患者体温38 ℃左右，实验室检查：血常规、尿常规、疟原虫等均无异常，曾服抗炎、抗病毒等药物治疗，效不显，遂来就诊。症见患者面色萎黄，自述头重、周身乏力，并感胃脘部胀满，口淡口苦，不思饮食，舌淡，苔黄腻，脉濡数。中医诊断为发热；辨证为外感湿邪，湿阻气机，郁久化热。治以宣通气机，清热利湿。方选藿朴夏苓汤加减，药用：藿香20 g，茯苓20 g，厚朴15 g，半夏15 g，白豆蔻15 g，杏仁15 g，薏苡仁15 g，苍术9 g，紫苏9 g，滑石9 g，焦山楂

10 g，焦神曲 10 g，焦麦芽 10 g，淡竹叶 10 g。连进 7 剂，体温降至 37.5 ℃，头重身困症状减轻，食欲有所增加，体力有所恢复，上方改紫苏、滑石各 15 g，再进 3 剂，体温基本正常，诸症消失。

按：本案发病时值南方梅雨季节，暑湿夹杂，气候炎热热蒸湿动，故湿热易交织、兼夹侵犯人体，患者一为北方人，较难适应南方湿热气候；另外旅游较为疲劳，抵抗力下降，故外湿易侵入机体，在内郁而不散，久则化热，出现湿热内阻诸证。治疗当以芳香化湿、苦温燥湿、淡渗利湿。藿朴夏苓汤为代表方。

病例 4　眩晕

患者，男，54 岁，2012 年 6 月因头晕胸闷 1 周就诊。有高血压病史近 6 年，平素服吲达帕胺等，血压尚属平稳。近几日自觉得头昏沉，头重如裹，胸闷，偶有恶心，纳差，口气重，大便溏，睡眠时间超过 10 小时，舌白苔腻，脉弦滑。证属湿阻中焦，上蒙清窍。治拟芳香化浊，祛痰健脾。方以藿朴夏苓汤合半夏天麻白术汤加减：藿香 15 g，佩兰 15 g，厚朴 10 g，陈皮 10 g，法半夏 9 g，白术 15 g，天麻 10 g，苦杏仁 10 g，茯苓 10 g。每日 1 剂，水煎服。服 3 剂后诸症好转，守方续服 7 剂而愈。

按：本案证属湿阻中焦，上蒙清窍，故治以芳香化浊、祛痰健脾，方以藿朴夏苓汤合半夏天麻白术汤加减。

病例 5　痹证

黄某，女，57 岁，2008 年 8 月 11 日诉四肢关节肿胀疼痛 7 个月，加重并呕吐 2 天来诊。7 月前当地医院已检查确诊类风湿关节炎，长期不规则使用地塞米松治疗，关节疼痛可以控制。近 1 周因外出探亲较长时间未用药，且连日雨水较多，出现四肢关节肿胀疼痛加剧，活动不能。初诊症见：肢节肿胀屈伸不利，头晕困重，面浮肿胀，腹胀膨隆，恶心纳呆，舌质淡红，苔白厚腻，脉滑。辨为风寒湿痹湿邪偏重之着痹，治以健脾除湿和中为主，兼以通络，选藿朴夏苓汤去淡豆豉、杏仁、猪苓，加苍术、砂仁、草薢、防己、桑枝。处方：藿香、厚朴、制半夏、苍术、泽泻、草薢各 10 g，茯苓、白蔻仁、防己、桑枝各 15 g，薏苡仁 20 g，砂仁 6 g，共 5 剂，水煎服，每日 1 剂，分 2 次温服。

二诊：患者肢节肿胀、面部腹部肿胀减轻，恶心欲吐缓解，每餐能进食

1 碗汤粥，舌苔薄腻，但关节疼痛减轻不明显，续守方 5 剂，并配合抗风湿药治疗（激素除外），患者四肢关节重痛逐渐减轻，舌苔厚腻消退，腹胀缓解，胃纳明显好转。因患者胃气尚弱，上方合参苓白术散加减调理。

病例 6　多汗

患者，男，73 岁。2012 年 5 月 29 日来诊诉：近 3 日，患者晨醒后周身烘热后汗出，以头面部汗出较多，纳可，寐安，二便调，舌略红苔中根部黄腻，脉濡弦。证型：湿热遏郁，迫津外泄。治法：芳香宣化，调畅气机。处方：藿朴夏苓汤原方加栀子 10 g，藿香 8 g，厚朴 10 g，法半夏 10 g，茯苓 10 g，猪苓 10 g，杏仁 12 g，白豆蔻 3 g（后下），生薏苡仁 20 g，通草 6 g，泽泻 10 g，豆豉 10 g，栀子 10 g，3 剂，每日 1 剂，水煎服。后来诊说服上方 1 剂后，晨醒后汗出基本不作，食欲较前好转。

按：此案因湿热郁蒸，弥漫中焦，睡卧心气不收，心液被迫而外泄所致。用藿朴夏苓汤清热化湿，宣通气机以治本，使湿渐化，郁热渐解，则腠理固密汗自止。

病例 7　新型冠状病毒感染合并肝脏损伤

代某，男，66 岁，主诉以"间断发热 9 天"于 2020 年 1 月 28 日入院。既往史：高血压病史 20 余年，冠心病病史 10 余年，先后 2 次行介入治疗，近期在院诊断为慢性乙型肝炎。入院诊断：①新型冠状病毒感染；②高血压病 3 级（极高危组）；③冠状动脉粥样硬化性心脏病介入术后；④慢性乙型肝炎。1 月 28 日 CT 结果：两肺外周多发片状磨玻璃密度增高影，边缘模糊。入院后予抗感染、抗病毒等治疗。住院治疗 3 天后热退。2 月 4 日患者再度发热，诉腹胀、恶心、纳差，尿黄，周身乏困不适，大便溏，量少，小便色黄如浓茶水色，睡眠差，舌红，苔黄厚浊腻，脉濡。查体：巩膜中度黄染，未见肝掌、蜘蛛痣，肝、脾肋下未触及。肝功能：TBIL 101.42 μmol/L、DBIL 81.98 μmol/L、ALT 51.01 U/L、ALB 32.34 g/L、ALP 160.34 U/L、GGT 239.43 U/L、TBA 17.48 μmol/L。胸部 CT：与入院当天 CT 片对比：双肺炎性灶密度较前增高，纤维灶增多、双肺间质性改变加重，双肺病灶总体范围有所增大。入院时肝功能正常，抗病毒治疗 5 天后出现明显的消化道症状，肝功能异常，TBIL 升高，以 DBIL 为主，且 ALP、GGT 亦升高，提示胆汁淤积，结合病史考虑服用洛匹那韦利托那韦片导致药物性肝脏损伤可能，但患者体温正常后再度发热、肺部病灶明显加重，肝脏损伤不除外COVID-19 全身炎症所致，停服洛匹那韦利托那韦片。中医虑肝藏血，主疏泄，药毒随血入肝，受肝之疏泄，在 COVID-19 患者由于湿毒侵袭，肝体已损，药毒再损肝体，更易使其失于疏泄，加之湿毒困脾闭肺，气机升降失司，致气机郁滞，肝郁脾虚，脾失健运，则腹胀、纳差、恶心、便溏、乏力；湿阻蕴热，遏阻血脉，壅遏脾胃，熏蒸肝胆，胆汁不循常道，泛溢肌肤，则黄疸。舌红，苔黄厚腻，脉濡乃湿热之象。治法：清热祛湿，健脾和胃，利胆退黄。方药：藿朴夏苓汤加茵陈（藿香 15 g，厚朴 10 g，姜半夏10 g，茯苓 15 g，炒苦杏仁 10 g，炒薏仁 15 g，豆蔻 10 g，猪苓 10 g，通草10 g，炒白术 10 g，茵陈 20 g，泽泻 10 g，淡豆豉 10 g），3 剂，口服。

半剂后排大便 1 次，黄色糊状，量多。诉腹胀、恶心缓解，可进食。2 月 5 日热退，小便颜色变浅，复查肝功能：TBIL 69.09 μmol/L、DBIL 54.97 μmol/L、ALT 42.06 U/L、ALP 148.79 U/L、GGT 199.56 U/L，继续予上方 3 剂，症状消失。2 月 9 日复查肝功能：TBIL 25.94 μmol/L，ALT 156.96 U/L、ALP 194.59 U/L、GGT 189.17 U/L。2 月 12 日先后 2 次行新型冠状病毒核酸检测均呈阴性，复查胸部 CT：与 2020 年 2 月 7 日 CT 片对比：两肺炎症较前好转。2 月 15 日出院前又一次复查胸部 CT 继续好转。2 月 29 日复查肝功能正常、胸部 CT 持续好转。3 月 15 日又一次复查肝功能正常、胸部 CT 持续好转。

二十九、蒿芩清胆汤

【组成】青蒿二钱，淡竹茹三钱，仙半夏一钱半，赤茯苓三钱，青子芩三钱，生枳壳一钱半，陈广皮一钱半，碧玉散（包）三钱。

【来源】清·俞根初《重订通俗伤寒论》曰："暑湿疟……当辨其暑重于湿者为暑疟，湿重于暑为湿疟……暑疟，先与蒿芩清胆汤清其暑。"

【功效】清胆利湿，和胃化痰。

【主治】少阳湿热痰浊证。症见寒热如疟，寒轻热重，口苦膈闷，吐酸苦水或呕黄涎而黏，胸胁胀痛，舌红苔白腻，脉濡数。

【方解】方中青蒿清透少阳邪热；黄芩善清胆热，并燥湿。两药合用，既能清透少阳湿热，又能祛邪外出，故为君药。竹茹善清胆胃之热，化痰止呕；枳壳下气宽中，除痰消痞；半夏燥湿化痰，和胃降逆；陈皮理气化痰。四药配合，使热清湿化痰除，故为臣药。赤茯苓、碧玉散清热利湿，导邪从小便而出，故为佐使药。

【方歌】俞氏蒿芩清胆汤，陈皮半夏竹茹襄；赤苓枳壳兼碧玉，湿热轻宣此法良。

——清·王昂《汤头歌诀》

【临证应用】

病例 1　咳嗽

梁某，女，68 岁，体胖，久居一楼。2015 年国庆回老家探亲见咳嗽、痰多，遂问其情况。自述从 9 月初开始咳嗽、痰多、色黄而稠。因害怕吃中药也不愿意打搅亲人，遂对亲人隐瞒病情。自行到西医诊所就诊，服用西药（药名不详）及橘红痰咳颗粒，病情不减，越来越严重。国庆期间，症见咳嗽、痰多色黄而稠、胸闷、口苦、恶心；午后头晕、嗜睡、双膝以下肿胀，按之有凹陷；小便次数多，尤以夜尿明显，每夜起夜 7~8 次，但尿量不多、色黄。舌红、苔黄厚腻，脉滑数。病症繁多而杂，不敢轻下诊断，翻阅书籍，与同事探讨遂辨证为三焦湿热。方用蒿芩清胆汤加味，处方如下：青蒿

20 g（泡服），黄芩 15 g，青黛 10 g（冲服），竹茹 15 g，枳实 10 g，陈皮 10 g，姜半夏 15 g，滑石 20 g，炒白术 15 g，泽泻 30 g，白芍 10 g，瓜蒌 24 g，桔梗 10 g，杏仁 10 g，茯苓 30 g，冬瓜仁 30 g。因怕其病稍缓不愿服药，故开 10 剂，每日 1 剂，水煎 3 次，过滤兑匀，取汁 600～800 mL，分 3 次服用。同时饮食禁忌辛辣燥火、甘甜滋腻之品。服用 5 剂后，自述咳嗽、咯痰、头晕、嗜睡已缓解大半。已无口苦、胸闷、恶心、水肿，夜尿减少至每夜 2 次，一日尿液总量增多。嘱其坚持服用余下 5 剂。后电询，咳嗽、咯痰、头晕、嗜睡已无，感觉神清气爽，体重亦减轻 4 kg，欢喜不已。

按：本案临床表现，在上有头晕、嗜睡、咳嗽、咯痰；在中有胸闷恶心；在下有尿频、水肿。结合患者体胖、居住环境潮湿、长夏之后发病，舌苔厚腻，脉滑数，故诊断为三焦湿热痰热证。湿热在少阳三焦，不可过用寒凉药物，以免冰伏湿热，故选用寒凉性不强的蒿芩清胆汤加味。

病例2 鼻衄

学生，男，20 岁，2016 年 5 月 21 日就诊。患者自述反复鼻衄 10 年，每年 5 月天气转热加重，暑假期间尤为严重，严重时一天可以鼻衄 3～4 次，出血急，量多难止，性急躁。先后采用西医和中医治疗（具体治疗不详）而无效。就诊当日在上课时，突然鼻衄，血色鲜红，舌红，苔黄而腻，脉弦数，面色偏白，口唇偏白。证属肝胆湿热犯肺证。处方蒿芩清胆汤加味，处方如下：青蒿 20 g（泡服），黄芩 15 g，青黛 10 g（冲服），竹茹 15 g，枳实 10 g，陈皮 10 g，姜半夏 15 g，滑石 20 g，木通 10 g，焦栀子 10 g，瓜蒌壳 15 g。3 剂，水煎服，每日 1 剂。3 剂后，自述服药期间无鼻衄，见舌苔仍为黄腻，效不更方，继续服用该方 5 剂，至舌苔变为薄白。9 月开学，提及自服药以后再无鼻衄，甚是欢喜。

按：本案病机为肝胆湿热，肝火犯肺。其标在肺，其本在肝，治当清肝除湿，肝火一清，血不妄行，肺得安宁，则鼻衄自止，为清肝宁肺，澄本清源之法。故用蒿芩清胆汤加减。

病例3 不寐

鲍某，男，57 岁，2013 年 3 月 4 日初诊。患者失眠半年，长期服用乌灵胶囊等，每晚也仅睡 3～5 小时，甚则需服地西泮 2 片方能入睡，伴精神紧张、形体消瘦、烦躁不安、失眠、口苦。舌苔白腻，质红，脉弦滑数。证属胆热痰阻，痰火扰心。治拟清胆和胃，化痰安神。蒿芩清胆汤加减：青蒿、黄芩、合欢皮、姜竹茹各 12 g，淡竹叶 10 g，姜半夏、炙远志各 9 g，碧玉散（包）、茯苓各 15 g，煅牡蛎 30 g（先煎），石菖蒲 24 g，生薏仁、焦薏苡仁、夜交藤、煅龙骨（先煎）各 15 g，白豆蔻 6 g（后下）。

7 剂后，患者睡眠好转，心烦、口苦明显减轻，偶觉乏力，舌脉如前。上方加郁金、炒山药各 15 g。又进 7 剂后，患者睡眠明显好转。舌淡、苔白，脉弦细。再守前方 7 剂以巩固疗效。

病例 4　更年期综合征

黄某，女，49 岁，2012 年 3 月 27 日初诊。患者近 1 年来常感眩晕、耳鸣、胸中烦闷、易怒、时而烘热阵作、汗出、口苦咽干、呕恶痰涎，月经紊乱，经量偏少，尿少色黄，大便偏干，舌红、苔微黄腻，脉弦滑。诊断为更年期综合征。中医认为此系肝肾阴虚，痰湿上扰，故治拟清肝胆、化痰湿为先。药用蒿芩清胆汤加减：天麻、钩藤、白芍、茯苓、代赭石（先煎）各 15 g，姜半夏 9 g，青蒿、黄芩、陈皮、枳壳、青黛（包）各 12 g，瓜蒌皮、郁金、淡竹茹各 10 g，甘草 6 g。

药进 7 剂后，眩晕耳鸣、烘热汗出、胸中烦闷等症状明显好转。上方去姜半夏、代赭石、青黛，加熟地黄、枸杞子、地骨皮各 15 g。再进 7 剂后，眩晕、耳鸣已除，呕恶痰涎也消，上方去碧玉散，再续服 7 剂，诸症已消，随访半年未复发。

病例 5　胆心综合征

患者，女，60 岁，因发作性左胸痛、胸闷、气急 2 天于 1997 年 5 月 28 日急诊就医。心电图示冠状动脉供血不足，遂以"冠心病、心绞痛"留观，经给予扩冠等相应治疗 3 天后，病情无缓解。查白细胞 8×10^9/L，中性粒细胞 0.75；B 超示胆囊壁弥漫性增厚，超过 3 mm，毛糙，透声差。修正诊断为胆心综合征。因患者常服中药，故执意要用中药治疗。自诉平常饮食清淡，5 天前过食油腻之物后出现左胸痛、胸闷、气急，呈发作性、恶心、口苦、小便黄、大便干。舌质红，苔白腻，脉弦滑。腹部无明显压痛。证属胆腑湿热停滞，枢机不利，心脉瘀阻。治法：清胆利湿，理气化瘀宽胸。蒿芩清胆汤加减：青蒿（后下）、碧玉散（包）、炒竹茹、制半夏、郁金各 10 g，枳壳、陈皮、黄芩各 12 g，虎杖、丹参、全瓜蒌、白茯苓各 15 g。水煎服，每日 1 剂。

4 剂后胸痛、胸闷缓解，气急除，心电图恢复正常。继以上方出入 10 剂，调理而愈。

病例 6　癫证（精神分裂症）

曾某，男，20 岁，1969 年 11 月 3 日初诊。患者 1 年前因彻夜不眠，乱语，在长沙精神病院治疗后好转，回家不足 1 周复发，求治某医，谓其久病必虚，投以参、归、地、龙、牡等 20 余剂，未效，乃转诊于余。现其彻夜失眠，表情淡漠，目光呆滞，胸闷脘痞，口苦心烦，语无伦次，舌红苔黄腻。证属痰伏胆经，上扰心神。拟清胆和胃，化痰宁神。投青蒿清胆汤加减：青蒿、竹茹、黄芩、天竺黄、炒枣仁各 10 g，茯苓 12 g，枳壳 8 g，制半夏、陈皮各 6 g，碧玉散 18 g（包），2 剂。

11 月 5 日二诊：服药当晚熟睡一夜，胸闷好转，心烦呕恶渐止，语言有序。守原方调治 1 周，疗效巩固，追访未见复发。

病例 7　黄疸发热

患者，女，45 岁，2013 年 3 月 17 日初诊。发热 1 周，热势时起时伏，目黄，小便黄，纳呆口苦，乏力，胃脘胀闷，苔薄微腻，脉弦细。做肝功能、乙肝三系检查：HBsAg（－），总胆红素（TBIL）38.9 μmol/L，直接胆红素（DBIL）21.4 μmol/L，间接胆红素（IBIL）17.5 μmol/L。西医诊断：急性黄疸性肝炎。中医诊断：黄疸；证属肝胆湿热郁阻，治宜清肝利胆，和胃化湿。方用蒿芩清胆汤合茵陈蒿汤加减，处方：青蒿、淡子芩、半夏、淡竹茹、枳壳各 12 g，茯苓、茵陈、栀子、制大黄、碧玉散（包）各 15 g，通草 3 g，5 剂，水煎服。

二诊：药后热退，口苦减轻，目黄稍退，精神好转，纳仍欠佳。前方加淡竹叶 12 g、山楂、神曲各 15 g，5 剂。并用上方调治半个月，诸症不显，唯觉精神不振，加太子参、白术、薏苡仁再服 1 周。4 月 26 日复查肝功能已全部正常。

三十、厚朴温中汤

【组成】厚朴（姜制）、陈皮（去白）各一两，甘草（炙）、茯苓（去皮）、草豆蔻仁、木香各五钱，干姜七分。

上为粗散，每服五钱匕，水二盏，生姜三片，煎至一盏，去渣，温服，食前。忌一切冷物。

【来源】金元·李东垣《内外伤辨惑论》："厚朴温中汤，治脾胃虚寒，心腹胀满，及秋冬客寒犯胃，时作疼痛。"

【功效】温中行气，燥湿除满。

【主治】脾胃寒湿气滞证。症见脘腹胀满或疼痛，不思饮食，四肢倦怠，舌苔白腻，脉沉弦。

【方解】方中厚朴行气消胀，燥湿除满，为君药。草豆蔻温中散寒，燥湿除痰，为臣药。陈皮、木香行气宽中；干姜、生姜温脾暖胃以散寒；茯苓渗湿健脾以和中，共为佐药。甘草益气健脾，调和诸药，功兼佐使。诸药合用，寒湿得除，气机得畅，脾胃复健，则胀痛自解。

【方歌】厚朴温中陈草苓，干姜草蔻木香停；煎服加姜治腹痛，虚寒胀满用皆灵。

——清·王昂《汤头歌诀》

【临证应用】

病例 1　泄泻

吴某，女，31 岁，2003 年 3 月 22 日初诊。患者 1 个月前患急性肠炎，治愈出院，后大便溏薄，1 日 3 次，经用诺氟沙星、小檗碱、肠泰等药物治疗效不显。近日脘腹胀满，大便次数增至日 6 ~ 7 次，伴恶心，不思饮食，面色无泽，语言无力，体倦，舌边有齿痕、苔厚腻，脉细弱。湿犯中焦，又投苦寒之品，使寒湿内侵，脾阳受遏，阳气不伸，运化失常。治以温脾化湿。方用厚朴温中汤加减：制川朴、苍术、干姜、佩兰、吴茱萸各 8 g，神曲、薏苡仁各 30 g。每日 1 剂，水煎温服。

服 7 剂后泄泻递减，日行 2 ~ 3 次，脘腹胀亦消，纳谷见增，腻苔渐化，守方调治半个月后诸症悉除。

病例 2　痰湿潮热

黄某，女，50 岁，1993 年 10 月 12 日收入本院内科病房。自诉发热 5 天，午后热甚，伴身倦乏力、多汗等。入院后西医检查无异，经治效不如意，上午及夜间体温在 37.8 ~ 37.5 ℃，下午体温在 39.8 ℃左右。10 月 17 日要求服中药。症见：患者发热 10 天，上午及夜间低热，午后潮热，无畏寒与恶寒，伴头昏头痛，身倦乏力，口黏，额部微汗出，纳呆，口干少饮，尿清，便爽，满舌黄腻苔，舌质淡红，脉细滑数。拟诊为湿温（湿热并重），投甘露消毒丹合小柴胡汤加减 2 剂，不效。据其口黏少饮、微汗、尿清等，考虑为湿浊偏重，改投三仁汤加青蒿草等治疗，服 2 剂后，上午及夜间低热退，午后体温仍在 39.2 ℃左右。由此看来，湿浊虽有渐化之势，然其舌质淡红、小便清利、潮热显然非邪热所致，苔黄亦属假象，由湿浊熏蒸所致。虑其年事已高，中阳素虚，聚湿酿痰，乃致痰湿内阻，郁遏发热，予温化痰湿，以正本清源，改投厚朴温中汤加减：厚朴、草蔻仁、法半夏、杏仁、通草各 10 g，干姜、桂枝各 5 g，陈皮 7 g，每日 2 剂。停用西药。

服上方 4 剂后于 10 月 22 日下午体温开始降到 37.9 ℃，头昏头痛、身倦诸症亦获改善。但自觉上肢酸楚。继用前方加薤白 10 g、羌活 10 g，拟每日 2 剂。

至 10 月 27 日发热已退，下午体温 36.8 ℃，神爽纳增，腻苔消退，肢酸亦减，守前方继服 4 剂，每日 1 剂，以巩固疗效。患者于 11 月 1 日痊愈出院。

病例 3　胃扭转

患者，男，48 岁，3 日前因饮酒过量，后食冷饭即感腹部疼痛，剧烈呕吐，吐出物呈黄绿色，遂腹胀如鼓，上腹尤著。经诊治无效，故来我院就诊。患者有胃十二指肠溃疡史 10 余年。X 线钡餐造影诊断为胃扭转。患者要求中药治疗。初诊（1983 年 9 月 18 日）：症见呕逆，脘腹胀满疼痛，不欲食，烦躁不安，大便秘结，小溲深黄，舌红苔黄略腻，脉弦滑有力。停食留饮互结，故上腹部胀满疼痛，不欲食；热郁于里，心烦不安，便结溲黄；浊气上逆则呕吐恶心。舌脉均呈现实热内结气滞不行之证，治以行气导滞通腑泄热。处方：川朴 30 g，枳实 15 g，大黄 10 g，党参 10 g。4 剂，水煎服。

二诊：服 4 剂后排便 3 次，先是粪块，后为稀便，自觉腹胀稍缓，但仍恶心呕吐，舌淡苔腻，脉弦滑。前方减大黄加木香、砂仁温中和胃降浊，继服4剂。

三诊：恶心呕吐明显好转，腹胀时减，得温稍舒，但午后及入夜胀甚，不能进食，便溏，舌质淡，脉弦缓。患者素体虚弱，今虽便通热去，但胀仍未减，且午后及入夜胀甚，舌脉均示病已转为阴寒内盛湿阻中焦之证，故治当温中行气化湿为要。处方：厚朴25 g，陈皮15 g，甘草10 g，茯苓20 g，干姜5 g，草蔻仁15 g，木香10 g，滑石15 g，砂仁10 g，枳壳15 g，水煎服。

四诊：患者连服10剂，肠鸣辘辘，矢气转多，腹胀明显好转，进食不呕，活动自如，唯乏力汗出、胃中不适，后以香砂六君子汤4剂，诸证告愈。钡餐造影示：胃体恢复正常位置。

病例4　阴黄（病毒性肝炎）

张某，男，21岁，1981年9月15日就诊。患者半个月前自觉乏力，腹胀，不思饮食，恶心。继之巩膜、皮肤黄染。本院门诊诊断为"急性黄疸型肝炎"，从湿热内郁论治，投茵陈蒿汤合丹栀逍遥散10余剂，无明显好转，且腹胀加重，大便溏薄。查：发育正常，巩膜及皮肤明显黄染，色微暗，腹软，肝剑突下三指，右肋下两指，质软。舌质淡、苔白滑腻，脉沉缓。查肝功：黄疸指数23单位，谷丙转氨酶500单位。笔者辨为寒湿气滞，用厚朴温中汤加味。处方：厚朴15 g，干姜、陈皮、草蔻仁、泽泻、茯苓各9 g，木香6 g，茵陈20 g，郁金、板蓝根各12 g。水煎服，5剂。

9月21日二诊：皮肤黄染明显消退，唯巩膜轻度黄染。腹胀减轻，右胁微胀，大便稍稀，肝剑突下2.5 cm，右肋下1.5 cm，舌苔白滑，脉沉迟。于上方去木香、板蓝根，茵陈量减为15 g，加柴胡、香附各9 g，丹参15 g。水煎服，6剂。

9月28日三诊：自觉症状消失，肝右肋下刚触及，复查肝功均复常。

病例5　偏头痛

张某，男，52岁，1972年3月10日诊。患者左侧偏头痛两月有余，针灸服药罔效。诊见：头痛头晕沉，肢倦心烦，恶心欲呕，咳嗽痰多，怕风，冷棉帽不离头，纳呆，苔白腻，脉沉滑。处方：厚朴10 g，陈皮10 g，甘草10 g，草蔻仁10 g，茯苓20 g，干姜10 g，白芷15 g，柴胡15 g，川芎15 g，水煎服，日服3次。4剂痛减，11剂诸症消失，迄今无复发。

三十一、滑石藿香汤

【组成】飞滑石三钱，白通草一钱，猪苓二钱，茯苓皮三钱，藿香梗二钱，厚朴二钱，白蔻仁一钱，广陈皮一钱。

【来源】清·吴鞠通《温病条辨》卷二中焦篇："滞下红白，舌色灰黄，渴不多饮，小溲不利，滑石藿香汤主之。"

【功效】清利湿热，理气和中。

【主治】湿热阻滞气机所致，泄泻注下，腹痛肠鸣，脘腹痞满，呕恶不食，渴不多饮，小便不利，舌苔黄腻，脉弦滑数。

【方解】方中滑石清热利水，通淋止泻为君药；藿香化湿解暑，和中止呕，通草清热利水，茯苓健脾利水渗湿，共为臣药；猪苓利水渗湿，白蔻仁、广陈皮理气调中，化湿和胃，厚朴行气化湿，消除痞满共为佐使药。诸药清利芳化，理气通滞，使气行湿化，热清湿去而泄泻止，即吴鞠通所谓"辛淡渗湿宣气，芳香利窍"之法。

【方歌】滑石藿香暑湿痢，猪苓白蔻广陈皮；茯苓通草厚朴加，清利湿热又行气。

【临证应用】

病例1 吐泻

患者，女，47岁，1997年9月21日就诊。3天前下午突然呕吐、水泻，伴腹痛。当天午餐曾进鱼肉菜肴，餐后食柿数枚和梨，当即就医。体温36.8 ℃，血常规：WBC 4.6×10^9/L，N 0.58。大便色黄，呈水样，WBC 0~1个/HP，RBC 0~2个/HP。血电解质：K^+ 3.4 mmol/L，Na^+ 143 mmol/L，Cl^- 101 mmol/L。CO_2-CP 27.4 mmol/L。以庆大霉素静脉滴注，治疗2天，症状未见减轻。遂自行中止治疗，改服止泻药。该诊日解溏便4~5次，色黄但不臭秽，伴脐腹痛，无里急后重，胸脘痞闷，恶心欲呕，不思饮食，口干而不饮，溲色深黄。体温37 ℃，脉搏86次/分，呼吸22次/分。舌质红、苔黄腻，脉濡滑。证属湿热阻滞脾胃，湿重于热。治宜淡渗芳化，佐以行

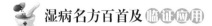

气、消导。用滑石藿香汤：滑石 15 g，藿香梗 10 g，茯苓皮 10 g，猪苓 10 g，陈皮 10 g，白豆蔻 5 g（后下），厚朴 5 g，白通草 5 g，加广木香 12 g、焦山楂、麦芽、神曲各 12 g，5 剂，日服 1 剂。并嘱注意饮食宜忌。

随访得悉，服药 2 剂而呕恶、腹泻止，纳食知味，至 4 剂解正常大便，其他症状亦渐次消失。

病例 2　口疮

患者，女，42 岁，罹口疮 30 年之久，每日饮食生冷或受凉而发病，历年服寒凉之剂，反复发作不辍，就诊时下唇内侧及舌两侧见溃疡数枚，灼痛不已，致使不能进食，说话受限，口苦黏腻，脘闷泛恶，口不渴，大便溏薄，小便色黄，舌淡红苔腻而微黄，脉象濡缓。证属湿热蕴滞脾胃，湿胜于热。治宜淡渗芳化，予滑石藿香汤：滑石 15 g，通草、白术各 5 g，猪苓、茯苓皮、藿梗、陈皮各 10 g，白蔻仁 3 g。

5 剂后口腔溃疡愈合，胃脘转舒，诸症消失，嘱忌生冷饮食，慎勿受凉。随访 2 年，未见复发。

三十二、黄芩滑石汤

【组成】黄芩三钱，滑石三钱，茯苓皮三钱，大腹皮二钱，白蔻仁一钱，通草一钱，猪苓三钱。

【来源】清·吴鞠通《温病条辨》卷二："脉缓身痛，舌淡黄而滑，渴不多饮，或竟不渴，汗出热解，继而复热，内不能运水谷之湿，外复感时令之湿，发表攻里，两不可施，误认伤寒，必转坏证，徒清热则湿不退，徒祛湿则热愈炽，黄芩滑石汤主之。"

【功效】清热利湿。

【主治】湿温在中焦证。症见发热身痛，汗出热解继而复热，渴不多饮，或竟不渴，舌苔淡黄而滑，脉缓。

【方解】方中黄芩苦寒清热燥湿为君药；滑石，茯苓皮，通草，猪苓清利湿热为臣药；白蔻仁，大腹皮化湿利气，宣畅气机为佐使药。

【方歌】黄芩滑石猪苓皮，大腹白蔻通草宜；湿热秽浊内外合，清利湿热此方趋。

【临证应用】

病例 1　湿温（肠伤寒）

黄某，女，22 岁。患者因发热 1 周，伴咳嗽、痰多 3 天、大便稀溏 2 天于 1989 年 1 月 18 日下午 3 时入院，入院时 T 39.8 ℃，P 108 次/分，R 24 次/分，BP 14.7/9.2 kPa，咽充血，右侧扁桃体肿大，顶部可见脓点，悬雍垂红肿，直抵舌根，双肺呼吸音粗糙。入院诊断：上呼吸道感染，支气管炎，伤寒（待确诊）。1 月 19 日肥达氏试验确诊为伤寒。入院后予青霉素、氨苄西林、氯霉素、氢化可的松等静脉滴注，肌注氨基比林，服中药柴葛解肌汤合银翘散、达原饮等治疗 5 天，除上呼吸道感染症状减轻外，余症未见缓解。1 月 23 日诊见：药后汗出热退，旋即高热，体温达 41.5 ℃，恶寒身痛、头痛、全身困重，表情淡漠，口渴而不多饮，便溏，舌红、苔黄厚腻。辨病为湿温，湿热并重，停用抗生素、激素及氨基比林，拟中药黄芩滑石汤加味：基本方加生石膏 60 g、知母 20 g、山药 15 g。每日 1 剂，水煎服。

药进 1 剂，体温逐渐下降，热型由持续高热转为寒热往来，最高时体温 39.6 ℃，舌转淡嫩，苔黄，脉由弦数转为弦缓，再于上方加柴胡 24 g、法半夏 10 g，再进 2 剂，体温恢复正常，诸症消失，继进 2 剂，症无反复，拟竹叶石膏汤 3 剂，嘱出院调理。

病例 2 水肿（急性肾炎）

李某，女，8 岁，因颜面及全身浮肿 6 天于 1995 年 4 月 8 日入院。患者于半个月前患感冒，畏寒发热，全身不适，继而出现颜面浮肿，很快延及全身，小便量少。曾于当地服中西药治疗效果不佳而来住院，查体：血压 13/9 kPa，咽微赤，扁桃体Ⅰ°肿大。颜面及下肢浮肿明显，心肺无异常，腹稍胀，肝脾未及。小便常规检查尿蛋白（＋＋），镜检红细胞（＋＋＋），颗粒管型 2～5 个/HP。诊断为急性肾炎。给予黄芩滑石汤 3 剂，并嘱患者卧床休息，低盐饮食。服药 6 剂后，患儿浮肿全部消退，诉食量增加，又继服上方 3 剂后查血常规及小便常规均正常，痊愈出院。随访 2 年，未再复发。

病例 3 乳蛾

李某，男，35 岁，2008 年 8 月 26 日初诊。患者近日来咽喉红肿疼痛，吞咽受阻，头昏，大便溏稀，下午低热，脘痞不适，小便浑浊，经他医用疏风清热、滋阴降火、清热解毒中药配合抗生素治疗后效果不佳。现咽喉红肿疼痛，吞咽受阻，头昏，身濡困倦乏力，脘痞不适，下午低热，大便溏稀，小便浑浊，舌红苔黄腻，脉濡。证属风热夹湿，入于脾胃郁而化火，上烁咽喉。治以清热渗湿，解毒利咽。方用黄芩滑石汤加味：黄芩 15 g，滑石 30 g，茯苓皮 15 g，大腹皮 15 g，白蔻仁 6 g（后下），通草 10 g，猪苓 12 g，射干 12 g，金银花 15 g，半枝莲 15 g，木蝴蝶 15 g，马勃 12 g，桔梗 12 g，甘草 6 g。每日 1 剂，水煎服。

服 3 剂后咽喉红肿疼痛明显减轻，头昏、神疲乏力、身濡困倦、胃脘不适、大便溏稀也减轻，舌红苔黄腻减轻，脉濡缓。继服上方 3 剂后咽喉疼痛、吞咽不利消失，余症随之消失，继服上方 2 剂巩固治疗。

病例 4 泄泻

魏某，男，42 岁，2011 年 9 月 15 日初诊。平素纳差，脘闷，近半个月来腹痛、腹泻伴神疲乏力，恶心欲呕，肛门灼热，纳差、脘闷加重，口腻无味，曾在某医院诊为急性胃肠炎，经西医抗炎及中药清热健脾止泻效果不佳。症见面色萎黄，神倦乏力，腹痛腹泻，脘闷不适，恶心欲呕，口腻无味，不欲进食，肛门灼热，舌红苔黄腻，脉滑微数。属湿热内蕴，内外合邪，脾胃升降失司。治以清热渗湿，益气健脾止泻。方用黄芩滑石汤加味：黄芪30 g，黄芩15 g，滑石30 g，黄连8 g，茯苓15 g，大腹皮15 g，白蔻仁6 g（后下），通草10 g，猪苓12 g，砂仁10 g（后下），苍术12 g，半夏12 g（研碎），石榴皮12 g，甘草6 g。每日1剂，水煎服。

服3剂后腹痛腹泻、恶心欲吐、脘痞纳差减轻，饮食增加，舌红苔薄黄腻，脉濡缓。上方去滑石再服4剂后腹痛腹泻及诸症基本消失，继服香砂六君子汤以善其后。

病例5　发热

陈某，女，19岁，1981年7月21日初诊。患者于7月16日下午始感周身困倦，四肢酸楚，头闷胀，不欲饮食。次日诸证加重，伴见恶寒发热，咳嗽咽痛，咯白稠痰，胸闷不适。某医院诊为上呼吸道感染，用银翘解毒片治疗未效，体温升至39.8℃。又予青霉素肌注3日，恶寒消失而高热等症未退。并述发热以午后为甚，入夜汗出，热势下降。口干饮水不多，大便干结，小便黄赤。面色潮红，舌红、苔黄腻，脉滑数。此湿热外受，肺胃同病，郁于肌肤，结于咽喉。治以利湿宣肺，清热解毒。拟黄芩滑石汤加味：黄芩20 g，滑石30 g，茯苓15 g，猪苓12 g，通草8 g，白蔻仁12 g，桔梗12 g，连翘20 g，栀子15 g，重楼15 g，大腹皮12 g。水煎，日服2剂。

两日后，体温降至37.8℃，诸症缓解，唯咳嗽仍著。原方去栀子，加杏仁12 g，两日内再服4剂，体温正常，症状消失。

三十三、黄连温胆汤

【组成】半夏（汤洗）、枳实、竹茹（麸炒）各一两，橘皮（去白）一两五钱，甘草四钱，炙白茯苓七钱，黄连一钱。

【来源】清·陆廷珍《六因条辨·中暑条辨第三》："中暑吐泻并作，吐既止而泻不止者，宜胃苓汤泄之；若泻止而吐不止者，宜黄连温胆汤和之。"

【功效】清热化痰利湿，降逆止呕。

【主治】伤暑汗出，身不大热，烦闷欲呕，舌黄腻。

【方解】方中半夏降逆和胃，燥湿化痰为君；竹茹清热化痰，止呕除烦，黄连清热燥湿，枳实行气消痰，使痰随气下为臣；陈皮理气燥湿，茯苓健脾渗湿为佐；姜、枣、甘草益脾和胃，协调诸药为使。诸药合用，共奏理气化痰、清胆和胃之效。

【方歌】黄连温胆橘半茹，茯苓枳草治口苦；湿热夹痰心烦悸，眩晕失眠此方除。

【临证应用】

病例1 头痛

洪某，女，27岁，2019年1月26日初诊。主诉：反复头痛1年余。患者1年余前月经来潮第2天（2018年1月18日）始突发头痛，以头顶部持续胀痛为主，无恶心呕吐、畏光畏声等，持续时间5～6小时，疼痛数字评分（NRS）5～7分。其后几乎每日发作头部胀痛，头痛频率、程度、持续时间基本同前，遇寒或劳加剧，痛剧时伴头部晕沉感，无伴视物旋转、恶心呕吐、畏光畏声等，已严重影响日常工作及生活。曾多次于外院诊治，查头颅CT平扫及头颅MRI平扫均未见明显异常，于厦门某医院诊断为"新发每日持续头痛"，曾间断口服多种止痛药及针灸治疗，症状仍每日发作不减，遂来就诊。刻下诊见：头部胀痛，每日发作，持续5小时以上，NRS 5～7分。伴眠浅易醒，夜寐多梦，醒后难再入睡，多虑喜怒，口干口苦，纳食一般，小便色黄，大便日一行，质黏。舌质暗红、苔薄黄腻、舌下络脉未见迂曲，脉象滑数。诊断：头痛（痰热上蒙证）。方选黄连温胆汤加减：黄连3 g，法半夏、竹茹、陈皮、炒白术、天麻、元宝草各10 g，茯苓、川芎各15 g，珍珠母50 g（先煎），全蝎粉（分冲）、蜈蚣粉（分冲）各2 g，7剂。

2月2日二诊：患者诉上周服药后仍每日发作头痛，但持续时间较前减少，每日持续时间约2小时（头痛日记），NRS 4~5分；眠浅易醒较前明显改善，仍多梦，白天精神状态尚可，纳一般，小便黄，大便调。舌质暗红、苔薄黄腻、舌下络脉未见迂曲，脉象弦滑。方药：前方加用白芍30 g、炙甘草6 g，7剂。

2月12日三诊：患者诉本次药后未再每日发作头痛，程度较前明显减轻，发作时持续时间≤半小时（头痛日记），NRS 2~3分；眠浅多梦易醒改善，醒后可再入睡，纳可，二便自调。舌质淡红、苔薄微黄、舌下络脉未见迂曲，脉象弦滑。守上方，7剂。现患者随访6周，但头痛偶有发作，头痛频率、程度、持续时间可耐受，不影响日常工作及生活，纳可，寐安，二便自调。

病例2　舌痛

刘某，男，55岁，2019年8月10日初诊。主诉：舌痛2个月。患者于2个月前无明显原因出现舌痛，影响进食，未予重视，约1周后症状加重，曾就诊于多家三级医院，行头颅MRI、心电图、冠脉造影等相关检查及口腔科诊疗，均未发现明显异常。曾口服甲钴胺效果不明显。遂寻求中医诊疗。现症见：舌痛明显，全舌疼痛程度均等，呈持续性，上午疼痛稍明显，进食疼痛加重，夜间口涎较多，无明显吞咽困难，无口腔溃疡、充血水肿、残根、口臭、假牙等，否认糖尿病、胃肠病史，否认近期重大情绪刺激，除外心梗、脑梗病史。平素口中黏腻，晨起口苦，痰多，恶心，时常自觉口甜，时有腹胀，大便偏稀，日1~2次，进食肉类后口黏等症状加重，近期食欲欠佳，舌红、苔薄稍黄，脉滑。西医诊断：灼口综合征。中医诊断：舌痛（痰浊化热证）。治以清热化痰健脾。方选黄连温胆汤加减，药用：黄连6 g，陈皮、法半夏各15 g，茯苓20 g，竹茹、佩兰、枳壳各10 g。5剂，每日1剂，水煎服。

8月15日二诊：舌痛症状稍缓解，仍影响进食，晨起口黏、吐痰等症状明显减轻，大便偏稀，舌红苔薄，脉滑。考虑患者症状稍减轻，但痰浊表现仍较明显，主方不变，黄连改10 g，加广藿香、苍术健脾化痰祛湿。药

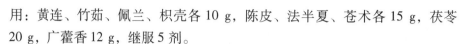

用：黄连、竹茹、佩兰、枳壳各 10 g，陈皮、法半夏、苍术各 15 g，茯苓 20 g，广藿香 12 g，继服 5 剂。

8 月 20 日三诊：舌痛症状明显减轻，进食已无影响，晨起稍有痰，吐出后自觉畅快，大便偏稀，舌红苔薄，脉沉。此时仍用二诊方，续服 3 剂。

8 月 23 日四诊：舌痛症状几乎消失，晨起无明显口黏、吐痰，舌淡红苔薄，脉沉细。此时考虑湿热痰浊明显减少，舌苔转淡，考虑攻伐稍过，予以益气健脾治疗。药用：党参、炒白术各 10 g，茯苓 20 g，陈皮 15 g，炙甘草 10 g。3 剂，每日 1 剂，水煎服。后复诊无明显不适，停药观察。随访 1 年，舌痛未发。

病例 3　痉病（儿童多发性抽动症）

李某，男，8 岁，2019 年 1 月 5 日初诊。主诉：眨眼皱眉，伴耸肩、喉中异常发声 1 年。患儿 1 年前无明显诱因出现不自主的眨眼、皱眉，伴耸肩、喉中异常发声等症，精神紧张时症状明显，尽情玩耍时消失，曾至某省级三甲医院就诊，确诊为儿童多发性抽动症，予氟哌啶醇等西药治疗后抽动症状减轻，家长畏惧药物副作用，故自行停药。现病情加重，抽动较前更频繁，伴摇头及四肢抽动等症。刻诊：体胖，频繁不自主皱眉、眨眼，时有喉中痰鸣、摇头、甩手、踢腿动作，伴口苦口黏，心烦多梦，纳寐差，大便黏腻，小便色黄，舌质偏红，苔黄厚腻，脉滑数。患儿平素喜食肥甘厚味，心烦急躁，饭后常有呃逆。辅助检查提示抗 O、铜蓝蛋白、视频脑电图均正常，抽动症耶鲁评分为 47 分。西医诊断：多发性抽动症。中医诊为痰证；辨证为痰热内扰证。治宜清热燥湿化痰，宁心安神息风。方选黄连温胆汤加味，处方：黄连 3 g，陈皮 6 g，清半夏 6 g，茯神 6 g，炒枳实 6 g，竹茹 6 g，石菖蒲 6 g，瓜蒌 6 g，郁金 10 g，磁石 15 g，全蝎 3 g，蜈蚣 1 条，天竺黄 5 g，钩藤 6 g，甘草 3 g。7 剂，每日 1 剂，水煎取汁 200 mL，分 2 次饭后温服。

二诊：服药 3 剂后诸症明显减轻，服药 7 剂，仍有不自主眨眼，偶有甩手、踢腿动作，舌质淡红、苔稍腻，脉稍滑数。守上方 21 剂而告愈。随访 1 年无复发。

病例 4　痴呆

陈某，男，70 岁，患脑血栓数年余，经中药、针灸治疗，病情好转，可以跛行。然而近半个月来情绪易激动，语无伦次，谩骂不休，面红目赤，肢体震颤，大便秘结，舌红苔黄腻，脉弦滑数。证属痰火上扰，神志逆乱，治拟泻火涤痰以安元神。药用：黄连3g，枳实9g，橘红9g，姜半夏9g，白茯苓9g，淡竹茹9g，胆南星9g，莲子心6g，生大黄12g，生甘草3g。连服10剂，大便通畅，性情平静如常，舌面黄腻苔退净，舌质淡紫，续以补阳还五汤加减，吞服健脑散善后。

病例5　心律失常

张某，男，70岁，自诉心慌2个月、加剧5天。患者既往有高血压、冠心病及心律失常病史多年。2个月前因操劳而发生心悸，伴唇紫，手颤，服"麝香保心丸"可缓解，伴夜寐不安，多梦，大便畅，舌红，苔薄黄腻，脉弦。血压160/90 mmHg，心电图示：室性期前收缩频发，T波低平倒置。中医辨证属痰瘀交阻，蕴久化热，治拟清热化痰，活血化瘀。药用：黄连3g，夏枯草15g，法半夏10g，青陈皮各6g，茯苓30g，苦参5g，丹参15g，川芎15g，桂枝2g，葛根10g，赤白芍各15g，升麻6g，荷叶10g，片姜黄6g，生蒲黄9g（包），炙甘草5g。服药14剂后，心悸症状减轻，寐安，余症亦明显好转，血压降至正常，心电图示：窦性心律，偶发室性期前收缩。继服原方加减两个月，调理善后而安。

病例6　不寐

朱某，女，44岁，主诉：失眠伴心烦易怒半年余。患者长期失眠，入睡困难，寐后梦多，夜间易醒，心烦易怒，常有低热，胃脘痞满不适，伴口苦，头重，舌暗红，苔黄腻，脉滑。辨证：痰热内扰，心神不宁。治法：清热化痰，宁心安神。方药：黄连3g，黄柏5g，陈皮10g，姜半夏6g，竹茹10g，枳实10g，石菖蒲6g，郁金10g，天竺黄10g，丹参30g，茯神20g，青礞石30g，合欢皮10g，合欢花10g，7剂，水煎服。服药后诸症减轻，继服10剂，诸症缓解，每晚可安眠6~8小时，精神食欲均转佳，舌脉如常。

三十四、易黄汤

【组成】山药（炒）一两，芡实（炒）一两，炒黄柏（盐水炒）二钱，车前子（酒炒）一钱，白果（碎）十枚。

【来源】清·傅山《傅青主女科·黄带篇》："妇人有带下而色黄者，宛如黄茶浓汁，其气腥秽，所谓黄带是也。夫黄带乃任脉之湿热也……所以世之人有以黄带为脾之湿热，单去治脾而不得痊者，是不知真水、真火合成丹邪、元邪，绕于任脉、胞胎之间，而化此黔色也，单治脾何能痊乎！法宜补任脉之虚，而清肾火之炎，则庶几矣。方用易黄汤。"

【功效】补脾益肾，清热祛湿止带。

【主治】湿热带下。带下色黄，其气腥秽，舌红，苔黄腻者。

【方解】方中山药、芡实健脾补肾，祛湿止带为君药；黄柏清肾中之火，车前子利水清热，为臣药；白果化痰补肾，治带下白浊，为佐使药。傅青主曰："所以世之人有以黄带为脾之湿热，单去治脾而不得痊者，是不知真水、真火合成单邪、元邪，饶于任脉、胞胎之间，而化此黄色也，单治脾何能痊乎！法宜补任脉之虚，而清肾火之炎，则庶几矣。"

【方歌】易黄汤用黄柏医，山药车前加芡实；白果一味治肾水，湿热带下此方知。

【临床应用】

病例 1　崩漏

崔某，女，35 岁，2003 年 2 月 10 日来诊。患者 3 个月前因阴道不规则出血 10 天去某医院就诊，住院并行清宫，病理诊断为增殖期子宫内膜，用抗生素等治疗 1 个月未愈，自动出院。后到某中医院门诊服中药治疗，用归脾汤为主治疗 2 个月仍未愈。现面色无华，乏力气短，阴道流血量多、色红、时有血块，舌质红、舌尖有瘀点、苔薄白，脉沉。诊为崩漏，辨为气虚证。用补中益气汤加味，水煎服，每日 1 剂。服 5 剂后未愈，阴道出血如初。后用易黄汤加味，山药、芡实、益母草、牡蛎各 30 g，黄柏 6 g，白果、黑芥穗各 10 g，茜草 15 g。每日 1 剂，水煎服。服 2 剂后阴道出血量明显减少，再服 2 剂后阴道出血时有时无，继服 5 剂后痊愈。随访 7 个月月经如期而至，崩漏未再复发。

病例 2　不孕

患者，女，28 岁，已婚，2005 年 6 月 5 日初诊。结婚 4 年未孕，月经周期 24~28 天，4 天净，量色质正常。纳呆，食后腹胀，心悸乏力，腰背酸痛，带下淋漓，质稀色白，无臭味，面色萎黄，四肢发胀，舌淡苔白，脉沉细缓。此乃脾失健运，寒湿阻滞，肾亏血虚，冲任失养。治拟先温中化湿，兼补冲任，后益肾养血、调补冲任。处方：炒山药 30 g，炒芡实 30 g，炒白术 30 g，党参 15 g，苍术 12 g，茯苓皮 10 g，大腹皮 10 g，车前子 20 g，白果 6 g，陈皮 9 g。

二诊：5 剂后，纳谷香，带下减少，余症亦瘥，来诊时正值经期，量少色暗，神疲肢软，腰酸腹坠，舌淡苔薄白，脉沉细。继健脾益气，佐以温肾养血之品。上方加仙茅 10 g，仙灵脾 10 g，杜仲 12 g，狗脊 12 g，当归 10 g，熟地黄 10 g，酒白芍 12 g。

三诊：上方服 10 剂，诸症消失故未来就诊，现停经 2 个月，疲乏嗜睡，头晕欲呕，脉双尺滑利，尿检已孕。

病例 3　膏淋

龙某，男，45 岁，1989 年 5 月 20 日因小便浑浊如米泔伴尿道灼痛反复发作 3 年来我院初诊。1986 年无明显诱因出现小便色白、腰痛等症在某市医院检查诊断为乳糜尿。曾予多种药物治疗罔效，经常反复发作。症见小便浑浊不清，白如米泔，甚则尿下结块，上有浮油，尿道灼痛，伴头昏目眩，面黄肢倦，舌苔腻黄，脉象细缓。查：乳糜试验阳性，血检未找到微丝蚴。胸透两肺清晰。西医诊断：乳糜尿。中医诊断：膏淋；证属脾虚湿热型。治以益气健脾，清热祛湿。方用易黄汤加减：山药 10 g，芡实 15 g，黄柏 10 g，车前子 10 g（包），白果仁 10 g，薏苡仁 10 g，太子参 10 g，川草薢 10 g，茯苓 10 g。上方连服 12 剂，小便渐清。服至 24 剂小便正常，头昏、肢倦消失。复查乳糜试验阴性，随访 1 年，病未复发。

病例 4　蛋白尿

张某，女，29 岁，1980 年 7 月 31 日来诊。患者 1 年来经常浮肿、腰痛、小便短少，经用补肾药后，浮肿渐消，尿蛋白仍时有出现。尿检：蛋白（＋），肤困乏力，面色少华，除目胞晨起微肿外，并无明显浮肿，纳谷不香。苔腻微黄，脉弦缓。此乃脾肾两虚，湿热内蕴，精微下渗。治以健脾补肾，利湿清热。用易黄汤加味：山药 10 g，黄柏 10 g，芡实 20 g，车前子 20 g（布包），白果 10 枚（去壳），山萸肉 10 g，茯苓 10 g。服药 12 剂，查尿蛋白（＋），腰痛减，饮食增加。又按原方继服 10 剂，复查尿蛋白阴性。后以六味地黄丸调理以巩固。

病例 5　带下

王某，女，42 岁，1990 年 11 年 6 日就诊。症见：小腹拘急冷痛，流白色清水样带下 2 个月，带下量多不止，腰酸痛，时有腹痛腹泻，精神疲惫，面色无华，舌体胖大、苔滑薄白，脉沉无力。诊断：带下病；证属脾肾阳虚。治法：温补脾肾，固涩止带。方药用易黄汤加减：山药（炒）、鹿角霜（包）、芡实（炒）各 30 g，菟丝子 20 g，白术（炒）、茯苓各 15 g，白果（碎）、炒杜仲各 12 g，红人参、肉桂、干姜、制附子（先煎）、车前子（包）各 10 g，砂仁 8 g。6 剂，水煎服，1 天 3 次。

11 月 15 日二诊：小腹痛除，腰酸痛不减，带下量减少，原方继服 6 剂。

11 月 22 日三诊：带下明显减少，腰酸痛缓解，去制附子，加巴戟天 15 g、山茱萸 12 g。继服 6 剂，而愈。

三十五、薏苡竹叶散

【组成】薏苡仁五钱，竹叶三钱，飞滑石五钱，白蔻仁一钱五分，连翘三钱，茯苓块五钱，白通草一钱五分。

【来源】清·吴鞠通《温病条辨》卷二中焦篇："湿郁经脉，身热身痛，汗出自利，胸腹白疹，内外合邪，纯辛走表，纯苦清热，皆在所忌，辛苦淡法，薏苡竹叶散主之。"

【功效】利水渗湿，辛凉清解。

【主治】湿热郁于皮肤经络，症见身痛身热，汗多自利，胸腹白疹。

【方解】方中竹叶、连翘辛凉解表为君；薏苡仁、茯苓、滑石、通草化湿利湿清热为臣药；白豆蔻温中祛湿开胃消食为佐使药。吴鞠通曰："此湿停热郁之证，故主以辛凉解肌表之热，辛淡渗在里之湿，俾表邪从气化而散，里邪从小便而驱，双解表里之妙法也。"

【方歌】薏苡竹叶散连翘，蔻仁滑石苓通草；辛凉解表并利湿，湿温郁表身痛消。

【临证应用】

病例1 疱疹

张氏使用薏苡竹叶散治疗汗疱疹48例，薏苡竹叶散原方加桑枝：薏苡仁15 g，竹叶10 g，飞滑石10 g，白蔻仁10 g，连翘5 g，茯苓10 g，白通草5 g，桑枝10 g。皮损发红热盛者，加牡丹皮10 g、蒲公英10 g；水疱密集湿盛者，加苍术10 g、苦参5 g；皮损瘙痒明显者，加地肤子、白鲜皮各10 g。上方每日1剂，分3次服，5剂为1个疗程。

病例2 蛇串疮

蛇串疮别名缠腰火丹、蜘蛛疮、火带疮、蛇缠疮、蛇丹，俗称缠腰龙，西医称为带状疱疹。此病多由情志不遂，饮食失调，致使脾虚，湿浊内停，郁久化热，湿热搏结，兼感毒邪而发病。湿由脾运不周所生，内湿外发肌肤，水液聚于肌表，故水疱累累似串珠，湿盛者水疱密集，可破溃、糜烂，渗液较多。此病以皮肤出现成簇水疱，痛如火燎为主要表现，给患者带来很大痛苦。临床上常见的证型为脾经湿盛型，其临床主要表现为皮疹颜色较淡，疱壁松弛，口不渴，食少腹胀，大便时溏，舌质淡，舌苔白或白腻，脉沉缓或滑，方用薏苡竹叶散加减。水疱大或密集者，茯苓、白豆蔻可加量；疱疹周围有红斑者可酌加龙胆草、丹参、赤芍；疼痛重者可加延胡索、川楝子、郁金以增加止痛效果。

病例3　手足口病

手足口病是由柯萨奇A16病毒引起的，以手掌、足底及口腔发生水疱疹为特征的一种传染病。感染对象主要为托幼儿童，好发于夏秋之交、湿热当令之时。综合分析，本病病机为风夹湿热病邪从口鼻而入，犯于肺卫，蕴郁脾胃，外窜肢末，上蒸于口及肌表。治宜辛凉解毒，淡渗利湿，方取淡竹叶、金银花、连翘辛凉疏表，合板蓝根更添清热解毒之力；薏苡仁、白豆蔻、滑石、茯苓、通草淡渗利湿清热。诸药相配，兼治表里之邪。

病例4　肾盂肾炎

肾盂肾炎在中医学中属于"劳淋"范畴，一部分则属于血淋或膏淋。患者多表现为易倦、面色不华、肌肤不润、腰酸腰痛、夜尿频繁等症状，呈慢性进展，多属气血不足之证。病机为外感风寒肺气不宣，不能通调水道，引发宿淋，湿热下注而致。主要症状多见腰酸痛，小溲淋沥涩痛，头重如裹，肢体沉重，脘痞纳呆，口不渴，舌质红，苔白腻，脉濡缓。治宜清化湿热，通利膀胱，用薏苡竹叶散加减治疗，可根据具体临证选用黄柏、瞿麦以加强清热通淋之效。

病例5　胃脘痛

本病的病机是患者有胃部宿疾，又感受外来之湿邪，致胃痛复发，为湿热互结，气机不畅所致。此种证型常见症状为初恶寒，后但热不寒，身重，乏力，口不渴，食少无味，小溲浑浊，舌质红，苔黄腻，脉濡数。治以清热利湿止痛，方用薏苡竹叶散加减治疗。

病例6　白㾦

湿热相蒸，内外合邪，白自内而外发出，症见消瘦，神疲，胸背散见疱疹，或有结痂者，身热（午后尤剧）时作时止，口不渴，食欲差，服退热剂汗后仍不解，此时运用薏苡竹叶散辛凉甘淡以治之，一俟疱疹结痂即愈，继以健脾之剂以固后效。

三十六、己椒苈黄丸

【组成】防己、椒目、葶苈子（熬）、大黄各一两。上四味，末之，蜜丸如梧子大，先食饮服一丸，日三服，稍增，口中有津液。渴者，加芒硝半两。

【来源】汉·张仲景《金匮要略》，原文："腹满，口舌干燥，此肠间有水气，己椒苈黄丸主之。"

【功效】前后分消，攻逐水饮。

【主治】水饮积聚脘腹，肠间有声，腹满便秘，小便不利，口干舌燥，脉沉弦。

【方解】本方防己清湿热，椒目消除腹中水气，导水从小便而出，为君药；葶苈子能泄降肺气，消除痰水，为臣药；大黄能泻火通便，逐水从大便而出，为佐使药。

【方歌】己椒苈黄配成丸，攻逐水饮效力专；肠间水气腹胀满，二便通调法堪言。

【临证应用】

病例1 慢性心力衰竭

郝某，女，78岁，体胖，2011年10月24日初诊。患者有慢性咳嗽病史8年，每于季节交替时发作，喘憋劳累及平卧位加重。症见喘憋，大汗出，夜间不能平卧，口干口苦，咳嗽痰黏稠，喉中痰鸣，腹胀，纳呆，大便干，3~4天行一次，夜寐欠安。爪甲青紫，口唇发绀，双下肢水肿（＋＋），舌暗红，苔黄厚，脉滑数。查体：面色晦暗，颈静脉怒张，心率106次/分，律齐，双肺底可闻及少量干、湿啰音，肝肋下2 cm，血压130/100 mmHg。西医诊断：慢性心力衰竭；肺源性心脏病。中医诊断：喘证；证属热瘀水结。治宜清热活血，泻肺利水。方投己椒苈黄丸加味，药物组成：汉防己15 g，川椒目9 g，葶苈30 g，大黄12 g，黄芩12 g，鱼腥草30 g，茯苓30 g，白术15 g，桑白皮30 g，车前子30 g，泽泻15 g，白花蛇舌草 30 g，半边莲 15 g。每日 1 剂，水煎 2 次取汁 300 mL，分早、晚 2 次服，服 7 剂。

2011 年 11 月 1 日二诊：喘憋减轻，偶有咳嗽，小便量少，大便干。黄厚苔未减，双下肢水肿（＋）。血压 120/80 mmHg。初诊方大黄、黄芩增至 15 g，继服 7 剂。

2011 年 11 月 8 日三诊：患者静息状态下无明显喘憋，偶有气短、乏力，唇甲发绀，双下肢水肿明显消退。二便尚可，舌暗红，苔薄黄。二诊方加丹参 30 g、黄芪 30 g，继服 6 剂。此后，继服该方 10 余剂，以巩固治疗。

按：该患者素体偏胖，痰湿积聚，脾失健运，壅滞胃肠，阻遏气机，气血运行不畅，瘀血内停，瘀久化热而致本病。证属慢性心力衰竭急性期热瘀水结证，治疗以己椒苈黄丸加减。

病例 2　水肿（肺心病伴心衰）

李某，男，57 岁，1991 年 1 月 2 日初诊。患肺源性心脏病 10 余年，常年咳喘，心悸。1990 年入冬后心悸加重，周身浮肿，喘息难卧，因肺心病伴心衰而住院。症见面色青黑，周身浮肿，腹满而喘，心悸，不能平卧，唇口发绀，四肢厥冷，痰涎壅盛，二便不利，舌紫苔薄黄，脉细促，心率 110 次/分，X 线示：肋间隙增宽，横膈下移，肺透光度增高，心脏呈垂悬位。超声心动图示：右心室增大，右心室壁增厚，三尖瓣关闭不全。入院后给予吸氧，强心利尿，心衰症状有所缓解，但仍感心悸，腹满而喘，痰涎壅盛，二便不利，四肢浮肿。此属久病正虚，肺气不通，大虚之中有赢状。治宜肃肺降浊，兼以益气温阳。药用：防己、制附片各 15 g，椒目、葶苈子、大黄各 5 g，干姜、红参各 10 g，茯苓 30 g，嘱其浓煎频服。服 3 剂后，解脓样黏秽便，小便通利，下肢转温，心悸喘促减轻。服 10 剂后肿消，能下床活动。继服 24 剂，症状基本消失，能从事轻体力劳动。

按：己椒苈黄丸为肃肺荡饮、通腑坠痰之峻剂，仲景用以治疗腹满、肠间有水气等症，以苦寒之剂逐饮通腑，能使饮从小便而出，邪从大便而下，能逐上焦之饮，又泻中焦之热，兼利下焦之湿。凡痰饮、悬饮、支饮等辨其病机属痰湿热郁结者，皆可以本方加减施治。

病例 3　肠易激综合征

患者，男，36 岁，以腹中隐痛、肠鸣腹泻反复发作 5 年为主诉，于

2001 年 5 月 18 日来诊。患者近 5 年来常以紧张疲劳为诱因而出现阵发性腹痛、脐周不适、肠鸣辘辘，泻下黏液稀便，每日 3 ~ 10 次。患者曾多次在我院消化内科就诊，反复查粪常规，做粪培养及乙状结肠镜检，均未发现异常。行全消化道 X 线钡餐造影后，拟诊为肠易激综合征。近 10 天因业务繁忙，上症复发。自服西药复方地芬诺酯片及中成药补脾益肠丸 5 天无效。面色晦黄，形体略瘦，腹中挛痛或脐周不适时作，肠鸣辘辘有声，泻下黏液夹泡沫样稀便，每日 4 ~ 6 次，泻后肠鸣暂止，但须臾又起。脘腹满闷饱胀，口干苦不思饮，溲赤量少，食不多。苔白腻，脉沉滑略弦。中医诊断为泻泄；证属痰饮化热停于肠间，日久困脾运化失健。立清热泄浊、分消痰饮之法。仿《金匮要略》己椒苈黄丸之意，处方：防己 12 g，椒目 6 g，甜葶苈子 10 g，土炒大黄（久煎）6 g，川朴 6 g，云苓 10 g，水煎服。

1 剂下后，患者来述腹泻加重，便下大量稀黏之物，恐症状加重而未敢再服。此乃肠中痰饮去矣。嘱患者勿虑，继服。又 4 剂后肠鸣腹泻大减，小溲增多，口干苦及脘腹胀满消失。胃肠饮热已去十之八九，遂于上方去椒目、葶苈子之降泄，增白术 6 g、扁豆 10 g、炒苡仁 10 g 以健脾化湿，服药 8 剂而收功。随访至今旧恙未发。

按：肠易激综合征是一种病因和机制尚不清楚的功能性肠病。由于肠功能紊乱，肠蠕动快，肠管中水气多，则肠鸣亢进，水谷杂下。正如《金匮要略》所论"其人素盛今瘦，水走肠间沥沥有声，谓之痰饮"，要点在于"水走肠间沥沥有声"。然己椒苈黄丸证为便秘，本证无便结反泻下，是热结轻而痰饮重之故。痰饮下驱，故泻下黏液稀便。故使用己椒苈黄丸分消痰饮。

病例 4　不完全性肠梗阻

吴某，男，72 岁，2019 年 6 月 12 日以反复腹部胀满疼痛，伴排便、排气异常 1 年，再发 2 小时为主诉入院。患者曾因胃癌行手术治疗，术后半年出现腹部绞痛、腹胀、停止排便排气，在外院就诊，查腹部站立正位片提示腹部可见气液平面，诊断为不全性肠梗阻，予禁食、胃肠减压、灌肠、抗感染、补液、营养支持等治疗，病情好转出院。此后反复出现肠梗阻，多次住院治疗，甚为苦恼，进食亦小心翼翼，唯恐腹胀腹痛再发。2 小时前腹痛腹胀再作，复查腹部数字 X 线摄影仍有小气液平面。刻诊：患者形体消瘦，腹部胀满，可闻及气过水声，无恶心呕吐，口干，偶有排气，大便不畅，小便量可，舌质红、苔薄黄，脉弦细。诊断为痰饮病，证属饮停积滞证。治宜化饮通腑。方选己椒苈黄丸合小承气汤加减，处方：汉防己 10 g，椒目 10 g，炒苈苈子 15 g，大黄 15 g（后下），芒硝 20 g（烊化），厚朴 15 g，炒莱菔子 30 g。3 剂，每日 1 剂，水浓煎取汁 200 mL，嘱少量频服，以不吐为宜。

药尽二诊：服药后，稍有腹痛，排便后腹痛腹胀均减轻，大便日行 2 ~ 3 次，如稀水样，可进少量流质饮食。考虑患者腹部术后，反复腹痛，多次梗阻，虽用己椒苈黄丸有效，但久病多瘀，固当合用活血化瘀法治之，以己椒苈黄丸合膈下逐瘀汤加减。处方：汉防己 10 g，椒目 10 g，炒苈苈子 15 g，酒大黄 6 g（后下），桃仁 15 g，红花 6 g，牡丹皮 15 g，当归 10 g，赤芍 15 g，蒲黄 10 g（包），五灵脂 10 g（包）。7 剂，每日 1 剂，水煎取汁 400 mL，分早、晚 2 次温服。

药尽三诊：患者腹胀减轻，腹部气过水声减少，无腹痛，进食增多，大便日行 1~2 次，舌质红、苔薄白，脉细。患者病程较久，非一日之功，嘱原方续服，并嘱禁食粗硬不易消化食物。此后患者无明显不适而停药，若稍有不适，即暂停饮食，以本方加减化裁治疗。随访 3 个月未再出现严重肠梗阻。

病例 5　呕吐

患者，男，45 岁，2016 年 6 月 7 日初诊。主诉：上腹部胀痛、呕吐半个月，加重 4 天。现病史：患者近半个月来自觉脘腹不适，伴嗳酸呕吐，自行口服法莫替丁后略有好转。4 天前出现饮水即吐，呃逆，呕吐频繁。刻下症：朝食暮吐，形体消瘦，上腹饱满拒按，大便秘结，小便短涩。舌燥，苔黄，脉弦。查体：中上腹明显膨隆，胃内有振水音，肠鸣音活跃。既往史：十二指肠球部溃疡病史 4 年余。结合患者病史、症状及体征考虑为幽门梗阻，处方：防己 10 g，花椒 10 g，苈苈子 30 g，生大黄 10 g（后下），旋覆花 12 g，枳实 30 g，清半夏 10 g，厚朴 30 g，茯苓 10 g，莪术 10 g，蒲公英 30 g，白花蛇舌草 30 g，生姜 10 g，甘草片 6 g，7 剂。上方水煎取 200 mL，每日 1 剂。

2016 年 6 月 14 日二诊：服上方后，自诉精神好转，呕吐较前好转，腹痛减轻，大便稍通畅。舌红，苔薄黄，脉弦。上方生大黄减为 3 g，枳实减为 10 g，去莪术、旋覆花、生姜，加白术 30 g，7 剂，煎服法同前。

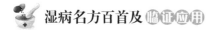

2016 年 6 月 21 日三诊：诸症较前明显好转。舌红，苔薄白，脉弦细。上方去大黄、枳实、厚朴，加陈皮 10 g，7 剂，煎服法同前。后联合六君子汤加减调理 2 个月余，随访 1 年至今未复发。

按：患者既往有十二指肠球部溃疡史 4 年，久病脾不运化，则生痰、生瘀，痰瘀互结于幽门，故初诊予以己椒苈黄丸加减治疗，并配半夏、旋覆花降逆止呕，莪术活血化瘀。

三十七、济生肾气丸

【组成】 熟地黄（酒拌，掏碎杵膏）四两，茯苓三两，牡丹皮一两，山茱萸、川牛膝、泽泻、山药各二两，肉桂（去皮）、附子（制）各五钱，车前子一两。蜜丸梧子大，空心白汤下七八十丸。

【来源】 明·薛立斋《内科摘要》："济生肾气丸，治脾肾虚，腰重脚肿，小便不利，或肚腹肿胀，四肢浮肿，或喘急痰盛，已成蛊疳，其效如神。"

【功效】 温补肾阳，利水消肿。

【主治】 肾阳不足，水湿内停证。水肿，腰脚酸重，小便不利，痰饮喘嗽。

【方解】 方中以附子、熟地黄为君，附子温阳通督，熟地黄补肝肾、滋阴养血、填精益髓，二药相须为用，同气相求，能峻补阴阳。官桂，甘辛大热而下行走里，长于补火助阳，增强温补肾阳、化气行水之功效，配伍山茱萸滋肾益肝，山药滋肾补脾为臣药；泽泻、茯苓、牡丹皮利水渗湿，补中寓泻，以防滋腻助邪，车前子通利小便，牛膝引药下行，为佐使药。

【方歌】 肾气丸用肾阳虚，熟地山药山茱萸；苓泽丹皮合附桂，济生加入车牛膝。

【临证应用】

病例 1 尿频症

王某，女，50 岁，2017 年 9 月 2 日初诊。患者 1 周前突发尿频尿数，小便淋漓涩痛，伴有下腹部坠胀不适。在社区医院就诊化验尿常规：红细胞（2＋），白细胞（3＋），潜血（3＋），尿蛋白（－）。血常规化验白细胞及嗜中性粒细胞稍高，肾、膀胱 B 超无殊。拟诊为急性尿路感染。予中成药八正颗粒和西药左氧氟沙星胶囊口服，治疗 3 天，症状明显好转。近 3 天来小便频数明显，无尿急、尿痛，无发热，大便正常。无糖尿病及高血压病史。小便常规及血常规复查正常。舌苔薄白腻，舌质淡，脉细滑。诊断：尿感后尿频症。辨证：肾阳虚损，气化失司。治法：温补肾阳，恢复气化。方药：济生肾气丸加味，处方：淡附片10 g（先煎），肉桂5 g，大熟地20 g，山药30 g，山茱萸10 g，泽泻12 g，丹皮10 g，茯苓12 g，车前子20 g（包煎），牛膝15 g，石韦20 g，土茯苓30 g。7剂。每日1剂，水煎，分2次服。

2017年9月9日复诊：诉小便频数消失，余无所苦。复验小便常规正常。守原方去石韦、土茯苓，加枸杞子10 g、巴戟肉10 g、生黄芪30 g，以此方善后，随访半年未发。

按：本案女性年届七七，天癸竭，肾气亏，湿热下注而发热淋。经清热利湿通淋中药和西药抗生素治疗，虽湿热去，但肾阳受损，导致肾阳虚而气化失司，但其他肾阳虚损兼有症状不明显，属潜在隐性类别。临床必掌握本证辨治的特殊规律性而及时精准使用温补肾阳、恢复气化之方药。然若患者伴有面目红赤、口干咽燥、大便干结、舌红苔黄、脉数等阴虚火旺者，不得使用本方药。

病例2　癃闭

谢某，男，65岁，2018年5月11日以"小便不利1年余"为主诉来诊。临床表现：小便不利，欲解不出，小腹满胀，面色㿠白，精神不振，腰膝冷而酸软乏力，眠差，大便调。舌淡苔白，脉迟弱。行尿常规、前列腺液检查未见明显异常，彩超提示：前列腺增生。该患者已年过"八八"，根据舌苔脉象，四诊合参，为元阳衰惫而致膀胱气化功能失常，宜调理脾肾补其虚，以达通达水道之目的。故中医诊断为癃闭；证属肾阳衰微。治法：温补肾阳，化气行水。方选济生肾气丸加减，药物：肉桂6 g，淡附片6 g，熟地黄10 g，山药30 g，酒萸肉10 g，泽泻15 g，茯苓30 g，牡丹皮10 g，牛膝20 g，车前子20 g，黄芪30 g，白术30 g，酸枣仁30 g，茯神20 g。7剂，水煎服。

1周后复诊，小便不利明显减轻，小腹胀满、眠差症状基本改善，在前方基础上去酸枣仁、茯神。继服7剂后诸症消失。

病例3　黄斑水肿

患者，女，74岁，患者因"左眼视力下降4年余，伴视物变形1周"于2017年2月14日门诊就诊。既往曾于2015年行双眼白内障手术。查视力：右眼 0.3，矫正可至 0.8，左眼 0.3，矫正可至 0.4；非接触眼压（NCT）：右眼 15.8 mmHg，左眼 18.3 mmHg；双眼人工晶体在位，眼底：右眼黄斑中心凹反光未见，左眼黄斑区网膜水肿，可见金箔样反光。OCT：左眼黄斑前膜伴水肿。全身症状：左眼视物模糊、变形，手足发冷，腰酸痛，夜寐欠安，纳可，二便调；舌淡，苔薄白，脉沉细。诊断：左眼黄斑前膜、左眼黄斑水肿、双眼人工晶体眼。辨证为肾阳亏虚，治法以温肾化气、利水消肿为主，给予济生肾气丸加味，处方如下：制附子 6 g（先煎），熟地黄 20 g，山药 15 g，山萸肉 15 g，肉桂 6 g，牡丹皮 15 g，茯苓 15 g，泽泻 15 g，川牛膝 15 g，车前子 10 g（包），生龙骨 30 g，生牡蛎 30 g，14 剂水煎服，每日 1 剂，分 2 次温服。

2017 年 2 月 28 日二诊：患者自觉左眼视物较前清晰，视物变形明显改善，手足发冷、腰酸痛等不适已有减轻，舌淡，苔薄白，脉沉。查矫正视力：右眼 1.0，左眼 0.6；双眼眼部专科检查基本同前。辨证同前，治法不变，继续给予上方 14 剂，水煎服。

2017 年 3 月 14 日三诊：患者自觉左眼视物较前清晰，已无明显视物变形，手足发冷等不适基本消失，舌淡，苔薄白，脉沉。查 OCT 示：左眼黄斑水肿较前减轻，余眼部检查基本同前。效不更方，上方继服，1 个月后停药。随访半年，病情稳定。

三十八、鸡鸣散

【组成】槟榔7枚，陈皮、木瓜各一两，吴茱萸、苏叶各三钱，桔梗（去芦）半两，生姜（连皮）半两。用法用量：上咬咀，用水三大碗，慢火煎至一碗半，去滓再入水二碗，煎取一小碗，两汁相合，安置床头。次日五更，分作三五次冷服之，冬月略温亦可，服了用干物压下，如服不尽，留次日渐渐服之亦可。服此药至天明，当下黑粪水，即是肾家所感寒湿之毒气也。至早饭时，必痛住肿消，只宜迟吃饭，使药力作效。此药并无所忌。

【来源】明·张景岳《景岳全书·五》："治脚气第一品药，不问男女皆可服，如感风湿流注，脚痛不可忍，筋脉浮肿者，并宜服之，其效如神。"

【功效】行气降浊，化湿通络。

【主治】治湿脚气，足胫肿重无力，行动不便，麻木冷痛，或挛急上冲，甚则胸闷泛恶。

【方解】方中槟榔质重下达，行气逐湿为君；木瓜化湿通络，陈皮理气燥湿为臣；紫苏叶、桔梗宣通气机，吴茱萸、生姜温散寒邪并为佐。诸药相合，祛湿化浊，宣通以散邪，温散寒湿，行气开壅。但总以宣通为要，适用于湿脚气而偏寒者。

【方歌】鸡鸣散治脚气方，苏叶吴萸桔梗姜；木瓜橘皮槟榔入，浮肿脚气效力彰。

【临证应用】

病例1　痛风

何某，男，82岁，2018年8月1号初诊。因"反复双足跖趾关节肿痛20余年、加重3天"就诊，刻下症见：神清、精神欠佳，疲倦乏力，双足红肿疼痛，皮温升高，活动后加重，关节屈伸不利，纳可，眠欠佳，二便调，舌红，苔白腻，舌下络脉迂曲，脉弦滑。中医诊断：痹证；湿热瘀阻证。治以清热祛湿，活血通络止痛，方用鸡鸣散加减，具体药物如下：紫苏叶15 g，吴茱萸10 g，桔梗15 g，生姜10 g，木瓜30 g，陈皮15 g，槟榔

15 g，忍冬藤 30 g，川桐皮 15 g，秦艽 15 g，秦皮 15 g，独活 15 g，乳香 15 g（炒），没药 15 g（炒），醋延胡索 15 g，水牛角 15 g，4 剂。另予香连金黄散与蜂蜜调和于双足外敷，以清热解毒。

二诊：患者双足红肿疼痛较前减轻，活动后仍有疼痛，小便可，大便溏，2～3 次/天。舌淡红，苔白腻，舌下络脉迂曲，脉弦滑。上方调整槟榔为 5 g，木瓜为 15 g，生姜为 20 g，去水牛角，再进 6 剂，双足红肿疼痛明显缓解。

按：患者为老年男性，年老体虚，脾胃虚弱，反复双足跖趾关节肿痛 20 余年，病程长，加之久居湿地，风寒湿侵入人体，痹阻关节经络，夹内在之痰湿相互交作，邪气不得外散，郁遏化热于皮肤腠理，气血凝滞，不通则痛，故见双足皮肤红肿疼痛，湿聚而成痰，日久化瘀，舌下络脉迂曲，方用鸡鸣散加减清热祛湿，活血通络止痛。

病例 2　脚气病（皮肌炎）

从某，女，22 岁，1978 年 12 月 12 日入院。患者入院前 20 天发冷、发热、咽痛、咳嗽，2 天后四肢水肿，下肢为重，接着胸颈部、四肢有数个玉米粒大小淡红色斑块。肿势渐重，下肢有明显烧灼感，四肢痛甚，触痛难忍，食欲减，小便不利。某院曾以风湿症和肾炎治疗未见好转，病情加重来我院急诊收住院。查体：血压 135/90 mmHg、体温 37.5 ℃、心率 64 次/分。重病容，被动体位，表情痛苦，神清懒言。胸颈部、四肢可见数个褪色的斑块痕迹，咽赤，四肢高度浮肿，触痛甚，活动受限，舌苔白腻，脉缓。化检：WBC 12500、N 83%、L 17%、RBC 356 万、Hb 11 g，ASO 正常，ESR 123/h，NPN 36 mg，血清总蛋白 5.6 g，白蛋白 3.0 g，球蛋白 2.6 g，血脂 250 mg，尿蛋白（＋＋＋）、WBC（＋）、RBC（＋）、颗粒管型 0～1 个/低倍镜，尿肌酸 729 mg/24 h。诊断：皮肌炎。治疗：用激素及丙酸睾酮等治疗，7 天无明显好转，后以鸡鸣散为主加减：槟榔片、陈皮、木瓜、吴茱萸、苏叶、桔梗、生姜，加茅根、茯苓、薏米、坤草。服药 19 剂，临床症状消失，化验均正常，治愈出院。

按：皮肌炎症状与中医的脚气病相符，病因多以感受风毒水湿之邪、饮食失调、水土变更为主，其病机为湿邪壅滞，分足肿湿脚气与足不肿干脚气两型。本例乃水湿侵袭经络，气血壅滞不得宣通所致，治以逐湿通络，调气舒筋。鸡鸣散重在辛温宣通逐湿，调气通络舒筋。

病例3　肾病水肿

裴某，男，34 岁，1983 年 8 月 10 就诊。患者自 1981 年 6 月以来，全身反复浮肿 2 年之久。近日面色苍白，精神不振，全身高度浮肿，腹部隆起，明显腹水征，双下肢凹陷性水肿，小便短少，恶心呕吐，四肢发冷。尿蛋白（＋＋＋），颗粒管型（＋），白细胞（＋），红细胞少许。诊断为：慢性肾病综合征（脾肾阳虚型）。治以温阳化水，方用鸡鸣散加减：木瓜、吴茱萸、茯苓、泽泻各 30 g，槟榔、炮制片各 60 g，甘草、葶苈子、丝瓜络各 10 g，生姜 6 g。水煎取汁 350 mL，于清晨鸡鸣时服下。

药后解稀黑便 2 次，小便尿量增加，腹胀缓解。以后药量减半，服药 6 剂肿消。后以金匮肾气丸调理而愈，随访 9 年未复发。

病例4　不宁腿综合征

患者，女，34 岁，1995 年 10 月 8 日就诊。患者 1 年前两小腿肌肉深部出现难言状的酸麻沉胀、似痛非痛感，休息及夜间睡眠时加重，须拍打或捏拿方减轻，来就诊前近 10 余天无明显原因症状加重，以致彻夜不眠。当地医院以西地泮、谷维素等药物治疗不见好转。伴见食欲不振，口腻不渴，舌淡红，苔白腻，脉缓。查体无异常发现。诊为不宁腿综合征。予槟榔 10 g，陈皮 10 g，木瓜 10 g，川牛膝 10 g，木防己 10 g，桔梗 6 g，吴茱萸 6 g，紫苏叶 6 g，薏苡仁 30 g，生姜 3 g，炒酸枣仁 30 g，水煎服。

服 5 剂症状明显减轻，夜间睡眠转佳，去炒酸枣仁继服 5 剂痊愈，随访 3 个月未见复发。

按：本病发生部位多在小腿深部，与湿性下趋、易袭阴位的特点相符；湿为阴邪，易阻遏气机，夜间属阴，故夜间症状加重；湿性黏滞故其病常反复发作，缠绵难愈；小腿部的酸麻胀、似痛非痛不适感为湿邪内阻、气机不畅所致。因此，湿浊阻滞下焦，经络气机不畅为本病的基本病机。治宜化湿行气通络为主，故用鸡鸣散原方化湿行气，加木防己、川牛膝、薏苡仁利湿通络。全方使湿浊化，络脉通，气机畅则诸症除。

病例5　心律失常射频消融术后心悸

患者，女，32 岁，因频发阵发性室上性心动过速在他院行射频消融术治疗，术后症状无明显缓解，反觉胸闷气憋，心悸不安加重，仍呈发作性，发作时自觉气上冲心、胸闷气憋，1个月数发。发作时做心电图无明显异常（手术前发作时心电图示室上性心动过速）。诊断为心脏神经官能症。经治疗疗效差。患者症见形体瘦弱，胸闷心悸，一直有足胫畏寒、受寒则肿痛病史，舌淡苔白，脉沉弱。诊为心阳不振、寒湿上袭、气机上逆所致。治以振奋心阳，平冲降逆，予鸡鸣散合桂枝加桂汤治之：苏叶12 g，炙甘草6 g，槟榔12 g，陈皮6 g，桔梗12 g，木瓜6 g，党参10 g，桃仁6 g，生姜6 g，桂枝15 g，茯苓15 g，炙甘草6 g，大枣12 枚，水煎服。

7剂后复诊：患者气逆上冲症状消失，唯偶有心中不适。后转补益脾肾之阳调理，随访已1年未复发。

按：此例患者久有足胫肿痛，天寒加剧病史，足证寒湿盘踞下焦久矣，心阳抑郁，寒湿壅滞经络，心阳虚衰，下焦寒湿时乘机上袭阳位，故发作心慌、心律失常，虽手术后阻断传导通路而未再发作心律失常，但因伤害心阳，下焦寒湿更易上袭阳位，症状反而加重，出现气上冲心、胸闷气憋，状若"奔豚"。《金匮要略》云："奔豚病，从少腹起，上冲咽喉，发作欲死，复还止。"而鸡鸣散治疗"足胫肿重无力，麻木冷痛，恶寒发热或挛急上冲，胸闷泛恶"，其中"挛急上冲，胸闷泛恶"病机与奔豚病的"从少腹起，上冲咽喉"颇有相通之处。

病例6 寒湿型脚气冲心

患者，男，83岁，2009年9月9日就诊。家人代述：2009年9月在县医院诊断为老年性慢性心功能衰竭入院。9月12日持病危通知出院来诊。症见：重病容，瘦削苍白，心悸、胸闷，胃部难受，动则气短。多日不食不便，懊恼、嘈杂，日不能寝，夜不能寐。尤其不能平卧，平卧则气短欲绝。常伏桌似睡非睡。膝下至趾，肿胀如石头，麻木不仁而内又觉疼痛，步履维艰。近又时而胡言乱语，舌淡苔腻，脉结促（代）。面对诸证，苦思良久认定为寒湿型脚气，遂以：槟榔20 g，紫苏15 g，木瓜20 g，吴茱萸8 g，桔梗12 g，陈皮12 g，当归尾25 g，杏仁12 g，桃仁12 g，牛膝10 g，山楂20 g，汉防己10 g，茯苓15 g，大黄15 g，生姜7 片，车前仁15 g，赤小豆20 g，1剂水煎待鸡鸣时服100 mL，次日中午，便下黑粪。又守原方水煎1次服100 mL，3次/日，5剂之后，患者已能饮能食能平卧，胫肿全消。随访，至今健在。

三十九、开噤散

【组成】黄连（姜水炒）、人参各五分，石菖蒲七分，丹参三钱，石莲子（去壳）、茯苓、陈皮、陈米、冬瓜壳一钱五分，荷叶蒂二个。

【来源】清·程国彭《医学心悟》卷三："开噤散，治呕逆食不入，书云：食不得入，是有火也，故用黄连。痢而不食，则气益虚，故加人参。虚人久痢，并用此法。"

【功效】泄热和胃，化湿开噤。

【主治】噤口痢湿热蕴结者。症见下痢赤白，脘闷，呕恶，不食，口气秽臭，舌红苔黄腻，脉滑数。

【方解】方中黄连苦降，人参健脾益气，补中焦为君药；石菖蒲、石莲子、茯苓、陈皮、陈米、冬瓜子苦辛通降，泄热化湿，清心健脾为臣药；荷叶蒂化湿和胃升清；丹参益气活血祛瘀为佐使药。诸药合用，共奏泄热和胃、化湿开噤之功。

【方歌】开噤散治中焦阻，参苓荷蒂陈米煮；橘皮丹参冬瓜子，莲子黄连好菖蒲。

【临证应用】

病例 1　噤口痢

张某，男，71 岁。患者于 7 天前因饮食不洁后出现腹泻，大便日数十行，腹痛，里急后重，赤白下痢，赤多白少，伴有发热。曾在当地医院诊为"痢疾"，予 0.9% NS 300 mL + 氨苄西林 3.0 g，2 次/天，静脉滴注，3 天后症状未见明显缓解，转入传染病院给予头孢曲松及培氟沙星等药治疗（具体用量不详），1 天后症状被控制住，5 天后好转出院。出院第 2 天症状复发而前来就诊。症见：便次频繁，每日 10 余次，腹痛，里急后重，下痢脓血，大便紫红色，伴周身乏力、少气懒言，呕不能食，食入即吐，并伴有发热（T 38.6 ℃），舌质红绛而干，苔薄黄，脉滑数。患者精神状态较差，萎靡不振，双目凹陷呈脱水貌，肌肉瘦削。大便常规：RBC 和 WBC 满视野/

HP，脓血便。诊断为"噤口痢"（虚实夹杂型）。治以清热化湿、降逆止呕，佐以健脾益气为法。方用开噤散加减：黄连6 g，菖蒲、石莲子、陈皮、半夏、荷叶各10 g，党参20 g，麦冬、石斛（先煎）、沙参、白术、茯苓各10 g，甘草、肉桂各6 g，砂仁10 g（打碎），6剂。

二诊：药后精神状态好转，双目有神，便次明显减少，每日1～2次，大便成形，无里急后重及发热，食欲及食量均明显增加，唯仍觉轻微腹痛，舌质红，苔薄，脉细弱。上方去肉桂、沙参、荷叶、砂仁，加赤芍、白头翁各10 g。续服6剂，药后诸症悉平，复查便常规已正常。

病例2　食欲不振

朱某，女，45岁，2017年2月27日初诊。患者因"食欲不振1年"前来就诊，自诉1年前因饮食不洁后出现食欲不振，恶心欲吐，早饱，伴反酸嗳气，口干，肠鸣，腹泻与便秘交替，目前以腹泻为主，夜寐欠安。近1年体重下降2 kg。舌质暗红、边有齿印、苔薄黄腻，脉细滑。2017年2月27日本院胃镜示：慢性胃炎，Hp（－）。病理尚未显示。1年前胃镜示慢性胃炎伴增生糜烂，Hp（＋）；病理：轻中度CAG伴肠化，Hp（＋＋＋），已行Hp根除治疗。曾查粪常规未见明显异常。辨证属脾虚湿热。治以清热化湿，降逆和中，健脾行气。拟开噤散化裁。处方：黄连2 g，丹参15 g，石菖蒲6 g，石莲子15 g，炒冬瓜子15 g，茯苓15 g，陈皮10 g，炒白术10 g，炒薏苡仁30 g，炒枳壳10 g，石斛15 g，六神曲15 g，炒稻芽20 g，炒麦芽20 g，仙鹤草15 g。14剂，常法煎服。

2周后复诊：药后食欲好转，恶心减轻，腹胀不显，时有嗳气，仍感神疲乏力。舌质暗红、边有齿印、苔薄白，脉细弱。2017年2月27日本院胃镜病理显示：中度CAG伴肠化，Hp（－）。药已中病，结合舌脉，患者中焦湿热已去，当以健脾益气为主，改六君子汤加减。处方：党参15 g，炒白术10 g，茯苓15 g，陈皮10 g，炒枳壳10 g，炙甘草3 g，丹参15 g，炙黄芪15 g，石斛15 g，佩兰10 g，焦六神曲15 g，焦山楂15 g，炒麦芽20 g，白花蛇舌草15 g，刀豆壳15 g。后患者诸症皆平，3个月后随访未复发。

病例3　腹胀满

张某，男，51岁，2018年4月16日初诊。患者上腹部胀满不适2个月，餐后尤甚，近日食入即吐，无以纳食。胃镜示：慢性浅表性胃炎，Hp

（－），上腹部 CT 及腹部肝胆胰脾 B 超：未见明显异常。多处就诊，其症状未见明显好转，十分痛苦，遂前来索方。刻下：脘腹部胀满，按之膨隆，饥不欲食，食入则吐，偶有嗳气，无胃痛，无反酸、烧心，气短懒言，面色少华，大便黏腻，小便色微黄，舌微红，舌下静脉稍迂曲，苔薄腻，脉细滑。辨证属气虚湿热，胃气上逆。治宜泄热和胃，苦辛通降。方用开噤散加减：党参 10 g，白术 10 g，茯苓 15 g，陈皮 6 g，法半夏 6 g，黄连 2 g，石菖蒲 10 g，泽泻 25 g，冬瓜仁 30 g，石莲子 15 g，丹参 15 g，荷叶 15 g，紫苏梗 10 g，制香附 10 g，沉香曲 3 g，甘草 5 g。14 剂，浓煎服，分次频服。

二诊：患者腹胀较前减轻，食纳亦佳，舌淡，苔薄，故原方去黄连，加山药 20 g、芦根 15 g 扶阴养胃，以防苦燥耗阴。14 剂，水煎服，分次频服。

三诊：药后患者症状明显改善，不明显上腹部不适，胃口佳，可正常纳食，面色红润，精神亦佳。

病例 4　纳呆

杜某，男，74 岁，2018 年 9 月 11 日初诊。主诉：贲门腺癌镜下切除术后 7 年，食欲不振半年。病史：患者于 2011 年 10 月查胃镜及病理示：（贲门）部分区腺体高级别上皮内瘤变。超声胃镜：贲门黏膜病变（0－ⅡC）。遂于 2011 年 10 月 26 日行"贲门内镜下黏膜剥离术"，术后病理：中分化腺癌，癌组织侵及黏膜下层，未见明确脉管癌栓及神经侵犯，水平及垂直切缘未见肿瘤组织残留，周围黏膜示轻度慢性萎缩性胃炎伴肠上皮化生。术后患者未行放化疗。刻下症：食欲不振，早饱，偶食后即吐，无进食梗阻感，无嗳气，乏力，二便尚调，舌红有浅裂纹，苔薄微腻，脉细弦。辨证属中虚气滞，湿浊内蕴。治以健脾行气，化湿和胃，方用香砂六君子汤合开噤散加减，处方：太子参 10 g，炒白术 10 g，炒白芍 15 g，山药 20 g，陈皮 6 g，法半夏 6 g，木香 6 g，砂仁 3 g（后下），黄连 4 g，吴茱萸 2 g，海螵蛸 30 g（先煎），炒谷芽 15 g，炒麦芽 15 g，沉香曲 3 g，荷叶 10 g，冬瓜子 30 g，石莲子 15 g，石菖蒲 10 g，六神曲 10 g，麦冬 10 g。14 剂。每日 1 剂，浓煎服，分次频服。

9 月 25 日二诊：食欲不振稍好转，胃纳渐增，进食无梗阻感，口干，原方加玉竹 10 g。14 剂，每日 1 剂，浓煎服，分次频服。

10 月 9 日三诊：进食无梗阻感，纳食增加，原方继服，门诊随诊。

四十、连朴饮

【组成】制厚朴二钱，川连（姜汁炒）、石菖蒲、制半夏各一钱，香豉（炒）、焦栀各三钱，芦根二两。

【来源】清·王孟英《霍乱论·卷下》："连朴饮治湿热蕴伏而成霍乱，兼能行食涤痰。"

【功效】清热化湿，理气和中。

【主治】湿热霍乱。上吐下泻，胸脘痞闷，心烦躁扰，小便短赤，舌苔黄腻，脉滑数者。

【方解】方中黄连清热燥湿，厚朴行气化湿，共为君药。石菖蒲芳香化湿而悦脾，半夏燥湿降逆而和胃，增强君药化湿和胃止呕之力，是为臣药。山栀、豆豉清宣胸脘之郁热；芦根性甘寒质轻，清热和胃，除烦止呕，生津行水，皆为佐药。

【方歌】连朴饮用香豆豉，半夏芦根栀菖蒲；湿蕴中焦烦呕吐，清热化湿此方伍。

【临证应用】

病例1　沙门氏菌感染

滕某，20岁，学生，以反复发热7天为主诉于2005年6月15日入院。患者6天前于校外餐馆就餐后出现持续发热，伴有头昏、咽干、乏力、周身困重，学校门诊测体温38.4℃，查体：咽红肿，双肺未见明显异常，予服维C银翘片和APC片治疗3天效果不佳，仍有发热、头昏不适等症，发热以夜晚为甚，体温波动在39℃左右。来院就诊2天前患者发热、头昏加重，到某医院测体温39.5℃，查血常规，WBC 4.6×10^9/L，RBC 3.85×10^{12}/L，HB 122 g/L，N 65.7%，L 25%，余各项正常，诊断为上呼吸道感染，沙门菌感染。给予头孢噻肟钠5.0，静脉滴注，每天一次，Vit. B 60.2 + Vit. C 2.0，静脉滴注，每天一次，并予地塞米松5 mg肌注，每天一次，应用3天效果不显遂转至我院，急查血常规示：WBC 3.9×10^9/L，RBC 3.83×10^{12}/L，

HB 119 g/L，N 62.6%，L 31.3%，嗜酸性粒细胞 0.04×10^9/L；查尿常规：酮体（2+），白细胞（+）；查大便常规：黄绿稀，OB（+）；查 ECG 示窦性心动过速；做血培养（3 天后结果）：甲型副伤寒沙门菌（+）。入院症见：发热、微汗出、身热不扬、头昏、乏力、周身困重、神清纳差，尿黄便干，舌红苔黄腻，脉数，西医诊断为沙门氏菌感染，按中医辨证为湿温（湿热并重型），方药予王氏连朴饮化裁：黄连 10 g，山栀 12 g，厚朴 10 g，法半夏 10 g，茯苓 12 g，陈皮 10 g，滑石 10 g，石菖蒲 15 g，芦根 10 g，薏苡仁 20 g，竹叶 9 g，甘草 6 g，西药给予氨苄西林和左氧氟沙星，静脉滴注，每天 2 次。

用药 2 天后体温降至 37.5 ℃，患者自感好转，复查血常规：WBC 3.5×10^9/L，RBC 3.53×10^{12}，HB 113 g/L，N 49.5%，L 41.9%，余项正常，继续按原方案治疗 4 天后，体温降至 36.8 ℃，患者诉症状缓解要求出院，复查血常规及嗜伊红恢复正常，复查血培养提示无细菌生长，遂准予出院休息。

病例 2　胃痞满

患者，男，53 岁，2012 年 3 月 22 日初诊。患者反复发作胃脘痞满、疼痛 2 年，近 1 个月胃脘灼热疼痛，痞满饱胀，嘈杂，不思饮食，两胁不舒，晨起后反酸恶心，嗳气，口苦，舌淡苔黄腻，脉弦滑。胃镜报告：慢性浅表性胃炎伴糜烂，HP（++）。中医辨证：湿热中阻。治以清化湿热，开郁和胃。方选连朴饮加减：法半夏 10 g，厚朴 12 g，黄芩 10 g，黄连 6 g，白蔻仁 6 g（后下），石菖蒲 10 g，栀子 10 g，芦根 10 g，苏梗 10 g。10 剂，1 剂/天，水煎服。同服奥美拉唑 20 mg、克拉霉素 500 mg、阿莫西林 1 g，2 次/天，西药连服 1 周。

2012 年 4 月 2 日二诊：服药后，患者胃脘灼热胀满减轻，食欲好转，但夜间偶发胃脘隐痛，晨起仍感恶心，口苦而干，时有嗳气，舌质淡红，苔薄黄，脉弦缓。湿热未尽，气血凝滞，阴伤显露。治以清泄湿热，行气活血，养阴和胃。方选连朴饮加减：法半夏 10 g，黄连 6 g，白蔻仁 6 g（后下），栀子 10 g，芦根 10 g，苏梗 10 g，延胡索 10 g，竹茹 8 g，麦冬 10 g，炙甘草 5 g。10 剂，每日 1 剂，水煎服。

2012 年 4 月 12 日三诊：患者胃脘胀满消失，但有灼热感，嘈杂不适，偶有泛恶，口干舌燥，大便稍干。舌质淡红少津，脉弦细数。证属湿热中阻兼胃阴不足。治以清热化湿，滋养胃阴。药用黄连 6 g，栀子 10 g，芦根 20 g，苏梗 10 g，竹茹 8 g，麦冬 10 g，浙贝 10 g，白及 10 g，白芍 20 g，炙甘草 6 g。8 剂，每日 1 剂，水煎服。

2012 年 5 月 4 日四诊：患者胃脘偶有灼热、嗳气，余无不适，纳食正常，偶有口干，精神好转，舌质淡红苔薄黄，脉弦细。查^{13}C – 尿素呼气试验示 HP（－）。

病例 3　发热

马某，男，35 岁。患者自诉低烧 1 个多月，体温 37.5 ℃左右，面色黄，神疲体倦，纳呆，腹胀腹满，大便溏而不爽，小便色黄，舌质紫绛，苔黄腻干燥，脉濡滑。辨证为湿热阻滞、痰瘀交结。治拟清热化湿，化痰逐瘀。用王氏连朴饮加减，处方：黄连 3 g，厚朴 10 g，法半夏 10 g，芦根 15 g，石菖蒲 10 g，藿香 10 g，佩兰 10 g，桔梗 12 g，茯苓 15 g，枇杷叶 12 g，桃仁 12 g，山楂 15 g，炒谷芽 15 g，玄参 12 g。每日 1 剂，水煎分 4 次服。

服药 7 剂，低烧消退，腹胀、腹满减轻，神疲体倦有所改善。继予上方随症化裁服用 10 日善后。

病例 4　眩晕

金某，女，68 岁，2019 年 5 月 7 日初诊。自诉晨起时突然出现头晕，伴恶心呕吐 1 次，呕吐物为清水，无天旋地转感、意识障碍、肢体麻木无力、腹痛腹泻等不适，既往有高血压病史，纳一般，眠可，小便色黄，大便 1 日 2 次，黏腻不爽，舌质淡红，苔黄腻，脉濡细。查体：血压 145/74 mm-Hg，脑膜刺激征（－），病理反射未引出。结合病程、舌脉诊，辨证为中焦湿热证，予王氏连朴饮加减治疗。处方：法半夏 9 g，黄连 10 g，茯苓 20 g，石菖蒲 10 g，厚朴 10 g，防风 10 g，木香 10 g，砂仁 10 g，薏苡仁 30 g，陈皮 10 g，丹参 20 g，桃仁 10 g，旋覆花 10 g，生甘草 5 g。共 7 剂，每日 1 剂，水煮取汁 400 mL，每次 200 mL，每日 2 次，温服。另嘱患者清淡饮食，规律服用降压药。

二诊：2019 年 5 月 16 日复诊，自诉头晕较前明显缓解，偶有恶心欲吐，余无其他不适，纳一般，眠可，小便色淡黄，大便每日 1~2 次，质软，舌质淡红，苔薄黄，脉细。守上方再服 7 剂，诸症消失。

病例5 顽固性失眠

赵某，女，60岁，1996年9月26日来诊。患者诉平时不易入睡，失眠10年余，每夜睡眠2~3小时，口服地西泮6~10片，方能睡眠4~5小时，昼间则头脑昏沉，甚则脑鸣，亦曾服用中药汤剂数10剂，略有好转，但停药后复又如初。症见：不寐、头重、心烦、口苦、形体较胖、舌质红、苔腻而黄、脉滑。证属痰热上扰。治以化痰清热，理气安神，以连朴饮加减。处方：黄连12 g，川朴10 g，陈皮12 g，半夏10 g，竹茹12 g，栀子12 g，菊花15 g，远志12 g，云苓12 g，甘草6 g，每日1剂，水煎服。

服药5剂，心烦、口苦减轻，不服用地西泮，每夜可眠约4小时。守方继进10余剂，患者能眠7小时左右，余症随之缓解，继服10剂，以巩固疗效，随访半年，睡眠正常。

病例6 慢性肾功能不全

患者，男，30岁，药师，2011年3月21日初诊。查血肌酐136 mmol/L，尿素氮8.76 mmol/L，原因不明，曾就诊于多家医院，因建议肾活检而拒绝，未行任何治疗。刻诊：胃脘胀痛，口中黏腻不爽，口苦，食欲旺盛，尤喜酒肉，大便稀溏、入水即散，小便色黄，苔黄腻，脉弦滑。查体未见明显阳性体征。超声检查双肾未见明显异常。诊断：慢性肾功能不全。证属中焦湿热。治法：清化湿热，利湿泄浊。方以王氏连朴饮加减：厚朴9 g，黄连6 g，栀子9 g，法半夏9 g，石菖蒲9 g，薏苡仁15 g，炒白术9 g，车前草12 g，芦根12 g。每日1剂，水煎服。

服药3剂后，食欲大增，大便次数增多。守方继服1个月，复查血肌酐106 mmol/L，尿素氮8.33 mmol/L。苔黄腻，脉弦滑。守方继服1个月后，复查指标反弹如初。仔细追问，患者近期饮酒、肉食摄入大量增加，叮嘱严格控制饮食，调整作息、增加运动，前方加泽泻9 g、滑石（包）9 g以增加利水渗湿、清胃热之功，守方继服1个月后指标恢复正常，随访2年，未再反复。

按：肾功能不全多与肾脏本身病变有关，因饮食因素导致者较少见。本案患者因恣食肥甘厚味，湿热中生，导致疾病缠绵反复。乃以王氏连朴饮清利湿热，配合薏苡仁、车前草清利湿热，炒白术健脾祛湿。

病例 7　脱发

刘某，男，56 岁，2017 年 8 月 12 日初诊。患者自诉 2 个月前因情志因素导致脱发，以颠顶为甚，头皮油腻瘙痒，自行口服养血生发胶囊但未见明显好转，口干，但欲漱水不欲咽，纳眠可，小便黄，大便不成形，舌质暗红，苔黄腻，脉缓而涩。辨证为湿热蕴阻，气滞血瘀，毛发失养，予以王氏连朴饮化裁治疗。处方：黄连 10 g，厚朴 15 g，栀子 10 g，枳壳 10 g，茵陈 30 g，滑石 20 g，山楂 20 g，红花 10 g，当归 30 g，丹参 10 g，白鲜皮 20 g，焦白术 10 g，生甘草 10 g。14 剂，每日 1 剂，水煎服。另嘱患者清淡饮食，保持情志舒畅。

2017 年 8 月 26 日二诊：自诉脱发较前减轻，口干较前好转，仍头皮瘙痒，小便偏黄，大便不成形，纳眠可，舌质暗红，苔黄稍腻，脉缓，守上方改焦白术为 15 g，加地肤子 10 g。7 剂，每日 1 剂，水煎服。

2017 年 9 月 2 日三诊：诸症减轻，仍头皮瘙痒，舌质暗红，苔黄黏，脉缓，守上方去黄连、栀子，加苦参 20 g、薄荷 6 g、茯苓 20 g。14 剂，每日 1 剂，水煎服。

2017 年 9 月 16 日四诊：诸症减轻，未诉特殊不适，守上方加车前草、车前子各 20 g，蝉蜕 6 g，桑叶 20 g。14 剂，每日 1 剂，水煎服。药后诸症明显减轻，1 个月后随访未见脱发，有新发生长。

按：本案患者头皮油腻瘙痒，小便黄，大便不成形，苔黄腻，均为湿热在里之象；中焦湿热内生，上攻于头，熏蒸发根之血，渐成枯槁，可致脱发。久患湿热，湿性黏滞易阻滞气机，气阻则血液运行不畅而致血瘀，加之近期情志因素影响导致肝失疏泄，肝气郁结，气血运行不畅，头皮局部血虚，风邪乘虚而入，而引起脱发。叶天士在《临证指南医案》中云："初病湿热在经，久则瘀热入血。"气血运行不畅而血瘀，故舌质暗红，脉缓而涩；血瘀津液不布，不能上濡，故口干，但病由血瘀，并非津亏，故虽口干却只欲漱水不欲咽。四诊合参，辨证为湿热蕴阻，气滞血瘀，毛发失养，予以王氏连朴饮辛开苦降，清热燥湿。

四十一、连理汤

【组成】 人参、白术（炒）各一钱五分，干姜（炮）二钱，甘草（炙）五分，茯苓一钱五分，黄连（姜汁炒）一钱。

【来源】 明·王肯堂《医辨》："因泻而烦躁引饮。转饮转泻者，参附汤、连理汤。"

【功效】 温中健脾，清化湿热。

【主治】 脾胃虚寒，湿热内蕴，升降失常之呕吐酸水，顺逆，心痛，口糜，泄泻，腹胀者。

【方解】 方中人参补脾胃助元气，干姜温胃散寒共为君药；黄连清热燥湿，白术健脾祛湿为臣药；炙甘草缓中益胃为佐使药。

【方歌】 连理参术与姜草，黄连还要姜汁炒；脾胃虚寒湿热蕴，寒温并用脾胃调。

【临证应用】

病例1 泄泻

患者，女，76岁，2013年3月20日初诊。近2年来腹泻间断性发作，多则每日10余次，大便质稀，曾于外院多方求医但疗效不佳。刻下：大便次数增多，每日7～8行，情绪紧张时尤甚，腹泻时伴里急，进食量少喜温，无腹痛、腹胀等不适，小便尚可。舌淡红，苔薄黄，少津，脉弦紧。辨证属中焦虚寒，肝脾不和；立法温补中焦，调和肝脾；方拟连理汤合痛泻药方化裁：党参15 g，炒白术30 g，干姜10 g，生甘草3 g，黄连15 g，防风10 g，陈皮10 g，白芍10 g，水煎，日2次分服，7剂。

二诊：2013年4月9日，服上方3周后大便次数较前减少，现每日5～6行，便质较前成形，余症亦有改善，饭后时有胃脘胀满。舌脉同前。上方加焦三仙30 g、莱菔子15 g。

三诊：2013年5月14日，求治外感咳嗽时告知，上方又服1个月后腹泻症状明显缓解，大便成形，每日2～3行，遂即停药，未再加重。后嘱其感冒愈后再服上药半个月以巩固疗效。

按：本案患者为老年女性，脾胃虚寒，脾失健运则腹泻，进食量少喜温；腹泻经久不愈，受情绪影响症状加重，即脾土亏虚，肝木乘虚克之。综合临床症状及舌苔脉象，辨证属脾胃虚寒，肝木乘脾。立法温补健脾，调和肝脾，方拟连理汤合痛泻药方化裁。

病例2 呕吐

周某，女。饥饱失节，冷食伤中，半载来不饥不纳，入夜辄呕吐痰水，口干苦，饮水不多，胸痞烦闷，面色无华，神疲，肠鸣便溏，每日一二行。舌淡苔淡黄而腻，脉沉弱。中州虚寒于先，湿火乘之于后也。拟温太阴，清阳明。仿石顽氏方，药用：党参、茯苓等各15 g，白术、制半夏、煨葛根各10 g，干姜、黄连、炙甘草各3 g，荜澄茄5 g，煨姜3片，3剂。

上药服后呕吐即止，口苦消失，胃纳迭增，大便渐干，每日一行。于原方中去荜澄茄，加砂仁3 g（后下），3剂，遂瘥。

病例3 脘腹疼痛

陆某，男。罹十二指肠球部溃疡七载，好发于寒冬。今年仲秋脘痛即起，连及腹中，作于未分空腹之际，得热食略安，稍凉则痛剧，历四旬而不衰，喜按。三服黄芪建中汤不应。据云饮酒则痛缓。近月来又见嘈杂吞酸，泛吐痰水，口干不多饮，纳少，面黄神疲，大便溏，每日一行。舌淡红，边有齿痕，苔薄白根部黄腻，脉濡。斯证也，中州虚寒为本，湿热为标，法当消补兼施，苦降辛开。仿张氏方，药用：党参、茯苓各15 g，白术、丹参各10 g，干姜、木香、砂仁（后下）各5 g，炙甘草、黄连、檀香各3 g，3剂。上药服后痛减大半。复诊时原方续进3剂而痛止。

病例4 湿温

周某，女。患儿诊断为伤寒住院治疗，并邀家父会诊。当时湿温已三候，因恣食甘寒，以致湿热未楚，寒湿又生，昨暮腹胀痛，大便泄泻，一夜5次，身热骤退（体温37.6 ℃），神识昏蒙，嗜睡懒言，额上汗出，四末欠温，口渴欲饮，泛哕，呃逆。舌苔淡黄，根部灰黄腻而有津，脉濡。拟扶正祛邪并进，苦降辛开兼施，复参化痰以防歧变，再予淡渗引湿下泄。药用：干姜2.1 g，黄连、橘红、甘草各1.5 g，菖蒲、制半夏、白术、姜竹茹各

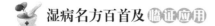

4.5 g，赤茯苓、太子参各 9 g，猪苓 6 g，2 剂。

服药后额汗、泛哕、呃逆悉止，腹胀痛亦减，大便日仅二行，虽身热反增（体温 38.1 ℃），而神识却多明少昧，是正胜阳回之兆。前方去半夏、猪苓、橘红，加豆卷、青蒿各 9 g，原方中干姜减为 1.5 g，2 剂。

三诊时大便转干，身热亦减（体温 37.3 ℃），仍以此方稍事出入，续诊 2 次而愈。

病例 5　虚寒下利（菌痢）

王某，女，46 岁，2006 年 11 月 17 日来诊。大便带脓 2 天。腹部隐痛，里急后重，胃脘胀闷，手足逆冷，舌质略红，苔白，左脉沉，右脉弦。便常规：黏液（＋），红细胞（＋），白细胞（＋），吞噬细胞 3 ~ 4 个/HP。中医辨证属虚寒下利。治宜温中健脾止痢。方用连理汤加味，药物组成：党参 15 g，干姜 10 g，白术 10 g，黄连 5 g，当归 10 g，炙甘草 6 g，桂枝 12 g，木香 10 g，槟榔 10 g，3 剂而愈。

四十二、连梅汤

【组成】黄连二钱，乌梅三钱，麦冬三钱，生地三钱，阿胶二钱。

【来源】清·吴鞠通《温病条辨·卷三》："暑邪深入少阴消渴者，连梅汤主之；入厥阴麻痹者，连梅汤主之；心热烦躁神迷甚者，先与紫雪丹，再与连梅汤。"

【功效】滋阴清热燥湿。

【主治】暑邪入少阴，消渴；入厥阴，麻痹；心热烦躁。

【方解】黄连清热，乌梅生津，黄连、乌梅合用滋阴清热燥湿为君药；阿胶滋阴养血，麦冬、生地滋阴清热。生地、麦冬配乌梅滋阴生津为臣使药。吴鞠通谓之"酸甘化阴、酸苦泄热法"。

【方歌】连梅汤中用阿胶，生地麦冬生津妙；滋阴清热兼祛湿，消渴麻痹用之消。

【临证应用】

病例 1　浮肿（外伤性胞睑肿胀）

莫某，男，48 岁，1995 年 10 月 5 日初诊。患者于 2 年前因轧稻时被轧伤右侧上胞睑，后胞睑肿胀难开，白睛溢血，畏光流泪，视物不清。经某医院以"外伤性眼睑炎性水肿"治疗，予氨苄西林、阿米卡星静脉滴注合并利福平、可的松眼液滴眼未效。尔后辗转反复 2 年余，叠经服用活血化瘀、祛风明目等汤剂，症状有所改善，但仍不能根治。查右侧上胞睑肿胀，视物不清，眵多胶黏，心热烦躁，黑睛出现灰白色条纹状浑浊。舌质红、苔薄，脉细数。证属心火隐伏，目睛失养。治拟清心泻火，退翳明目。投连梅汤加味：黄连、阿胶各 6 g，乌梅、麦冬、生地、淡竹叶、蝉蜕各 12 g，黄芩 15 g，石决明 20 g，青黛（后下）、木贼、夏枯草各 10 g。服药 5 剂，症状有所好转，续投 10 余剂告愈。

病例2　疫毒痢

患儿，男，2岁，1982年7月24日夜晚九时急诊入院。入院时高热抽搐，神志不清，大便泄泻，挟有脓血，诊为中毒性痢疾。中西医合作抢救2天后，症状缓解，但仍发热39℃，大便每日10多次，呈脓血便，里急后重，口渴引饮，烦躁不安，形体消瘦，口唇焦裂，舌苔黄，质红有朱点，脉细数。停用其他中西医药物，予连梅汤。

服1剂，热利渴烦均减。连服3剂，诸证悉平。后改用益气健脾养阴之剂出院调理。

按：连梅汤是吴鞠通治疗暑邪深入少阴或厥阴的方子。吴氏在《温病条辨》下焦篇36条指出"暑邪深入少阴，消渴者，连梅汤主之。入厥阴，麻痹者，连梅汤主之。心热烦躁，神迷甚者，先与紫雪丹，再与连梅汤。"根据吴鞠通的原文结合本人的临床体会，运用本方的指征应是凡外感急性热病包括暑温、春温、湿温后期或中期，肝肾阴液耗伤而邪热仍亢，见发热不退，烦躁，口渴引饮，倦怠，麻痹、神志昏迷，舌苔黄，舌质红，舌边尖起朱点，脉细数。文中虽没有提到治疗下利诸证，但据暑多夹湿的致病特点，暑湿侵犯脾胃易患暑热泻和疫毒痢，而乌梅、黄连又善治霍乱吐泻，冷热痢疾之证，因此也常用于下利诸证。

病例3　胃痞病（慢性萎缩性胃炎）

楼某，女，59岁，1993年10月8日来诊。患者胃脘部反复胀满疼痛10余年，伴嗳气，嘈杂，口干口苦，食欲减退，体倦乏力，消瘦。半个月前经胃镜检查诊为慢性萎缩性胃炎。舌质红、苔薄黄，脉弦细。中医辨证属肝胃阴虚。方拟连梅汤加味：黄连6g，川楝子、阿胶（另烊）、乌梅各10g，北沙参、生地、石斛各15g，生甘草5g。每日1剂，水煎服，连服15剂。

药后胃脘胀痛明显好转，至后根据病情变化，以连梅汤为主灵活化裁，继服2个月，症状消失，体重增加。1994年5月11日胃镜复查为浅表性胃炎。

按：慢性萎缩性胃炎是由多种致病因素综合作用于胃黏膜而产生的萎缩性病变，其最大的病理特点是胃酸分泌障碍，黏膜腺体萎缩。益胃生津是慢性萎缩性胃炎的重要治疗方法，与叶天士提出的"阳明燥土，得阴始安"

的诊治原则是一脉相承的。连梅汤虽为温病暑伤心肾而设，然终以治胃阴不足见长。

病例4　崩漏

唐某，30岁，1995年7月4日来诊。患者诉近年来月经超前7～8天，有时1个月2次，量多色红。此次经血如注，服胶艾四物汤、断血流等，10余日不已。现头眩心悸，腰酸肢软，口干眠差，两颧色赤，五心烦热，小便短赤，舌质红，脉细数。此为阴虚火旺，心肾失交所致。治宜养阴清热，凉血止血。方用连梅汤加味：黄连、乌梅、丹皮各6 g，黄芩、白芍、麦冬、阿胶（化服）、茜草、炒枣仁各12 g，生地24 g，龙骨、牡蛎各30 g。

服药3剂血止，心烦眠差好转，后以六神汤、四君子汤加山药、扁豆、生地、女贞子、旱莲草、枸杞子等健脾滋肾收功。

病例5　消渴（糖尿病）

杨某，女，43岁，1993年4月26日初诊。患糖尿病5年，经常服用消渴丸、格列本脲、D-860等，病情时有反复，颇为苦恼。刻诊：口干渴欲饮，小溲频多，形体消瘦，五心烦热，舌红少津，苔薄黄，脉沉细数，查尿糖（＋＋＋），空腹血糖18.4 mmol/L，责之素体阴虚，燥热津伤，精微不固，投以连梅汤加味。处方：黄连4 g，乌梅12 g，生地25 g，麦冬20 g，天花粉20 g，山萸肉12 g，牛膝15 g，5剂。

二诊：药后口渴大有好转，尿量基本正常，复查尿糖（＋），苔脉同前。原方继进10剂，精神转佳，烦热已除，口不渴，查尿糖（－），空腹血糖7.2 mmol/L，嘱取猪胰3具焙干研粉装胶囊，每服4粒，3次，以巩固，并注意饮食忌宜，定期检查血、尿糖。追访半年，一切正常。

病例6　心悸（病毒性心肌炎）

周某，男，49岁，1992年9月18日初诊。患者1周前曾患感冒，现以胸闷、心悸、心前区隐痛来诊。心电图示：T波低平，频发室性期前收缩。西医诊断：病毒性心肌炎、室性期前收缩。刻诊：心悸胸闷隐痛，口干苦，神疲，夜寐多梦，手足心热，舌质红有紫斑，苔少黄，脉细结代。证属邪热伤阴，扰动心神，心脉瘀阻之候，宜清热滋阴，活血宁心安神，予连梅汤加减。药用：黄连8 g，生地25 g，麦冬20 g，乌梅12 g，丹皮10 g，丹参

20 g，川芎 15 g，炙甘草 6 g。5 剂，水煎服。

二诊：药后诸证悉减，舌红苔薄，脉细无结代，效不更方，原方 5 剂，继服。

三诊：诉无自觉不适，复查心电图正常，嘱服用天王补心丹二周巩固。

四十三、加减木防己汤

【组成】防己六钱，桂枝三钱，石膏六钱，杏仁四钱，滑石四钱，白通草二钱，薏苡仁三钱。

【来源】清·吴鞠通《温病条辨·卷二》："暑湿痹者，加减木防己汤主之。"

【功效】清热祛湿除痹。

【主治】暑湿痹证。

【方解】方中木防己祛风止痛，利尿消肿，解毒，为君药；薏苡仁、通草、滑石清湿热，止痹痛，桂枝温通经脉，石膏清热泻火为臣药；杏仁降气除湿为佐使药。吴鞠通称本方为"辛温辛凉复法"。

【方歌】加减木防己石膏，桂杏薏仁滑通草；清暑利湿更通痹，周身酸楚此方好。

【临证应用】

病例 1　痹证（类风湿性滑膜炎）

张某，女，26 岁，1999 年 5 月 7 日初诊。患者 5 个月前无明显诱因出现双腕关节肿胀疼痛，服用吲哚美辛、瑞培林及祛风散寒类中药效果欠佳，病情呈进行性加重，连及双膝、踝、肘及手足小关节晨起僵硬。检查见：四肢多关节肿胀压痛，肿痛处皮温较高，双膝浮髌征（＋），关节活动受限。舌质红，苔黄腻，脉滑数。化验：ESR 62 mm/h，RF（＋）。X 线片示：双手及腕关节周围软组织肿胀，骨质疏松。诊断为类风湿性滑膜炎。服用加减木防己汤（防己 15 g，薏仁 30 g，生石膏 30 g，木通 10 g，黄柏 10 g，海桐皮 10 g，桂枝 6 g，独活 15 g），水煎服，每日 1 剂。

20 剂，关节肿痛明显减轻，活动好转。继续巩固治疗 1 个月，肿痛及僵硬感消失，关节活动恢复正常而痊愈。随访 2 年，未见复发。

病例2　湿热痹

患者，女，64岁，主因"左肩臂疼痛3天"于2019年8月14日就诊。患者3天前乘坐公交车，因公交车空调温度低，当时即觉左肩不适，于当日晚间突觉左肩臂疼痛难忍，影响睡眠。次日就诊于骨科医院，无明确诊断，行理疗、激光照射，效果不佳，仍肩臂疼痛。就诊当天刻下症：患者左肩臂疼痛拒按，用右手扶左胳膊，不能抬臂，伴头痛，呈跳痛，大便正常，小便色黄，口中和，舌体胖、质暗、苔薄黄腻，右脉细滑。患者素有胃脘灼热，泛酸，尿急，尿道灼热感，有支气管哮喘病史。辨证为触冒风寒入里化热，湿热闭阻经络，治以清热利湿通络。方用加减木防己汤：木防己10 g，生石膏30 g，桂枝10 g，茯苓12 g，生薏苡仁15 g，北沙参10 g，海桐皮10 g，滑石10 g，通草6 g，竹叶10 g，白豆蔻6 g，姜黄10 g，7剂，水煎服，2次/天。

二诊：患者诉服药1剂前臂即能抬起，次日手可够头，疼痛明显减轻，活动后有气喘，静息不喘，大便正常，小便黄，口干，舌体胖、质暗、苔薄，右脉细滑。守方加杏仁10 g，14剂，水煎服，2次/天。现胳膊活动自如。

病例3　热痹（红斑性肢痛症）

李某，男，16岁，高中寄宿生。因右足趾疼痛难忍2天于1997年2月20日到校医室求诊。刻诊：足底前端及足趾疼痛剧烈，局部红肿灼热，足背动脉搏动增强。上课抬高患肢以缓解疼痛，晚上入睡裸露患肢才觉舒服，舌质红、苔薄黄，脉弦数。诊断为红斑性肢痛症（热痹）。治宜清热通络，疏风利湿，凉血散血。处方：木防己20 g，杏仁10 g，生薏仁30 g，生石膏30 g，滑石10 g，通草6 g，丹皮10 g，赤芍10 g，黄柏10 g，生甘草6 g。水煎2次，共得药液400 mL，分早、中、晚3次温服，同时嘱患者以冷水浸洗患肢，治疗4天后，红肿热痛消失，行走自如。

按：红斑性肢痛症属中医"热痹"范畴，多因中学生不注意保暖，衣着单薄，鞋袜湿冷，感受风寒湿邪，久郁化热，湿聚热蒸，蕴于经络，流注肢节，气血不得通行所致。基于这一病机，根据中医辨证与辨病相结合的观点，运用吴鞠通《温病条辨》加减木防己汤治疗此病，取得了满意效果。

四十四、龙胆泻肝汤

【组成】龙胆草、连翘（去心）、生地、泽泻各一钱，车前子、木通、黄芩、黄连、当归、栀子（生）、甘草（生）各五分，生军二钱（便秘加之）。

【来源】清·吴谦《医宗金鉴·下》："此证俗名蛇串疮，有干湿不同，红黄之异，皆如累累珠行。干者色红赤，形如云片，上起风粟，作痒发热。此属肝心二经风火，治宜龙胆泻肝汤。"

【功效】清肝泻火，清利肝胆湿热。

【主治】肝胆实火上炎之头痛目赤，胁痛，口苦，耳聋，耳肿，舌红苔黄，脉弦细有力；肝经湿热下注之阴肿，阴痒，筋痿，阴汗，小便淋浊，或妇女带下黄臭，舌红苔黄腻，脉弦数有力。

【方解】方中龙胆草大苦大寒，既能清利肝胆实火，又能清利肝经湿热，故为君药。黄芩、栀子苦寒泻火，燥湿清热，共为臣药。泽泻、木通、车前子渗湿泄热，导热下行；实火所伤，损伤阴血，当归、生地养血滋阴，使邪去而不伤阴血；共为佐药。柴胡疏肝经之气，引诸药归肝经；甘草调和诸药，共为使药。

【方歌】龙胆泻肝栀芩柴，生地车前泽泻来；木通甘草当归合，肝经湿热力能排。

【临证应用】

病例1　急性感染性多发性神经炎

陈某，男，19岁，于2019年2月11日下午急诊入院。患者2年前患急性鼻窦炎，以后每于感冒后则鼻塞、流脓涕。10天前感冒又出现发热，头痛，鼻塞流脓涕，近2天来四肢末端呈手套袜子样酸胀麻木，活动障碍。曾在当地卫生站就诊，注射维生素 B_1，口服四环素疗效不显。查体温37.4 ℃，心肺、肝脾无异常。四肢呈对称性弛缓性瘫痪，手不能握拳，足不能站立，小腿肌压痛，腱反射减弱，四肢末端痛觉略减弱。西医诊断为急性感染性多发性神经炎、急性鼻窦炎。给予维生素 B$_1$、维生素 B$_{12}$ 肌注，因进食少，合并静脉补液 2000 mL、维生素 C 2 g、10% 氯化钾 10 mL，中药治疗等。症见发热，口干口苦，鼻塞流浊涕，头痛头眩，心烦胸闷，大便秘结，小便短赤，四肢痿软，舌质红苔黄厚腻，脉弦数有力。中医诊断为痿证、鼻渊；证属肝胆湿热，胆热上扰，湿热浸淫，伤及筋脉。治以清肝泄热利湿。予龙胆泻肝汤加味，药用：龙胆草、黄芩、栀子、泽泻、车前子各 10 g，生地、制大黄、桑枝、生薏苡仁各 15 g，木通 5 g，甘草 3 g，当归、柴胡各 6 g。2 剂，水煎服。

2 月 13 日二诊：热退（体温 36.71 ℃），鼻塞减轻，浊涕减少，四肢末端酸胀、麻木减轻，能站立，但不敢移步。家属协助下能进食，故停补液。原方加白芍 15 g，再服 2 剂。

2 月 15 日三诊：鼻不塞，大便通畅，四肢活动正常，但步履仍乏力。带药出院，2 年后随访，健壮如前。

病例 2　三叉神经痛

杨某，女，48 岁，2019 年 9 月 21 日初诊。患者 3 年前开始出现头部右侧剧痛，连及右侧眼眶至太阳穴，呈烧灼样痛，每月发作 2~3 次。四处求医，未见显效。2 个月前在汕头市某医院诊为三叉神经痛，住院 1 周，缓解出院。2 天前生气后疼痛再次发作。症见右侧头面部疼痛难忍，面目红赤，流泪不止，口干口苦，胸闷胁胀，纳呆，舌质红苔黄略干，脉弦略数。证属肝胆郁热化火，肝火上扰之偏头痛。治以清肝胆实火，予龙胆泻肝汤化裁。药用龙胆草、泽泻、黄芩、车前子、白蒺藜、栀子、制大黄各 10 g，生地 75 g，当归、柴胡各 6 g，木通 5 g，甘草 3 g，连服 2 剂。

9 月 23 日二诊：烧灼样疼痛消失，但仍觉胀痛。原方加怀牛膝 15 g，连服 2 剂。

9 月 25 日三诊：头痛基本消失，纳增。原方加减再服 5 剂，后改服逍遥丸 1 个月。观察 16 个月未复发。

病例 3　泛发性重症湿疹

郑某，男，51 岁，2004 年 8 月 17 日初诊。患者患慢性湿疹 20 余年、加重 1 年。患者常年以激素类西药及清热利湿中药内服、外敷，虽有好转，终未治愈，近 1 年来症状明显加重。刻诊：全身泛发大面积皮肤损害，胸、背、四肢出现大量丘疱疹，皮肤增厚，色素沉着明显，并可见些许淡黄色渗出液，瘙痒难耐，伴有心烦目赤，舌质红，苔黄腻，脉弦数。诊断：泛发性重症湿疹；证属湿热搏结，浸淫肌肤。治宜清热利湿，祛风止痒。方用龙胆泻肝汤加减，药物组成：龙胆草15 g，栀子10 g，黄芩10 g，柴胡10 g，生地20 g，牡丹皮10 g，紫草15 g，苦参10 g，蒺藜10 g，当归20 g，土茯苓15 g，冬瓜20 g，车前子10 g，甘草6 g。每日1剂，水煎2次取汁360 mL，分早、晚2次服。

连服10剂后二诊：患者疱疹、渗出、瘙痒明显减轻，随后据症化裁，连续治疗近3个月而获痊愈。

病例4　白塞综合征

章某，女，33岁，2010年4月23日初诊。患者口腔黏膜、外生殖器黏膜溃烂疼痛6个月。曾在某医院就诊，诊断为白塞综合征，使用激素、免疫制剂及抗生素等治疗，曾一度好转，但近期症状明显加重。刻诊：口腔黏膜、外生殖器黏膜溃烂，目赤肿痛，口苦口干，心烦易怒，大便秘结，舌质红，苔黄腻，脉弦。证属肝脾不利，湿热搏结，化腐成疮。治宜清肝醒脾，泻火生肌。方用龙胆泻肝汤加减，药物组成：龙胆草15 g，栀子10 g，黄芩15 g，柴胡10 g，生地黄20 g，当归15 g，薏苡仁20 g，苍术15 g，生黄芪20 g，皂角刺10 g，大血藤30 g，冬瓜30 g，金银花20 g，黄连6 g，甘草6 g。每日1剂，水煎2次取汁360 mL，分早、晚2次服。连服21剂后，病情明显好转。后随症加减治疗3月余，患者康复。随访3年，未见复发。

病例5　亚急性甲状腺炎

陈某，女，36岁，1999年10月8日初诊。左颈前扪及一小肿块，并疼痛，痛及左侧耳根，口苦，心烦，急躁，大便干结，小便黄，病程1个多月，舌苔黄，脉细数。诊断：亚急性甲状腺炎。此肝火灼经，阴虚失制。治宜清肝泻火，滋阴养肝。龙胆泻肝汤加减：龙胆草、炙甘草各5 g，炒黄芩、栀子、丹皮、夏枯草各10 g，柴胡8 g，生地黄、泽泻、浙贝母、白芍各15 g，知母、当归各12 g，7剂。

10月20日复诊：药后诸症好转。原方继服21剂，疼痛消失，肿块渐消而病愈。

病例6 胆囊结石

刘某，女，43 岁，2018 年 9 月 11 日初诊。患有胆囊结石病史 1 年，右胁胀痛 3 天，伴局部灼热感，口苦、口干，心烦易怒，胃脘胀满，食欲不佳，小便黄，大便干，舌质红苔黄，脉弦数。中医诊断：胆胀；辨证为肝胆湿热型。治以疏肝利胆，清热利湿，拟用龙胆泻肝汤加减，药用：龙胆草 10 g，栀子 10 g，黄芩 15 g，柴胡 10 g，车前子 20 g（包），金钱草 30 g，鸡内金 15 g，海金沙 15 g（包），郁金 15 g，甘草 10 g，枳壳 15 g，元胡 15 g，川楝子 10 g，白术 15 g，茯苓 15 g，每日 1 剂。

服药 10 剂，右胁胀痛明显减轻，余症亦减轻，继服上方 10 剂，诸症基本消除，嘱患者清淡饮食、调护脾胃。

四十五、苓桂术甘汤

【组成】茯苓四两，桂枝（去皮）三两，白术二两，炙甘草二两。

【来源】汉·张仲景《伤寒论》："伤寒，若吐若下后，心下逆满，气上冲胸，起则头眩，脉沉紧，发汗则动经，身为振振摇者，苓桂术甘汤主之。"

【功效】温阳化饮，健脾利湿。

【主治】中阳不足之痰饮。胸胁支满，目眩心悸，短气而咳，舌苔白滑，脉弦滑或沉紧。

【方解】本方重用甘淡之茯苓为君，健脾利水、渗湿化饮，既能消除已聚之痰饮，又善平饮邪之上逆。桂枝为臣，功能温阳化气，平冲降逆。苓、桂相合为温阳化气，利水平冲之常用组合。白术为佐，功能健脾燥湿，苓、术相须，为健脾祛湿的常用组合，在此体现了治生痰之源以治本之意；桂、术同用，也是温阳健脾的常用组合。炙甘草用于本方，其意有三：一可合桂枝以辛甘化阳，以襄助温补中阳之力；二可合白术益气健脾，崇土以利制水；三可调和诸药，功兼佐使之用。四药合用，温阳健脾以助化饮，淡渗利湿以平冲逆。全方温而不燥，利而不峻，标本兼顾，配伍严谨，为治疗痰饮病之和剂。

【方歌】苓桂术甘痰饮尝，温药和之代表方；胸胁支满目眩悸，温中健脾是良方。

【临证应用】

病例 1 眩晕

张某，女，47 岁，1998 年 9 月 2 日初诊。晨起后自感头晕，视物旋转，不能自持，心悸耳鸣，干呕恶心，全身乏力，苔白滑，脉弦滑而细，复聪现象阳性，眼震阳性。西医诊断为梅尼埃病。中医辨证为中阳不足，饮停中焦，清阳不升。治宜温脾化饮。予苓桂术甘汤加味：党参 12 g，茯苓 30 g，白术、代赭石各 20 g，泽泻 15 g，桂枝 10 g，甘草 6 g。水煎服，每日 1 剂。

服 5 剂后眩晕诸症消失,稍感食欲不振,上方减去代赭石,加鸡内金 15 g、谷芽 20 g,服 3 剂而病愈。

病例 2　心悸

张某,女,42 岁,近 2 个月因经济之事与女儿争吵后出现胸闷、心悸、眠差,常彻夜难眠,伴纳差、多梦、头昏、口干不思饮,二便正常,舌淡苔薄白,脉沉细。心电图示:频发室性期前收缩。西医诊断:心律失常(频发室性期前收缩)。中医诊断:心悸;证属胸阳虚,肝郁气机不畅。方用苓桂术甘汤合参麦散加减,处方:茯苓 30 g,桂枝 10 g,炒白术 30 g,炙甘草 20 g,太子参 30 g,麦冬 20 g,五味子 6 g,川楝子 15 g,6 剂,每剂服 2 天,每日 3 次。

2 周后再诊,患者情绪很好,言其服药后胸闷、心悸症状消失,睡眠改善,饮食好转。心电图示:室性期前收缩消失,心电图正常。嘱患者继服药 3 个月巩固疗效。随访 1 年未发。

病例 3　关节疼痛

李某,女,46 岁,形体丰腴,时常会蹲着或跪在地板上擦地,几年下来常感觉双膝隐隐疼痛。最近,患者感觉膝盖疼痛加重,偶有跛行。2 周前因一次过力运动出现左膝疼痛加重于某三甲医院确诊为渗出性滑膜炎,且有少量积液,开始服用双氯芬酸钠胶囊,疼痛稍有缓解。2009 年 3 月 6 日因副作用停药而来我科就诊。患者仍感到活动受限,上下楼关节疼痛、不敢使劲、不敢下蹲,久坐站起时关节僵硬,迈不动步,头晕乏力,舌淡苔薄白,脉沉细。查体:左膝关节比右侧明显增粗,浮髌试验阳性。证属水湿不化,痰瘀内阻。治宜:健脾化湿,利水消肿,活血止痛。处方:茯苓 30 g,白术 10 g,桂枝 10 g,甘草 6 g,薏苡仁 30 g,生黄芪 30 g,苍术 6 g,汉防己 9 g,炒黄柏 9 g,川牛膝 9 g,王不留行 9 g,炙地鳖虫 9 g,每日 1 剂。

服用 7 剂后肿胀、疼痛明显减轻。于原方去苍术、汉防己、炒黄柏,加土茯苓 10 g,续服 3 周后膝痛即去,功能恢复。

病例 4　哮喘

曾某,男,47 岁,1997 年 12 月来诊。患者患支气管哮喘已数年,每年冬季易发作,常因进食生冷食物而诱发,此次发作已 10 余天,自觉中脘及背部特别怕冷，咳嗽痰白清稀，咳甚则喘息不已，精神不振，纳食减少，舌质淡苔白滑，脉沉弦而迟。辨证属肺脾阳虚，痰饮内留。治以温阳涤饮，降气化痰。处方：茯苓 30 g，肉桂 5 g，白术 10 g，半夏 10 g，款冬花 10 g，百部 10 g，陈皮 6 g，细辛 1.5 g，炙甘草 10 g，连进 5 剂。

复诊时诉症状明显好转，咳嗽减轻，中脘及背部恶寒亦显减。续前方再服 5 剂后恶寒消除，咳嗽大减，纳食增加，精神好转，遂于前方去肉桂和细辛，续服 10 剂而愈。

病例 5　冠心病心衰

容某，男，73 岁，退休工人，2007 年 10 月初诊。发作性胸闷痛 20 余年，喘促 3 年。近无明显诱因出现胸闷、气喘、心悸，乏力，夜间阵发性憋气感，不能平卧，双下肢水肿，腹胀，纳差，尿少，大便溏，舌质淡，舌体胖，苔白，脉沉数无力。血压 150/90 mmHg。听诊：双肺呼吸音粗糙，可及干湿啰音，心率 90 次/分，律齐，无杂音，心浊音界向左下扩大，双下肢凹陷性水肿。血常规：正常。胸部透视：心脏向左下扩大，双肺纹理稍增粗紊乱，肋膈角清晰。心电图：窦性心律，前壁心肌缺血。以"心脏病心功能不全合并肺部感染"收住院。中医辨证脾肾阳虚，水饮凌心。以苓桂术甘汤合真武汤加减：茯苓皮 30 g，白术 15 g，附片 10 g，泽泻 20 g，桂枝 10 g，白芍 12 g，杏仁 10 g，炙远志 6 g。服 5 剂后尿量增多，纳食有增，闷喘明显减轻，乏力、水肿消失，睡眠佳。上方加党参 15 g、干姜 10 g，服 10 剂后，入院时症状基本消失出院。

四十六、雷氏芳香化浊法

【组成】 藿香叶一钱，佩兰叶一钱，陈广皮一钱五分，制半夏一钱五分，大腹皮（酒洗）一钱，厚朴（姜汁炒）八分，加鲜荷叶三钱为引。

【来源】 清·雷丰《时病论》："此法因秽浊霉湿而立也。君藿香、佩兰叶之芳香，以化其浊；臣陈皮、半夏之温燥，以化其湿；佐大腹皮宽其胸腹，厚朴畅其脾胃，上中气机，一得宽畅，则湿浊不克凝留；使鲜荷叶之升清，清升则浊自降。"

【功效】 燥湿化浊，宣畅气机。

【主治】 暑秽湿浊偏盛，症见身热不扬，脘痞腹胀，恶心欲吐，口不渴，渴不欲饮或渴喜热饮，大便溏泄，小便浑浊，舌苔白腻，脉濡缓。

【方解】 方中藿香辛温芳香，轻宣透泄，使上焦湿热秽浊之邪外达，佩兰又芳香化浊，和中解暑，共为君药；陈皮理气健脾，燥湿化痰，半夏燥湿化痰，降逆止呕，共为臣药；大腹皮行气宽中，行水消肿，厚朴燥湿化浊，下气除满，共为佐药；宣通气机。荷叶清热解暑，芳香化浊，辟秽而生清气，为使药。诸药相配，气味芳香，燥湿解暑化浊，宣畅气机，以辟暑湿秽浊之气。

【方歌】 雷氏芳香化浊法，藿佩陈皮制半夏；荷叶厚朴加腹皮，辟秽化浊湿邪达。

【临证应用】

病例1 消渴（糖尿病）

邵某，男，55岁，2010年3月12日初诊。患者于15天前在当地医院体检，查空腹血糖9.6 mmol/L，餐后2小时血糖12.6 mmol/L，确诊为2型糖尿病。来诊前未服用任何药物，亦未控制饮食。就诊时症见：口渴而不欲饮；胸脘痞闷不舒，全身困倦；舌淡、苔白厚腻，脉滑。查空腹血糖8.6 mmol/L；身体质量指数27.5 kg/m²。证属湿浊内停，郁而化热，治以芳香化湿为主，兼以清热。处方：藿香20 g，佩兰20 g，陈皮15 g，法半夏

15 g，大腹皮 10 g，厚朴 15 g，荷叶 10 g，白术 15 g，茯苓 15 g，苍术 15 g，泽泻 20 g，石菖蒲 15 g，滑石粉 15 g（包），淡竹叶 9 g。7 剂。每日 1 剂，水煎，早晚分服。

二诊（3 月 19 日）：复查空腹血糖 7.5 mmol/L；全身困倦消失，口渴减轻，仍觉胸脘痞闷。前方加杏仁 10 g、白蔻仁 10 g、薏苡仁 10 g，7 剂。

三诊（3 月 26 日）：查空腹血糖 6.0 mmol/L；胸脘痞闷大为好转；舌淡、苔白微腻，脉滑。上方继服 7 剂。此后多次来诊，予上方加减服用，空腹血糖控制在 6.0 mmol/L 左右。

按：该患者体形肥胖，且诉口渴而不欲饮、胸脘痞闷、困倦、苔厚腻、脉滑，均为痰湿之征，湿郁久而化热，故治以祛湿为主，采用雷氏芳香化浊法。

病例 2　血痹（糖尿病周围神经病变）

王某，男，69 岁，2010 年 3 月 21 日初诊。患者有糖尿病病史 20 余年，诉其近 1 年来双下肢沉重乏力，时有麻木刺痛感，冬月尤甚，双下肢微肿，平素胸脘痞闷不舒，全身困倦。诊见：舌淡苔白厚腻，脉滑。证属湿浊为患，治以祛湿为主，兼以通络祛邪。处方：藿香 20 g，佩兰 20 g，陈皮 15 g，半夏 15 g，大腹皮 10 g，厚朴 15 g，荷叶 10 g，当归 20 g，鸡血藤 15 g，川楝子 10 g，延胡索 10 g，7 剂，水煎服，每日 1 剂。

二诊（2010 年 3 月 29 日）：双下肢沉重乏力症状减轻，胸脘痞闷不舒、全身困倦好转，仍觉双下肢偶有麻木刺痛，前方加青风藤 20 g，蕲蛇 10 g。继服 7 剂。

三诊（2010 年 4 月 26 日）：双下肢麻木刺痛症状较前缓解，患者感觉麻木范围较前明显缩小，上方继服 14 剂后，诸症均见明显好转。

按：该患者双下肢沉重乏力，时有麻木刺痛感，冬月尤甚，双下肢微肿。结合患者双下肢动脉血管彩超诊断为下肢动脉硬化闭塞症，且患者平素胸脘痞闷不舒，全身困倦，伴舌淡苔白厚腻，脉滑，中医辨证属湿浊为患。湿性重浊黏滞，阻塞下肢脉络而发为此病，治以祛湿为主，兼以通络，予雷氏芳香化浊法加减。

病例 3　痿证（病毒性脑炎）

患儿，男，9 岁，1990 年 10 月 6 日来诊。患儿于 5 日前出现头隐痛如裹，四肢沉困，呕恶频作，日十余次，呕吐物为清水及黏液。某院诊为病毒性脑炎，用激素、维生素 B_{12}、青、链霉素治疗 1 周，症增无减。会诊时，症见右侧轻瘫，手不能持物，行走跌倒，肌力Ⅲ度，右侧鼻唇沟略浅，神识昏蒙，呕恶，大便溏薄，小便黄短，苔白厚腻，脉象濡滑。血常规：白细胞 $10.6 \times 10^9/L$，中性粒细胞 0.70，淋巴细胞 0.28，单核细胞 0.02。脑脊液：无色，透明，蛋白（＋），细胞数 30 个/mm^3。辨证为痰湿秽浊阻滞。治宜解毒化浊，豁痰开窍。用《时病论》雷氏芳香化浊法加味：藿香叶 6 g，佩兰叶 6 g，陈皮 3 g，半夏 5 g，大腹皮 6 g，厚朴 3 g，菖蒲 6 g，郁金 3 g，杏仁 3 g，淡竹茹 6 g，鲜荷叶 10 g，板蓝根 20 g。水煎服，每日 1 剂，早、中、晚 3 次分服。

服药 3 剂，呕吐休止，大便成形，小便清利，语言清楚，神志转清，肌力好转为Ⅳ°。仅存患肢乏力一症。上方去竹茹、大腹皮、杏仁，加黄芪 15 g、太子参 10 g、甘草 3 g 以健脾益气。继服 9 剂，四肢活动灵活，饮食正常，谈笑自如，告愈停药，随访至今健康。

病例 4　发热

龚某，男，18 岁，学生。发热 17 天，医务室及外院均未确诊，经多种抗生素及中药治疗，热转甚，逐日消瘦。1981 年 6 月 9 日以发热待查留观于我院急诊室。症见：发热午后加重，自觉阵阵恶寒而不热，腹泻水样便，日 2 次，干呕腹胀，肢体重困倦。查：体温 39.8 ℃，重病容，眼眶下陷，皮肤弹性差，舌苔白腻如积粉，脉濡数，余无异常发现，诊为湿热郁阻膜原。因见其高热且有脱水征，故不敢过用温燥而治以雷氏芳香化浊法（藿香、佩兰、陈皮、法半夏、大腹皮、厚朴、荷叶）加柴胡、黄芩，静脉输液 2500 mL，加维生素 C，未用抗生素。

次日，无好转，亦无不良反应。于原方加槟榔、草果，输液同前。服药 2 时许微汗，热渐退。

12 日下午，体温 37.6 ℃，恶寒、呕泻已除，要求带药回家，处以雷氏芳香化浊法（药同前）加滑石、甘草，3 剂。18 日复诊，诸症悉除。

按：笔者认为，辛温燥烈之品之所以治湿热，具有宣散湿邪、燥湿化浊、开达气机的功效，其作用原理有三：①取其温燥辛散直接祛湿。湿热之中，湿为阴邪，其性得寒则凝，得温则化，故有"治湿不远温"之说，此即取温燥以化湿浊。②取其温散辛通开郁闭。邪伏膜原乃湿热阻于半表半里，病因、病位决定了郁阻的病理。以病因言，湿热黏腻重浊，易阻气机；以病位言，半表半里为气机出入之所，湿热盘踞这一特定部位，致使营卫运行失于通畅。因此，本证气机阻遏之变极为明显，反应在症状上，常见脘腹痞胀、呕恶、肢体沉重等。这时运用辛温燥烈之品，借温之散、辛之通，行气解郁，以消除因湿而带来的痛楚。正如《湿热病篇》十四条自注所说："湿热闭阻气机，不得不以辛通开闭为急务，不欲以寒凉凝滞气机也。"③取其辛开气机以间接祛湿。湿与气具有气化则湿化，气滞则湿停的因果关系，取辛味的另一目的是借辛开气机之力，获行气化湿之功。以上就是治湿热伏于膜原，选药辛温燥烈的理由，若片面强调"温者清之"则难奏效。

四十七、雷氏宣透膜原法

【组成】 厚朴一钱，槟榔一钱五分，草果八分，黄芩一钱，藿香叶一钱，法半夏一钱五分，生姜 3 片，粉甘草五分。

【来源】 清·雷少逸《时病论》卷之五："宣透膜原法，治湿疟寒甚热微，身痛有汗，肢重脘闷。"

【功效】 芳香化湿，透达膜原。

【主治】 湿热郁阻膜原，症见寒热往来，寒甚热微，汗出身痛，手足沉重，胸胁胀满，恶心呕吐，舌尖边红，舌苔白厚腻，脉缓。

【方解】 方中厚朴、槟榔、草果燥湿化痰，透达膜原为君药；藿香芳香化湿，半夏燥湿和胃，生姜温胃散寒止呕，共为臣药；黄芩清热燥湿为佐药；甘草和中为使药。雷少逸曰："朴、槟、草果，达其膜原，去其盘踞之邪，黄芩清燥热之余，甘草为和中之用，拟加藿、夏畅气调脾，生姜破阴化湿，湿秽乘入膜原而作疟者，此法必奏效耳。"

【方歌】 雷氏宣透膜原法，厚朴槟榔草果加；姜夏藿芩粉甘草，外透燥湿邪毒发。

【临证应用】

病例　高热

郭某，女，55 岁，1984 年 4 月 1 日入院。患者高热已两月余，体温波动在 37.5~40 ℃，经多处中西医治疗无效。症见：形体消瘦，面色晦暗，发热恶寒，热重寒轻，以夜为甚，口黏不渴，全身酸痛，疲乏无力，头昏头痛，咳嗽，痰白而黏，胸闷心烦，纳呆寐差，寐时胸背汗出，齐颈而还，汗出而热不退，大便秘结，脉细数，舌红、苔黄白相兼，稍腻。检查：WBC 15200，N 78%，两肺呼吸音减弱，可闻及湿性啰音，胸片示：慢性支气管肺炎合并感染，肺气肿，右肺陈旧性萎缩。证属湿热胶稠而邪热嚣张的湿温证，拟疏利祛湿，开宣膜原。选雷氏宣透膜原法加减：厚朴 14 g，藿香 10 g，槟榔 10 g，半夏 6 g，草果 10 g，川连 6 g，黄芩 10 g，茯苓 12 g，泽泻 12 g，甘草 4 g。

　　服药 2 剂后大便即泻下 6 次，并吐出大量白色稠痰，体温降至 38.3 ℃，续进 2 剂后，体温降至正常，夜汗止。诸证亦基本消失，继用异功散加味调理二日痊愈出院。

四十八、平胃散

【组成】苍术（去粗皮，米泔浸二日，焙干）五斤，厚朴（去粗皮，水浸一宿，剉，生姜制）五十两，陈皮（去白）五十两，甘草（剉，炒）十两。上为细末，每服二钱，水一盏，生姜二片，干枣二枚，同煎七分，去枣、姜，热服，食前。

【来源】宋·《太平惠民和剂局方·卷三》："平胃散治脾胃不和，不思饮食，心腹胁肋胀满刺痛，口苦无味，胸满短气，呕哕恶心，噫气吞酸，面色萎黄，肌体瘦弱，怠惰嗜卧，体重节痛，常多自利，或发霍乱，及五噎八反胃，膈气反胃，并宜服之。"

【功效】燥湿运脾，行气和胃。

【主治】湿滞脾胃证。脘腹胀满，不思饮食，口淡无味，恶心呕吐，嗳气吞酸，肢体沉重，怠惰嗜卧，常多自利，舌苔白腻而厚，脉缓。

【方解】方中以苍术为君药，以其辛香苦温，入中焦能燥湿健脾，使湿去则脾运有权，脾健则湿邪得化。臣以厚朴芳化苦燥，长于行气除满，且可化湿。与苍术相伍，行气以除湿，燥湿以运脾，使滞气得行，湿浊得去。陈皮为佐，理气和胃，燥湿醒脾，以助苍术、厚朴之力。使以甘草调和诸药，且能益气健脾和中。煎加姜、枣，以生姜温散水湿且能和胃降逆，大枣补脾益气以襄助甘草培土制水之功，姜、枣相合尚能调和脾胃。

【方歌】平胃散是苍术朴，陈皮甘草四味入；除湿散满驱瘴岚，湿滞脾胃此方数。

【临证应用】

病例 1 乳糜尿

患者，男，66 岁，退休工人，2011 年 11 月 2 日就诊。患者 1 年前患膀胱癌，术后由中医调治，叠进补益之剂。5 天前出现小便白浊如米泔，不痛不涩。查尿检出大量脂肪细胞，诊为肿瘤术后乳糜尿，治之无效。笔者察其伴见症状：胸脘痞闷，纳差，恶心，又察舌淡红，苔白厚腻，脉濡。遂处方：苍术、厚朴、黄柏各 12 g，菖蒲、黄精各 15 g，陈皮、茯苓、白术、车前子（包）、姜竹茹各 10 g，萆薢、甘草各 6 g，姜枣为引。7 剂试治，每日 1 剂，水煎服。

药尽后尿清利，纳食有增，腻苔退。病家喜不自禁，求药续服。去竹茹、黄柏，又服 5 剂而安。复查尿检，脂肪细胞（－）。

病例 2　糖尿病

患者，男，34 岁，于 2001 年 3 月查体发现餐后血糖 16.9 mmol/L，经 2 次复查空腹血糖均在 11.5 mmol/L 以上，经查 C 肽等确诊为 2 型糖尿病。即给格列齐特、二甲双胍等治之，血糖虽有下降但空腹血糖未低于 8 mmol/L。于同年 5 月 10 日加服生地黄、熟地黄、天门冬、麦门冬、天花粉、知母之属的中药汤剂，每日 1 剂。

1 个月后仍未将空腹血糖控制在 8 mmol/L 以下，于同年 6 月 20 日就诊于我门诊。视患者体胖，舌胖苔白滑。问患者平素嗜酒，喜肥甘，脉滑。患者现痰湿之象，故停用滋阴之品，改用燥湿降浊之法。以平胃散加减，处方：苍术 30 g，厚朴 15 g，柴胡 10 g，陈皮 10 g，大黄 15 g，法半夏 15 g，木瓜 15 g，黄连 10 g，天竺黄 10 g，泽泻 15 g，山楂 20 g。每日 1 剂，水煎 2 次，饭后 1 小时分服。

药后患者大便稀，次数多，后大黄改炒用，则大便每天保持 2 次。9 剂后查空腹血糖为 5.4 mmol/L，自觉乏力消失，精神充足。后嘱其用上方 10 剂，除大黄外，煎 3 次，取汁浓缩至 300 mL 左右，加生大黄粉 100 g，生山药粉 600 g 左右为丸，每服 3 g，日服 2 次以巩固之。随访 1 年半，复查空腹血糖 10 余次，均未超过 6 mmol/L。

病例 3　小儿流涎

李某，男，12 岁，2012 年 6 月 18 日初诊。流涎数年，四季不断，上课亦流涎不止，拭纸无数，患儿颇以为苦，甚至厌学。多方求治，辗转儿科、口腔科、外科，排除神经系统病变。西医治以维生素 B 类、维生素 C、山莨菪碱，间或输液，但毫无改善。现患儿面色稍黄，不思纳食，口腔无溃疡破损，舌淡微腻，脉缓。考虑患儿脾虚气弱，治以益气健脾，收敛固摄。药用党参、山药、益智仁、五味子、石榴皮等近 1 个月，收效甚微。今患儿再至，腹满，纳果，苔白腻，脉濡缓。考虑患儿脾胃虚弱，运化水液和腐熟水谷受阻，水津失于输布，水反为湿，谷反为滞，痰饮水湿停聚而致痰涎内生。故治疗不单纯在于温补固涩，而在健脾运化水湿为法。选方平胃散加减，苦温燥湿，行气化滞，以恢复脾胃的运化。处方：苍术 10 g，厚朴 6 g，陈皮 10 g，茯苓 10 g，甘草 6 g，生姜 3 片，大枣 3 枚，炒麦芽 10 g，焦楂、曲各 10 g。

服药 1 周后，患儿症状明显改善。再进 7 剂，患儿症状基本消失。原方巩固 2 周，随访 1 年未再发病。嘱清淡饮食，忌食辛辣油炸之品。

按：中医认为，涎为脾之液，小儿流涎多由脾气虚弱，健运和固摄失职，以致涎痰内生。治疗以燥湿化涎、健脾理气为法。选方平胃散切中病机，湿浊得化，气机调畅，脾胃复健，则诸症自除。

病例 4　高脂蛋白血症

张某，男，56 岁，2002 年 1 月 10 日初诊。患者常食肥甘厚味，形体肥胖，近 2 个月来纳食减少，头昏重，口黏腻，时泛恶，肢体倦怠，大小便正常，苔厚腻，脉滑。查血脂高，责之湿困脾胃，痰浊内生，当运脾燥湿，祛痰泄浊。予川厚朴 10 g，制苍术 10 g，广陈皮 10 g，法半夏 10 g，茯苓块 10 g，生山楂 30 g，泽泻 15 g，决明子 15 g。

15 剂后患者诉症状好转，厚腻苔变薄，脉仍滑。用原方加减共服 50 余剂，诸症消失，复查血脂正常。

病例 5　胆汁反流性胃炎

李某，男，20 岁，2006 年 8 月 6 日初诊。患者上腹痛反复发作 1 年余，查胃镜诊断为胆汁反流性胃炎（重度），B 超肝胆脾胰等未见异常，经西药结合胆汁、保护胃黏膜、调节胃肠动力及中药清热化湿和胃等治疗效果不显。目前上腹痛明显，恶心呕吐清水痰涎，嗳气脘胀，纳食少进，大便质烂，舌质淡红，苔白腻而滑，脉细弦。辨证为寒湿中阻，胃失和降，治予温化寒湿，降逆和中。用药：炒柴胡 10 g，炒苍术 10 g，厚朴 10 g，姜半夏 10 g，茯苓 15 g，陈皮 5 g，炒白术 10 g，煨木香 10 g，炮姜 10 g，吴茱萸 3 g，小茴香 8 g，甘草 3 g。药进 7 剂，上腹痛明显好转，恶心呕吐已止，纳谷增加，原方加减共治疗 3 个月，诸症消失，体重增加，复查胃镜示浅表性胃炎，病告痊愈。

按：中医学认为本病的发生与胆、胃功能失调关系密切。其治疗多从胆胃同治，以利胆和胃降逆为主。然本例患者，脘痛伴见呕吐清水痰涎，舌质淡红，苔白腻而滑，脉细弦。证属寒湿蕴中，治当温化和中，故予平胃散加味治疗。

四十九、羌活胜湿汤

【组成】羌活、独活各一钱，藁本、防风、甘草（炙）各五分，蔓荆子三分，川芎二分。

【来源】金元·李东垣·《脾胃论·卷上》："如肩背痛，不可回顾，此手太阳气郁而不行，以风药散之。如背痛项强，腰似折，项似拔，上冲头痛者，乃足太阳经之不行也，以羌活胜湿汤主之。"

【功效】祛风胜湿，散寒止痛。

【主治】风湿在表，症见头痛身重，或腰脊疼痛、难以转侧，舌苔薄白，脉浮。

【方解】方中羌活、独活共为君药，二者皆为辛苦温燥之品，其辛散祛风，味苦燥湿，性温散寒，故皆可祛风除湿、通利关节，其中羌活善祛上部风湿，独活善祛下部风湿，两药相合，能散一身上下之风湿，通利关节而止痹痛；防风祛风解表，胜湿止痛，藁本祛风散寒，除湿止痛，二药共为臣药；川芎活血行气，祛风止痛为佐药；甘草调和诸药为使药。

【方歌】羌活胜湿羌独芎，甘草藁本蔓防风；湿气在表头腰重，发汗升阳有奇功。

【临证应用】

病例 1 头痛

易某，男，48 岁，2017 年 7 月 28 日初诊。主诉：反复头痛 3 月余。患者诉 3 个月前开始反复出现头痛、头重如物裹，颈项胀痛，无头晕、恶心呕吐、四肢麻木等不适，口干口苦，纳食可，寐欠安，二便调。舌红，苔黄腻，脉细。血压 120/70 mmHg。中医诊断：头痛；证属湿郁清阳为主。先予羌活胜湿汤加味，处方：羌活 10 g，独活 10 g，川芎 10 g，甘草 6 g，蔓荆子 10 g，藁本 10 g，防风 10 g，黄连 6 g，全蝎 3 g，滑石 10 g，香附 10 g，酸枣仁 15 g，贯叶金丝桃 6 g。14 剂，水煎服，每日 1 剂，早、晚分服。服药后上述症状完全缓解，随诊 3 个月未复发。

病例 2　痉证（痉挛性斜颈）

朱某，女，34 岁，2019 年 4 月 25 日初诊。主诉：头颈部不自主向左侧歪斜，伴活动受限 6 月余。患者于 2018 年 10 月与其丈夫争吵后出现头颈部不自主向左侧歪斜，伴有颈项疼痛、活动受限，前往当地医院就诊，行相关治疗后（具体不详）症状改善。2019 年 1 月上述症状再发，为求明确病情及治疗，前往外院就诊，完善相关检查考虑为痉挛性斜颈，予以注射肉毒素治疗后症状部分改善。2019 年 1 月 22 日因症状进一步加重，再次前往外院就诊，门诊以痉挛性斜颈收住入院，完善相关检查后于 2019 年 1 月 25 日全麻行左侧副神经微血管减压术，术后患者自觉症状改善不明显。后于 2019 年 3 月 25 日前往外院临床心理科就诊，考虑肌张力障碍，治疗上予以米氮平等药物治疗及心理疏导治疗后，情绪好转，睡眠改善，但是头颈部仍不自主向左侧歪斜，活动受限，为求中医治疗遂来我院就诊。刻下症见头颈部向左侧歪斜固定约 35°，活动受限，项强无疼痛，向右侧旋转困难，时伴头部不自主摇动，平素情绪易烦躁焦虑，夜寐可，纳可，二便调。舌淡红，苔薄黄，脉细。血压 94/60 mmHg。西医诊断：痉挛性斜颈。中医诊断：痉证；证属湿郁夹风。先予羌活胜湿汤加味，处方：羌活 10 g，独活 10 g，川芎 10 g，甘草 6 g，蔓荆子 10 g，藁本 10 g，防风 10 g，黄芩 10 g，全蝎 5 g，天麻 10 g，钩藤 15 g，葛根 15 g，贯叶金丝桃 6 g，柴胡 10 g。7 剂，水煎服，每日 1 剂，早、晚分服。

2019 年 5 月 7 日二诊：服药后可向右侧旋转并且停顿，颈项僵硬较前明显减轻。项强，纳寐可，二便调。舌淡红，苔薄黄，脉小弦。血压 100/70 mmHg。上方有效。守方加白附子，14 剂，水煎服，每日 1 剂，早、晚分服。患者续服 30 余剂，上述症状完全缓解。随诊 3 个月未复发。

按：本案辨病为痉证，辨证属于湿郁夹风。患者发病于冬春之季节，久居湖湘之地，易感风、湿之邪。湿性黏滞留着，易郁于腠理，阻于经络。湿邪依附于风邪上行侵袭经络，经气阻滞不通，发为痉证。治则当以祛风胜湿、通络止痉为主，故先予以羌活胜湿汤加味。

病例 3　痹证

肖某，女，54 岁，2019 年 9 月 15 日初诊。患者诉颈背部、腰部、肩部疼痛 1 年，转侧时痛甚，头晕。舌边紫，苔薄白，脉弦。辨证为风湿在表之痹证。治以祛风除湿，行气止痛。方选葛根姜黄散合羌活胜湿汤加味：葛根30 g，片姜黄15 g，威灵仙15 g，炮穿山甲5 g，羌活10 g，独活10 g，川芎10 g，防风10 g，蔓荆子10 g，藁本10 g，天麻15 g，甘草6 g。30 剂，水煎服，每日1 剂，分2 次服用。

2019 年10 月18 日二诊：患者诉肩颈疼痛、腰痛服药后好转，已能转侧，头晕好转。现腰骶部疼痛，舌紫苔薄黄腻，脉细。方选葛根姜黄散、羌活胜湿汤、四妙散加减：葛根30 g，片姜黄15 g，威灵仙15 g，炮穿山甲5 g，羌活10 g，独活10 g，防风10 g，蔓荆子10 g，藁本10 g，川芎10 g，苍术6 g，黄柏6 g，川牛膝20 g，木瓜20 g，天麻15 g，甘草6 g。30 剂，水煎服，每日1 剂，分2 次服用。1 年后随访，诸症已愈，并未复发。

病例4　面神经麻痹

患者，男，48 岁，2008 年3 月10 日初诊。主诉：口面向右侧歪斜2 天。患者于2 天前汗出感受风寒，次晨感觉左侧面部麻木，流涎，口角及面部向右侧歪斜，头痛如裹，用艾叶点燃熏，热毛巾湿敷，遂求笔者诊治。症见左侧面部表情肌瘫痪，额纹及鼻唇沟变浅，左眼裂扩大，口角下垂，面部向右侧歪斜。舌质淡红，苔薄白，脉浮。平素体健。中医诊断：面瘫；证属风邪袭络。病在表在上，发病急，治之以祛风胜湿散邪。方用羌活胜湿汤加味：羌活15 g，藁本10 g，防风12 g，荆芥12 g，川芎10 g，蔓荆子10 g，白芷6 g，炙甘草3 g，生姜5 片。3 剂，水煎分2 次温服，每日1 剂。嘱面部避风寒，每日数次用手按摩揉搓面部肌肉至局部发热。

2008 年3 月13 日再诊：左眼闭合完全，口角流涎及面部麻木感消失，口角及面部向右侧歪斜明显减轻。患者言每次服药后约1 小时感觉急躁、头面部发热，继而全身汗出，头面部出汗较多。于上方加当归、白芍各10 g，再服6 剂。

2008 年3 月21 日来诊时诸症消失。随访5 年未复发。

按：本例患者病机为正气不足，脉络空虚，风寒湿之邪乘虚入侵，致阳明、太阳之脉经气阻滞，气血运行不畅，经筋受病。羌活胜湿汤原方去独活加荆芥、白芷以助发散之力，乃大开汗孔、急祛风邪之法。

五十、启膈散

【组成】沙参三钱，丹参三钱，茯苓一钱，川贝母（去心）一钱五分，郁金五分，砂仁壳四分，荷叶蒂二个，杵头糠五分。

【来源】清·程国彭《医学心悟·卷三》："凡噎膈症，不出胃脘干槁四字。槁在上脘者，水饮可行，食物难入。槁在下脘者，食虽可入，久而复出。夫胃既槁矣，而复以燥药投之，不愈益其燥乎？是以大、小半夏二汤，在噎膈门为禁剂。予尝用启膈散开关，更佐以四君子汤调理脾胃。"

【功效】润燥化痰，解郁降逆。

【主治】噎膈证。见咽下梗阻，食入即吐，或朝食暮吐，胃脘胀痛，舌绛少津，大便干结者。

【方解】方中沙参滋阴润燥，清泄肺胃，川贝母甘苦微寒，润肺化痰、泄热散结，共为君药。茯苓甘淡，甘能补脾和中，淡能渗湿化痰，砂仁壳气味清淡，行气开胃、醒脾消食，郁金辛苦性寒，芳香宣达，为血中之气药，故能行气解郁、破瘀凉血，且能清心解郁，丹参味苦微寒，入心、肝二经，有活血祛瘀、清心除烦之效。以上诸药共奏利气开郁、活血化痰之功，合为臣药。荷叶蒂苦平，用以醒脾和胃，宣发脾胃之气；杵头糠甘辛性平，开胃下气、消磨积块，二药共为佐使。

【方歌】启膈散中用郁金，茯苓川贝丹沙参；杵头糠荷砂仁壳，噎膈痰结此方珍。

【临证应用】

病例1　呃逆

湛某，男，54岁，1980年10月21日初诊。患者28年前因饮酒、进食油腻之品后开始呃逆，时发时止，不伴呕吐、嗳腐吞酸，无腹胀腹痛，后呃逆频繁发作，曾间断就诊于中西医，收效甚微。就诊时呃逆频作，呃声时高时低，胃脘微胀、按之无不适，饮食及二便正常，舌质淡红，舌苔薄白，脉缓。此乃饮食所伤，疏于调治，胃土不润，痰气内结，胃气不降。取启膈散合丁香柿蒂汤意，拟沙参、丹参、茯苓、浙贝母、郁金、柿蒂、白芍药各10 g，砂仁 4 g，荷叶 8 g，木香 6 g，厚朴 7 g，稻米 15 g，水煎服，每日1 剂。

服药 3 剂后呃逆大减，仅偶有发作，无其他不适，续服原方 4 剂后呃逆完全消失。以柴芍六君子汤 5 剂调治，随访 5 年无复发。

病例 2　喉痹（放射性咽喉炎）

于某，女，74 岁，因右胸痛 9 个月加重 1 个月于 1997 年 2 月 10 日入院。入院前在当地医院做纤维支气管镜检查及活检，病理诊断（右上肺）小细胞肺癌。入院时症见右上胸痛，咳嗽，查体：右上肺叩诊浊音，右锁骨上淋巴结肿大 4 cm × 2 cm。入院后即行放射治疗，范围包括颈部淋巴结，每次剂量为 250 CGY。放疗 8 次后胸痛明显减轻，右锁骨上肿大的淋巴结明显缩小。但开始出现咽部干燥、疼痛，吞咽时加重，且感哽噎。随放疗继续进行，症状渐渐加重，咽痛剧烈，吞咽困难。查体：咽部色红绛而干，乳蛾不大，舌质红略绛，苔黄厚，脉弦。辨证属热毒郁结，痰瘀阻滞，阴液亏损。治以清热解毒，凉血活血，化痰散结，养阴润燥。用启膈散加减：沙参30 g，丹参、浙贝母、郁金、茯苓、玄参、赤芍、麦冬、桔梗、生地、连翘各 15 g，甘草、砂仁各 5 g。每日 1 剂，水煎服。

服 2 剂后症状明显减轻，6 剂后咽痛消失，吞咽顺利，仅感咽干不适。以后放疗中坚持服用本方，配合完成整个疗程的放疗。

病例 3　噎膈

患者，女，72 岁，主因"发现食管癌 1 年余，恶心呕吐 1 月余"于2018 年 11 月 24 日由门诊收入我科住院治疗。患者 2017 年 11 月因进食哽噎就诊于当地医院，查胃镜示：食管占位性病变，取病理示：中分化鳞状细胞癌，后转诊于天津市肿瘤医院，考虑患者病情及体质因素，未行手术，化疗2 周期，末次化疗时间为 2018 年 3 月。后就诊于天津医院放疗 25 次，末次放疗时间为 2018 年 5 月。后于院外间断口服中药汤剂治疗。2018 年 10 月12 日始于天津市肿瘤医院行纳武利尤单抗免疫治疗 3 周期。11 月患者出现恶心呕吐，水谷难入，为求进一步中西医结合治疗就诊于我院门诊并收入我科。入院时：患者神清，精神弱，贫血貌，乏力，胸闷气短，消瘦，自发病以来体质量减轻 15 kg，恶心呕吐，时有反酸烧心，咽部、食管有堵塞感，水入即吐，无法饮食，胃脘部胀满疼痛，前胸部、右胁肋、后背部疼痛，NRS 评分：3 分，纳差，寐欠安，小便尚可，大便 4~5 天行一次，舌淡暗，苔白，脉沉细。结合院外检查，西医诊断为食管恶性肿瘤、恶病质；中医诊断为噎膈病；证属气虚血瘀证。予提高免疫力、补充营养、止痛及对症支持治疗为主。入院后患者持续有咽部、食管堵塞感，水谷难入，考虑患者恶病质状态，故请营养科会诊予肠外营养支持。后经综合考虑，决定予中药汤剂，拟启膈散加减，具体方药如下：黄芪 30 g，党参 15 g，北沙参 15 g，丹参 15 g，茯苓 9 g，川贝 10 g，郁金 10 g，砂仁 6 g，白芍 9 g，荷叶 9 g，威灵仙 10 g，梅花 6 g，法半夏 10 g，白术 10 g，紫苏梗 15 g，柿蒂 10 g，炙甘草 6 g。每日 1 剂，分数次口服。

　　口服中药后第 5 天，患者诉恶心呕吐好转，时有反酸烧心，可食少量流质饮食，胃脘部胀满疼痛较前稍好转，舌暗淡，苔白，脉沉细。考虑患者反酸烧心，故予前方加煅瓦楞子 20 g 以抑酸止痛，口服中药第 10 天，患者诉纳食较前明显好转，但仍食流质饮食偶有恶心呕吐，嘱患者少食多餐。口服中药第 15 天，患者乏力较前明显好转，偶有恶心无呕吐，胸闷气短消失，食管、咽部堵塞感较前明显好转，胃脘部胀满疼痛好转，每次可食少量半流质饮食。考虑患者病情稳定，症状好转，经家属要求，故出院，出院带药 14 剂。

病例 4　贲门失弛缓症

　　张某，男，47 岁，诉反复发作性进食困难，胸骨后疼痛数年余。患者起初咽下困难间隙出现，时轻时重，未予重视，其后进食过快或刺激性食物后或情绪不畅时易发，伴有胸骨后疼痛，甚则恶心呕吐，半年后到省人民医院诊为贲门失弛缓症。予硝酸甘油、硝苯地平、654-2 等治疗，病情仍反复发作，思想包袱很重。形体消瘦，叹息不止，吞咽困难，进食迟缓，胸膈不适，痞闷隐痛，时轻时重，口干而苦，舌苔薄黄而少，脉细弦。胃之阴津耗损，气机升降失常，气郁、痰结、血瘀阻于食管胃口。用启膈散化裁：沙参 15 g，麦冬 15 g，石斛 15 g，白芍 15 g，丹参 15 g，郁金 10 g，姜半夏 6 g，茯苓 15 g，荷叶蒂 2 枚，杵头糠 15 g，钩藤 15 g，僵蚕 10 g，黄芩 10 g，炙甘草 6 g。嘱怡情悦志，忌生冷、辛辣、烟酒等。

　　服药 5 剂后吞咽困难明显减轻，呕吐次数亦少。上方白芍、钩藤增至 30 g，继续治疗 2 个月痊愈。

病例 5　哮喘

廖某，男，13 岁，1982 年 10 月 19 日来诊。患者 5 年前因误食经农药"敌敌畏"处理过的花生米中毒而致咳嗽。继后每遇秋冬季节宿疾即发。现已复发 1 个月，情势日重。X 线胸透示肺纹理粗大，余无异常。诊断为支气管咳嗽。经用西药平喘、解痉、抗感染等处理，只能暂缓一时。刻诊：胸脘烦闷，痰声辘辘，呼吸急促，张口抬肩，坐以代卧，口干唇绀，舌质红苔白燥，脉象沉细。证属阴虚痰阻，燥气外袭。治以养阴润燥，化痰平喘。处方：启膈散加地龙：沙参、丹参、茯苓、生谷芽、地龙各 10 g，贝母、郁金各 8 g，砂仁壳 3 g，荷叶蒂 3 个。

3 剂毕，哮喘十减六七，原方继进 5 剂，诸症悉平。开春随访，一冬平安。

五十一、祛风除湿汤

【组成】当归（酒洗）一钱，川芎八分，橘红一钱，赤芍一钱，制半夏一钱，苍术（米泔制）一钱，白术一钱，白茯苓一钱，乌药一钱，枳壳一钱，桔梗一钱，黄连（酒炒）一钱，黄芩（酒炒）一钱，白芷九分，防风八分，羌活一钱，甘草五分。身痛加姜黄一钱，脚痛加牛膝、防己、威灵仙各一钱。

【来源】明·龚信《古今医鉴》卷二："祛风除湿汤，治中风瘫痪，筋骨疼痛。"

【功效】祛风除湿，清热活血。

【主治】风寒湿阻滞经络，中风瘫痪，筋骨疼痛，半身不遂，口苦，小便不利，舌苔黄腻，脉弦滑数。

【方解】方用防风、白芷、羌活散寒祛风除肌表之湿为君药；川芎、赤芍、当归助白芷、羌活祛除头面部风寒，活血养血为臣药，苍术、白术健脾祛湿，乌药、枳壳温脾理气，半夏燥湿和胃，桔梗、橘红宣肺化痰，共为臣药；黄连、黄芩燥湿清热为佐药；甘草调和诸药为使药。全方外散肌表之风寒，上驱头面之风寒，宣肺降气，清脾胃之湿热，内外合治，祛风除湿，通络活血。

【方歌】祛风除湿归芍芎，苍芷羌乌橘防风；半夏芩连壳桔草，祛湿白术加茯苓。

【临证应用】

病例 1 湿疹

朱氏使用祛风除湿汤内服外洗治疗湿疹 60 例，内服方：土茯苓 30 g，白鲜皮 25 g，当归 20 g，苦参 30 g，荆芥 12 g，地肤子 15 g，白蒺藜 16 g，鸡血藤 18 g，丹皮 15 g，胡麻仁 12 g，紫草 15 g，蝉衣 6 g，红花 10 g，川芎 10 g，蕲蛇 6 g，生甘草 6 g。加减：局部糜烂渗液者加地丁 30 g，白及 15 g，皂角刺 12 g，每日 1 剂，水煎分 2 次服，10 天为 1 个疗程。外洗方：

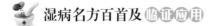

内服方加蛇床子 30 g、明矾 30 g、黄柏 15 g。水煎，局部浸泡或擦洗，每次 30 分钟，每日 2 次。朱氏认为，湿疹属中医"湿疮"范畴，多因饮食不节，损伤脾胃，湿热内生又兼外受风邪所致，急性者以湿热为主，慢性者多为久病耗阴伤血，血虚生风，风邪致痒。故以祛风除湿汤加减，清利湿热，凉血活血，祛风止痒，养血生肌。获得良好疗效。

病例 2　腰痹

陈氏采用自拟方祛风除湿汤加减配合牵引治疗腰椎间盘突出症 64 例，祛风除湿汤主要药物：当归 10 g，白术 15 g，牛膝 15 g，羌活 10 g，独活 10 g，防风 15 g，秦艽 15 g，制川乌 15 g，威灵仙 15 g，薏苡仁 20 g，木瓜 15 g，茯苓 15 g，苍术 15 g。偏肝肾亏虚者，可加桑寄生、杜仲等；寒盛者，可酌情加附片、细辛；湿盛者，可加防己、萆薢等。治疗结果：64 例腰椎间盘突出症患者经过综合治疗，治愈 20 例，好转 36 例，无效 8 例，总有效率为 87.5%。陈氏认为，气血不足，风寒湿邪外袭，经络痹阻是本病发生的主要病因。因为研究对象多久居湖南患者，该地气候冬季多寒湿，夏季则较为炎热，人多喜寒凉，贪冷饮，寒湿内侵，郁遏经脉，不通则痛，故治宜补益气血，理气活血，祛风散寒，除湿止痛。使用祛风除湿汤加减配合牵引治疗，经治疗取得较好的效果。

五十二、秦艽苍术汤

【组成】秦艽（去芦）、桃仁（汤浸，去皮）、皂角仁（烧存性，另研）各一钱，制苍术、防风各七分，黄柏（去皮，酒浸）五分，当归梢（酒洗）、泽泻各三分，槟榔一分，大黄少许。

【来源】金元·李东垣《兰室秘藏·痔漏门》："治痔疾若破，谓之痔漏，大便秘涩，必作大痛。此由风热乘食饱不通，气逼大肠而作也。"

【功效】清热除湿，疏风和血。

【主治】风热乘食饱不通，气逼大肠，致患痔漏，大便秘涩，必作大痛。

【方解】秦艽辛苦微寒，祛风除湿止痛，兼可润燥，桃仁和血润肠通便，共为君药；苍术苦温燥湿，黄柏苦寒清下焦湿热，防风疏风散邪，皂角润肠通便共为臣药；当归养血和血，润肠通便，泽泻利水渗湿，槟榔辛散苦泄，行气导滞除胀，大黄苦寒沉降，泄热通便，凉血解毒，导湿热外出，共为佐使药。诸药相合，湿热得除，风邪得散，气血通利，肠道濡润，则诸症自除。

【方歌】秦艽苍术治痔疮，桃仁皂角防柏当；泽泻大黄通二阴，行气导滞益槟榔。

【临证应用】

病例 1　泄泻（慢性结肠炎）

高某，男，40岁。因劳累及饮酒过量导致腹泻，每日 4～6 次，脓血便，里急后重 3 个月，于 1988 年 10 月 30 日就诊。肠镜检查：距肛门 12～15 cm 处黏膜糜烂，并有浅表性溃疡，表面覆脓苔，用秦艽苍术汤加马齿苋 30 g、椿根白皮 30 g。水煎内服，并以白菊花、蒲黄各 45 g，水煎后保留灌肠。

1 个疗程后，患者腹泻明显减轻，便中脓血性物亦减少，故将椿根白皮减至 15 g，继用原方法治疗 1 个月后，症状消失。肠镜检查：黏膜糜烂溃疡已消失，但轻度充血。为巩固疗效，又将内服方制成丸剂连续用药 1 个月后，肠镜检查：黏膜恢复正常。1 年后随访未再发作。

按：本病多属脾胃气虚，湿邪阻遏，气机不畅，病位多在中下焦。下焦湿邪多与热邪合并，故用秦艽苍术汤治疗。灌肠方中白菊花有疏风清热解毒之功。蒲黄可活血止血、祛淤止痛，二药合用保留灌肠，使药液直接作用于病灶。中药内服与保留灌肠共用，使药效的共性与个性，整体与局部有机地统一起来，相辅相成。内服主要是调整脏腑功能，灌肠则偏重于改善局部环境，促进炎病的吸收和黏膜的修复，故能缩短疗程，提高疗效。

病例 2　治肠癌

患者，男，66 岁，因"肛门坠胀不适 1 月余"入院。患者 1 个多月前无明显诱因出现肛门的坠胀不适，大便 2～3 日一行，质软，排出费力，无便血，粪便附着少量暗红色脓血，无明显黏液，伴有肛门阻塞感及排便不尽感，无腹痛、腹胀等不适。患者既往高血压病史 30 余年，无手术及外伤史。舌红，少苔，脉沉细。入院后专科检查：肛门右臀部皮肤烫伤，右侧皮肤有一水疱，肛周皮肤增殖隆起，肛内指诊距肛缘 4 cm 处可触及肛管右前壁有一肿物，溃疡型，基底硬、固定，约占肠腔 2/3，退指指套不带血。实验室检查：（男性肿瘤系列）癌胚抗原 68.88 ng/mL，糖类抗原 72～413.36 U/mL，甲胎蛋白 2.56 ng/mL；（血常规）白细胞计数 6.19×10^9/L。腹部超声：肝内多发实性结节，提示占位病变，建议进一步检查。患者于次日行电子结肠镜检查，循腔进镜 80 cm，退镜观察，横结肠中段可见一黏膜隆起，大小为 0.8 cm×0.8 cm，亚蒂，取活检 1 枚送病理学检查；降结肠可见 3 个黏膜隆起，其中 2 个大小均为 0.6 cm×0.6 cm，无蒂，取活检 1 枚送病理学检查。乙状结肠未见异常。直肠部距肛缘 10 cm 处可见一肿物，表面高低不平，周围高凸，中间凹陷，上覆坏死组织，质脆，易出血，下界距肛缘约 4 cm，取活检 4 枚送病理学检查。后行胸部、全腹强化 CT，见：①双肺多发小结节灶，转移不除外，建议随诊复查；②肝脏多发低密度灶，考虑转移瘤；③直肠局部壁厚伴强化，考虑直肠癌，建议进一步检查。3 天后病理检查回报示：直肠腺癌；横结肠、降结肠炎性息肉。基于患者年龄、身体状况、个人意愿等多方面综合考虑，未给予手术治疗，予 XELOX 方案化疗，以抑制肿瘤进展、缓解症状，尽量延长患者生存期。化疗给药途径包括口服及静脉给药。化疗方案的选择依据患者直肠癌分期、全身情况等因素综合决定。化疗方案：静脉给药奥沙利铂＋盐酸昂丹司琼注射液，口服卡培他滨等。在院治疗期间，患者出现较为明显的药物反应，眩晕明显，胃脘部痞满，恶心、嗳气，出现强烈的胃肠道不适，大便3～4日一行，质干量少难解，自觉大便性状改变，口干，纳少眠差，精神萎靡不振。为改善患者身体状况，减轻药物化疗对机体的毒副作用，予以中药方剂秦艽苍术汤加减方治疗，每日1剂，水煎服。具体处方：秦艽9 g，防风9 g，泽泻15 g，麸炒苍术30 g，清半夏9 g，柴胡9 g，黄芪9 g，西洋参9 g，白术30 g，茯苓15 g，川芎9 g，白芍30 g，熟地黄30 g，白花蛇舌草9 g，半枝莲9 g，白头翁15 g，焦山楂30 g，麸炒神曲30 g，炒麦芽30 g，甘草12 g，葛根30 g，厚朴9 g，麸炒枳实9 g。

经过3期化疗用药，该患者癌胚抗原逐渐降到44.29 ng/mL，糖类抗原72-4逐渐升到24.75 U/mL，甲胎蛋白从2.56 ng/mL升到7.13 ng/mL。该患者血常规白细胞计数水平基本控制至$4×10^9$/L患者的精神状态由一开始的萎靡不振逐渐好转，现患者一般状况可，生命体征较平稳，胃肠道痞满感渐缓、呃逆、嗳气症状逐渐消失，大便1～2日一行，排出欠通畅，伴肛门坠胀不适，无便血，无便时肛门疼痛，饮食睡眠尚可。

按：该病在中医上属于"锁肛痔"的范畴，患者病程日久，肿物逐渐消耗人体正气，气阴两虚则大便难出，阴虚火旺，则口干心烦；气血不足，则疲乏无力、面色少华、形体消瘦；舌红、少苔、脉沉细为气阴两虚之象。故予中药秦艽苍术汤加减治疗。

病例3　肛窦炎

李某，女，42岁，1994年5月就诊。自述肛门内灼痛，坠胀不适半个月，伴大便干燥，排便不爽，大便每日1次，无脓血便。局部检查：指诊肛管括约肌较紧，齿线处左中、右前位可触及硬结、压痛。肛镜下见左中、右前位区肛瓣充血肿胀，呈暗红色，无脓液。证为湿热下注。方予秦艽苍术汤加减。处方：秦艽15 g，银花20 g，生地15 g，苍术、泽泻、当归、黄柏、桃仁、牛膝各12 g，防风10 g，大黄6 g。服3剂后，肛门灼热、坠胀减轻，继服6剂，配合麝香痔疮膏外用，诸症皆除。

五十三、清络饮

【组成】鲜荷叶边二钱，鲜银花二钱，西瓜翠衣二钱，鲜扁豆花一枝，丝瓜皮二钱，鲜竹叶心二钱。

【来源】清·吴鞠通《温病条辨·卷一》："手太阴暑温，发汗后，暑证悉减，但头微胀，目不了了，余邪不解者，清络饮主之。邪不解而入中下焦者，以中下法治之。"

【功效】清热祛湿解暑。

【主治】发汗后暑证悉减，但头微痛，目不了了，余邪不解者，为暑伤肺经气分之轻证。

【方解】方中金银花、竹叶清热解毒，清散暑热为君药；荷叶、西瓜翠衣清热解暑，扁豆去暑化湿，共为臣药；丝瓜皮祛湿宣透伏热为使药。吴鞠通谓之"以芳香轻药清肺络中余邪"，采用鲜药，属于"辛凉芳香法"。

【方歌】清络饮用荷叶边，竹丝银扁翠衣添；暑伤气分轻清剂，此方饮服预防先。

【临证应用】

病例 暑风

陈某，男，1岁，1980年7月21日初诊。患儿近1个月来发热，咳嗽，气促，痰少，精神萎靡，吃乳少，大便正常。在当地治疗不效，门诊以"暑温"（支气管肺炎）收入住院。检查：体温39.1 ℃，脉搏160次/分，呼吸40次/分，发育正常，母乳哺育，面色苍白，呼吸急促，鼻翼扇动，胸高撷肚，口唇干燥发绀，喉头有痰声，抽搐，角弓反张，舌红苔黄，指纹红紫。心率160次/分。心律尚齐，两肺可闻及明显湿性啰音。立即给青霉素、链霉素、红霉素、地塞米松、碳酸氢钠和输氧等，中药予羚羊钩藤汤之类，病无好转。7月22日上午会诊：发热（体温39 ℃），神昏，咳嗽，气促，鼻翼扇动，抽搐握拳，角弓反张，摇唇弄舌，角膜反射存在，瞳孔较正常人明显缩小，等圆等大，对光反射存在，心率200次/分，律齐，两肺有干湿性啰音，舌红苔黄，指纹红紫。中医认为属肝热生风，治宜平肝息风，方用羚角钩藤汤加洋参、蜈蚣、全蝎、抗热牛黄散等。西医诊为中毒性肺炎，继用上药加苯巴比妥镇痉。经上述中西医处理后，病情未能控制。中午十二时又高热（体温40℃），神昏，呼吸急促，鼻翼扇动，抽搐加重，角弓反张，脉舌如前，病情逐渐加重，已入险途。请余诊视，此乃暑风之证，暑温温热不降，抽风当不止，先用雄黄20 g研末加1～2个鸡蛋白，调敷胸腹，清热解毒，透邪外出，次用鲜荷叶铺地，令其卧之以解暑退热，再服"清络饮"，处方：鲜荷叶6 g，扁豆花6 g，鲜竹叶6 g，金银花6 g，丝瓜络6 g，鲜西瓜翠衣20 g，1剂，水煎服。西药只给氧和支持疗法，停用抗痉退热之药。经上述处理后，体温逐渐下降，抽搐等症逐渐减轻。

7月23日：发热（体温38.2℃），神志清楚，呼吸平稳，眼球灵活，弄舌频频，抽搐小发作，间隔时间明显延长，舌红苔黄少津，指纹红紫。张老认为，此乃暑热伤津，停止给氧，仍守上方，日1剂、夜1剂，西药给支持疗法。

7月24日：患儿抽搐未作，弄舌已止，能入睡，低热，烦躁，精神尚好，呼吸匀称，至此，病情转入坦途，改用王氏清暑益气汤善后，朝白参6 g，知母6 g，生甘草8 g，竹叶10 g，麦冬6 g，石斛10 g，荷叶6 g，西瓜翠衣20 g。

五十四、人参乌梅汤

【组成】 人参，莲子（炒），炙甘草，乌梅，木瓜，山药。

【来源】 清·吴鞠通《温病条辨·卷三》："久痢伤阴，口渴舌干，微热微咳，人参乌梅汤主之。"

【功效】 益气生津，补脾止泻。

【主治】 久痢伤阴，口渴口干，微热微咳。

【方解】 久痢伤阴，脾阴不足，用人参、乌梅补气收敛止泻为君药；山药健脾益气，木瓜酸柔化阴，莲子补脾益气、养心益肾共为臣药；甘草和中为佐使药。

【方歌】 人参乌梅共为君，山药木瓜酸甘阴；莲子心脾草为佐，益气止泻此方臻。

【临证应用】

病例 1 久泻

夏某，女，31 岁，1979 年 9 月 11 日就诊。患肺结核 10 余年，近 2 年来腹泻、便结交替，西医诊断为肠结核。刻下便泻 3 个月，食入则腹胀痛泻，入夜则咽干盗汗，形瘦色苍，经闭 4 个月，舌光红欠润，脉弦细。此系肺病及脾，气火内炽，脾弱肝强，渐成损疾，拟扶土和中，敛肝柔肝。药用：太子参 12 g、炙乌梅肉 6 g、炒冬术 10 g、淮山药 15 g、白芍 12 g、煨诃子 12 g、宣木瓜 12 g、炒丹参 10 g、炙甘草 3 g、黄芩 6 g。方取乌梅、白芍、木瓜柔肝制木，太子参、冬术、山药、甘草健脾扶土，诃子涩肠止泻，稍佐黄芩清热，丹参调经。服 10 剂泻止纳增，原方增损续服 30 多剂，月经来潮，诸症悉安。

按：人参乌梅汤为酸甘化阴的方剂，是酸涩与甘缓配伍的一种治疗方法，故其适应证应着眼于"虚"和"久"二字，适用于既有脾气虚的证候，又有阴伤或肝亢的临床表现，非治一切久泻。其舌质的变化常为使用本方的主要指征之一。运用人参乌梅汤时，临床上常以党参或太子参代人参，并常加用白芍，因白芍酸寒，不仅是柔肝和阴止痛的良药，又有养肝血、益脾阴的作用。

病例2　胃痛（萎缩性胃炎）

梁某，男，42岁，1990年2月5日因胃痛入院。经西药治疗，疗效不佳，4月5日停服西药，改为中药治疗。主诉：平素嗜食肥甘辛辣食物后，胃痛隐隐，胃中有灼热感，口渴不欲饮，大便干燥，舌红少津，脉细数。X线胃肠钡餐透视，诊断为萎缩性胃炎。系中医胃阴不足，投以人参乌梅汤，处方：人参10 g，乌梅5 g，木瓜12 g，山药15 g，薏米12 g，甘草6 g，加麦冬12 g，沙参18 g，黄连6 g，吴茱萸5 g，水煎，口服2次。

6剂后，胃中已无灼热感，诸症减轻继用人参乌梅汤。处方：人参10 g，乌梅18 g，山药15 g，薏米15 g，加生地8 g，麦冬12 g，沙参18 g，玉竹12 g，腊梅花15 g，甘草10 g，水煎，每日2次，服药10剂后病愈出院。

病例3　身𥆧动证

陈某，男，5岁，1985年10月20日来诊。患儿肢体及颜面肌肉不自主掣动已10多天，发作频繁，掣动时间5～10余秒。前医以"怪病"医治，予温胆汤加味及西药地西泮、维生素 B_1 等治之无效。察患儿精神尚可，形体瘦，发作时无明显痛苦状，纳呆，大便实小便微黄，舌淡红、苔薄伴剥苔，脉细。证属气阴不足，肌肉失于濡养，治以酸甘化阴法，用人参乌梅汤加白芍，处方：党参、木瓜、淮山药各10 g，乌梅、莲肉各8 g，白芍12 g，甘草3 g。

服药2剂后，患儿发作时间缩短，次数减少，按原方继进5剂而愈，未复发。

病例4　脾疳

张某，女，1岁半，1984年7月4日就诊。患儿心烦不安，夜间多啼，微干咳，形体日趋羸瘦逾月，曾服中西药治疗效果不显，患儿多汗，面色不荣，手心烦热，口干喜饮，食不着肌，大便溏烂气臭，尿黄，舌尖红少苔，指纹淡紫。证属脾阴耗伤，虚热上扰，治以化阴实脾，清热安胃，用人参乌梅汤加味：党参、淮山药、莲肉、木瓜各8 g，乌梅、麦冬、茅根、山楂各

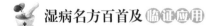

6 g，胡黄连 4 g，甘草 3 g。

2 剂后饮水减少，神情较前安静，咳减，大便略成形。守原方再予 4 剂，并注意饮食调理，1 个月后随访，已复常态。

病例 5　汗证

王某，男，3 岁半，1985 年 5 月 4 日来诊。患儿素体较弱，易出汗，睡中汗出尤甚已 1 周，汗出不温，肌肤较湿润，饮食不思，形体瘦，面白神倦，舌淡红苔剥，脉细，此证属脾肺气虚，卫表不固。治以健脾补气，敛阴止汗。用人参乌梅汤加味：党参、莲肉、芡实、木瓜各 8 g，淮山药、牡蛎各 10 g，白术 6 g，甘草 3 g，连服 4 剂而愈。

按：《幼科释迷》载："自汗属阳虚，盗汗属阴虚"。前人虽有自汗、盗汗之分，但小儿"脏腑薄，藩篱疏"，临床常有盗汗、自汗并见者。患儿由于素体较弱，脾肺气虚，气不敛阴，津液失于潜藏，故现盗汗为甚伴见自汗，取人参乌梅汤加味而获愈。

五十五、三仁汤

【组成】杏仁五钱,飞滑石六钱,白通草二钱,白豆蔻仁二钱,竹叶二钱,厚朴二钱,生薏苡仁六钱,半夏五钱。

【来源】清·吴鞠通《温病条辨》:"头痛恶寒,身重疼痛,舌白不渴,脉弦细而濡,面色淡黄,胸闷不饥,午后身热,状若阴虚,病难速已,名曰湿温。汗之则神昏耳聋,甚则目瞑不欲言,下之则洞泄,润之则病深不解。长夏深秋冬日同法,三仁汤主之"。

【功效】宣畅气机,清利湿热。

【主治】头痛恶寒,身重疼痛,面色淡黄,胸闷不饥,午后身热,舌白不渴,脉弦细而濡。

【方解】方中杏仁苦辛,宣利上焦肺气,肺气宣通,可通调水道,下输膀胱,有"提壶揭盖"之意,使在肌表的湿邪可去,白蔻仁辛苦芳香以化湿舒脾,行气调中,去中焦湿邪,薏苡仁甘淡寒以健脾,渗利湿热于下焦,使湿从小便而出。三药合用,能宣上、畅中、渗下,清利湿热、宣畅三焦气机,共为君药;厚朴、半夏运脾除湿,行气消满,以加强白蔻仁运中化湿之力,滑石利湿清热,通草清热利尿通气,以增强薏苡仁渗下清热之功,共为臣药;竹叶清火止渴,淡渗利湿热利湿为佐使药。

【方歌】三仁杏蔻薏苡仁,夏朴通草滑竹伦;湿热逗留在气分,此方宣化法遵循。

【临证应用】

病例1　肿瘤发热

患者,男,70岁,2013年5月12日初诊。2013年1月始,患者无明显诱因出现背部疼痛,疼痛部位不固定,以刺痛为主,背部活动及咳嗽动作时加重,2013年5月2日经骨髓细胞学等检查确诊为多发性骨髓瘤IgG-KAP型,D-S分期ⅢA期,ISS分期Ⅱ期,给予VAD方案(长春新碱+阿霉素+地塞米松)化疗1周期后,患者出现寒战高热,伴身痛,经血培养后考虑大肠埃希菌败血症，给予输血、抗生素等治疗未见缓解。现症：寒战发热，全身骨节痛，胸背痛，微咳无痰，口干，饮食差，大便稍结，尿黄，舌质红，苔黄白相兼，脉濡数。中医辨证为三焦湿热，治疗先以藿朴夏苓汤加减宣表化湿、调畅三焦，每日 1 剂，水煎服。3 剂后寒战退，全身骨节痛减轻，仍午后发热，胸背痛，继而以三仁汤加减清热利湿、宣畅三焦治疗。方药：黄芩 6 g，薏苡仁 30 g，栀子 10 g，连翘 10 g，通草 10 g，淡竹叶 10 g，白花蛇舌草 30 g，砂仁 6 g，滑石 10 g（包），金银花 15 g，重楼 30 g，半枝莲 30 g，厚朴 6 g，法半夏 6 g，蒲公英 15 g。每日 1 剂，水煎服。

服药 5 剂后，患者寒战高热及身痛等缓解，精神和饮食恢复正常，守方加减巩固 1 周。

病例 2　咳嗽

患者，男，6 岁，现咳嗽、身热、流涕、纳呆，经用抗生素静脉滴注治疗 3 天，效果欠佳。现仍咳嗽，有少量白痰，低热（T 37.8 ℃），恶心、纳呆，大便稍干。查体：咽部充血，双肺呼吸音粗糙，可闻及散在干鸣音。舌质红，苔白腻，脉滑数。血常规：WBC 6.4×10^9/L，N 46%，L 54%。胸透示肺纹理增粗。中医诊断为咳嗽（湿热内蕴）。处方：薏苡仁、酒炒黄芩、炙枇杷叶各 12 g，炒杏仁、白蔻仁、清半夏、前胡、浙贝母、瓜蒌各 9 g，桔梗、厚朴、炒莱菔子各 6 g，水煎服。

3 剂后咳嗽减轻，痰少，热退，舌苔白，纳食仍少，前方去半夏、厚朴、炒莱菔子，加焦三仙 15 g、砂仁 6 g，3 剂告愈。

病例 3　腹痛

患者，女，9 岁，1 周前曾有感冒病史，发热、鼻塞流涕等症好转后，出现腹痛、恶心欲吐、纳呆。查血常规：WBC 7.8×10^9/L，N 78%，L 22%。腹部 B 超：脐部右侧可见数个 0.7 cm×0.4 cm 大小淋巴结，提示肠系膜淋巴结炎。曾用阿奇霉素、双黄连静脉滴注，治疗 3 天效果欠佳。现阵发性腹痛，以脐周及右下腹为主，恶心纳呆，口臭，大便不爽，舌质稍红，苔白中间厚腻，脉滑。中医诊断为腹痛（湿热蕴结肠胃）。处方：薏苡仁 15 g，连翘、炒鸡内金、白芍各 12 g，炒杏仁、白蔻仁、法半夏、浙贝母、夏枯草各 9 g，木香、厚朴、酒大黄、甘草各 6 g，水煎服。

3 剂后腹痛减轻，大便正常，纳食较前增加，舌苔白稍厚，去木香、酒大黄，加焦三仙18 g、陈皮6 g，4剂诸症消失。

病例4　水痘

患者，女，8岁，发热1天后面部及躯干出现丘疹、疱疹已3天，疹色紫暗，大小不等，疱浆稍浑浊，部分结痂，瘙痒，纳呆，二便调，舌质红，苔黄腻。中医诊断为水痘（湿热毒邪蕴结）。处方：薏苡仁15 g，滑石、金银花、连翘、蒲公英各12 g，白蔻仁、紫草、蝉蜕、玄参各9 g，炒杏仁、厚朴、淡竹叶、甘草各6 g。水煎服。

3剂后痘疹渐收，守方再进2剂而愈。

病例5　眩晕（2型糖尿病伴高血压）

患者，女，56岁，2016年8月16日初诊。主诉：反复眩晕1年余。患者诉近1年来反复眩晕，头重如裹，颈部不适，午后较甚，伴心烦，身燥热，脘腹胀满，手足心汗出，纳呆，眠一般，大便溏，每日1次，小便可，舌质淡暗，苔黄腻，脉滑。既往有2型糖尿病、高血压病史，血糖、血压控制一般，血压最高155/90 mmHg。多次寻医服药后未有改善，遂来求医。西医诊断：2型糖尿病，高血压1级。中医诊断：眩晕（痰湿中阻）。患者于暑湿之季患病，为痰湿素盛之体复感暑湿之邪，引动内湿上蒙清窍，故见眩晕，湿性重着，胶结难解，则头重如裹。治当以祛湿化浊、宣畅气机为主。方选三仁汤合半夏白术天麻汤加减，处方：杏仁12 g，薏苡仁30 g，白豆蔻12 g（后下），厚朴12 g，半夏12 g，葛根9 g，滑石15 g，竹叶6 g，冬瓜仁9 g，半夏12 g，白术12 g，天麻12 g，金银花15 g，枇杷10 g，焦三仙10 g，连翘10 g，泽泻20 g，甘草6 g。

2016年8月23日二诊：患者诉眩晕明显好转，头重如裹明显减轻，时有脘腹胀满，手足心汗出仍有，颈部不适、心烦、身燥热等症状消失，舌淡红苔薄黄腻，脉弦滑，继守前方加减，去滑石、竹叶、冬瓜仁，加木香9 g、茯苓15 g，再服7剂，随访诉上述症状基本消失。

病例6　水肿（2型糖尿病性肾病）

患者，女，47岁，2016年11月4日初诊。主诉：反复双下肢水肿5年余，患者体形肥胖，双下肢轻度凹陷性水肿，伴头晕畏寒，身软乏力，腰酸，饮食不振，口略苦，舌淡胖边有齿印，苔厚腻微黄，右关尺脉沉迟。既往有糖尿病病史 12 年，高血压病史 6 年，一直胰岛素注射，口服降压药治疗。予查尿蛋白排泄率（UAER）静息时正常（＜20 μg/min），运动后增加，提示运动诱导微量白蛋白尿阳性。西医诊断：糖尿病肾病Ⅱ期。中医诊断：水肿（湿热中阻）。患者为感受湿热之邪乘虚侵入，结于下焦，致水道不利，因而出现双下肢轻度凹陷性水肿，伴头晕畏寒，身软乏力，腰酸，饮食不振，口略苦，舌淡胖边有齿印，为湿热蕴滞，气机不畅，水道不利之候。治宜宣畅气机，清利湿热。予三仁汤加味，处方：杏仁 15 g，白豆蔻 15 g，薏苡仁 20 g，滑石 30 g（包），茯苓 15 g，半夏 12 g，厚朴 15 g，丹参 18 g，郁金 15 g，泽兰 12 g，柴胡 12 g。

2016 年 11 月 11 日二诊：服药 5 剂，水肿明显缓解，守方继进 7 剂，水肿基本消失，继以陈夏六君子合真武汤加减巩固疗效，处方：陈皮 12 g，法半夏 12 g，茯苓 15 g，白术 15 g，党参 12 g，炙甘草 9 g，赤芍 9 g，淡附片 12 g，生姜 9 g。

病例 7　湿温型亚急性甲状腺炎

患者，女，46 岁，2019 年 11 月 28 日初诊。主诉：甲状腺部位疼痛，伴发热 1 周余。现病史：患者平日易疲劳，素食辛辣，甲状腺部位疼痛 1 周余，触之有压痛感，伴发热，全身乏力酸痛，咽痒，声音嘶哑，说话困难，时有咳嗽，偶有口干口苦，食少纳呆，大便溏而不爽，睡眠正常，舌质偏红，舌苔黄厚腻，脉弦细。实验室检查：红细胞沉降率（ESR）60 mm/h，促甲状腺激素（TSH）0.1 mIU/L，血清游离三碘甲腺原氨酸（FT3）8 pmol/L，游离甲状腺素（FT4）208 pmol/L。西医诊断：亚急性甲状腺炎。中医诊断：瘿病（湿热毒壅）。处方：三仁汤合升降散加减，方药组成：滑石 20 g（先煎），夏枯草 15 g，浙贝母 10 g，姜黄 10 g，姜厚朴 10 g，广藿香 10 g，炒僵蚕 10 g，连翘 15 g，熟大黄 5 g，蝉蜕 5 g，苦杏仁 10 g，薏苡仁 15 g，豆蔻 10 g，通草 10 g，法半夏 10 g，淡竹叶 15 g。7 剂，水煎服，每日 1 剂，分早、晚 2 次服用。

2019 年 12 月 4 日二诊：患者自述服药后，甲状腺疼痛明显减缓，热退，全身乏力好转，纳可，眠可，二便调。查体：舌质红，舌苔薄、微黄、不腻，脉细。在上方基础上，增浙贝母至 15 g，减通草至 5 g，余不变。7 剂，水煎服，每日 1 剂，分早、晚 2 次服用。

2019 年 12 月 12 日三诊：患者自述症状基本消除，实验室各项指标均恢复正常，ESR 17.5 mm/h，TSH 1.9 mIU/L，FT3 4.9 pmol/L，FT4 13.4 pmol/L。停药 1 周，电话随访患者述症状消除，状态良好。

按：本例病案辨证为湿热毒壅型，治宜清热解毒，宣畅气机，兼以消肿散结。方用三仁汤合升降散加减治疗。

病例 8　黄疸

王某，男，41 岁，于 2011 年 9 月 2 日初诊。患黄疸 1 月余，平素有大量吸烟饮酒嗜好。曾在县医院诊断为"急性黄疸型肝炎"，服中西药治疗，黄疸不退，厌食油腻，纳食不香，口渴不饮，胸闷腹胀，全身乏力，小便黄有轻度涩痛，舌质淡红，苔黄厚腻，脉弦滑。脉诊合参，属脾胃湿热，蕴结肝胆，治宜清热利湿，疏肝利胆，方用三仁汤加减，处方：薏苡仁 15 g，苦杏仁 15 g，白蔻仁 10 g，厚朴 15 g，茵陈 30 g，郁金 15 g，栀子 12 g，黄芩 15 g，滑石 30 g，通草 5 g。服用 5 剂，黄疸自消，效不更方，原方加减继进 3 剂，余症渐愈。

病例 9　慢性荨麻疹

刘某，男，40 岁，2009 年 8 月 18 日初诊。患荨麻疹 2 年有余。每有发作，遍身泛发风团样皮疹，色红瘙痒，以腹部、下肢为甚，多夜间发作，夏秋之交加重，且身重汗出，饮食少思。近半个月来症状加重，下肢、腹部瘙痒不断，有灼热感，搔抓至皮破淌水方休，头重肢沉，脘腹胀闷，纳呆便溏，舌淡红、苔黄腻，脉滑。证属湿热蕴结。治以清利湿热，宣畅气机。拟三仁汤加味，药用：杏仁、白蔻仁、厚朴、半夏各 10 g，薏苡仁、滑石各 12 g，通草 6 g，竹叶 3 g，苦参 15 g，白鲜皮 24 g。5 剂，每日 1 剂，水煎服。

8 月 24 日二诊：汗出已瘥，疹止痒减，神清纳香，脘腹舒畅。效不更方，续服 5 剂，诸症痊愈。随访 1 年未复发。

病例 10　带下病

李某，女，30 岁，2016 年 3 月 1 日来诊。患者诉自 2 年前开始出现带下量多，色黄白相兼，阴痒，月经错后，量中等，色暗，伴经行腹痛，腰酸，乳胀，困倦乏力，时头晕，睡眠欠安，口干苦，纳呆，小便黄，不渴，大便每天 1 次，舌淡、苔黄腻，脉滑数。辨证：肝郁脾虚，湿阻冲任。治法：疏肝健脾，燥湿止带。处方：苦杏仁、白豆蔻、厚朴、柴胡、苦参各10 g，薏苡仁、土茯苓、益母草、泽兰各30 g，滑石、瞿麦各20 g，竹叶、通草各6 g，法半夏12 g。每日1剂，水煎服。

服15剂后症状减轻，守上方加山药20 g、白术15 g继续巩固服用20剂，病愈。

病例11 浸淫疮

林某，男，40岁，2016年5月23日初诊。患者左胳膊皮疹瘙痒7年，在医院诊断为湿疹，服用西药及涂抹外用药后可减轻，近期加重，外观疹色及皮肤发暗，有时渗出淡黄色液体，舌暗胖大，苔腻微黄，脉弦滑。患者既往有高血压、糖尿病、高脂血症。西医诊断为湿疹。中医诊断为浸淫疮；证属湿热内蕴，治宜化湿清热止痒。方用三仁汤加味：生薏苡仁30 g，杏仁6 g，白豆蔻6 g，藿香10 g，佩兰6 g，姜半夏6 g，橘红10 g，连翘10 g，车前子6 g，淡竹叶6 g，金银花20 g，蒲公英15 g，白花蛇舌草15 g，白茅根30 g，丹皮10 g，白鲜皮10 g，地肤子10 g，荆芥6 g，防风6 g，赤芍10 g，生甘草6 g。7剂，水煎服。

二诊：2016年5月30日，患者服药后皮疹瘙痒及渗出明显好转，疹子开始消退，舌暗胖大，苔腻微黄，脉弦滑。本次在上方基础上加黄芪30 g、羚羊粉0.3 g（冲服）、三七粉3 g（冲服），继服14剂。

三诊：2016年6月13日，服药后瘙痒及渗出消失，疹子消退，出疹地方颜色较暗，舌暗胖大，苔微腻，脉弦。本次在上方基础上加生地20 g，继服7剂。

按：患者既往有"三高"病史，平素应酬多，缺少运动和休息，易内生痰湿。湿蕴化热，湿热互结，犯于肌表，导致肤失所养、化燥生风，造成风湿热互结，出现皮疹瘙痒及渗出等症状。舌暗胖大、苔腻微黄、脉弦滑均为湿热内蕴的表现。谨守病机，选用三仁汤加减治疗。

五十六、三石汤

【组成】飞滑石三钱，生石膏五钱，寒水石三钱，杏仁三钱，竹茹二钱，白通草三钱，金银花二钱，金汁（酒冲）一杯。

【来源】清·吴鞠通《温病条辨·卷二》："暑湿蔓延三焦，舌滑微黄，邪在气分者，三石汤主之。"

【功效】清热利湿，宣通三焦。

【主治】暑湿弥漫三焦，邪在气分，症见身热汗出，面赤耳聋，胸脘痞闷，下利稀水，小便短赤，咳痰带血。不甚渴饮，舌质红，苔黄滑，脉滑数。

【方解】方中滑石利尿通淋，清热解暑为君药；石膏解肌清热，除烦止渴，寒水石能清热降火，利窍，消肿，金银花能清热解毒，共为臣药；杏仁清肺降气，竹茹清热化痰，除烦止呕共为佐药；通草通上达下，宣行气血，助诸药直达上、中、下三焦，导热下行使热毒随尿液排出，为使药。

【方歌】三石汤用滑膏寒，银花杏仁金汁参；更有竹茹白通草，三焦湿热力能堪。

【临证应用】

病例 1　湿热弥漫三焦证

吴某，男，31 岁，于 1994 年 9 月 3 日始觉恶寒，发热，间有几声咳嗽。9 月 4 日在聚餐回家渴饮凉开水 2 碗后觉腹部隐隐不适，每天发热，下午及夜间较高，近几天身热持续不退，体温在 39 ℃左右。9 月 8 日患者腹痛加剧前来就诊，诊见：腹部疼痛（以脐周为主），上脘痞塞感，高热（体温 39.2 ℃），面红而垢，心烦胸闷，耳鸣耳聋，口干但不欲多饮，咳嗽痰黄，大便稀烂，黄褐色，2～3 次/天，小便黄少，舌红、苔黄腻，脉滑数。诊为湿温，证属热重于湿，湿势弥漫三焦。治宜清利三焦湿热，方选三石汤加减：滑石 30 g，生石膏 30 g（先煎），寒水石 15 g，北杏仁 12 g，竹茹 15 g，金银花 12 g，通草 10 g，黄芩 12 g，大腹皮 12 g，枳实 10 g，木香

10 g（后下），车前草 20 g。

服药 3 剂后，发热、耳鸣耳聋减轻，胸闷、心烦好转，效不更方，守上方去竹茹、通草，加石菖蒲 12 g、胆南星 10 g，继服 3 剂。前后服药 12 剂，诸恙悉除。

病例 2　湿温病

黄某，男，38 岁，1990 年 3 月 18 日自感恶寒，继而发热伴头痛身困。按痧证行刮痧疗法、服感冒灵未效。因发热不退于 1990 年 3 月 30 日来门诊就医。症见身热头痛，四肢乏力，口渴少饮，气短胸痞，腹满便稀，尿黄灼痛。唇红面浮，神情淡漠，肤润微热，四肢欠温，舌淡红滑、苔厚白润，脉濡。体温 38 ℃，脉搏 86 次/分，血白细胞 7.4×10^9/L、中性粒细胞 68%、淋巴细胞 32%，血片疟原虫、钩端螺旋体为阴性，X 线胸透正常。审度证因，当诊为湿温（气分湿热型）。乃按淡渗利湿、泄热解毒之法投自拟加味三石汤 2 剂。

二诊：体温 37.6 ℃，脉搏 82 次/分，自觉身轻，小便清长，舌淡红，苔薄白，再 3 剂。

三诊：已热退身凉，神情爽朗，唯感气力不足。改服补中益气汤 3 剂调理。后随访患者，已参加田间劳动。

按：笔者受吴鞠通《温病条辨》"暑温蔓延三焦，舌滑微黄，邪在气分者，三石汤主之"的启迪，在三石汤的基础上，强化淡渗利湿、解毒泄热作用，拟成加味三石汤，方由黄芪、板蓝根、连翘各 25 g，生石膏、金银花各 20 g，寒水石、滑石、杏仁各 12 g，竹茹、白通草、丝瓜络各 7 g 组成。儿童用量酌减。先将上药用清水浸泡 30 分钟，每剂 2 煎，每煎 30 分钟，再将 2 煎药液混合，每日 1 剂，分 4 次服。运用于临床，疗效颇佳。

病例 3　暑温挟湿

胡某，男，27 岁，发病前 1 个月下湖捕鱼，有血吸虫疫水接触史。患者于入院前 55 天前开始发热，下午为重，经多种治疗效果不佳，而经多方面检查又无其他明显疾病。后经粪便检查发现血吸虫卵，以急性血吸虫病至血防站做病原治疗，先后服用吡喹酮总量 120 mg/kg（以 60 kg 为限），2 个疗程。然疗程结束半个月后，体温下降，症状无好转，并出现潮热，伴口渴不欲多饮、脘腹痞满、恶心欲吐、大便溏薄色黄、小便短赤、舌苔黄滑腻，脉滑数，中医诊为暑温夹湿证，治以清热利湿，宣通三焦。方药三石汤加减：滑石 15 g，石膏 20 g，寒水石 15 g，杏仁 10 g，竹茹 10 g，二花 15 g，通草 10 g，芦根 20 g，白术 15 g，茯苓 15 g，薏苡仁 15 g，水煎服。

1 剂而热渐退，药中病所，3 剂而热退病安，诸症悉除。

五十七、三痹汤

【组成】续断、杜仲、防风、桂心、细辛、人参、茯苓、当归、炒白芍、炙甘草、黄芪、牛膝各一两，秦艽、生地黄、川芎、独活各半两。上药为末，每服 15 g，用水 300 mL，加生姜 3 片，大枣 1 枚，煎至 150 mL，去渣，空腹时热服。

【来源】宋·陈明《妇人大全良方·卷三》，"三痹汤治血气凝滞，手足拘挛，风痹，气痹等疾皆疗。"

【功效】补肝肾，益气血，祛风湿。

【主治】肝肾两虚，外感风寒湿邪，屈伸不利，四肢麻木，筋脉急性挛缩所致腰膝关节疼痛。

【方解】方中以杜仲、牛膝、续断补肝肾，强腰膝，舒筋络为君药；黄芪、人参、茯苓、甘草补益正气，当归、地黄、白芍养血柔筋，桂枝、细辛温通血脉并祛风，共为臣药；秦艽、防风协助祛风散邪通络，为佐药；甘草调和诸药，为使药。诸药合用，使气血得充，肝肾得补，风邪去，经络通，标本同治，则诸证自解。

【方歌】三痹断仲膝参芪，炙草苓芍归芎地；防独细桂艽姜煎，手足拘挛正虚痹。

【临证应用】

病例 1　肩凝

周氏使用三痹汤联合浮针治疗肩周炎，药物组成：独活 10 g，熟地黄 15 g，防风 6 g，乳香 10 g，甘草 10 g，牛膝 10 g，生姜 15 g，当归 15 g，杜仲 10 g，没药 10 g，红花 10 g，生黄芪 15 g，延胡索 10 g，茯苓 15 g，细辛 5 g，川续断 15 g，党参 20 g，丹参 15 g，肉桂 2 g，白芍 15 g，川芎 6 g，秦艽 10 g。加 1000 mL 水，大火煮开后转文火煎煮 30 分钟，取 300 mL，分早、晚 2 次口服。持续服药 30 天。

浮针疗法治疗，患者呈侧位，使用华佗牌 0.6 mm × 32 mm 浮针治疗，根据患者病情，医者使用手指指腹在患者肩关节周围触摸，寻找肌筋膜触发点（myofascialtriggerpoint，MTrP），当指下有硬结或条索感，可稍用力按压，患者出现局部敏感痛点即为 MTrP 点；若患者出现后伸动作限制，于其结节间沟或喙突周围找出肩前 1 点，如外展受限，在肩峰下凹陷处找出肩侧 1 点，如前举受限，则于肩胛骨外侧角外上方找出肩后 1 点，对以上选点进行常规消毒后，保证所选 MTrP 点处的皮肤松紧适中，于 MTrP 点的 6 cm 左右处进针，进针发力时，针尖需搁置于皮肤上，不可离开皮肤，进针角度 15°~25°，用力适中，同时保证透皮速度快，于患者皮下疏松结缔组织处即可，后将左手松开，使用右手提拉针身，使其倒离肌层，并退于皮下，后将针身放倒，沿皮下向前推进，于推进时稍稍将针身提起，但该过程针尖不可深入皮肤中，运针时可见皮肤呈线状隆起，以患者有酸胀麻等感觉为宜；后进行扫散动作，将针尖上翘，以进针点为支点，握住针座，将针体左右摇摆如扇形的动作，一般扫散时间为 2 分钟，次数为 200 次左右。扫散结束后，将针芯抽出，并使用胶布贴于针座上，以固定留于皮下的软套管，并在进针点，用一个小干棉球盖住针孔，再用胶布贴敷，防止感染。

病例 2　腰痛

邹氏使用内热针联合三痹汤治疗风寒痹阻型腰椎管狭窄，三痹汤组方：生黄芪 20 g，党参 20 g，茯苓 15 g，当归 12 g，川芎 12 g，生地 15 g，续断 10 g，白芍 20 g，杜仲 15 g，川牛膝 15 g，桂心 10 g，川独活 15 g，秦艽 15 g，细辛 6 g，防风 6 g，生姜 10 g，大枣 10 g，甘草 6 g。药物加水 500 mL 分别煎煮 2 次，取汁合用，每日 1 剂，2 次/天，服用 15 天。

内热针操作方法：①内热针布针方法：采用直径 0.5 mm 内热针密集型针刺，且针刺部位直达骨面，针距 1.0~1.5 cm，布针从髂后上棘内侧缘与髂嵴后 1/3 肌附着处，沿着髂嵴缘弧形布针 2 行，每行 6~8 枚，在腰 3 至骶 2 棘突椎板处及骶骨背面沿棘突旁 1.0~2.0 cm 沿着脊柱直线布针 3 行，垂直进针，每行 5~6 枚。腰 2 至腰 4 横突处每处布针 2 枚。②操作方法：患者取俯卧位，以患者舒适为宜，充分暴露腰背部，定位并标记治疗点，然后常规消毒铺巾，0.2% 利多卡因注射液做局部麻醉后，用内热针进行针刺达骨面，获得针感，接内热针治疗仪加热，仪器设定针尖所接触组织温度约 43 ℃，加热时间 20 分钟。整个治疗中注意观察患者内热针周围皮肤变化及患者感觉，随时调整；治疗结束后拔出内热针，予以活力碘消毒，用无菌纱块压迫针眼止血，局部冰敷 10 分钟。内热针治疗疗程设置为 7 天为 1 次，连续 2 次为 1 个疗程。三痹汤由本院中药房提供，用法同上。治疗结果总有效率为 90%。

病例 3　痹证

刘某，男，49 岁，2017 年 10 月 9 日初诊。患者因"双膝及髋关节处疼痛 3 月余"来诊。3 个月前患者自觉髋部及双膝部疼痛不适，遇寒加重，得热则减，活动受限，自服芬必得等止痛药无明显缓解。近来腰背部及双下肢疼痛加重，活动困难，早晨时症状尤为明显，主要表现为肢体僵直无力。观其面呈青灰色，神疲乏力，双下肢屈伸不利，行走艰难，舌质淡，脉沉细无力。实验室检查：HLA-B27 阳性；CT 显示骶髂关节毛糙，有退行性病变。诊断为强直性脊柱炎；辨证为肝肾不足，气血亏虚，风寒湿侵袭，经脉痹阻。治以补益肝肾，祛风散寒，除湿止痛。方以三痹汤化裁，处方：黄芪 30 g，党参 12 g，生地 10 g，白芍 12 g，川独活 10 g，防风 10 g，秦艽 9 g，川芎 10 g，桂心 12 g，杜仲 10 g，续断 10 g，茯苓 12 g，川牛膝 15 g，细辛 6 g，陈皮 6 g，生姜 6 g，大枣 2 枚，甘草 6 g，10 剂。水煎服，每日 1 剂。

10 月 24 日二诊：患者自觉双下肢及髋部疼痛略有减轻，但仍觉疼痛不适，活动不便。上方加用全蝎 3 g、制川草乌各 6 g，14 剂。

11 月 10 日三诊：患者诉肢体疼痛明显减轻，活动好转。上方继服 10 剂。

11 月 23 日四诊：患者腰髋部及双下肢疼痛明显缓解，能够自由活动，日常家务及起居可以自理，嘱多注意休息，避免剧烈运动，如此调养，后未见复发。

病例 4　腰痹

袁氏使用三痹汤联合甲钴胺穴位注射治疗腰椎间盘突出症 40 例，三痹汤加减方组成：黄芪 30 g，续断 12 g，独活 10 g，秦艽 12 g，防风 10 g，细辛 3 g，川芎 6 g，当归 10 g，熟地 10 g，白芍 12 g，肉桂 6 g，茯苓 12 g，杜仲 12 g，牛膝 12 g，党参 12 g，甘草 6 g。随症加减：寒邪偏盛，腰部冷痛，可加熟附片 10 g、干姜 10 g；若湿邪偏盛，腰痛重着，苔厚腻，可加苍术 12 g、薏苡仁 15 g。煎煮方法及用法：清水 500 mL 武火煎煮，煎至 100 mL，1 剂/天，早、晚分 2 次温服，30 天为 1 个疗程。穴位注射选取病变椎间盘对应的双侧夹脊穴 2 个（直刺注射 0.3 ~ 0.5 寸）；配穴，寒湿腰痛可加腰阳关（向上斜刺注射 0.5 ~ 1.0 寸）、委中（直刺注射 1.0 ~ 1.5 寸）。操作方法：患者采用俯卧位，局部常规消毒后，选用 2 mL 的注射器，将甲钴胺注射液 0.5 mg 用生理盐水稀释至 2 mL，每穴注射 0.5 mL，对准穴位快速进针，上下提插，待有酸胀感等得气后回抽无血，将药液缓慢推入，出针时用酒精棉球轻轻揉按针孔，以促进药液吸收及避免针孔处出血。1 次/天，4 周为 1 个疗程。

病例 5　产后身痛

赵氏使用三痹汤加减治疗产后身痛 58 例，处方为：续断 10 g，杜仲 10 g，防风 10 g，桂心 10 g，细辛 3 g，人参 6 g（或党参 10 g），茯苓 10 g，当归 10 g，黄芪 15 g，白芍 10 g，牛膝 10 g，秦艽 10 g，熟地 10 g，独活 10 g，川芎 6 g，甘草 3 g，生姜 3 片。肩背痛加葛根，上肢痛加羌活。治疗结果：痊愈 39 例，好转 14 例，无效 5 例，总有效率为 91.38%。

病例 6　脑中风

詹氏使用三痹汤治疗脑梗死后遗症，三痹汤中药配方：黄芪 30 g，独活 20 g，肉桂 20 g，秦艽 15 g，防风 20 g，细辛 5 g，生地黄 15 g，当归 20 g，川芎 15 g，白芍 20 g，杜仲 30 g，牛膝 15 g，续断 20 g，人参 20 g，茯苓 20 g，甘草 10 g，生姜 3 片，大枣 3 枚。随症加减：若寒甚者加制附子 10 g、干姜 15 g、羌活 15 g；热甚者加知母 15 g、忍冬藤 20 g、桑枝 20 g、黄柏 15 g；痛甚者加延胡索 15 g、威灵仙 15 g；瘀血重者加桃仁 10 g、红花 15 g；肾阳虚者加鹿角霜 10 g、狗脊 10 g；阴虚者加熟地黄 15 g、枸杞子 15 g、桑椹 10 g、菟丝子 15 g。每日 1 剂，水煎取汁 300 mL，分早、晚 2 次温水服用。两组疗程均为 3 个月，治疗期间并嘱患者加强肢体功能锻炼。先后治疗 30 例，总有效率为 83.6%。

五十八、三香汤

【组成】瓜蒌皮三钱，桔梗三钱，黑山栀二钱，枳壳二钱，郁金二钱，香豆豉二钱，降香末三钱。

【来源】清·吴鞠通《温病条辨·卷二》："湿热受自口鼻，由膜原直走中道，不饥不食，机窍不灵，三香汤主之。"

【功效】宣清上焦湿热。

【主治】不饥不食，机窍失灵。

【方解】吴鞠通称本方为"微苦微辛微寒兼芳香法"，方中瓜蒌皮、桔梗、枳壳微苦微辛以开上焦，栀子寒以清热，淡豆豉、郁金、降香芳香开郁。故为微苦微辛微寒芳香法。

【方歌】三香汤郁栀豉壳，降香桔梗蒌皮饶；湿热口鼻膜原走，微苦辛寒芳香到。

【临证应用】

病例 1 胃脘痛（慢性萎缩性胃炎）

谢某，男，45 岁，农民，1989 年 6 月 18 日来诊。患慢性萎缩性胃炎 2 年余，屡服中西药物及三九胃泰等，未见明显效果。症见胃脘部灼热疼痛，无饥饿感，食量明显减少，心烦口渴，偶有呃逆或干呕见症。察其舌质红干，苔黄微腻，脉弦数。审是湿热中阻，胃气郁闭之候，治宜芳香化湿，清热和胃，方用三香汤加味。处方：瓜蒌壳、栀子、郁金各 12 g，桔梗、枳壳、降香、淡豆豉各 10 g，麦门冬、半夏各 15 g，甘草 3 g。

服上方 3 剂后，症状明显减轻，食后有所增加，后守方去半夏加沙参 15 g，共进 10 余剂，诸症悉除。

病例 2 黄疸（急性传染性肝炎）

蒲某，男，17 岁，学生，1990 年 5 月 8 日来诊。因素蕴郁热，又饮食不慎，致双目发黄，发热口渴，口苦心烦，不思饮食，小便黄赤短少。肝功能检查：黄疸指数 18 单位，谷丙转氨酶 180 单位，尿二胆呈阳性。诊断为急性传染性黄疸型肝炎。除西药保肝治疗外，加用中药治疗。初诊为肝胆湿热，用茵陈蒿汤加味治疗疗效差，请症如故。察其舌质红，苔黄腻，脉弦数有力，知为湿热中阻，胆热内郁之候，治宜芳香化湿，清热利胆。改用三香汤加味：瓜蒌壳、桔梗、枳壳各 12 g，栀子、郁金各 15 g，降香、淡豆豉各10 g，茵陈 30 g，板蓝根 18 g。服上方 2 剂后症状减轻，8 剂后黄疸基本消失，后守方去淡豆豉、降香，酌加沙参、麦芽、丹参等，共进 15 剂，诸症皆失，肝功能复查正常。

病例 3　胆胀（慢性胆囊炎）

滕某，女，55 岁，1990 年 6 月 23 日来诊。因退休不适应，情绪消沉，性躁善怒，凡事不如意，即抑郁于心，因而肝气不舒，常见胸胁胀满疼痛，尤以右侧为甚，伴口苦心烦，失眠多梦，厌油食差，小便黄赤，超声检查诊断为"慢性胆囊炎"。前医多次用柴胡舒肝散、逍遥散等治疗效果不佳，来我处就诊。察其舌质红，苔黄微腻，脉弦数。证属热郁肝胆，气机失畅之候，治宜清热解郁，疏肝利胆，方用三香汤加味：瓜蒌壳、栀子、枳壳、郁金、桔梗各 12 g，降香、淡豆豉各 10 g，白芍、柴胡各 15 g。

守方加减共进 8 剂，胁痛消失，精神转佳，食量倍增。后以一贯煎加减，续服半个月，遂告无恙。

病例 4　头痛（高血压脑病）

王某，女，52 岁，1983 年 9 月 12 日就诊。患者因口角纠纷，忧愤成疾。现头部剧痛（颠顶特甚）神思恍惚，左耳失听，手足麻木时有抽动，心烦懊恼，胸闷不饥，口苦便秘溲赤，舌苔白腻微黄，脉弦细而数。血压190/110 mmHg。西医诊断为高血压脑病，急诊入院。诊其病机，应为郁怒伤肝，肝郁化火，肝气横逆，侮脾犯胃，升降失司，水湿停滞中焦，湿蕴化热所致。因思三香汤适应证有"机窍不灵，不饥不食"八字之诀。似觉与本案有相似之处。神思恍惚，左耳失听"机窍不灵"也，心烦懊恼，胸闷不饥类乎"不饥不食"也。拟不用西药，而用三香汤加大黄试投之。处方如下：瓜蒌 15 g，栀子 15 g，淡豆豉 15 g，降香 15 g，郁金 15 g，桔梗 10 g，枳壳 15 g，大黄 15 g。

服上药 2 剂，患者顿觉心胸开朗，头痛减轻，神志清爽，二便通畅。血

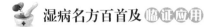

压降至 180/98 mmHg，唯有左耳失听尚未恢复。上方去大黄加柴胡、黄芩各 15 g，石菖蒲 10 g，意在和解少阳，通调三焦之气以开耳窍。

再服 2 剂后听力恢复，饮食增加。血压降到 154/90 mmHg。因有口腔炎，续用三香汤加玄参、寸冬、生地等，先后共服 18 剂，血压稳定在 120~130/80~90 mmHg。诸症消失出院。

病例 5　胸痹心痛（冠心病，心肌梗死）

蒋某，男，64 岁，农民，1983 年 9 月 2 日就诊。患者因突然左胸剧痛面色苍白，四肢厥冷，大汗淋漓，昏倒在我院门诊部急诊入院。心电图检查示：①完全性房室传导阻滞。②急性下壁心肌梗死。③陈旧性室性心动过速。④室内差异传导。胸透提示：右肋膈角明显变钝，主动脉明显增大。西医诊断为"冠心病，急性心肌梗死。"用中药（独参汤、参附汤、生脉散、复脉汤、枳实瓜蒌薤白桂枝汤、血腑逐瘀汤等方加减）和西药（青链霉素、高渗糖、阿托品、甘露醇、细胞色素、脉通等）抢救治疗 23 天后，症状缓解，唯左胸憋闷不舒，心烦少寐，食欲不振。口微苦，舌苔白腻微黄，脉细涩而结代。改用三香汤加减试投之，处方：瓜蒌 15 g，栀子 15 g，降香 15 g，桔梗 15 g，郁金 15 g，枳壳 15 g，豆豉 15 g，桂枝 15 g，红花 3 g，黄芪 30 g，柴胡 6 g，丹参 15 g。

服上方 2 剂心胸开展，精神爽快，饮食增加。用上方略有加减，再服 18 剂，诸症悉除。为巩固疗效，开复方丹参片 5 瓶回家服用。并嘱之"勿凉勿怒勿贪口福，戒烟戒酒尤戒色欲。"回家疗养 1 个月后，能从事农业生产，至今未复发。

五十九、实脾饮

【组成】厚朴（去皮，姜制）、白术、木瓜、木香、草果仁各一两、大腹子（槟榔）、茯苓、干姜、制附子各一两，炙甘草半两。右咬咀，每服四钱，水一大盏，姜五片，枣一枚，煎七分，不拘时温服。

【来源】明·方隅《医林绳墨》："实脾饮，治阴水发肿，用此先实脾土。"

【功效】健脾益气，温肾助阳，利水消肿。

【主治】阴水。症见肢体浮肿，色悴声短，口中不渴，身重纳呆，便溏溲清，四肢不温。舌苔厚腻而润，脉象沉细者。

【方解】方中以大腹子消积，利水消肿，茯苓淡渗利水为君药；白术健脾益气除湿，附子温肾散寒，草果仁燥湿散寒，行气止痛，木香健脾和胃，厚朴温中下气，木瓜酸收，祛湿止泻，共为臣药；生姜、大枣温胃和中为佐药；甘草调中为使药。

【方歌】实脾苓术与木瓜，甘草木香大腹加；草果附姜兼厚朴，虚寒阴水效堪夸。

——清·王昂《汤头歌诀》

【临证应用】

病例1　喘证

张某，男，85岁，退休工人，2003年4月25日初诊。有慢性肘膝关节疼痛史40年，心悸、气短，伴双下肢浮肿3年、加重2个月。患者近2个月来，先后在四家县以上医院住院，持续吸氧60天之久，上症不减。在某院住院期间，慕名求诊。查：体温36.7℃，面色苍黄，口唇淡暗，喘息状态，慢性贫血貌。头颅规整，五官端正，颈静脉怒张，胸廓对称，心律不齐，心音高低不等，偶有期前收缩；两肺弥漫性干湿性啰音，以两下肺为重；腹部轻度膨隆，腹软，肝剑下4.5 cm，肋下2 cm，质中等，轻度触痛，腹水征（＋），双下肢浮肿至膝，按之没指，舌淡无苔，脉结代。ECG报告：房颤、室性期前收缩、心肌劳损；X 线检查报告：双肺炎性表现；血常规：WBC 10.5×10^9/L，Hb 80 g/L，RBC 3.0×10^{12}/L。中医诊断：心悸，水肿，喘证，虚劳（心肺亏虚，肾阳虚衰，水气凌心，肺虚失敛，肾不纳气）。西医诊断：顽固性心力衰竭，心功能Ⅳ级，风湿性心脏病，房颤，室性期前收缩，肺内感染，贫血。治以大补元气，强心健脾，益肺固肾，温阳化饮。方用生脉散合实脾饮加减，药用：人参 15 g，麦冬 10 g，五味子 10 g，白术 15 g，茯苓 30 g，木瓜 12 g，木香 6 g，大腹皮 12 g，草果 12 g，附子 9 g，厚朴 6 g，干姜 9 g，茯苓皮 10 g，甘草 9 g。水煎服，隔日 1 剂。

2003 年 5 月 2 日二诊：服药 2 剂，吸氧停止，双下肢浮肿病退十分有三，稍事活动依然心慌，气喘，饮食增加，面色苍黄，口唇色淡，舌淡少苔，脉结代。原方加桑白皮 10 g、丹参 30 g。3 剂续服。

2003 年 5 月 9 日三诊：服二诊药 1 剂后自动出院，现气喘已止，夜卧如常，饮食知味，体力渐复，下肢水肿消退 90%，唯在活动时心悸，舌转淡红，苔转薄白，脉结代。原方出入，药用：人参 12 g，麦冬 10 g，五味子 10 g，生龙骨、生牡蛎各 30 g，干姜 6 g，附子 6 g，白术 15 g，茯苓 30 g，陈皮 10 g，丹参 30 g，木瓜 10 g，大腹皮 10 g，桔梗 6 g，炒酸枣仁 30 g，远志 12 g，甘草 9 g。2 剂，水煎服。

2003 年 5 月 13 日四诊：心悸、气短基本不显，水肿消失，现饮食正常，体力已复，已能骑三轮车外出，复以六君子汤善后。

病例 2　尿毒症

崔某，14 岁，学生，就诊时间：1994 年 6 月 13 日。患者面浮身肿，尿不利已 2 年、加重 2 个月。2 年前因受寒，感冒后开始面浮身肿，而在当地医院被诊断为肾炎，经治疗病情好转而中止治疗。而后仍有腰痛、眼皮肿等症状，但未接受过系统治疗。从 1994 年 4 月因面浮身肿、尿少、厌食、乏力等症状加重，恶心、呕吐而到延边医院就诊。被诊断为慢性肾炎，肾功不全，尿毒症期。在该医院住院治疗 2 个月，用过激素、消炎药、丹参注射液等，但未见好转，医生劝他做血液透析，患者家属不同意而自动出院到我处求诊。患者精神萎靡不振，面色无华，口唇、眼睑结膜、指甲均苍白无血色，全身水肿，便溏。舌质淡，体胖舌边有齿痕，苔白而腻，脉弱。24 小时尿量为 600 mL，便稀而次数多。化验：PRO（＋＋＋），BLD（＋＋＋），RBC 20 ~ 30 个/HP，血清：BUN 31.4，CRE 860 μmmol/L，HB 50 g/L，

$NaHCO_3$ 16 mmol/L。处方以实脾饮加味化裁：黄芪、白术、草果、木香、当归、丹参、桂枝、枳壳、大腹皮、沉香、半枝莲、白茅根。按症酌情加地榆炭、大黄、火硝、伏龙肝。

患者按上述方法治疗 1 个月后尿量正常，水肿、恶心等症消失，每餐能进 2 两饭。服药期间患者易患感冒，适时暂停药，先治感冒后继续服药，每月化验 1 次，BUN 与 CRE 逐渐下降。经治 1 年零 1 个月后，1995 年 7 月 31 日化验结果：PRO（+），BLD（-），BUN 5.2，CRE 142 μmmol/L，HB 100 g/L。患者精神清晰，食欲增加，每餐能吃 3~4 两饭，患者要求上学，暂不同意，再观察治疗 2 个月后再让其上学。1 年后随访病未复发。

病例 3　渗出性胸膜炎

何某，女，19 岁，于 1990 年 5 月 30 日来诊。发热、咳嗽 2 月余，近 2 周病情加重，咳喘不能平卧，胸痛气促，脘腹胀满，纳差、乏力，舌淡苔白，脉沉细。查胸片示：右肺第 2 肋以下呈一致性实性阴影，提示右侧大量胸腔积液，胸腔穿刺抽出 300 mL 胸水，此后几次难以抽出胸水，改用中药治疗，辨证属脾虚水停，治宜温中健脾，泻肺利水。处方：茯苓 10 g，白术 10 g，大腹皮 15 g，厚朴 10 g，葶苈子 30 g，桑白皮 30 g，防己 10 g，冬瓜皮 15 g，泽兰 30 g，桃仁 10 g，木香 6 g，干姜 5 g，杏仁 10 g，瓜蒌 15 g，水煎服。

每日 1 剂，服 2 剂后，诸症减、已能平卧，右肺于锁骨中线第四肋以下叩诊呈浊音，呼吸音减弱。守原方 3 剂，自觉症状消失。胸片示：右肺叶间胸膜增厚。嘱服上方 15 剂，并坚持病因治疗。

病例 4　阴水

患者，女，32 岁，2000 年 11 月 23 日就诊。患者腹胀，纳差 1 年余，加重 1 个月，伴胸闷、气短，劳累后上述症状加重，曾在当地医院二次住院治疗，均诊断为肝硬化。1 个月前腹胀，气短加重，收住我院，诊断为肝硬化失代偿期伴大量胸水、腹水。入院后经抗感染、保肝、利尿、补充蛋白等对症治疗，症状逐渐减轻，因家庭经济困难，仍有少量胸水、腹水而出院。门诊就诊时，精神不振，腹胀，畏寒肢冷，大便溏薄，一日 3~4 次，纳差，面色黧黑，颜面满布痤疮，腹水征（+），舌质淡，苔白，脉沉滑。中医辨证属鼓胀，为脾肾阳虚，水湿泛滥蕴于中焦。治以健脾温中，利水，以实脾

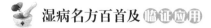

散改为汤剂化裁运用：粉干姜 10 g，制附片（先煎）10 g，白术 10 g，茯苓 15 g，槟榔 10 g，厚朴 9 g，木香 9 g，猪苓 10 g，党参 20 g，丹参 15 g，白茅根 15 g，通草 10 g，大枣 3 枚，6 剂后，尿量大增，腹胀、气短明显减轻，大便次数每日 2～3 次，腹围由 86 cm 减至 80 cm。守原方加木瓜、元胡、青陈皮等化裁加减治疗，1 个月后腹水，胸水完全消失。

以本方加减治疗近 3 个月后，随访患者已上班工作。

病例 5　溃疡性结肠炎

患者，男，30 岁，2009 年 9 月 28 日初诊。患者大便溏泻 8 月余，曾做结肠镜检查提示为溃疡性结肠炎。服用结肠炎康丸、补脾益肠丸等药，效果不明显，故来诊。刻诊：大便每日 3～5 次不等，不成形，多为稀水样，便时腹痛，大便时见白色黏冻样物，时伴有恶心，纳呆，腹部冷感明显，舌淡，苔白腻，脉沉细。中医诊断：泄泻（寒湿中阻），治以温阳健脾，燥湿止泻。方用实脾饮加减：炒白术、茯苓、制附子（先煎）、干姜各 10 g，草果仁、槟榔各 15 g，补骨脂、肉豆蔻、吴茱萸、羌活、乳香、苍术、厚朴、木香、木瓜、大腹皮各 10 g。每日 1 剂，水煎服。

5 剂后复诊，患者自诉大便稍成形，便时腹痛已减轻，故继进 10 剂，大便每日 2～3 次，余无明显不适。再进 5 剂善后，随访病告愈，未再复发。

六十、苏合香丸

【组成】苏合香一两，龙脑（冰片）一两，麝香、安息香用无灰酒一升熬膏，青木香、香附、白檀香、丁香、沉香、荜茇各二两、熏陆香（乳香）制一两，白术、诃黎勒、煨朱砂各二两，水牛角浓缩粉二两。

【来源】宋·《太平惠民和剂局方》："疗传尸骨蒸，肺萎，疰忤鬼气卒心痛，霍乱吐利，时气鬼魅瘴疟，赤白月闭，癖疔肿惊痫，鬼忤中人，小儿吐乳，大人狐狸等病。苏合香丸主之。"

【功效】芳香开窍，行气止痛。

【主治】寒闭证。突然昏倒，牙关紧闭，不省人事，苔白，脉迟，亦主心腹卒痛，甚则昏厥，属寒凝气滞者。

【方解】方中苏合香、麝香、冰片、安息香均为芳香开窍之品，用为君药；配合木香、白檀香、沉香、乳香、丁香、香附以行气解郁、散寒止痛，辟秽化浊，活血化瘀，共为臣药；荜茇辛热，温中散寒，白术补气健脾，燥湿化浊，诃子肉收涩敛气，并配水牛角浓缩粉以清心解读，朱砂重镇安神，以上共为佐药。本方配伍特点是以芳香开窍药为主，重点配伍行气解郁，辟秽化浊，温中止痛之品，并少佐补气及收涩药，配伍极为精当。

【方歌】苏合香丸麝息香，木丁沉檀薰陆芳；犀角香附荜茇术，龙脑柯子配朱砂。

【临证应用】

病例1　气滞血瘀腹痛

倪某，男，55岁，有胆囊病史。1992年6月13日因饮食不节，右上腹部疼痛不止，伴呕吐1次，当晚送我院急诊室观察。静脉滴注庆大霉素及654-2疼痛依然不止，于6月15日上午邀中医会诊。患者表情痛苦，呻吟，右上腹疼痛拒按，巩膜白，苔薄腻，舌暗，脉沉。此由病久气血瘀阻，饮食不慎而引发。证属气滞血瘀胁痛。治拟行气祛瘀止痛。予大号苏合香丸1粒研碎吞服（患者已拒用西药），至下午右上腹痛已基本缓解。改服汤剂，予柴胡 6 g，桃仁 10 g，郁金 10 g，红花 5 g，制大黄 10 g，金钱草 30 g，陈皮 10 g，广木香 10 g，水煎服，每日 1 剂，3 剂而效。

病例 2　颔下腺结石症

患者于 1984 年 4 月吃早饭时，突觉右颔下肿胀，触之可及杏核大肿块，渐觉增大，至下午又自行消退。以后多在咀嚼食物或食酸性水果时，右颔下突然出现肿块，大小不等，稍伴有胀感，时经数小时或 1~2 天可自行消退，因无特殊不适感觉，故未予重视。1985 年 2 月经我院口腔科摄片，见右颔下有 4 mm × 4 mm 结石一块，诊为颔下腺结石症，动员手术，因惧之而未允。9 月 13 日下午，自觉右颔下不适，遂服苏合香丸一粒，至半夜时分，觉右颔下胀痛而醒，触之有核桃大肿块，晨起又服一粒，至上午 10 时许肿块已达鸡卵大，并且张口受限，颈项转动时胀痛加剧，心中烦躁坐立不宁。下午 3 时许，忽从下门齿后排出 2 mm × 2 mm × 4 mm、3 mm × 3 mm × 4 mm 结石二块，色淡黄，随之颔下肿块顿减，心情舒畅。过约 10 分钟，又排出 2 mm × 2 mm × 2 mm 结石一块，5 时许，全部症状消失，至 1988 年 8 月未犯。

病例 3　三叉神经痛

耿某，男，56 岁，1988 年 7 月 19 日入院。主诉：20 天前因酒后乘凉，致左侧偏头痛，后疼痛连及左侧面颊部，呈阵发性刀割样痛，数分钟后疼痛缓解，一日内可发作数次。西医诊为三叉神经痛。曾用针灸治疗，未见好转，邀余会诊。刻下：患者面色少华，神疲懒言，咽干不渴，便燥，舌淡少津，苔薄，脉弦滑。余思之，此病乃酒后所致，且伴有咽干、便燥诸症，肝胆湿热无疑，遂投清肝泻火之龙胆泻肝汤，药进数剂，病症如故。又投卡马西平片，药后周身瘙痒，躯干部可见密集红色风团。余细审之，酒后纳凉，外感风寒，肺气被遏，咽干、便燥非肝火所致，乃肺津不布使然，应温经通络、行气止痛，投苏合香丸，每次 1 丸，日服 2 次。药进 5 日，诸症悉除。

病例 4　小儿喘息症

孙某，男，8 个月，1985 年 3 月就诊。母代诉：4 个月前因感冒突发喘息，气急，憋闷，经我院儿科诊为间质性肺炎，用抗生素药治疗，收效不显，求治于余。刻诊：形体肥胖，喘息，气急，喉间有痰鸣声，面色黄白，舌苔薄白，指纹黄淡。证属邪气闭肺，气机不宣所致，治当理气化痰，投苏合香丸2丸，每次1/3丸，日服2次。服用1丸后，症状明显减轻，一日内只发作2～3次，每次约1小时，喉间已无痰鸣。守方继服6丸而愈。

病例5　胆道蛔虫症

李某，男，44岁，1983年9月2日就诊。患者右上腹疼痛难忍，恶心、呕吐，吐出蛔虫2条。查体：体温37.2 ℃，血压80/50 mmHg，面色苍白，前额部汗出，四肢厥冷，脉搏细弱无力，心肺正常，腹部平软，右季肋下胆囊点明显压痛。检查血常规：白细胞15800，中性粒细胞76%，淋巴细胞24%，诊断：胆道蛔虫症。立即投给苏合香丸，服药30分钟后，症状开始缓解，同时肌注庆大霉素及静滴葡萄糖盐水。4小时又给一丸，症状消失，又继用庆大霉素3天而愈。

六十一、参苓白术散

【组成】莲子肉、薏苡仁、砂仁、桔梗各一斤，白扁豆（姜汁浸）一斤半，茯苓二斤、人参（去芦）、炒甘草、白术、山药各二斤。

上为细末，每服二钱，枣汤调下，小儿量岁数加减服之。

【来源】宋·《太平惠民和剂局方》："参苓白术散，治脾胃虚弱，饮食不进，多困少力，中满痞噎，心忪气喘，呕吐泄泻及伤寒咳嗽。此药中和不热，久服养气育神，醒脾悦色，顺正辟邪。"

【功效】益气健脾，渗湿止泻。

【主治】脾虚湿盛证。饮食不化，胸脘痞闷，肠鸣泄泻，四肢乏力，形体消瘦，面色萎黄，舌淡苔白腻，脉虚缓。

【方解】方中参、苓、术、草为四君子汤，健脾益气除湿，为君药；山药健脾止泻；莲子补脾厚肠，涩肠止泻，白扁豆健脾化湿，薏苡仁健脾渗湿辅助主药健脾益气，化湿止泻，为臣药；砂仁芳香醒脾，行气导滞，化湿和胃，寓行气于补气之中，使全方补而不滞，桔梗宣利肺气，通调水道，又载药上行，与诸补脾药合用，有"培土生金"之意，共为佐药；炙甘草、大枣补脾和中，调和诸药，为使药。诸药配伍，补中焦之虚损，助脾气之运化，渗停聚之湿浊，行气机之阻滞，恢复脾胃收纳与健运之功，则诸症自除。

【方歌】参苓白术扁豆陈，山药甘莲砂薏仁；桔梗上浮兼保肺，枣汤调服益脾神。

——清·王昂《汤头歌诀》

【临证应用】

病例1　功能性消化不良

患者，女，52岁，胃脘部痞闷反复发作3年余。发作时伴见反酸、烧心，每因进食生冷刺激食物后加重，外院反复中、西药治疗多日，效果不佳。来诊症见：胃脘部痞满不适，烧心，反酸，形体消瘦，四肢困重，面色萎黄，精神欠佳，纳食减少，大便稀，2次/天。舌淡苔白腻，边有齿痕，脉虚缓。胃镜结果显示：慢性浅表性胃炎。吾师诊断为痞证，脾虚湿盛型。治法：健脾化湿，和胃降浊。拟方：太子参12 g，茯苓12 g，炒白术12 g，炒扁豆24 g，陈皮10 g，炙甘草6 g，山药24 g，砂仁6 g，薏苡仁24 g，桔梗10 g，炒麦芽30 g，鸡内金15 g，川朴12 g，百合15 g，乌贼骨24 g。嘱患者畅情志，忌食辛辣生冷之品，清淡饮食。7剂，每日1剂，早、晚分服。

1周后复诊，自述服药3剂上述症状明显减轻，服至7剂诸症减轻大半。药证相符，治疗有效，上方继进14剂诸证悉除。随访半年症状未反复。

按：根据本病的病因病机，治疗本病的关键健运脾气，脾气健运，湿邪得去，则诸证自除。参苓白术散一方是在四君子汤的基础上加味组成，有健脾化湿、和胃降浊之功，治疗功能性消化不良疗效确切。

病例2 溃疡性结肠炎

张某，男，36岁，初诊日期：2013年3月13日。患者以溃疡性结肠炎病史2年余、加重2周为主诉。患者2年前无明显诱因出现大便日行4次，欠成形，少许黏液脓血，无肛门不适感，偶有左下腹部不适，便后缓解，腹胀，无腹痛，外院诊断溃疡性结肠炎。现长期服用美沙拉嗪1 g，每天4次，口服，症状控制尚可。2周前因饮食不当，出现大便日行6次，不成形，夹有少量黏液脓血，偶有左下腹部疼痛，便后稍有缓解，腹胀时作，无胃胀痛，胃纳可，夜寐尚安。刻诊：大便日行6次，不成形，夹有少量黏液脓血，偶有左下腹部疼痛，便后稍有缓解，腹胀时作，无胃胀痛，胃纳可，夜寐尚安。神清，精神可，全身浅表淋巴结未及明显肿大，两肺呼吸音清，未及啰音，心率72次/分，律齐，无杂音。腹软，左下腹轻压痛，未及反跳痛，肝脾肋下未及，双下肢压迹（－）。舌淡苔薄边有齿痕，脉滑。2013年2月27日行肠镜示溃疡性结肠炎。中医诊断：痢疾，脾虚湿盛。西医诊断：溃疡性结肠炎。治法：益气健脾，化湿止泻。方药：参苓白术散加减：党参、茯苓、白术、防风、白扁豆各9 g，淮山药、生、熟米仁各30 g，白芍、大腹皮、石榴皮、芡实各15 g，陈皮、生甘草各6 g，7剂。同时给予清肠栓，2粒，每晚纳肛。

二诊：2013年3月20日。药后症平，复诊配药，大便日行1~2次，不成形，色黄，有少量黏液脓血，腹胀不适感稍有缓解，无腹痛，胃纳可，夜寐安。舌淡红，苔薄，脉细。辨证证型：脾虚湿盛。治法：益气健脾化湿。方药：参苓白术散加减。上方去陈皮，加藕节炭 30 g、地榆炭 15 g，水煎去渣取汁，1 次 250 mL，每日 1 剂，两餐间顿服，此方服 4 剂。辅以清肠栓，用法同前。

三诊：2013 年 4 月 3 日。药后症平，复诊配药，大便日行 1~2 次，不成形，有黏液，伴少量脓血，无腹胀痛，乏力，胃纳可，夜寐安。舌淡苔薄，脉滑。辨证证型：脾虚湿盛。治法：益气健脾化湿。方药：参苓白术散加减。上方改白芍 9 g，去防风、白扁豆，加肉桂、川连各 6 g，诃子 9 g。辅以清肠栓，用法同前。

病例3　咳嗽

王某，女，56 岁，2012 年 4 月 20 日初诊。主诉：咳嗽 2 月余。患者 2 个月前患感冒咳嗽，感冒愈后咳仍不止，且痰多，晨起尤甚，痰去后咳方减轻，咳时伴汗出，甚则尿出。曾服用抗菌消炎、止咳化痰之药，效不佳。询问病史，患者幼时双侧扁桃腺摘除，每遇劳累及气温变化时易外感。症见：体态虚胖，面色不华，神疲肢倦，脘闷纳呆，痰多稀白，舌胖苔白，脉濡滑。查咽部干燥，充血不甚，未见扁桃腺，双肺呼吸音低，未闻及干湿性啰音。血常规正常，X 线胸片提示双肺纹理增粗。西医诊断：急性气管－支气管炎。中医辨证属脾虚生痰，痰湿中阻。治以健脾益气，化痰止咳。予参苓白术散加味，药用：党参、茯苓、白术、陈皮、杏仁、桔梗、半夏各 12 g，炒扁豆、炒山药、炒莲子肉各 15 g，砂仁、炙甘草各 6 g。5 剂，每日 1 剂，水煎服。

二诊：咳嗽减轻，痰量大减，食欲增加，精神好转。效不更方，再进 3 剂。

三诊：咳嗽基本消失，余症俱减。嘱患者服参苓白术散成药，每次 6 g，每日 2 次，连服半个月，巩固疗效。

病例4　鸡胸

蒲某，男，2 岁半，患儿 1 岁后反复感冒，家长偶然发现其胸部隆起，肋骨外翻，西医诊断为鸡胸，建议手术，家长不同意手术，2002 年 11 月求治于笔者。就诊时症见形体消瘦，胸部隆起，肋骨外翻，面黄，发结如穗，食少，腹胀大，方颅，O 形腿。查：血红蛋白 78 g/L，血钙 1.55 mmol/L。

舌淡红，脉细。诊断为鸡胸，辨证为脾虚积滞，精虚骨弱。治法为健脾消积，益精填髓，予参苓白术散加减。处方：党参 10 g，白术 5 g，茯苓 5 g，山药 10 g，砂仁 5 g，莲子肉 5 g，莪术 5 g，槟榔 5 g，神曲 5 g，龙骨 15 g，牡蛎 15 g，甘草 5 g，补骨脂 10 g，骨碎补 10 g，制首乌 10 g。每日 1 剂，水煎服，饭后少少频服。

服药 2 个月后饮食增加，腹不胀大，二便正常，体重增加，仍有胸部隆起，肋骨外翻。以上方药制成散剂，每次 5 g，每日 3 次，加蜂蜜冲服，半年后胸部异常隆起消失，无明显肋骨外翻，腿形正常。日前见此儿，已上初中，身体健康。

按：本例患儿鸡胸为后天形成，且年龄尚小，骨骼未成，尚可保守治疗。患者有面黄、食少、腹胀大等脾虚积滞症状，又兼有鸡胸、方颅、O 形腿等骨骼异常表现，辨证为脾虚积滞，精虚骨弱，治以参苓白术散加减以健脾消积，加补骨脂、骨碎补、制首乌补肾益精填髓。

病例 5　紫癜

刘某，男，12 岁，学生，2012 年 10 月 16 日初诊。主诉：皮肤紫癜 1 个月。患儿 1 个月前因感冒后出现紫癜，住院给予抗过敏、抗感染并口服激素治疗 2 周，紫癜无明显变化。患儿头昏、乏力、纳差、腹胀、便溏。既往体健。查体：神志清楚，面色少华，形体略胖。紫癜色淡，舌淡苔白腻，脉虚缓。诊断：过敏性紫癜。证属：脾胃气虚，治以健脾益气摄血。口服参苓白术散加减：莲子肉、薏苡仁、砂仁、桔梗各 8 g，白扁豆 6 g，茯苓、人参、甘草、白术、山药各 16 g，丹参、赤芍、小蓟、茜草根各 6 g，每日 1 剂，水煎服，连服 5 天，紫癜减少，停激素，继服 5 天，紫癜消退出院。再服 5 天巩固治疗，随诊 5 个月未复发。

按：本病例脾胃气虚之证明显，治以补脾健胃，益气摄血，而取得显著疗效。

六十二、四神丸

【组成】肉豆蔻二两，补骨脂四两，五味子二两，吴茱萸一两，生姜四两，红枣五十枚。

上为末。别以水二碗，生姜八两，煮红枣一百个，熟烂去皮核用，和末为丸，桐子大。每服五七十丸，空心食前，白汤下。

【来源】明·王肯堂《证治准绳》："四神丸治脾肾虚弱，大便不实，饮食少思，或小腹作痛。或产后泄泻，肚腹作痛，不思饮食。"

【功效】温肾暖脾，固肠止泻。

【主治】脾肾阳虚泄泻，五更泄泻，不思饮食，食不消化，或久泻不愈，腹痛喜暖，腰酸肢冷，神疲乏力，舌淡，苔薄白，脉沉迟无力。

【方解】方中重用补骨脂辛苦大温，补命门之火以温养脾土，为治肾虚泄泻，补火益土之要药，为君药；肉豆蔻温脾暖胃，涩肠止泻，配合补骨脂增强温肾暖脾，固涩止泻的作用，为臣药；吴茱萸辛苦大热，温暖肝脾肾以散阴寒，五味子酸温，固肾涩肠，益气生津，既助君、臣药温涩止泻之力，又防止诸温阳药温燥伤阴之弊，二药俱为佐药；生姜温胃散寒，大枣补脾养胃，二药合用温补脾胃，鼓舞运化，为使药。诸药合用，如《绛雪园古方选注》所言："四种之药，治肾泄有神功也"。

【方歌】四神骨脂吴茱萸，肉蔻五味四般须；大枣百枚姜八两，五更肾泻火衰宜。

——清·王昂《汤头歌诀》

【临证应用】

病例1　五更头痛

唐某，男，43岁，2009年9月3日来诊。病史：患者近1个月来每天清晨5时左右开始出现头痛，位于后枕部，呈连续性隐痛。上午9时后逐渐缓解，其他时间则疼痛不明显。每次头痛发作时口服索米痛片或头痛散，可略有所减。曾用氟桂利嗪、小柴胡汤、川芎茶调散等中、西药物治疗，效果不佳。诊见：头痛隐隐，后枕部为主，口淡，大便溏，小便清长，舌淡、苔薄白，脉沉细。测血压 122/82 mmHg，头颅 CT 未见异常。据证诊为五更头痛，证属脾肾阳虚。治宜温肾暖脾，方用四神丸加味。处方：吴茱萸、甘草各 6 g，补骨脂、葛根各 15 g，五味子、肉豆蔻、川芎各 9 g，细辛 3 g。3剂，每日 1 剂，水煎服。

患者服第 1 剂感觉头痛去大半，服完 3 剂则头痛消失。守方再进 3 剂巩固，随访 1 年末见复发。

按：本例患者头痛特点是定时于五更时分发病，其他时间则一如常人。五更黎明之时，阴气散尽，阳气萌发。阳来阴去，这是自然变化规律。如果阳虚，阳气当至不至，无力祛除阴浊，阴浊之气上犯清窍，则头目易滋生诸多疾痛。四神丸是治疗五更泄泻的良方，其主要作用是温肾、暖土壮阳。笔者移用于治疗五更头痛，具有异病同治之意。

病例 2　五更阳脱

郭某，男，46 岁，2011 年 1 月 20 日就诊。患者间断性发病，临病时小腹冷凉拘急，疼痛，即刻汗若泉涌，身如水洗，四肢厥逆，神志恍惚，气息微弱。西医诊为休克待查，中医辨证阳脱证。用强心、解痉、抗菌、补液等药物进行抢救，但每次发作仅能缓解，不能根除。其舌淡红，苔白，脉沉迟。辨证为脾肾阳虚，寒凝少腹，卫表不固。治宜温肾暖脾，散寒止疼，益气固表。方选四神丸加减：补骨脂 15 g，吴茱萸 15 g，肉豆蔻 10 g，五味子10 g，附子 10 g，干姜 15 g，黄芪 30 g，罂粟壳 10 g，大枣 5 枚（劈），每日 1 剂，水煎丑时服。

6 剂后，病无再发。嘱其服四神丸和人参健脾丸巩固疗效，未再复发。

病例 3　溃疡性结肠炎

何某，男，42 岁，2001 年 6 月 10 日初诊。患者小腹间歇隐痛，腹泻，大便每天 4～7 次，粪便稀带脓血已 3 年，近来病情加重，腰酸乏力，肢冷，纳差。诊见：面色萎黄，消瘦，舌淡、苔白腻，脉沉细。大便检查：红细胞（＋），白细胞（＋＋），脓细胞（＋）。纤维结肠镜检：结肠黏膜充血、水肿，有出血点及浅表溃疡。诊断：溃疡性结肠炎，证属脾肾虚寒。治宜温补脾肾，敛肠止泻，方选加味四神丸。处方：补骨脂 120 g，党参、黄芪、白术、肉豆蔻、五味子、当归、白芍各 60 g，肉桂、吴茱萸、附子各 30 g，生姜、大枣各 200 g。共研细末，水制为丸。每次 15 g，每日 3 次，口服，治疗 7 天为 1 个疗程。

服 2 个疗程，诸症悉平。为巩固疗效继服 2 个疗程，随访 3 年未复发。

病例 4　虚寒型腰痛

患者，男，45 岁，因腰痛 1 个月前来就诊。无外伤史。患者感腰部酸胀不适，夜间明显，尤以后半夜为甚，局部冷痛，得温后减轻，晨起时腰部有僵硬感，活动后缓解。患者因白天无明显不适，未引起重视。近来，夜间疼痛加剧，不能安卧，来院就诊。查体：腰部无明显压痛点，局部无红肿，皮损正常，双下肢感觉活动正常，直腿抬高试验（－）。舌淡，苔薄白，脉弦涩。X 线检查：脊柱正中，椎体无明显异常。诊断为：腰痛（虚寒型），治以温阳补肾，理气止痛，方以四神丸加减：补骨脂 10 g，巴戟天 6 g，吴茱萸 10 g，炒杜仲 15 g，狗脊 12 g，小茴香 6 g，菟丝子 12 g，木香 6 g，牛膝 10 g。

服 7 剂后诸症明显减轻，夜能卧，唯黎明前仍有酸胀不适感。复诊以后原方加佛手 6 g、川断 10 g、桑寄生 10 g，续进 7 剂，诸症减悉。

病例 5　哮喘

患者，男，67 岁，2002 年 9 月 15 日初诊。患发作性咳嗽气喘 15 年，近因加重来就诊。曾在某医院诊为"慢支并发感染"，肌注青霉素、链霉素；口服氨茶碱、激素以及中医温肺化痰之剂。病情无明显好转，遂转来我科。患者呈卧位，精神萎靡，喘息气短，呼多吸少，动则喘甚，喉中痰鸣。口唇轻度发绀，颈静脉怒张，桶状胸，四肢不温，两下肢轻度浮肿，舌质紫暗、苔白腻，脉沉细小滑。证属脾肾两虚，痰浊内阻。治以温肾暖脾，化痰平喘。予四神丸加味，药用：破故纸、葶苈子（包煎）、沉香曲各 12 g，吴茱萸 6 g，肉豆蔻、五味子、生半夏、化橘红、炙紫菀、款冬花、苏子各 10 g，紫石英 20 g，生姜 3 片，大枣 5 枚。每日 1 剂，水煎服。

服药 3 剂，咳喘大减，痰量减少，下肢浮肿消退，尚能平卧入睡，饮食较前增进，舌脉同前。前方加减连服 10 剂，后改服四神丸及香砂六君子丸调理。住院 15 天，一般情况较好出院。1 年后随访未再大发作，尚能料理家务。

按：笔者根据四神丸主治脾肾阳虚之五更泄得到启发，支气管哮喘、肺气肿、肺心病患者由于素体不足，脾肾阳虚，水泛为痰，聚湿酿痰，痰随气升，气因痰阻，壅阻气道，肃降失司故发作哮喘。又痰为阴邪，黎明之时，阳气始生而弱，阴气始衰而盛，所以哮喘多发于此刻。故谨守脾肾虚寒之病机，采用异病同治的法则，投以四神丸温肾暖脾，助阳纳气。

六十三、芍药汤

【组成】芍药一两，当归半两，黄连半两，槟榔、木香、炒甘草各二钱，大黄三钱，黄芩半两，官桂一钱半。

【来源】金元·刘河间《素问病机气宜保命集·卷中》："芍药汤，下血调气。《经》曰：溲而便脓血，气行而血止。行血则便自愈，调气而后重除。"

【功效】清热燥湿，调气和血。

【主治】湿热痢疾。腹痛，便脓血，赤白相兼，里急后重，肛门灼热，小便短赤，舌苔黄腻，脉弦数。

【方解】方中黄芩、黄连性味苦寒，入大肠经，功擅清热燥湿解毒，以除致病之因，为君药；重用芍药养血和营，缓急止痛，配以当归养血活血，木香、槟榔行气导滞，四药相配，调气和血，共为臣药；大黄苦寒沉降，合芩、连则清热燥湿之功著，合归、芍则活血行气之功彰，其邪下通腑作用可通导湿热积滞从大便而去，体现"通因通用"之法。配以少量肉桂，既可助归、芍行血和营，又能制约芩、连苦寒之性，还能防呕逆拒药，与大黄共为佐药；炙甘草和中调药为使药，全方配伍特点气血并治，兼以通因通用；寒热共投，侧重于清热。

【方歌】芍药汤中用大黄，芩连官桂当木香；槟榔甘草二味入，清热燥湿自安康。

【临证应用】

病例1　泻痢（溃疡性结肠炎）

毛某，女，52岁，患者有溃疡性结肠炎近10年，反复腹痛。现症见：左下侧腹痛，下脓血，里急后重；舌红、苔黄腻，脉弦滑。证属湿热邪毒，久稽肠腑，予芍药汤治疗。处方：炒白芍药20 g，当归10 g，黄连8 g，黄芩10 g，槟榔10 g，广木香10 g，肉桂2 g，制大黄6 g，炙甘草6 g。守方治疗1个月后，患者症状明显减轻。

后予上方与健脾益气方交替使用，随症加减治疗 3 个月，诸症缓解。

按：本病病机为湿热留滞气血，芍药汤主要适用于湿热邪毒留于肠腑，致气血失调之证。全方气血并治，寒热共投，且偏重治热，与单纯清热解毒方相比，治法较为独特，临床常能取得满意效果。

病例 2　慢性附件炎

余某，女，36 岁。患者既往有多次人工流产史，小腹疼痛多年，现行经期腹痛加重，小腹可触及条索状物，带下黏稠，大便偏干，舌红、苔黄微腻，脉弦滑。证属下焦湿热，气血运行不畅，予芍药汤。处方：炒白芍药 20 g，当归 10 g，黄连 6 g，黄芩 10 g，广木香 10 g，槟榔 10 g，制大黄 4 g，肉桂 4 g，炙甘草 10 g。

本方加减服用 30 剂，诸症消失；随访 1 年未复发。

病例 3　急性胆囊炎

张某，女，32 岁，1998 年 3 月 15 日初诊。患者 1 周前因婆媳不睦而遭丈夫打骂，出现胸闷胁胀、嗳气纳呆，2 日来患者发烧，口干苦，伴有右季肋部疼痛，呈阵发性加重，可放射到右肩胛下区。刻诊：体温 38.2 ℃，精神疲惫，两胁胀痛，善太息，纳差，大便秘结，小便短少黄赤，右上腹肌紧张，墨菲氏征阳性，舌质红苔黄腻，脉弦数。诊为急性胆囊炎，证属肝郁化火，湿热搏结于肝胆。治以清热利湿解毒，疏肝理气止痛。拟芍药汤化裁，处方：黄芩 15 g，黄连 12 g，大黄 9 g，槟榔 12 g，芍药 20 g，甘草 10 g，当归 12 g，木香 9 g，延胡索 15 g，柴胡 15 g，每日 1 剂，水煎服，3 剂，并劝其妥善处理家庭关系。

药后体温正常，余症明显改善，效不更方，继服 3 剂而愈。

病例 4　阴部湿疹

崔某，男，27 岁，1998 年 7 月 26 日初诊。患者 10 日前阴囊部位皮肤潮红，肿胀发痒，继而出现密集成片的丘疹、水疱，瘙痒剧烈，搔抓后水疱渗液、糜烂、结痂，外用炉甘石洗剂治疗 1 周疗效不佳，并向阴阜及会阴、肛周漫延，伴有低热、口苦、大便秘结、尿赤。诊时体温 37.6 ℃，患部皮肤潮红、肿胀、糜烂、渗液、结痂，浸淫成片，行走不便，舌质红，苔黄腻，脉滑数。诊为阴部湿疹，证属肝经湿热下注。治以清热燥湿，活血止

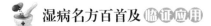

痒。拟芍药汤化裁。处方：黄芩 12 g，黄连 12 g，槟榔 12 g，大黄 9 g，当归 12 g，甘草 9 g，芍药 15 g，龙胆草 15 g，白蒺藜 15 g。每日 1 剂，水煎分 2 次服。

3 剂后诸症大减，又守原方随症加减调治 1 周病瘥。

病例 5　痔疮肿痛

刘某，男，38 岁，1997 年 2 月 4 日初诊。患者 2 日前参与聚会饮酒，次日肛门部肿胀疼痛，肛口有枣样大肿物脱出，不能回纳，有黏液样分泌物，伴有烦渴、大便臭秽、小便短赤，在家自服抗菌药物症状未减而来诊。诊见急性痛苦病容，步态蹒跚，截石位 3 点处可见枣样大痔核脱出，伴有肛缘部水肿，舌质红、苔黄腻，脉滑数。证乃湿热熏蒸肛门，气血瘀滞所致。治宜清热燥湿解毒，佐以调气活血。拟芍药汤加减，处方：黄芩 12 g，黄连 12 g，大黄 9 g，当归 12 g，槟榔 9 g，木香 9 g，芍药 15 g，甘草 9 g，槐米 12 g，桃仁 12 g，红花 12 g。每日 1 剂，水煎服，2 剂。

药后诸症大减，守上方再服 3 剂而愈。

六十四、石韦散

【组成】木通、石韦（去毛）各二两，甘草、当归、王不留行各一两，芍药、白术、滑石、冬葵子、瞿麦各三两。

上为细末，每服二钱，煎小麦汤调下，食前，日三，兼治大病余热不解，后为淋者。

【来源】宋·陈言《三因极一病证方论》："石韦散治热淋，多因肾气不足，膀胱有热，水道不通，淋沥不宣，出少起数，脐腹急痛，蓄作有时，劳倦即发，或尿如豆汁，或便出沙石。"

【功效】清热利湿，排石通淋。

【主治】湿热蕴结下焦、膀胱气化失司之证。尿中时夹砂石，小便艰涩，或排尿时突然中断，尿道窘迫疼痛，少腹拘急，或腰腹绞痛难忍，痛引少腹，连及外阴，尿中带血，舌红，苔薄黄。若病久砂石不去，可伴见面色少华，精神萎靡，少气乏力，舌淡边有齿印，脉细而弱；或腰腹隐痛，手足心热，舌红少苔，脉细带数。

【方解】方中石韦、瞿麦、冬葵子、滑石、木通清热通淋排石，为君药；王不留行、当归活血化瘀而引药下行，为臣药；白芍、甘草缓中止痛，为佐使药。全方具清利湿热、活血化瘀、通淋排石、缓急解痉止痛之效。

【方歌】石韦归芍葵木通，术滑瞿草不留行；湿热下焦夹结石，清热利湿此方通。

【临证应用】

病例 1 石淋（泌尿系结石）

齐某，男，50 岁，初诊 1979 年 2 月 11 日。自诉左侧输尿管结石，近觉左侧腰腹疼痛加剧伴尿频急，肉眼血尿，舌红苔根黄腻，脉弦滑。尿检红细胞（＋），白细胞（少许），草酸钙结晶（＋＋）。诊断：石淋（左侧输尿管结石）；证属湿热蕴结下焦，砂石损伤血络，治宜清热利湿，活血止血，通淋排石。石韦散加减：石韦、瞿麦、冬葵子、赤苓、枳壳、滑石粉、薏苡仁各 12 g，金钱草、白茅根各 30 g，大、小蓟各 15 g，甘草 5 g。

服药 3 剂后小溲转清，左侧腹痛加剧向左侧大腿内侧放射，告诉患者此乃结石移动之兆，仍守前方化裁上方减薏苡仁、大蓟、小蓟，加牛膝、王不留行各 12 g，嘱患者多饮水，药后 15 分钟要进行跳跃运动，服药第 4 剂后，患者左侧腹痛如刀割，而后排出结石一颗，服药 6 剂后排出不规则结石 6 颗，其中最大 1.0 cm×1.5 cm、最小 0.6 cm×0.6 cm。查 X 线摄片报告左肾输尿管未见结石阴影。

病例 2　肾积水

患者，女，48 岁，1996 年 11 月因腰腹绞痛难忍，痛引小腹前来就诊，现舌红苔黄腻，脉弦数有力。辅助检查示右肾重度积水，右肾盂结石，尿隐血（＋＋＋）。此系膀胱湿热煎熬尿液成石，积水上犯于肾。法当清利湿热，利尿通淋。方用海金沙 20 g，内金 20 g，金钱草 60 g，石韦 30 g，木通 8 g，车前子 10 g，云苓 12 g，瞿麦 12 g，冬葵子 30 g，滑石 30 g，白茅根 30 g，生地 30 g，丹皮 12 g，黄柏 12 g，杭芍 30 g，甘草 10 g。水煎服，每日 1 剂。

投以 3 剂，诸证减轻，渐进 8 剂，石去水消，后服六味地黄丸以资巩固，随访 3 年未发。

病例 3　热淋

孙某，女，40 岁，1997 年 6 月 20 日初诊。患者腰痛半个月，伴有尿频涩痛，寒热两天，大便秘结，口苦，舌苔黄腻，脉滑数。查体：体温 38.2 ℃，热性病容，左肾区叩击痛（＋），左少腹部轻度压痛，两下肢无浮肿。B 超示：左肾结石 0.8 cm。尿常规：白细胞（＋＋＋），脓细胞（＋＋）。中段尿培养见大肠杆菌生长。中医辨证为湿热蕴结下焦，煎熬成石，气化不利，治宜清热利湿，通淋排石。方用石韦散合八正散加减：石韦 12 g，金钱草 30 g，冬葵子 12 g，车前 12 g，栀子 10 g，木通 5 g，瞿麦 12 g，萹蓄 12 g，六一散 15 g（包），生地黄 12 g，海金沙 15 g，生鸡内金 9 g。

3 剂后寒热解，腰痛、尿频涩痛明显好转，大便通，食纳增，舌苔转薄黄腻，脉滑，前方加减服用半个月后症状消失，尿培养转阴性，尿常规：白细胞少许，B 超复查左肾结石 0.4 cm。

六十五、缩脾饮

【组成】白扁豆（去皮，炒）、干葛（锉）各二两，缩砂仁、乌梅肉（净）、草果（煨，去皮）、甘草（炙）各四两。

上㕮咀。每服四钱，水一大碗，煎八分，去滓，以水沉冷服以解烦，或欲热欲温，并任意服。代熟水饮之极妙。

【来源】宋·《太平惠民和剂局方·卷之二》："缩脾饮，解伏热，除烦渴，消暑毒，止吐利。霍乱之后服热药大多致烦躁者，并宜服之。"

【功效】温脾消暑，除烦止渴。

【主治】暑热内伏，湿困脾胃证。症见呕吐泄泻，腹痛腹胀，泛泛欲呕，烦躁胸闷，口渴，酒食伤脾，伏热。

【方解】方中砂仁辛温芳香，醒脾和胃，理气化湿，为君药。扁豆专清暑化湿，草果温脾燥湿，使湿去暑消，葛根即可解散暑热，又可鼓舞胃气上升而生津止渴，乌梅除热生津止渴，共为臣药。炙甘草健脾和中，以助脾运化，且又调和诸药，为佐使药。诸药合用，共奏清暑热、除烦渴、温脾止泻之功。

【方歌】缩脾饮用清暑气，砂仁草果乌梅暨；甘草葛根扁豆加，吐泻烦渴温脾胃。

——清·王昂《汤头歌诀》

【临证应用】

病例1 泄泻（肠易激综合征）

王某，女，37岁，2013年8月12日初诊。自诉间断性发作腹泻、腹痛、肠鸣2年余。夏天或饮食不慎易诱发。2个月前因饮食不慎后致右下腹部隐痛不适，伴肠鸣，每日大便3~4次，不成形，大便黏厕不易冲，有里急后重感，伴纳食差、食不知味，时觉口黏，食后胃中痞满，消瘦，畏寒肢冷，乏力神疲。到当地西医院就诊，肠镜检查：无异常；大便培养：阴性；大便常规：阴性。西医诊断为肠易激综合征，给予蒙脱石散、双歧杆菌三联活菌散、肠炎宁等多种中西药物治疗 1 个月未见好转，故来门诊就治，现舌质淡红，苔白厚，脉细带弦。中医诊断：泄泻，辨证为脾虚湿盛，属本虚标实之证。以健脾益气、温中化湿为法。方以加味缩脾饮治疗，药物如下：砂仁 8 g（后下），白术、车前子各 15 g，草果 8 g（后下），煨葛根 20 g，炒扁豆 30 g，炙甘草 5 g，乌梅肉 6 g，苍术 15 g，藿香 10 g（后下），半夏 15 g。服 7 剂，每剂煎 2 次，药液混匀，约 400 mL，早晚餐后 30 分钟温服，嘱患者饮食忌生冷肥腻之品。

8 月 19 日二诊：患者大喜，诉服药 3 剂开始腹痛减轻，服药 5 剂开始腹泻减少，大便每日二三行，厚腻之舌苔已退三分，效不更方，续用上方去藿香、苍术，加党参 15 g，炒麦芽 30 g，再服 7 剂。

8 月 27 日三诊：腹痛已止，腹泻明显好转，每日一行，质软散未成条状，大便已不黏厕，偶有肠鸣不适，舌苔已薄白，脉细弦，上方加山药 15 g。

9 月 3 日四诊：症状已经完全消失，大便成形，疲倦感消失，苔薄，脉细弦。效不更方，守上方再进 7 剂，嘱患者饮食忌生冷辛辣肥腻之品，后随访半年，未再复发。此病例谨守脾虚湿困之病机，抓住脾胃之病本。灵活应用缩脾饮加减化裁，临床疗效确切，复发率低。

病例 2　泄泻病（暑月肾病）

患者，女，40 岁，2015 年 9 月 19 日来诊。患者腹泻 1 周，日行 4～5 次，便质稀溏，时如水样，伴有腹痛，无恶心、呕吐，自行服用止泻药、益生菌后便数减少，寐时双上肢麻木，纳尚可，小便量少。舌淡苔黄腻，脉弦滑。既往有慢性肾病病史。查体：腹部视诊未见明显异常；听诊肠鸣音 6 次/分，叩诊未见异常；触诊腹软，全腹无明显压痛、反跳痛。2015 年 9 月 12 日肾功能检查示：尿酸 495.1 μmol/L，尿素氮 3.4 mmol/L，肌酐 64.2 μmol/L，胱抑素 C 0.86 mg/L。2015 年 9 月 19 日尿常规检查示：隐血（2＋），红细胞 5.9 个/μL，红细胞 11 个/HP。中医诊断为泄泻病；辨证为暑湿困脾证。方予缩脾饮加减，药用：草豆蔻 6 g，草果 6 g，砂仁 6 g（后入），葛根 15 g，扁豆 15 g，甘草 3 g，乌梅 6 g，黄连 3 g，木香 6 g（后入），土茯苓 15 g，党参 15 g，车前子 15 g（包）。14 剂，每日 1 剂，水煎服，分 2 次服用。

二诊：便数减少，日行 1～2 次，便质成形，便前偶有腹痛，伴有肠鸣、矢气；复外感 2 日，自服"流感丸"后症状稍缓解。刻下：时有鼻流黄涕，颈项不适，口苦、口干欲热饮，口中异味，纳可寐欠佳，二便调，舌暗边有瘀斑，苔薄白腻，脉缓。2015 年 10 月 10 日肾功能检查示：尿酸 334.7 μmol/L，肌酐 58 μmol/L。方予参苓白术散加减，药用：太子参 15 g，茯苓 15 g，白术 6 g，薏苡仁 20 g，砂仁 6 g，甘草 3 g，桔梗 6 g，淮山药 30 g，扁豆 15 g，陈皮 6 g，防风 6 g，薄荷 6 g，狗脊 15 g。14 剂，每日 1 剂，水煎服，分 2 次服用。再诊时诸症悉除。

按：患者素有慢性肾脏病病史，暑气未散之时，复感寒湿，寒湿困脾，升清失常，胃失受纳，通降失常，故见便质稀溏，甚则水样便。结合舌脉，辨为暑湿困脾，治以温脾解暑，处方以缩脾饮加减。

六十六、升阳除湿汤

【组成】当归（酒洗）、独活各五分，蔓荆子七分，防风、炙甘草、升麻、藁本各一钱，柴胡、羌活、苍术、黄芪各一钱五分。

【来源】金元·李东垣《兰室秘藏·妇人门》："升阳除湿汤治女子漏下恶血，月事不调，或暴崩不止，多下水浆之物。皆由饮食不节，或劳伤形体，或素有心气不足，因饮食劳倦，致令心火乘脾。其人必怠惰嗜卧，四肢不收，困倦乏力，无气以动，逆急上冲，其脉缓而弦急，按之洪大，皆中之下，得之脾土受邪也。"

【功效】健脾升阳除湿。

【主治】妇人饮食劳倦，心火乘脾，漏下恶血，月事不调；或暴崩不止，多下水浆之物，怠惰嗜卧，四肢不收，困倦乏力，其脉缓而弦急，按之洪大。

【方解】方中苍术辛温燥烈升清阳而开诸郁，故以为君；白术甘温健脾除湿，茯苓淡渗利湿，防风辛温胜湿而升阳，当归活血，白芍酸寒敛阴而和脾也，再加黄芪益气健脾，升麻、柴胡升阳举陷，共为臣药；羌活祛风除湿，用量较轻，主要取其辛散升浮作用。风药升清以胜湿，为佐药，甘草调和诸药为使药。

【方歌】升阳除湿主苍术，苓术防芍归芪入；升柴羌活共甘草，升阳除湿方专属。

【临证应用】

病例1　便溏

黄某，女，33岁，1992年12月28日就诊。患者便溏4年多，某医院诊为非特异性结肠炎、肠功能紊乱。自服西药小檗碱病情时好时差。近2个月来，大便溏薄，每日2～3次，无黏液脓血，肠鸣活跃，食毕即欲如厕，泻后痛减，不耐油腻。服中药健脾温肾止泻之剂和西药均无效。诊见：患者舌淡红、苔薄白，脉细弦，形体肥胖，纳食尚可。诊为中虚湿胜，阳气下陷。治以升阳除湿为法药用：羌活、独活、升麻、柴胡、甘草各 6 g，泽泻、猪等、木瓜、防风、大枣各 10 g，苍术 20 g，黄芪 30 g，山楂 15 g，生姜 3 片。

服上方后肠鸣大减，大便成形，精神清爽，食欲大增。连服 6 剂，再以参等白术散善后。随访半年，未见复发。

病例 2　小便不利

尹某，男，45 岁，2009 年 10 月 8 日初诊。患者小便不畅 10 余天，经某医院检查诊断为前列腺炎而服用抗生素疗效不明显。现症见小便淋沥不畅，尿频，腰酸，小腹胀痛，阴囊潮湿，阳事不举，时感疲乏，眠差。舌淡、苔白微腻，脉弦滑。证属脾虚失运，湿注下焦。用益气升阳除湿法。拟升阳除湿汤加味治疗。药用：黄芪、薏苡仁各 30 g，白芍 20 g，白术、党参、萆薢、益智仁、石菖蒲各 15 g，苍术、茯苓、黄柏、牛膝各 12 g，防风、泽泻、乌药各 10 g。4 剂，每日 1 剂，水煎服。

二诊：服药后症状好转，小便次数减少，阴囊潮湿消除。以升阳除湿汤合萆薢分清饮加味治疗，获满意疗效。

病例 3　水肿（慢性肾炎）

王某，女，36 岁，2013 年 5 月 11 日初诊。患慢性肾小球肾炎 2 年余。肾穿刺病理类型为中度系膜增生型肾小球肾炎，曾用中、西药治疗未能完全缓解。求诊时症见面色少华，神疲乏力，眼睑及双下肢均有轻度浮肿，纳谷欠佳，大便略溏，排尿呈泡沫状，每日尿量约 2000 mL，夜尿 1 次，查脉细滑，舌淡红、苔薄腻微黄。辅助检查：尿常规：蛋白（＋＋），红细胞（＋），24 小时尿蛋白定量 1.5 g/L，血红蛋白 109 g/L。证属脾虚不运，湿邪蕴结，治当益气运脾，升阳除湿。方选升阳除湿汤化裁，药用：黄芪 30 g，党参 15 g，炒白术 20 g，苍术 10 g，当归 10 g，白芍 10 g，升麻 6 g，柴胡 6 g，羌活 6 g，防风 10 g，泽泻 15 g，忍冬藤 30 g，黄柏 10 g，天龙 1 条，鹿含草 15 g，淫羊藿 10 g，甘草 3 g。7 剂，每日 1 剂，水煎取汁 400 mL，分 2 次餐间服。

服药 1 周，5 月 18 日二诊，患者诉眼睑及双下肢浮肿消退，神疲乏力等症有所减轻，胃纳转佳。守方再予 14 剂。

三诊时患者复查尿常规：蛋白（＋），红细胞（0～3 个），24 小时尿蛋白定量 0.6 g/L。前方去羌活，加菟丝子 15 g、覆盆子 30 g 续服。9 月跟师时患者仍坚持间断（或隔日服，或连服半个月停服 1 周等）服中药治疗，24 小时尿蛋白定量均在 0.5 g/L 以内，血红蛋白 120 g/L，胃纳佳，精神可。

病例 4　带下

王某，女，42 岁，2007 年 7 月 20 日初诊。症见疲乏肢倦，头重，嗜睡而眠差梦多，口淡无味，白带多而兼黄，腰部酸软，舌淡胖边有齿痕、苔白微黄，脉濡缓。证属脾虚湿阻之带下。用升阳除湿法。拟用升阳除湿汤加味治疗。药用：黄芪、薏苡仁各 30 g，白术、白芍、党参、白果、芡实、莲子各 15 g，苍术、黄柏、茯苓各 12 g，防风、泽泻各 10 g。4 剂，每日 1 剂，水煎服。

7 月 25 日二诊：自述白带减少，诸症减轻，精神好转。拟上方去黄柏，加砂仁 10 g，继服 3 剂。

7 月 29 日三诊：诸症好转，唯脘痞纳差，以柴芍异功汤加味疏肝健脾善后。

病例 5　神经性头鸣

修某，女，50 岁，2000 年 8 月 20 日就诊。患者无明显诱因出现头顶鸣响 1 年余，夜间入睡时加重，时常心烦意乱。曾做脑 CT、MRI、TCD 及 EEG 检查未见异常，经多种药物治疗无效。现症：头顶鸣响，时有发热感，无眩晕、耳鸣及恶心呕吐，饮食可，大小便正常，舌质淡红，舌后根苔白腻，脉濡缓。辨证为湿浊上蒙清窍，头窍失聪。治宜祛风除湿透窍。予升阳除湿汤加减：苍术 25 g，生甘草 5 g，陈皮 10 g，泽泻 15 g，姜半夏 15 g，羌活 10 g，防风 10 g，柴胡 5 g，升麻 5 g，益智仁 5 g，生姜 3 片。每日 1 剂，水煎早、晚分服。服药 6 剂痊愈，半年后随访未复发。

六十七、四七汤

【组成】制半夏五钱，姜厚朴三钱，茯苓四钱，紫苏叶二钱。

【来源】宋·《太平惠民和剂局方》："四七汤治喜、怒、悲、思、忧、恐、惊之气，结成痰涎，状如破絮，或如梅核，在咽喉之间，咯不出，咽不下，此七气之所为也。或中脘痞满，气不舒快，或痰涎壅盛，上气喘急，或因痰饮中结，呕逆恶心，并宜服之。"

【功效】降逆化痰，行气解郁。

【主治】痰涎结聚，七情气郁，症见咽部如物阻塞，吐之不出，咽之不下，胸满喘急，咳嗽恶心，咽部疼痛。

【方解】方中半夏降逆化痰，散结开郁，和胃止呕为君药；厚朴下气除满，茯苓健脾渗湿，以杜生痰之源，助半夏化痰祛湿为臣药；苏叶芳香疏散，可宽中散邪解表，调畅气机，宽胸畅中，行气解郁为佐药；生姜助半夏降逆和胃，辛散化痰，大枣助茯苓健脾，且养血柔肝，二者为使药。

【方歌】四七汤治七情郁，苓夏厚朴紫苏驱；姜枣煎服散郁结，痰气交结病能祛。

【临证应用】

病例1　胃溃疡

王氏使用四七汤化裁内服结合埋线治疗胃溃疡131例，四七汤处方：紫苏6 g，苏梗6 g，半夏10 g，陈皮6 g，香附10 g。疼痛饱胀较重者，加木香、延胡索、川楝子、枳壳、五灵脂、丹参；嗳气较频者加沉香、旋覆花；胃酸多者加乌贼骨。服法：水煎服，每日1剂。

穴位埋线：将0号铬制免煮型医用外科羊肠线，剪成1~2 cm长线段。主穴：取足三里、上脘、三阴交、脾俞、肝俞、胆俞。使用12号腰椎穿刺针，装入羊肠线，选好穴位，做好标记，常规消毒，1%利多卡因表面局麻，在局麻皮丘处迅速刺入皮下进入肌层，待得气后用腰椎穿刺针将肠线顶入穴内，出针查看针孔无线头外露、无出血、无血肿时立即贴上一次性创可贴，保护针孔。每隔 30 天埋线 1 次，1 次为 1 个疗程。

患者，男，47 岁，2002 年 6 月 3 日就诊。自述 2 年来上腹部发作性疼痛，伴胀痛、反酸、上腹灼热感，多在饭后 1 小时左右发作，进食及服药后缓解。经胃镜检查，诊断为胃溃疡。依上法治疗症尽愈，随访 2 年未复发。患者诉，治疗 16 个天疗后程即可正常饮食，疼痛、反酸等症状即全部消失，面色红润，体重增加，正常参加各种劳动。

病例 2　梅核气

倪氏使用针刺联合四七汤加减治疗气郁痰阻型梅核气，针刺选穴：合谷、太冲、间使穴。予安尔碘皮肤消毒后，毫针直刺入穴位，捻转得气后用平补平泻法手法，留针 30 分钟后取针。3 次/周，共 4 周。口服中药治疗处方：绿萼梅 15 g，青皮 10 g，陈皮 10 g，法半夏 10 g，茯苓 20 g，苏梗 10 g，厚朴 10 g，炒枳实 10 g，制胆星 6 g，砂仁 10 g（后下），白蔻仁 10 g，焦槟榔 10 g，焦山楂 10 g，焦麦芽 10 g，焦神曲 10 g，生姜 3 片。水煎 2 次，共 300 mL，早、晚分服，共 4 周。治疗组有效率为 93.3%。

病例 3　咳嗽

白某，男，43 岁，1995 年 3 月 9 日初诊。患者咳嗽反复发作 3 年、加重 2 个月。患者近 3 年来干咳少痰，咽部不适，咳甚时气急胸闷。曾在多家医院就诊，诊为支气管炎，经中、西药治疗，未见明显效果。近 2 个月来觉咽部有阻塞感。白天连声干咳，几无停息，入睡后症状方止。纳食差，大便不爽。检查：咽充血，咽后壁淋巴滤泡增生，双肺未闻及异常，摄胸片提示：双下肺纹理稍增粗。脉沉滑，舌暗红、苔灰厚腻。西医诊断：慢性咽炎。中医诊断：喉痹；证属痰湿阻滞化火，肺气升降失司。方用四七汤化裁，处方：法半夏 9 g，厚朴 12 g，云苓 12 g，黄芩 12 g，苏叶 12 g，陈皮 9 g，甘草 3 g，桔梗 9 g，枳壳 12 g，大腹皮 18 g，山豆根 6 g，连翘 24 g，每日 1 剂，水煎服。另：山豆根 6 g，连翘 15 g，水煎漱至咽部，含 2~3 分钟吐出，另用清水漱口（不漱咽部）每日 3 次。六神丸每次 4 粒，噙于咽中含化（不可含于舌根，否则舌体麻木），每日 3 次，与漱咽交替进行。

3 天后患者大便通利，咽部阻塞感减轻，咳嗽减轻。上药漱咽，含六神丸再续 5 日，守方加减再服 10 剂。咽部阻塞感及咳嗽消失，大便通畅。嘱用藿香正气液每日 2 次，每次 1 支，连服 15 天。1 年后随访，咳嗽未再发作。

病例4 失眠伴焦虑

冯某，男，34岁。患者诉睡眠困难，注意力难以集中已3年余。患者因工作繁忙，家庭、工作压力大，诱发睡眠困难。于当地医院诊断为失眠症，予褪黑素等口服治疗，效果均不显著。2014年1月5日来我院首诊。症见：神智清，精神差，自述周身乏力，双下肢沉重。入睡困难，入睡时间＞2小时，眠浅易醒，梦不多，醒后难以再睡，昼日精力差，注意力不集中，记忆力下降，偶有头晕、心慌、烦躁症状，紧张时双手细微震颤。纳尚可，二便调。舌红苔白厚，脉弦紧。诊断为失眠伴焦虑状态。处方：川大黄6 g，生石膏30 g，滑石30 g，煅赤石脂15 g，煅紫石英15 g，龙骨15 g，生牡蛎15 g，桂枝9 g，干姜9 g，炙甘草3 g，清半夏9 g，厚朴15 g，紫苏梗9 g，紫苏叶9 g，茯苓15 g，白薇15 g，乳香12 g，巴戟天30 g。7剂，水煎300 mL，分早、晚2次温服，每日1剂。

二诊：患者入睡困难症状较前明显改善，未服用助眠药物，入睡时间＜1小时，仍眠浅易醒，醒后较难再入睡，晨起感觉疲惫，昼日精力尚可，仍注意力难以集中，记忆力较前有所提高，情绪较前亦稳定，纳可，大便不成形，1~2次/天，小便调，舌尖红，苔薄白，脉紧。处方：前方加珍珠母30 g、钩藤30 g、葛根30 g、桑白皮30 g、当归15 g、川芎12 g。7剂，水煎300 mL，分早、晚2次温服，每日1剂。

三诊：患者入睡困难症状基本消失，入睡时间＜0.5小时，不易醒，无多梦，昼日精力佳，记忆力恢复正常，注意力较能集中，仅高度紧张时见注意力分散症状，纳可，二便调。舌尖红，苔薄白，脉弦紧。继前方加紫菀15 g，14剂。

四诊：患者未再发生失眠症状，精神状态良好，情绪平稳，无明显不适，纳眠可，二便调，舌淡红、苔薄白，脉弦。守前方不变，继服14剂。随访未复发。

病例5 老年痴呆

宋某，男，68岁，精神抑郁，神情淡漠，伴多疑妄想2年余，曾在西医院服西药非正规治疗，近半年来精神抑郁，语无伦次，妄见妄闻，多疑妄想，记忆力减退，思维迟钝，言语艰涩，痰涎不止，苔白腻舌淡红，脉滑，病为癫证，证为痰气郁结，神志受蒙。治法：化痰开窍，理气解郁。选方四七汤加味，处方：制半夏、茯苓、胆南星、石菖蒲、川贝母、炙远志、枳实、郁金各 10 g，陈皮、川朴花各 6 g。

服药 4 剂后，宗方再进 6 剂，精神好转，反应灵敏，言谈知礼，步履稳健，记忆力增强，继守方善后。

六十八、上中下通用痛风方

【组成】南星（姜制）、黄柏（酒炒）、苍术（泔浸）各二两，川芎、神曲（炒）各一两，桃仁（去皮尖）、白芷、龙胆草、防己各五钱，羌活、威灵仙、桂枝各三钱，红花一钱五分。

【来源】金元·朱丹溪《丹溪心法·痛风门》："治上中下疼痛。"

【功效】疏风清热，祛湿化痰，活血止痛。

【主治】痛风证，外受风邪，夹寒、夹热、夹湿、夹瘀或瘀血阻络，各种原因所致周身骨节疼痛之证。

【方解】方中苍术、南星祛风散寒，燥湿健脾，化痰散风，为君药；白芷、羌活、桂枝、威灵仙疏风祛湿通络为臣药；黄柏、龙胆草清热燥湿，红花、川芎活血化瘀，防己祛风利湿止痛为佐药；神曲消食健脾，理气化滞为使药。诸药相合，能散风邪，泄湿热，活血化痰消滞，消除上中下痛风，因而曰上中下通用痛风方。

【方歌】黄柏苍术天南星，桂枝防己及威灵；桃仁红花龙胆草，羌芷川芎神曲停；痛风湿热兴痰血，上中下通用之听。

——汪昂《汤头歌诀》

【临证应用】

病例1 痛风性关节炎

李氏使用上中下通用痛风方联合美洛昔康治疗湿热蕴结型急性痛风80例，上中下通用痛风方药物组成：盐黄柏15 g，炒苍术15 g，天南星6 g，川桂枝6 g，防己10 g，威灵仙30 g，龙胆草3 g，桃仁10 g，川芎10 g，红花10 g，羌活10 g，白芷10 g，神曲30 g。根据患者具体情况可加减，每日1剂，煎取300 mL，分2次服用，7天为1个疗程。同时口服美洛昔康片剂7.5 mg/次，早晚各1次，连续口服7天。研究结果表明，治疗组治疗后疼痛程度、肿胀程度、活动受限积分及ESR、CRP、UA水平均明显低于对照组，总有效率明显高于对照组，不良反应发生率明显低于对照组。

病例2 红斑狼疮

刘某，女，37岁，2007年3月26日初诊。2003年诊为"系统性红斑狼疮"，用激素治疗，现服泼尼松每日15 mg。双手手指关节变形，右手指、左手无名指及小指麻木疼痛，肩项背痛，膝关节痛，胸腹灼热而胀，胃脘痞满，口中异味，时心悸，小便黄浊，舌紫暗胖，苔黄腻根厚，脉弦滑数。实验室检查：红细胞沉降率35 mm/h，抗核抗体（＋），血红蛋白89 g/L。B超双肾呈慢性炎性改变。辨证属湿热郁蒸，气滞血瘀，治宜清热燥湿，活血解毒。药用：黄柏10 g，苍术10 g，天南星10 g，桂枝15 g，桃仁15 g，红花10 g，威灵仙20 g，防己15 g，川芎15 g，秦艽20 g，大腹皮15 g，龙胆草15 g，白花蛇舌草30 g，甘草10 g。14剂，水煎服，每日1剂，分3次服。

二诊：服上方14剂后，手指关节麻木疼痛明显减轻，胸腹灼热而胀、胃脘痞满不显，肩项背痛、膝关节痛好转，口中异味渐退，舌暗红、苔薄黄、脉滑。红细胞沉降率22 mm/h，血红蛋白110 g/L，抗核抗体（＋）。减泼尼松5 mg，继上方加减，再进30余剂后，再减泼尼松5 mg。复诊时手指关节痛基本不显，余症消失，仍留关节变形，能从事家务劳动，停用激素。以知柏地黄汤合四妙散加减，服药半年余，病情稳定，至今5年未复发。

按：该患者由于热毒浸淫，造成骨节痹阻，所以手指关节变形疼痛；热毒瘀阻脉络、经气不畅，则肩背膝关节肌肉疼痛；湿热阻碍中焦气机，出现胸腹胀闷灼热、胃脘痞满、口中异味；湿热毒邪燔灼上下，充斥内外，阻滞气血运行，故舌紫暗胖、苔黄腻根厚、脉弦滑数，治以清热燥湿，活血解毒，方用上中下通用痛风方加减。

病例3 干燥综合征

秦某，女，44岁，2007年10月14日初诊。2001年确诊为干燥综合征，经激素、免疫抑制剂及对症药物治疗后，病情缓解。现周身关节、肌肉疼痛，髋、膝、踝关节尤甚，活动受限，双侧腮腺肿大压痛。四肢皮肤时有隐疹瘙痒，咳黄绿痰，目干涩痛。舌紫暗胖大有瘀斑、苔黄腻，脉滑数。现服泼尼松10 mg，每日1次。抗核抗体（＋），抗SSA（＋），抗SSB（＋），类风湿因子（－），红细胞沉降率110 mm/h，IgA 5.6 g/L。辨证属湿热内蕴，瘀血阻络，治宜清热化湿，活血化瘀。药用：黄柏 10 g，苍术 10 g，桃仁 10 g，红花 10 g，桂枝 10 g，秦艽 20 g，石斛 15，神曲 15 g，生地 10 g，天南星 10 g，威灵仙 30 g，穿山甲 20 g，生龙骨 30 g（先煎），甘草 10 g。14 剂，水煎服，每日 1 剂，分 3 次服。

二诊：周身关节肌肉疼痛减轻，膝、踝关节可屈伸活动，隐疹消失。抗核抗体（±），抗 SSA（−），抗 SSB（＋），红细胞沉降率 36 mm/h。守方加减继服 30 剂，减泼尼松 5 mg，每日 1 次。

三诊：关节肌肉疼痛基本消失，余症不显。再服 30 剂，停泼尼松，肌肉关节痛未作。后以上方加减服药 3 月余。随访 1 年未复发。

按：干燥综合征属于中医"燥证""痹证"范畴。其病机为本虚标实，脏腑阴虚为本，火热化燥为标，湿热瘀血为其变。本例患者乃湿热内蕴、瘀血阻络而致诸症内生。湿热蕴结、瘀阻络脉则周身关节、肌肉疼痛，活动受限，双侧腮腺肿大压痛，湿热下行，流注关节，故髋、膝、踝关节疼痛尤甚；内蕴之湿热，郁于皮肤则隐疹瘙痒；湿热搏结，损阴伤液，故目干涩痛；舌紫暗胖大有瘀斑、苔黄腻、脉滑数亦为湿热内蕴、瘀血阻络所致。遂以上中下通用痛风方加减治之。

病例 4　荨麻疹

付某，男，29 岁，2014 年 8 月 23 日初诊。患者患荨麻疹多年，季节变换、寒热失调时病情加重，经皮肤病专科诊疗，中、西药物叠进，但腰胁、下肢内侧皮肤仍风团时起，局部作痒难忍，甚则影响睡眠。饮食、精神、二便尚可。舌苔黄白而腻，脉弦滑有力。诊断为气血失调、外寒内火之证。治以上中下通用痛风方加减，药用：黄柏、苍术、制胆南星、桂枝、防己、桃仁、白芷、川芎、神曲、僵蚕、蝉蜕、地肤子各 10 g，威灵仙 15 g，龙胆草 8 g，红花、羌活各 6 g。7 剂，每日 1 剂，水煎服。

8 月 30 日二诊：服上方后，风团肿痒的症状明显好转。患者自诉肿痒情况已十去七八，睡眠安稳，精神转佳，食纳尚可，二便通畅。舌苔黄色已退，仍有白腻之状，脉弦不滑。前方去僵蚕、蝉蜕，加滑石 6 g。再进 7 剂，皮肤症状已基本痊愈，后以调脾和中之法善后调理 2 周。7 个月后随访，荨麻疹未再反复发作。

病例 5 掌跖银屑病

魏某，女，64 岁，2015 年 7 月 17 日初诊。患者有糖尿病病史 10 余年，素来性情豪放，从未忌口，血糖控制不满意。近 2～3 年来见左足足背处红肿、热痛，甚时溃烂成脓，局部结痂赤黑。现局部红肿明显，有半拳大，行走不便，足难入鞋。大便偏干，小便色黄略频，舌苔黄白而腻，脉弦滑有力。外院诊为掌跖银屑病。患者本有消渴病史，又不知节制饮食，局部红肿热痛明显，显系热毒壅盛之证。考虑到该病迁延日久，必有痰湿瘀浊之邪存留，金银花、连翘清轻之剂恐难胜任。故果断使用上中下通用痛风汤原方加减，药用：黄柏、苍术、制胆南星、桂枝、防己、桃仁、白芷、川芎、神曲各 10 g，羌活、红花、龙胆草各 6 g，威灵仙、水牛角各 15 g，土茯苓、败酱草、白花蛇舌草各 30 g。每日 1 剂，水煎服。

7 月 24 日二诊：服用前方，局部肿胀已明显消除，原先行走困难、足不入鞋的情况已经得到显著改善，患者舌脉同前，故上方继续服用 2 周。

六十九、疏凿饮子

【组成】槟榔、商陆、大腹皮、茯苓皮、椒目、木通、赤小豆（炒）、秦艽（去芦）、羌活（去芦）、泽泻。右等分，㕮咀，每服四钱，水一盏，生姜五片，煎至七分，去滓，温服，不拘时候。

【来源】宋·严用和《严氏济生方》："治水气，通身洪肿，喘呼气急，烦躁多渴，大小便不利，服热药不得者。"

【方解】具有解表攻里，泻下逐水，疏风发表之功效。方中商陆泻下逐水，通利二便；泽泻、赤小豆、椒目、木通、茯苓皮利水泻湿，消退水肿；槟榔、大腹皮行气导滞，使气畅水行；羌活、秦艽、生姜疏风发表，开泄腠理，使表之水湿从肌肤而泄。

【适应证】适用于内外水湿，全身浮肿，三焦气机闭阻，津液不行。症见遍身浮肿，喘息，口渴，小便不利，大便秘结，脉滑，临床用于治疗急性肾炎水肿、血管性神经性水肿、腱鞘积液等疾病。

【方歌】疏凿槟榔及商陆，苓皮大腹同椒目；赤豆艽羌泻木通，煎益姜皮阳水服。

——汪昂《汤头歌诀》

【临证应用】

病例 1　浮肿（原发性肾病综合征）

胡某，男，16 岁，2001 年 4 月 25 日初诊。患者诉近 1 周来眼睑、头面、四肢浮肿，双下肢脓疱疮，小便少，苔黄腻，脉濡数。来院后即予相关检查，尿常规示：蛋白（＋＋＋＋），红细胞（＋）；血生化示：白蛋白 26 g/L，总胆固醇 8.85 mmol/L，三酰甘油 4.85 mmol/L。西医诊断：原发性肾病综合征。而中医通过对上症的分析，认为是水湿壅盛，湿毒浸淫，三焦气机不利，方用疏凿饮子加减，处方：泽泻 10 g，赤小豆 30 g，羌活 10 g，大腹皮 15 g，椒目、木通各 6 g，秦艽 10 g，槟榔 15 g，茯苓皮 20 g，金银花 15 g，连翘、金樱子各 20 g。每日 1 剂，共 20 剂，水煎分服，服完

10 剂后，患者全身浮肿消退，尿常规示：蛋白（＋），继服 10 剂，诸症消失，生化及尿常规正常。

病例 2　上腔静脉综合征

陈某，男，53 岁，2001 年 10 月 13 日入院。自述头面、上肢浮肿 2 周，加重伴气紧 3 天。入院当日 CT 示右上中央型肺癌，侵犯纵隔及上腔静脉。入院症见：头面、双上肢浮肿，微咳少痰，喘促气紧，卧则加重，双上肢及颈部脉络怒张，大便干结，小便少，舌质暗红苔白，脉滑。拟行支气管镜等检查。故先予中药汤剂泻下逐饮、疏风解表以应其急，方选疏凿饮子加味：羌活、秦艽、泽泻、赤小豆、大腹皮、茯苓皮、川芎各 15 g，木通、椒目、槟榔各 10 g，商陆 6 g，丹参 30 g，每日 1 剂。

2 剂后二便皆利，浮肿、气紧减轻。病理检查提示小细胞肺癌。经化疗后压迫解除、症状消失而出院。

按：上腔静脉综合征是因上腔静脉阻塞引起的一组症状，属急症范畴，需及时处理。阻塞多为恶性肿瘤所致，支气管肺癌引起者常见，次为淋巴瘤。其病因诊断非常重要，有助于制订合理的治疗计划。在患者就诊至明确病因期间，及时对症治疗至关重要。《内经》云"上盛为风""下盛为湿"。故上部肿，必兼治风，盖无风则湿不能上于高颠清阳也。以羌活、秦艽疏风胜湿，使在表之水从肌肤而泄，以泽泻、商陆使水从二便而去。急则治标，因势利导，表里双解，荡其邪实，为进一步治疗创造了条件。

病例 3　肿瘤性心包积液

杨某，女，49 岁。患者 1 个月前因心悸、气紧做纤维支气管镜示左肺低分化鳞癌，B 超示心包中量积液，行心包穿刺，抽出血性液体，并以 NP 方案化疗。1 周后心悸、气紧复发，再行穿刺，抽液 350 mL 后症状缓解，积液中查见鳞癌细胞。5 天前再次复发，日趋加重，患者不愿再行穿刺，于 2022 年 8 月 7 日来我院求中医治疗。入院症见心累，气紧，左胸背隐痛，口干口淡，腹胀纳差，小便短少，大便未解，舌质淡红苔白腻，脉沉。B 超示心包积液 35 mm，左侧胸腔少量积液。治以泻下逐饮、化气行水为主，方选疏凿饮子加减：泽泻、大腹皮、茯苓、白术、赤芍、葶苈子各 15 g，羌活、秦艽、木通、椒目、槟榔、桂枝各 10 g，商陆 6 g，每日 1 剂。并予生脉注射液 60 mL 加入 5% 葡萄糖注射液静脉滴注，每日 1 次。

连服 4 剂后二便利，气紧、心悸、腹胀减轻，前方去羌活、木通、槟榔、商陆，加黄芪、丹参各 20 g，益母草 15 g。连服 10 剂后复查 B 超胸腔及心包未见积液，续予 NP 方案化疗。

按：肿瘤性心包积液明显时可出现心包填塞，危及生命。目前治疗主要包括心包穿刺排液、心包腔内化疗，前者积液易反复，后者可能致缩窄性心包粘连。该患者水饮之邪盛，中阻气机，上凌于心，恐缓不济急，故以发汗、利水、泻下三法同用疏导水湿，俾气化则阳通，阴霾自散。虑其邪实正虚，以生脉注射液扶其正气，绝水饮之源。其标本兼顾，则顽疾自愈。

病例 4　痛风

闫某，男，35 岁，2010 年 5 月来诊，经西医明确诊断为痛风，左足第一趾关节红肿较著，疼痛如灼，触之局部灼热，得冷则舒，每次发病皆求治于西医，今为减少西药之不良反应求治于中医。查尿酸 800 μmol/L，便干尿赤，舌黄腻，脉滑数。证属湿热蕴结，毒邪盘踞。处以疏凿饮子加味，方药：商陆 6 g，泽泻、大腹皮、萆薢各 15 g，羌活、木通、秦艽各 9 g，赤小豆、土茯苓各 30 g，蜀椒目、槟榔各 12 g。5 剂，每日 1 剂，早、中、晚 3 次分服，药渣煎水泡脚，忌食肥甘厚味，勿饮酒。

5 剂后复诊，患者足趾关节肿痛明显减轻，减攻逐辛散之力，加重清解，组成不变，调方如下：商陆 3 g，大腹皮、泽泻各 15 g，萆薢、土茯苓、赤小豆各 30 g，羌活、木通各 6 g，蜀椒目、槟榔各 12 g，秦艽 9 g。5 剂，用法同前。5 剂后肿痛近消，用该方化裁治疗月余，诸症悉平。

按：疏凿饮子祛湿泄热、利水消肿、活血止痛之功较强，人多畏其药力之猛用者较少，然用药如用兵，治病如打仗，病势急重，若识证准确，径直投用攻逐之品，亦是救命良药，疏凿饮子可以迅速改善污浊凝涩之高尿酸环境，使毒邪得解，肿痛得除，临证若能合理使用，疗程短，见效快，并无明显副作用。

病例 5　鼓胀（肝硬化腹水）

张某，男，51 岁，2012 年 7 月 20 日来诊。患者经某三甲医院明确诊断为肝硬化失代偿期，察其脉症，腹大如鼓，青筋暴露，胁下胀满，时感攻痛，腰围增大，体重增长，下肢浮肿，按之凹陷，烦热口渴，口苦而干，小便短赤，大便干结，舌红苔黄腻，脉滑数。B 超等检查均提示肝硬化。观舌

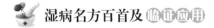

脉，初步辨为湿热壅盛，水邪为患。提出发汗、利小便两大治法，对后世影响深远。斗胆用疏凿饮子原方攻逐湿热，处方：商陆 6 g，泽泻 24 g，赤小豆 30 g，羌活 9 g，大腹皮 15 g，蜀椒目 12 g，木通 9 g，秦艽 12 g，茯苓皮 18 g，槟榔 15 g，鲜生姜 3 片，3 剂。

　　3 天后复诊：上方药少而效著，诸症均有改善。复审脉症，腹胀稍减，肿势亦减，二便通利，舌红苔淡黄腻，守前方略减用量合颠倒木金散以疏理气血，处方：商陆 6 g，泽泻 24 g，赤小豆 30 g，羌活 9 g，大腹皮 15 g，蜀椒目 12 g，木通 6 g，秦艽 9 g，茯苓皮 18 g，槟榔 15 g，木香 6 g，郁金 12 g，鲜生姜 3 片，3 剂。

　　按：此患者前后用疏凿饮子加减治疗两旬，水肿明显消退，后用李东垣之中满分消丸化裁治疗两月余，诸症明显减轻，最后用健脾丸、小柴胡汤丸、大黄蟅虫丸等丸药，长期服用，病情稳定，岂料 2 年后因饮食不慎，复感风寒，几经周折，旧病复发加重而终。肝硬化属于中医学“鼓胀”“积聚”“肝叶硬”等病范畴。疏凿饮子对湿热壅盛之肝硬化腹水疗效好，改善肝功亦有显著效果。

七十、肾着汤

【组成】茯苓、干姜（炮）各四两、甘草（炙）、白术各二两。

【来源】汉·张仲景《金匮要略·五脏风寒积聚病脉证并治第十一》："肾着之病，其人身体重，腰中冷，如坐水中，形如水状，反不渴，小便自利，饮食如故，病属下焦，身劳汗出，衣里冷湿，久久得之，腰以下冷痛，腹重如带五千钱，甘姜苓术汤主之。"

【功效】燥湿健脾，温阳利水。

【主治】伤湿身重，腰冷腹痛不渴，小便自利，饮食如故，身劳汗出，衣里冷湿。

【方解】方中干姜温阳利水为君药；白术健脾祛湿，淡渗利水，为臣药；甘草调和诸药，为佐使药。诸药健脾温阳利水，燥湿以制水。

【方歌】肾着汤内用干姜，茯苓甘草白术囊；伤湿身痛与腰冷，亦名干姜苓术汤。

——汪昂《汤头歌诀》

【临证应用】

病例 1　腰痛（肾积水）

患者，女，70 岁，2017 年 4 月 6 日因"慢性乙型肝炎、肾积水"入院。4 年前患者开始反复腰部酸胀、紧硬、畏寒，查超声示双肾积水，左侧输尿管起始端扩张，左肾小囊肿。肾功能、血尿常规检查均正常。查 CT 示双侧肾窦多囊病，左肾多发小囊肿，未治疗。2013 年 7 月 26 日查超声示左肾轻度积水、左肾囊肿，未治疗。2015 年 10 月 9 日超声示左肾积水、左肾囊肿、右肾肾盂局部分离。尿常规、肾功能检查正常。2015 年 10 月 16 日复查 B 超示双肾肾盂轻度分离、左肾多发囊肿。患病期间多次于肾病科就诊，医嘱观察、定期复查，未处理。现查泌尿系超声示双肾积水，左肾多发囊肿。尿常规未见异常，尿素氮 8.4 mmol/L。症见体力差，纳眠可，口渴不欲饮，腰部酸胀、紧硬，畏寒，无多尿、尿频、尿急、尿痛、血尿、排尿不畅，大便软、每日1~2次。舌质淡暗，舌中裂纹，苔薄白，脉沉弦。查肾区叩击痛（＋），双下肢无浮肿。方用《金匮要略》肾着汤加味：干姜12 g，茯苓12 g，白术6 g，炙甘草6 g，泽泻15 g，丹皮12 g，丹参12 g，川芎6 g，川牛膝15 g，黄芪30 g，威灵仙30 g。

服药7剂后，腰部诸症明显改善，原方中加量为干姜15 g，茯苓15 g，白术9 g，炙甘草9 g，余药不变，继服7剂。腰部诸症消失。查肾区叩击痛阴性。复查泌尿系超声示双肾肾窦内多发囊性无回声，考虑囊肿，左肾肾盂旁囊肿。

按：患者素体脾肾阳虚，外感寒湿，肾受冷湿，着而不去，则为肾着。故用甘姜苓术汤主治。

病例2 痿证

赖某，男，27岁，1984年4月11日初诊。患者于今晨醒后突感双下肢无力，不能站立与步履，即由家人背来就诊。诊见双下肢欠温，不能随意运动。自感腰部重着，并有胸脘痞闷，纳呆，大便素溏。舌质淡边有齿痕，苔白腻，脉沉迟。辨证为脾阳虚衰，复感寒湿之痿证。治拟温经散寒，健脾利湿。投肾着汤加味：甘草9 g，干姜12 g，茯苓12 g，白术12 g，桂枝6 g，巴戟天10 g。

服2剂后下肢即能站立，守方继服4剂，诸症悉瘥。随访3年余未发。

病例3 腰痛（慢性盆腔炎）

患者，女，45岁，2015年5月15日初诊。患者1年前因小腹凉坠、伴腰坠就诊于某妇幼保健院，诊断为盆腔炎、阴道炎。月经30天一行，历3天，色红，夹血块，无明显痛经，末次月经4月25日，每于月经干净2天后再次出现少量出血1~2天，经行无腹凉、腰坠。刻下：经后腰腹凉痛，下坠，白带不多，无异味，大便调，小便无力，睡眠欠安，晨起口苦，易疲劳，舌淡红、苔白腻，脉双寸沉弦，左关弱，右关弦，双尺弱。末次流产时间为2013年，避孕套避孕。否认有重大疾病、慢性病史及外伤史；否认有药物及食物过敏史。诊断为慢性盆腔炎，辨证为寒湿下注，冲任瘀阻。治宜散寒除湿，活血化瘀，调理冲任，方选肾着汤加味。药物组成：干姜10 g，茯苓30 g，炒白术10 g，生甘草6 g，红花10 g，小茴香10 g，合欢皮10 g，合欢花10 g，远志10 g，石菖蒲10 g。7剂，每日1剂，水煎取汁400 mL，分早、晚 2 次温服。

药尽二诊：诉药后小腹、腰部坠痛明显减轻。现左少腹疼痛，得温减轻，畏寒，后背寒凉如掌大，易汗出，晨起口苦，眠安，舌淡红、苔薄白，脉沉细。上方去合欢皮、合欢花、石菖蒲、远志，加桂枝 10 g，续服 7 剂。

三诊：诉腹部疼痛进一步减轻，仍觉小腹凉如敷冰，后背凉减轻，眼痒，晨起口苦，口干、咽干，欲饮水，舌淡红、苔薄白，脉沉细。证属上热下寒，少阳郁热阻于上，太阴寒湿困于下，治当清上温下。宜柴胡桂枝干姜汤加味，药物组成：柴胡 10 g，桂枝 10 g，干姜 10 g，黄芩 10 g，生牡蛎 30 g，天花粉 15 g，炒白术 10 g，茯苓 30 g，红花 10 g，小茴香 10 g，炙甘草 6 g。7 剂，煎服法同上。

病例 4 经漏、涎多

张某，女，24 岁，1997 年 5 月 7 日初诊。患者由于 3 个月前正值经期，负重远行以致经水淋漓不尽，因羞于治疗，一直未愈。半个月前，觉口中流涎增多，初未介意，近几天来，流涎倍增，甚则顺嘴下滴，以致无法进食，用西药阿托品后好转，但口干难忍，方来诊治。刻诊：面色无华，伴神疲乏力，气短，经水淋漓，色淡无块，少腹隐痛，喜暖喜按，口中流涎多，伸舌则滴水，不能张嘴，舌淡胖，脉细弱。证属劳倦伤脾，日久致脾阳虚，上不能摄涎，下不能统血。治宜温阳健脾，方拟肾着汤加味。处方：炙甘草 6 g，干姜 8 g，茯苓、益智仁各 10 g，白术 15 g，党参 20 g。水煎服，每日 1 剂。

服药 5 剂后，经水已净，口中流涎亦止，唯动则气短乏力。方奏效，续服 10 剂后病愈。为巩固疗效续服补中益气丸月余，随访至今未复发。

病例 5 水肿

赵某，男，47 岁，1997 年 10 月 22 日初诊。患慢性肾炎 3 年余，曾服用六味地黄丸、附桂八味丸等，尿蛋白一直阳性，近日又增浮肿等症，逐渐加重，前来诊治。诊见：下肢浮肿，按之凹陷，小便量少，伴脘腹胀闷，纳谷不香；便溏每天 1~2 次，肢倦乏力，舌淡、苔白滑，脉沉无力。B 超示：双肾皮质部回声增强，余正常。尿常规：PRO（＋＋）颗粒管型（＋），ERY 少许。脉症合参，诊为水肿，证属脾阳虚，运化乏权，水湿内停。治宜温运脾阳，方予肾着汤加味。处方：甘草 6 g，干姜 8 g，茯苓、白术、党参、泽泻各 10 g，白茅根 20 g。水煎服，每日 1 剂。

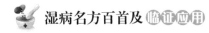

　　患者坚持服药 1 个月，症状大减，但尿检仍呈阳性反应，将干姜量减至 3 g，加莲子须 6 g，同时服用肾气丸 6 g，每日 3 次。嘱其继续服药。又坚持用 40 余天，诸症悉平，尿检正常。继服六味地黄丸巩固治疗，随访至今未复发。

七十一、调营饮

【组成】 赤芍、川芎、当归、莪术、白芷、桑白皮、延胡索、槟榔、大腹皮、葶苈子、瞿麦、茯苓、陈皮各一钱，大黄一钱半，细辛、肉桂、甘草各五分。水煎服。

【来源】 明·王肯堂《证治准绳·类方》："调营饮治瘀血留滞，血化为水，四肢浮肿，皮肉赤纹，名血分。"

【功效】 活血化瘀，行气利水。

【主治】 肝脾损伤、瘀结水留证，症见腹大坚满，脉络怒张，胁腹刺痛。面色暗黑，面颈胸有血痣，手掌赤痕，舌质紫红或有瘀斑，脉细涩或扎。

【方解】 方中川芎、赤芍、莪术、当归活血化瘀，消除瘀血痞块，为君药；延胡索疏肝理气止痛、大黄活血化瘀清热，茯苓、桑白皮、大腹皮、陈皮行气利水为臣药；肉桂、细辛温经通阳为佐药；甘草调和诸药为使药。

【方歌】 调营饮用瞿葶桂，芎归赤芍槟榔辛；莪术元胡茯黄草，陈皮腹皮桑白斟。

【临证应用】

病例1 肺胀（心力衰竭）

秦某，男，55岁，因咳嗽、喘憋10余年，加重伴双下肢浮肿数月余，于2003年1月10日入院。患者10余年来反复发作咳嗽、咳痰，喘憋，遇寒易发。每年发作超过3个月，月余前外感风寒后再发咳嗽，喘憋，动则加重，且伴双下肢浮肿，吐少量白痰，应用抗生素、氨茶碱等药物效果不佳，并于近10余日出现腹胀，下肢浮肿加重，纳少眠可，大便每2～3日一行，小便少。查体：体温36℃，脉搏90次/分，血压120/85 mmHg，面色晦暗，口唇轻度发组，咽（－），桶状胸，双肺呼吸音低，可闻及少许干啰音，心律90次/分，律齐，心音低；腹膨隆，移动性浊音（＋），肝右肋下4 cm，质韧有触痛；双下肢中度凹陷性水肿；舌紫暗有瘀斑、苔白，脉沉细。腹部

B超检查示：中等量腹水，脾大，瘀血肝。血常规无异常。X线胸片示：双肺陈旧性肺结核；慢性支气管炎并感染，肺气肿，肺心病。中医诊断：肺胀。西医诊断：慢性支气管炎并感染；肺气肿；肺心病；陈旧性肺结核。入院后给予持续低流量吸氧，经抗感染，解痉平喘，利尿治疗后，咳嗽略轻，痰少，但心慌、喘憋无变化，疗效不佳。1月17日调整抗生素，加用洋地黄类药物，利尿剂加量，效果仍不佳。1月25日患者病情明显加重，心慌乏力，憋喘，不能平卧，腹胀加重，纳差，眠少，大便3日一行，口干不欲饮，小便少，双肺底出现湿啰音，干啰音增多，下肢浮肿加重。胸部CT示：陈旧性肺结核；肺动脉高压肺心病；双侧少量胸腔积液；心包积液（少量）。B超检查示：瘀血性肝脾肿大，大量腹水。痰细菌培养（－），调整利尿及强心药物，加用血管扩张剂和肾上腺素能激动剂，降低肺动脉高压并给予支持治疗，治疗6天无效，双肺湿啰音增加，病情加重。

1月31日会诊：患者心慌，喘憋，不能平卧，动则加重，腹胀纳呆，口干不欲饮，大便5日未行，小便少，肌肤甲错，胸壁静脉曲张明显加重，双下肢浮肿，大量腹水，舌紫暗有瘀斑、苔白，脉沉细。辨证：气虚血瘀水停，虚实夹杂，治以活血化瘀，补气利水。予调营饮加减：赤芍30 g，川芎12 g，莪术9 g，延胡索9 g，泽兰15 g，生大黄9 g，党参20 g，黄芪30 g，茯苓20 g，白术30 g，大腹皮30 g，槟榔12 g，桑白皮12 g，肉桂6 g，葶苈子12 g，炙甘草12 g，枳壳6 g，生姜3片，大枣6枚。水煎，每日1剂。

口服3剂后，病情明显好转，喘憋、心慌减轻，可平卧入眠，腹胀减，纳食略好，双下肢水肿减轻，大便稀，每日行7～8次，尿多。上方中生大黄减至6 g。继服3剂后，患者活动后略有喘憋、心慌，休息可缓解，睡眠及进食好转，无腹胀，大便每日行2～3次，尿多，口干减轻。查体：双肺呼吸音低，未闻及干湿啰音，肝右肋下2 cm，腹水征（－），胸壁静脉曲张明显减轻。

守方继服3剂后，患者诸症消失，无咳嗽吐痰，无喘憋、心慌，活动后无不适感，纳眠可，二便调。查体：双肺呼吸音低，未闻及啰音，胸壁静脉曲张消失，心（－），腹（－），双下肢水肿消失，舌质偏暗、苔白，脉象较前有力。X线胸透示：胸水消失。B超（－）。上方中生大黄改为酒大黄6 g，去生姜、莪术、延胡索、槟榔、桑白皮、葶苈子，加玄参10 g、麦冬10 g，以防利水而伤阴。

服3剂后出院。回家后加减调服半个月，随访3个月病情较稳定，可进行轻体力活动。

按：调营饮出自《证治准绳》，原多用治"鼓胀"之肝脾血瘀型。本例患者属"肺胀"之范畴，标实证候表现却与"鼓胀"之肝脾血瘀证相似，乃异病同治，取调营饮加减，标本兼治，故效果良好。

病例2　鼓胀

患者，女，68岁，2010年6月9日初诊。主诉：腹部膨隆伴右胁痛20余天。1个月前患者因膝关节疼痛，经人介绍服用土三七粉治疗10余天后开始出现腹胀不适，逐渐腹部胀满膨隆，纳差乏力，右胁刺痛，大便溏薄，小便色黄。查体：精神疲软，面色黧黑，巩膜黄染，手掌赤痕，腹部膨隆，移动性浊音（＋），肝脾肋下未及，无压痛及反跳痛，双下肢无浮肿，舌暗苔薄舌边可见瘀点，脉细涩。肝功能：清蛋白25 g/L，球蛋白26.9 g/L，总胆红素117.3 μmol/L，直接胆红素66.8 μmol/L，丙酮酸氨基转移酶227 U/L，天门冬氨酸氨基转移酶365 U/L。腹部B超：肝小静脉闭塞综合征，腹腔大量积液。西医诊断：肝小静脉闭塞症。中医诊断：鼓胀；证属肝脾血瘀。治法：活血化瘀，行气利水。方用调营饮加减：川芎9 g，当归9 g，赤芍9 g，莪术6 g，延胡索9 g，制大黄6 g，瞿麦9 g，槟榔6 g，葶苈子6 g，赤茯苓15 g，桑白皮15 g，陈皮6 g，大腹皮15 g，茵陈15 g，五味子10 g，甘草3 g。水煎服，每日1剂，7剂。忌饮酒及进食辛辣油腻食物，注意休息。

二诊：服药后，患者腹部膨胀感略有宽松，右胁疼痛减轻，进食欠佳，进食后仍感腹部胀满，仍感乏力及大便溏薄，舌淡苔薄，脉涩。患者腹部略有宽松，右胁疼痛较前缓解，说明肝脾血瘀有所好转。但是患者仍纳差乏力，进食后腹胀，大便溏薄，说明脾胃虚弱，脾失运化，水湿不布，百骸失养。在前方基础上加以健脾渗湿之品：猪苓10 g，泽泻9 g，炒白术10 g，川芎9 g，当归9 g，赤芍9 g，莪术6 g，延胡索9 g，制大黄6 g，瞿麦9 g，槟榔6 g，葶苈子6 g，赤茯苓15 g，桑白皮15 g，陈皮6 g，大腹皮15 g，茵陈15 g，五味子10 g，甘草3 g，14剂。

三诊：已服药21剂，患者腹部膨隆基本好转，面色黧黑减轻，巩膜黄染消退，稍感右胁疼痛，食欲有所增加，但进食量仍偏少，仍感乏力，大小便基本正常，舌淡苔白，脉涩。患者脾气虚弱症状仍然存在，治宜健脾益气，在前方基础上加用健脾益气之品：党参12 g，猪苓10 g，泽泻9 g，炒白术10 g，川芎9 g，当归9 g，赤芍9 g，莪术6 g，延胡索9 g，制大黄6 g，

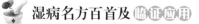

瞿麦9 g，槟榔6 g，葶苈子6 g，赤茯苓15 g，桑白皮15 g，陈皮6 g，大腹皮15 g，茵陈15 g，五味子10 g，甘草3 g，14剂。

四诊：患者腹部膨隆消失，右胁疼痛好转，皮肤、巩膜无黄染，稍感乏力，进食基本正常，睡眠可，大小便正常，舌淡，苔白，脉细涩。患者经上述治疗后，肝脾瘀血症状基本好转，但是脾气虚弱仍然存在，脉涩说明瘀血仍有残留，治宜健脾益气兼顾活血。四君子汤加减：党参12 g，炒白术10 g，茯苓15 g，陈皮6 g，泽泻9 g，川芎9 g，当归9 g，赤芍9 g，莪术6 g，槟榔6 g，大腹皮15 g，甘草3 g。10剂。服药后复查肝功能正常，B超提示腹水消失，临床治愈。

病例3 发热（肝硬化发热）

尹某，男，44岁，1986年6月1日入院。患者有病毒性肝炎病史5年，近半个月来出现发热，以午后明显，腹部渐胀大，面色暗黑，纳差，口干不欲饮，尿少，外院肝功能及超声波检查，诊断为肝硬化腹水，经用西药治疗腹水稍减，余症不解。刻诊：体温38 ℃，前胸可见蜘蛛痣，腹部稍隆起，肝肋下3 cm，质较硬无结节感，有轻压痛，腹部可叩及移动性浊音，双下肢无浮肿，舌质紫暗，苔黄，脉弦。辨证属血瘀水结，郁而发热。治以活血化瘀，利水退热。方用调营饮加减：川芎、赤芍、桃仁、大黄、莪术、丹参各10 g，大腹皮、茯苓、瞿麦、桑白皮、车前子各15 g，甘草3 g。每日1剂。

服10剂后，发热、腹水渐除，精神胃纳好转。遂以膈下逐瘀汤、四君子汤及济生肾气丸加减，调治2个月，诸症消失，肝功能化验恢复正常，超声检查肝脏无肿大，病愈出院。随访1年，身体健康。

七十二、调卫汤

【组成】黄芪、麻黄根各一钱，羌活七分，生甘草、当归梢、生黄芩、半夏各五分，麦冬、生地、各三分，猪苓、苏木、红花各一分，五味子七个。

【来源】金元·李东垣《兰室秘藏·自汗门》："治湿胜自汗，补卫气虚弱，表虚不任风寒。"

【功效】补气固表，和营祛湿。

【主治】湿胜自汗，表虚不任风寒。

【方解】黄芪补气益卫固表，麻黄根收敛止汗为君药；羌活祛风胜湿，当归、生地补血养血，苏木、红花活血，共为臣药；麦冬、五味子、生甘草生津养胃，黄芩清水之上源，猪苓通利膀胱，半夏燥湿化痰，共为佐药。诸药合用，补卫气，清阳得升，饮津得复，火热清，则诸证自愈。

【方歌】调卫汤用麻黄根，黄芪麦味半夏芩；猪苓苏木红花用，羌草生地当归身。

【临证应用】

病例 痹证（关节炎）

张某，女，42岁，患者平素少气懒言倦怠，乏力，感受风寒后继出现四肢关节酸痛，下肢凉、怕冷，迁延不愈，反复1年，经针灸、口服消炎止痛药效果不明显，经常头昏、失眠、自汗、怕风，舌淡红胖大，边有齿痕，苔白腻，脉细弱。化验结果为：红细胞沉降率12 mm/h，类风湿因子、抗链球菌溶血素 "O"、抗 ccp、HLA-B27、ANA、抗 ds-DNA、ENA 均正常。中医辨证为产后气虚湿盛中寒，患者气虚，卫气不固，受风或感受寒气后，痹阻脉络，治疗宜补气固卫散寒。应用调卫汤治疗，基本方：苏木10 g，红花6 g，猪苓15 g，麦门冬30 g，生地黄30 g，半夏10 g，生黄芩6 g，生甘草6 g，当归梢10 g，羌活10 g，麻黄根30 g，黄芪20 g，五味子10 g。加减：血瘀者加桃仁6 g；肾虚者加熟地黄10 g、川续断10 g；影响到上肢者加桑枝 12 g；腰重者加金毛狗脊或功劳叶 12 g。水煎服，每日 1 剂，分早、中、晚温热服用。

先服 7 剂，怕风、自汗、关节疼痛的临床症状有所减轻，再服 7 剂，关节疼痛、怕冷、头晕及其他症状消失，相关检查指标均正常，停药半年后未复发。

按：本方主要治疗风湿寒性关节炎，病机为卫气虚弱，表虚不任外寒，临床症状见遇冷则关节酸痛，四肢倦怠，少气懒言，周身困重，怕冷、自汗。笔者之所以采用李东垣的调卫汤作为治疗的基本方，调卫汤的主要治疗作用是益气固卫散寒，与本类患者的病机相符，且临床治疗中取得了较好的疗效。

七十三、木香顺气散

【组成】木香、砂仁各五分，陈皮、青皮、乌药、香附、半夏、枳壳、厚朴各一钱，肉桂、干姜、炙甘草各三分。

【来源】清·沈金鳌《沈氏尊生方》："气滞塞腹痛，大胀，脉沉，宜开通疏利，宜木香顺气散。"

【功效】温中散寒，行气化湿。

【主治】肝郁气滞证。腹中气聚，攻窜胀痛，脘胁不适，舌红，苔白，脉弦。

【方解】方中干姜、肉桂、乌药温中散寒为君药；木香、青皮、陈皮、枳壳、厚朴、延胡索行气止痛为臣药；白芍、甘草和里缓急为佐使药。

【方歌】沈氏木香顺气散，青陈姜夏厚朴官；香草砂仁壳乌药，化湿消胀此方全。

【临证应用】

病例1　雷诺氏综合征

赵某，女，36岁，以"双手十指遇水疼痛"于2020年4月29日来本院初诊。该患者已婚，顺产3女，自述自2017年3月以来，出现双手十指遇水疼痛，尤其遇30℃以上热水时呈现针刺样疼痛，未遇水时不疼痛，皮肤颜色感觉正常，原因不明。曾到多家医院就诊，均未有明确诊断，曾服用甲钴胺及中药等，效果不佳。刻诊所见：上述属实，伴性情抑郁，善叹息，烦躁易怒，失眠多梦；舌质淡红，两侧有少量瘀点，舌根苔略厚腻，脉弦。近几日伴小腹中气体攻窜致胸腹后背胀痛、头胀、头痛，腹泻后各种胀痛稍减轻，方选木香顺气散加味，处方：木香10 g，麸炒枳壳6 g，炒青皮6 g，陈皮6 g，乌药10 g，醋香附10 g，川芎6 g，厚朴6 g，桂心3 g，炒苍术10 g，砂仁3 g，夜交藤15 g，甘草3 g。共5剂，水煎服，每日1剂，早、晚空腹分服。

2020年5月7日复诊：药后诸症减轻，上方加白芍10 g、合欢皮10 g，继服 7 剂。随访至今，诸症消失，未见复发。

病例 2　顽固呃逆

李某，男，2004 年 10 月 18 日因呃逆持续数周来诊。患者 2 周前暴怒后呃逆不止，呃声响亮，夜不成眠，纳食不能，迭用镇静、解痉、针灸等法，呃逆未止。刻诊见精神倦怠，表情痛苦，呃逆频作，脘胁胀闷，舌苔薄白，脉弦有力。此乃肝气犯胃，胃失和降，治当疏理气机，和胃降逆。药用木香顺气散加味，处方：木香 10 g，香附 12 g，槟榔 10 g，青、陈皮各 6 g，厚朴 6 g，苍术 10 g，枳壳 10 g，砂仁 3 g（后下），制半夏 10 g，降香 10 g、甘草 3 g，3 剂。

药后，胁胀减轻，呃逆渐缓。效不更方，续进 5 剂，呃逆终止未作。随访年，未见复发。

病例 3　腹痛

姚某，女，40 岁，1986 年 5 月 17 日初诊。患者有"右上腹痛"之疾二载有余，反复发作，每服中、西药物后缓解，曾多次做上消化道钡餐、心电图、B 超、肝功能等检查，均无明显异常。刻诊：因情志不遂，致右上腹剧痛阵作，伴膨胀满闷感，进食更剧，得嗳气或矢气则舒，纳少便调，舌红边有紫气、苔薄黄，脉弦。体检：巩膜无黄染，心肺（－），腹平软，右上腹压痛，无反跳痛，未及包块，肝脾（－），莫菲氏征（－）。X 线腹透示：结肠肝曲部高度积气，无液平。B 超：肝胆无异常。肝功能正常。血白细胞计数轻度升高。中医诊断：腹痛（气滞证）。西医诊断：结肠（肝）曲综合征。中医辨证属肝郁气滞，拟疏肝理气法为治，木香顺气散主之。处方：广木香 8 g，枳壳、大腹皮子、香附、玫瑰花各 10 g，青、陈皮各 6 g，砂仁 2 g（后下），川厚朴花 5 g，蒲公英 20 g。水煎，日服 1 剂，同食陈皮粥（陈皮粥即以清洁橘皮，切碎后于粥煮熟后 10 分钟左右入锅，再焖煮 5～10分钟即可，有理气健胃和中之功，可作为食养疗法），并嘱怡悦性情。

服药五剂，诸症得缓。再予逍遥丸口服，半个月后病愈，随访 1 年未复发。

七十四、温胆汤

【组成】半夏（汤洗）、竹茹、枳实（麸炒，去瓤）各二两，陈皮三两，甘草（炙）一两，茯苓一两半。

上为挫散，每服四大钱，水一盏半，姜五片，枣一枚，煎七分，去渣，食前服。

【来源】宋·陈言《三因极一病证方论》："温胆汤治大病后，虚烦不得眠，此胆寒故也，此药主治。又治惊悸。"

【功效】理气化痰，和胃利胆。

【主治】胆郁痰扰证。症见胆怯易惊，头眩心悸，心烦不眠，夜多异梦；或呕恶呃逆，眩晕，癫痫，苔白腻，脉弦滑。

【方解】方中半夏辛温，燥湿化痰，和胃止呕，为君药。竹茹甘微寒，清热化痰，除烦止呕，陈皮辛苦温，理气行滞，燥湿化痰，枳实辛苦微寒，降气导滞，消痰除痞，共为臣药；茯苓健脾渗湿，以杜生痰之源，生姜、大枣调和脾胃，为佐药；甘草调和诸药，为使药。

【方歌】二陈汤用半夏陈，益以茯苓甘草臣；若加竹茹与枳实，汤名温胆可宁神。

——清·王昂《汤头歌诀》

【临证应用】

病例1　中风

患者，男，58岁，因"昏迷3小时，伴右侧肢体无力"于2011年8月25日入院。患者当晚饮酒后突发右侧肢体无力，随后突然摔倒于地，入院症见患者意识模糊，昏睡状，面红目赤，不能言语，右侧肢体无力，舌暗红，苔黄腻，脉滑数。生命体征：呼吸频率20~25次/分，血压155~168/100~116 mmHg，心率75~90次/分，低流量吸氧血氧浓度98%~100%。查体：对疼痛刺激反应迟钝，四肢肌力、肌张力检查不合作。美国国立卫生研究院卒中量表（NIHSS）评分：15分。急诊颅脑CT提示左侧颞叶深部脑出血，并有少量蛛网膜下腔出血。中医诊断：中风（中脏腑）痰热闭窍证。西医诊断：脑出血；高血压2级（极高危）。基础治疗予以吸氧，降压，护胃，纠正水、电解质紊乱等对症治疗。中药方拟温胆汤加减，具体方药如下：半夏15 g，陈皮10 g，茯苓15 g，甘草5 g，竹茹15 g，枳实15 g，大枣15 g，生姜2片，薄荷5 g，石菖蒲15 g，冰片0.2 g（冲服），麝香0.2 g（冲服），中药煎至100 mL，由鼻饲管灌入，每日1剂，早、晚分服。

服药3天后，患者神志转清，言语不利，自觉困倦乏力，右侧肢体无力，大便4天未解。舌质暗红，苔色黄较前稍减退，苔滑腻，脉弦滑。查体：右侧肢体肌力1级，肌张力稍增高，腹部膨隆。NIHSS评分：10分。维持相应的基础治疗与营养支持，调整中药为半夏15 g，陈皮10 g，茯苓15 g，甘草5 g，竹茹15 g，枳实30 g，大枣15 g，大黄10 g（后下），川厚朴15 g，鸡血藤30 g，僵蚕15 g，制地龙1 g，服药2剂后，排便2次。经药物结合针灸康复治疗，患者于2011年9月18日出院，嘱其出院后回当地医院继续中药结合康复治疗。

患者于2012年1月8日因"右侧肢体乏力5个月"再次入院。症见患者神志清，右侧肢体乏力，自觉困重麻木，可拄拐行走，语言稍有不利，大便干结，每2～3日1行，舌淡暗，苔微黄腻，脉弦。查体：右侧上肢肌力3级，下肢肌力4级，肌张力增高，右侧上肢呈内收内旋状态，腱反射亢进，步态呈剪刀样。NIHSS评分：4分。此时属于中风病的恢复期，四诊合参，辨证为痰热夹瘀证，方拟温胆汤加减。具体方药如下：半夏15 g，陈皮10 g，茯苓15 g，炙甘草5 g，竹茹15 g，枳实15 g，大枣15 g，白芍30 g，鸡血藤30 g，五爪龙15 g，当归10 g，川芎10 g，川厚朴15 g，冬瓜子30 g（捣碎），患者入院后服药4天后，大便每日1行，质软，自诉肢体困重感较前减轻。

病例2 耳鸣

郭某，男，33岁，2018年3月13日初诊。主诉：双耳耳鸣1年。现病史：患者1年前患中耳炎，经治疗后中耳炎好转，后遗双耳耳鸣，声低微持续似蝉鸣，伴头晕，晨起甚。刻诊：双耳耳鸣，头晕，纳可，眠可，二便调。舌暗红，苔白不匀，脉缓。中医诊断：耳鸣。辨证：脾虚，痰郁血瘀。处方1：姜半夏9 g，陈皮9 g，茯苓15 g，生甘草3 g，竹茹9 g，炒枳实9 g，党参9 g，炒鸡内金15 g，水红花子15 g，生龙骨30 g，生牡蛎30 g。7

剂。处方2：生地黄6 g，当归6 g，赤芍6 g，川芎6 g，桃仁6 g，红花6 g，柴胡6 g，炒枳壳6 g，桔梗6 g，川牛膝6 g，生甘草3 g，党参9 g，炒鸡内金15 g，生龙骨30 g，生牡蛎30 g。7剂。两方交替服用，每日1剂，开水冲服，早、晚温服。

2018年4月12日二诊：耳鸣有好转，记忆力减退。舌暗红，苔白，脉细缓。继以血府逐瘀汤加减、益气聪明汤加减联合治疗。

按：患者双耳耳鸣，声低微持续似蝉鸣，头晕，晨起甚。舌苔白不匀，脉缓提示脾虚，清气不升。舌苔白是介于舌苔薄白、舌苔白厚之间的舌苔，提示痰气郁滞。气虚血运无力可致血瘀，痰气郁滞日久亦可致血瘀，故虽病症中未有明显的血瘀之象，但根据推理辨证可知患者有血瘀之证。故辨证为脾虚，痰郁血瘀。虚实并见，本虚标实，老师常先以祛邪通郁为主，邪祛郁通后再以调补为主。治以理气化痰，调畅气血。一方以温胆汤通痰郁，加水红花子消食活血，党参、炒鸡内金健脾助运，生龙骨、生牡蛎重镇安神。二方用血府逐瘀汤通血瘀。二诊耳鸣好转，记忆力减退，随着郁通邪衰，正虚转为主要矛盾，处方益气聪明汤以益气升清，濡养头目，仍以血府逐瘀汤调畅气血。

病例3 黄疸案

刘某，男，31岁，2018年10月08日初诊。患者厌油腻、恶心欲吐3年余，多次服用中西药未见明显改善，1周前当地医院抽血查肝功能提示谷丙转氨酶升高（81.2 U/L），现可见双目白睛发黄，时有目胀不适，夜寐一般，纳差，口苦，小便黄，大便偏溏，舌红，苔薄白，脉滑略数。辨证属湿热熏蒸，治以清热利湿退黄，化痰和胃止呕，予以茵苓温胆汤加减。处方：茵陈20 g，黄芩10 g，陈皮10 g，法半夏10 g，茯苓20 g，枳实10 g，竹茹10 g，甘草6 g，山楂15 g，砂仁10 g。20剂，每日1剂，水煎服，分2次温服。

二诊：2018年10月30日。诉药后小便偏黄，口苦减轻，呕吐显减，觉目睛黄色较前变淡，舌淡红，苔薄白，脉滑数。予以前方：茵陈20 g，黄芩10 g，陈皮10 g，法半夏10 g，茯苓20 g，枳实10 g，竹茹10 g，甘草6 g，山楂15 g，砂仁10 g。再进20剂，每日1剂，水煎服，分2次温服。后告知复查肝功能转为正常，目睛黄色消退，已无明显不适。

病例4 慢性支气管炎发作期

马某，男，71岁，2018年9月19日初诊。患者咳嗽、咳痰2个月余，曾2个月前在其县级某医院住院治疗效果欠佳，患者不能详细提供住院时应用的抗菌药物。详细询问患者每年秋冬换季之时均会出现咳嗽、咳痰等症，病情反复发作直至气候稳定。刻下：患者咳嗽、咳痰，呈阵发性发作，痰色略黄，时有胸憋，夜间咳嗽加重伴有喘憋及喉中哮鸣声，寐差，纳呆，胃脘胀满，进食后加重，大便每日1~2次，小便尚可。舌质紫暗苔白腻，脉弦滑。既往有高血压病6年、脑梗死半年，现口服阿司匹林、脑心通、降压胶囊等药物治疗。查体：血压130/80 mmHg，双肺呼吸音粗，两肺可闻及痰鸣音，心音可，心率76次/分。西医诊断为慢性支气管炎发作期。中医诊断为咳嗽病；辨证属痰阻心胸，胃失和降。治法：化痰宽胸，健运脾胃。处方：温胆汤加减，方药：清半夏6 g，竹茹10 g，炒枳实8 g，茯苓10 g，陈皮10 g，甘草6 g，桑白皮10 g，地骨皮12 g，紫菀10 g，炒杏仁10 g，焦三仙30 g，煎药时加生姜3片、大枣3枚。3剂，每日1剂，水煎，取药汁约400 mL，因患者纳呆、胃脘胀满，特嘱患者将煎好的中药药汁分4~5次温服，以免进服较多药汁后胃脘胀满加重。

9月26日二诊：患者咳嗽咳痰减轻，胃脘胀满减轻，胸憋好转，时有夜间咳喘消失，大便量较前减少。舌质转红，苔仍偏白腻，脉弦滑减。查体：双肺呼吸音粗，痰鸣音已消失。在上方基础上，调整炒枳实为10 g，加蜜枇杷叶10 g、连翘6 g。煎药时仍加生姜3片、大枣3枚。7剂，每日1剂，水煎，取药汁约400 mL，可每日早、晚2次温服。

10月12日随访患者咳嗽咳痰明显好转，饮食如常，停服中药。

病例5 干眼症

患者，男，30岁，2018年1月4日初诊。主诉：双眼干涩、异物感1年余。现病史：患者1年前无明显诱因下出现双眼干涩、异物感，伴畏光流泪、视物疲劳。曾多次于外院就诊，拟诊为干眼症，予玻璃酸钠滴眼液滴眼，病情未见明显好转。眼科检查：双眼睑板腺开口可见黄色黏性分泌物，结膜轻度充血，角膜荧光素染色（－），双眼泪膜破裂时间：右眼2秒，左眼3秒。Schirmer试验：双眼＞10 mm/5 min，余无特殊。患者形体偏胖，面红油腻，伴有口干口苦，口中异味，大便黏腻不爽，小便如常，纳可，自诉工作压力大，易焦虑，平素偏嗜肥甘厚味，嗜烟酒，舌红苔黄腻、脉弦滑。西医诊断：双眼干眼。中医诊断：双眼白涩症（湿热内蕴型）。治法：清热祛湿，理气解郁。处方：半夏 10 g，竹茹 10 g，枳实 10 g，陈皮 6 g，茯苓 10 g，干姜 9 g，黄芩 6 g，鬼针草 30 g，杏仁 10 g，生薏苡仁 10 g，绿梅花 3 g，苍术 10 g，炙甘草 3 g。7 剂，常法温服。畅情志、调饮食，忌烟酒。

二诊：2018 年 1 月 11 日，患者眼部干涩、异物感稍缓解，口干口苦症状明显减轻，口中异味有减。以原方加石菖蒲 10 g、佩兰 10 g，继服 7 剂。

三诊：2018 年 1 月 18 日，患者眼部干涩异物感明显好转，口干口苦消失，口中无异味，大便成形。以原方去黄芩，加炒白术 10 g，继服 7 剂。

四诊：2018 年 1 月 25 日，患者眼部偶有干涩异物感，休息后可缓解，余无不适。眼科检查：双眼泪膜破裂时间为 7 秒，Schirmer1 试验：双眼 > 10 mm/5 min。继予原方 14 剂巩固疗效。2 个月后回访患者未诉明显不适。

七十五、五皮饮

【组成】大腹皮（炙）、桑白皮（炙）、茯苓皮、生姜皮、陈皮各等分。上㕮咀，每服四钱，水盏半，煎七分，去渣热服，日二三，近人磨木香水少许同煎，亦妙。

【来源】宋·陈言《三因极一病证方论》："五皮饮，治皮水，四肢头面悉肿，按之没指，不恶风，其腹如故，不喘，不渴，脉亦浮。"

【功效】利水消肿，理气健脾。

【主治】用于全身水肿，胸腹胀满，小便不利以及妊娠水肿。

【方解】方中以茯苓皮为君，取其甘淡渗利，行水消肿。臣以大腹皮下气行水，消胀除满；陈皮理气和胃，醒脾化湿。佐以桑白皮肃降肺气，以通调水道而利水消肿；生姜皮和脾降肺，行水消肿而除胀满。五药相合，共奏利水消肿、理气健脾之效。五药皆用其皮，则善行皮间之水气，故专治皮水。

【方歌】五皮饮用五般皮，陈茯姜桑大腹奇；或用五加易桑白，脾虚腹胀此方司。

——清·王昂《汤头歌诀》

【临证应用】

病例 1　水肿

患者，56 岁，因全身浮肿 3 天就诊。患者 15 天前无明显诱因，面、颈、躯干四肢出现大小不等的红丘疹伴瘙痒，搔抓后出现糜烂，渗出渗液及疼痛。10 天后在我院皮肤科门诊诊断为"夏季皮炎"，给予生理盐水500 mL，乳糖酸阿奇霉素注射液 5 g 和地塞米松磷酸钠注射液静脉滴注，共3 天，盐酸赛庚啶片 2 mg，口服，每日 2 次。治疗后第 3 天全身皮疹明显消退，瘙痒显著减轻，面部、四肢出现水肿，未引起重视，欲等待其自行消退。3 天后面部、躯干、四肢出现明显水肿，伴头昏、乏力纳差等不适症状遂来我院就诊。患者数年前有肾盂肾炎病史，否认高血压、糖尿病、冠心病病史。查体：系统检查未见异常。皮肤科检查：面部明显水肿，二上睑下垂，二下肢为可凹性水肿，全身原皮疹大部分消退，二下肢胫前隐约可见散在淡红色丘疹，压之色退。实验室检查；血常规（－），尿常规中白细胞（＋），肝功能（－），乙肝两对半（－），肾功能（－），电解质中血钙2.2 mmol/L，心电图未见异常，胸透未见异常，B 超：肝胆脾胰肾未见异常。诊断：地塞米松致全身水肿。治疗：停止使用任何药物，给予五皮饮（中药配方颗粒）：生姜皮 9 g（3 袋），蜜桑白皮 10 g（1 袋），陈橘皮 12 g（2 袋），大腹皮 10 g（1 袋），茯苓皮 10 g（1 袋），各半袋分早、晚 2 次冲服。3 天后复诊水肿明显消退，头昏、纳差消失。5 天后电话随访恢复常态。

病例 2　四弯风（四肢湿疹）

刘某，女，38 岁，2019 年 7 月 28 日初诊。全身反复泛发暗红色斑丘疹20 余年，伴剧烈瘙痒，于当地医院诊断为特应性皮炎，经治疗后症状好转。20 年来症状反复，间断服用中药治疗，病情控制欠佳，皮损经反复搔抓扩大成片，部分皮损粗糙增厚。2 个月前，上述症状再次复发。初诊见：全身泛发暗红色斑丘疹，大部分融合成片，双上肢皮肤粗糙肥厚，其上可见淡黄色渗液及痂壳，部分皮肤可见抓痕伴破溃渗液，自诉全身皮损处瘙痒剧烈，夜间尤甚，影响睡眠。自发病以来，食纳可，睡眠差，小便可，大便尚可，2 日/次。舌质红、苔白腻，脉濡细。西医诊断：特应性皮炎；中医诊断：四弯风，湿热蕴结证。治当清热解毒，除湿止痒。药用：紫荆皮、马齿苋各30 g，连翘、茯苓各 20 g，白鲜皮、桑白皮、地骨皮、炒蒺藜、金银花各15 g，牡丹皮、苦参、蝉蜕各 10 g。7 剂，每日 1 剂，水煎取汁，每次200 mL，分 3 次服。

8 月 4 日二诊：全身皮损处瘙痒稍缓解，双上肢皮损处淡黄色渗液较前减少，纳食可，睡眠差，舌质淡红，苔白腻，脉濡细，故守前方去连翘、金银花、马齿苋，加首乌藤 30 g，防风、徐长卿、麸炒白术各 10 g，薏苡仁、酸枣仁（炒）各 20 g，合欢皮 15 g，7 剂。

8 月 11 日三诊：双上肢皮损处渗液明显减少，皮损处瘙痒、睡眠困难等情况较前好转，全身皮肤干燥，双上肢皮损粗糙肥厚，舌淡红、苔薄白，脉濡细。守上方紫荆皮减量为 20 g，去防风、徐长卿，加当归 10 g，鸡血藤、南沙参、白土苓各 30 g，龙骨、珍珠母各 15 g。

四诊：双上肢渗液处基本收敛结痂，全身皮损较前变淡，双上肢皮损粗糙肥厚，患者自诉瘙痒较前明显缓解，纳眠可，二便调，舌质红、苔薄白，脉细。守上方继续服用半个月，嘱患者注意润肤保湿，避免挠抓及外部刺激，此后每半个月随访1次，见全身皮损较前变淡，部分见少量淡褐色色素沉着。

按："四弯风"出自《医宗金鉴》卷七十一，指发生于四肢弯曲处的湿疮类疾病。《外科大成》亦云："四弯风，生于腿弯脚弯，一月一发，痒不可忍，形如风癣，搔破成疮。"患者为成年女性，病程长，病情反复多次发作，初诊时见皮损粗糙增厚，伴渗液明显、瘙痒剧烈，结合舌脉，当以湿热为主，故用药当以清热除湿、祛风止痒为主，方以五皮饮加味治疗。

病例3 紫癜

刘某，男，19岁，1989年5月18日发现双下肢有大小不等的鲜红色出血点，5月21日大便下鲜红色血，尿量减少，甚至无尿100 mL/日，5月25日山医二院检查化验血常规：血红蛋白87 g/L，白细胞$11.6×10^9$/L，中性粒细胞84%，淋巴细胞16%，尿蛋白（＋＋＋），红细胞（＋），肝功能正常，血清总蛋白40 g/L。诊断：过敏性紫癜（混合型）。6月中旬四肢出血点仍反复出现，腹痛呈阵发性绞痛，大便下血加重6~7次/日，仍为鲜红色，同时有肉眼血尿，尿量进一步减少，全身浮肿。1989年7月3日急诊住入我院。入院后：腹水征阳性，双下肢高度可凹性浮肿，一般情况差，贫血貌，体重65 kg。出入量7月4—18日：入量950~1300 mL、出量400~900 mL，用激素治疗效果不佳。7月18日中医会诊时，患者精神不振，一身悉肿，腹大如鼓，皮肤加错，面色苍白，阴囊肿大为10 cm×12 cm，四肢不温，唇淡红，舌淡胖嫩，舌苔白厚稍腻，脉沉细弱。急用五皮饮加减利其水邪，方用黄芪20 g，桑白皮15 g，大腹皮10 g，陈皮6 g，泽泻10 g，薏苡仁10 g，杏仁10 g，防己10 g。尿量有所增加，出入量近于相等。

7月25日第二次会诊，服上方加熟附子6 g、山芋5 g、黄精10 g、大黄6 g，每日1剂（周日停服），18剂后患者腹水尽消，四肢消瘦而精神好转，可下床自由活动，患者出量大于入量，体重由65 kg降至52 kg，从各项化验结果比较看，用中药治疗前，血常规：血红蛋白87 g/L，白细胞11.6×10^9/L，中性粒细胞84%，淋巴细胞16%，出凝血时间1分，血小板计数$233×10^9$/L；尿常规：红细胞满视野、白细胞5~10个/HP，蛋白（＋＋＋）；腹水：白细胞$1×10^7$/L，红细胞$8×10^6$/L；雷瓦特（－），比重1.008，红细胞沉降率 50 mm/h，尿素氮 8.9 mmol/L，血清总蛋白 40 g/L。中药治疗后，血常规：血红蛋白 105 g/L，白细胞 9.5×10^9/L，中性粒细胞 64%，淋巴细胞 36%，出凝血时间 1 分，血小板计数 241×10^9/L；尿常规：蛋白（±），红细胞 0~5 个/HP，白细胞 0~1 个/HP；腹水完全消失；红细胞沉降率 17 mm/h，尿素氮 6.1 mmol/L，血清蛋白总量 51 g/L。

七十六、五积散

【组成】陈皮（去白）、枳壳（去瓤，麸炒）、麻黄（去根）各六两，白芍、当归（去芦）炙甘草、茯苓（去皮）、半夏（汤洗）、肉桂（去粗皮）白芷各三两，厚朴（去粗皮）、干姜（炮）各四两，桔梗（去芦）十二两，苍术（净，洗，去皮）二十四两。上除肉桂、枳壳二味别为粗末外，一十三味同为粗末，慢火炒令色转，摊冷，次入桂、枳壳末令匀。每服三钱，水一盏半，入生姜三片，煎至一中盏，去滓，稍热服。

【来源】宋·《太平惠民和剂局方·卷之二·治伤寒》："五积散，调中顺气，除风冷，化痰饮。治脾胃宿冷，腹胁胀痛，胸膈停痰，呕逆恶心，或外感风寒，内伤生冷，心腹痞闷，头目昏痛，肩背拘急，肢体怠惰，寒热往来，饮食不进，及妇人血气不调，心腹撮痛，经候不匀，或闭不通，并宜服之。"

【功效】解表温里，顺气化痰，活血消积。

【主治】外感风寒，内伤生冷证。症见身热无汗，头痛身疼，项背拘急，胸满恶食，呕吐腹痛，以及妇女气血不和，心腹疼痛，月经不调。

【方解】方中麻黄、白芷、苍术发汗祛湿解表；干姜、肉桂温里祛寒，共为君药。厚朴、陈皮、半夏、茯苓燥湿健脾，理气化痰；当归、芍药、川芎养血和血，调经止痛共为臣药。桔梗与枳壳同用，升降气机，消除痞满，共为佐药。炙甘草和中益气，调和诸药为使药。

【方歌】五积散治五般积，麻黄苍芷芍归芎；枳桔桂姜甘茯朴，陈皮半夏加姜葱。

——清·王昂《汤头歌诀》

【临证应用】

病例1 痛风

赵某，男，50岁，2010年3月11日来诊。患者自诉左足疼痛1年余，时轻时重，偶有发热，曾于某医院查尿酸为620 μmol/L，诊为痛风。经西药治疗效果不佳。刻下：左足第一趾关节肿痛，全身不适，纳差腹胀，溲畅便干，舌质暗淡、苔白腻，脉滑。辨证属湿、寒、痰、瘀、气五积之证。处以五积散化裁，方药：麻黄绒、酒大黄、干姜、甘草各 6 g，桂枝、白芷、川芎、赤芍、半夏、橘皮、苍术、厚朴、桔梗、枳壳各 9 g，生薏米 30 g，当归 12 g，茯苓 18 g，5 剂。

药后复诊，纳可痛减，处以五积散减辛散合下瘀血汤，以增强通络之力。处方：桂枝、酒大黄、甘草各 6 g，白芷、川芎、赤芍、桃仁、土元、半夏、橘皮、苍术、厚朴、桔梗、枳壳各 9 g，当归 12 g，茯苓 18 g，生薏米 30 g。5 剂之后，其痛近除，后用己椒苈黄汤合下瘀血汤加味治疗月余，其痛若失，关节症状全无，查尿酸 320 μmol/L。

按：痛风一名，最早见于元代医家朱丹溪之《格致余论·痛风论》曰："彼痛风者，大率因血受热，已自沸腾……寒凉外搏，热血得寒，污浊凝涩，所以作痛；夜则痛甚，行于阴也。"血凝而痛作，寒属阴邪，故有"夜则痛甚"的特点。基于此创制痛风方，《金匮钩玄》命名为"上中下痛风方"。采用痛风方祛风除湿，逐痰行瘀，清泄蕴热，温散通利，使上中下诸痛消除，朱丹溪认为：痛风乃寒热搏结，污浊凝涩脉道，气血运行失畅而致，治当祛除"污浊"，使得"血和气相和，其病自安"。此痛风之实虽有别于西医，但西医之痛风当属中医"痛风"之范畴，痛风西医尚无根治之术，然中医治疗颇有独特之处。痛风一证，湿热者多矣，而寒湿者亦不少见，临证之际，莫可泥于定论而远温通之法。中医之优势在于辨证论治，而非见一病用一方，局部病往往要着眼于整体，而整体病则要尤重独处藏奸，通过上述验案，或许可以看出，若能本于中医自身理论，医治不少疾病，多可获效。

病例 2　瘾疹

黄某，女，29 岁，2020 年 10 月 19 日就诊，全身反复红斑风团伴瘙痒 2 年余，每因受风冷、气候突变或饮食腥发之物诱发。长期服用抗组胺药物控制风团发作，曾服用当归四逆汤、脱敏煎、柴桂姜等中药汤剂，风团仍时起时消，难以痊愈。此次加重因吹冷风引起，现症见：全身红斑风团伴痒，皮损及瘙痒发作以上半身为主。瘙痒剧烈，风团大小不均，大如掌，小如钱币大小。时有胃胀，不伴疼痛，不易出汗，平素自觉有身体沉重感。患者体格壮实，尤以腹部及大腿肥胖。月经量少，经前期腹痛。舌脉：舌体偏大，舌淡胖有齿痕，苔白干，脉滑急浮。西医诊断：慢性荨麻疹。中医诊断：瘾疹；辨证为风寒袭肺，脾失健运，寒湿内阻。治以解表散寒，温中除湿。方用五积散加减，具体药味如下：麻黄 6 g，桂枝 6 g，白芷 6 g，赤芍 6 g，干姜 5 g，炙甘草 6 g，当归 6 g，川芎 6 g，姜半夏 6 g，陈皮 6 g，茯苓 10 g，苍术 6 g，桔梗 5 g，厚朴 5 g，枳壳 6 g，党参 6 g。7 剂，每日 1 剂，水煎服。

2019 年 5 月 22 日二诊：此次就诊患者诉用药期间未再用西药治疗，风团瘙痒未再发作，腹胀较前明显缓解，仍有大便不成形，每日 1~2 次。舌淡红，苔白腻，脉软滞略急。以前方去苍术，加荔枝核 10 g、小茴香 10 g、茜草 15 g，继续服用 8 剂巩固疗效。

按：本案患者病情缠绵日久，当归四逆汤、脱敏煎、柴桂姜等方获效均不明显。此次加重系吹冷风引起，瘾疹有"鬼风疙瘩""风疹块"等俗称，均提示其发作与六淫中"风"的密切关系。风邪贯串疾病的始终，对于荨麻疹的治疗，临床上应以"风"为切入点进行研究。该患者表邪与气血相搏故玄府不开，不易出汗，气血失和则红斑风团反复发作，玄府不开也是瘙痒产生的一个因素。结合初诊时脉浮，考虑有表邪；患者时有胃胀感，结合水性趋下的特点、脉滑，考虑有痰湿或水饮郁闭于内；月经量少，考虑为痰湿内阻引起。内湿不得疏泄，外邪不得透发故发病。在辨病、辨证、辨体质基础上处方用药，方予五积散化裁。

病例 3 闭经

赵某，女，22 岁，1980 年 11 月 4 日初诊。患者月经已 4 个月不行，前后曾服桃红四物汤，月经仍未见潮。现症见面色青白，四肢欠温，胸闷恶心，纳呆食少，白带量多而清稀，舌苔白腻，脉沉紧。此系寒湿凝滞之闭经。治当温经散寒除湿，拟五积散原方：处方：当归 20 g，川芎 10 g，白芍 10 g，苍术 10 g，陈皮 10 g，厚朴 12 g，枳壳 10 g，桔梗 10 g，茯苓 12 g，半夏 10 g，肉桂 6 g，麻黄 6 g，白芷 12 g，干姜 10 g，甘草 3 g，1 剂。

服上方后，汗出，诸症大减，唯少腹隐隐作痛，此月经将行之兆也。以上方去麻黄，加川楝子 10 g，元胡 10 g、郁金 12 g，又服 2 剂，脉和经通，诸症俱愈，遂用八珍汤加味以善其后。

按：妇女经产之时，血室正开，若突受风寒外感或生冷内伤，寒邪乘虚客于冲任。或阳气素虚不能运化水湿，湿浊流注下焦，滞于冲任，壅塞胞脉而致闭经者，以五积散治之，收效甚良。五积散一方，顾名思义，可治寒、气、血、痰、食五积，其功可调气血，和血脉，除痰湿，消中满，散表寒，温经脉，用本方加减出入，应用于妇科临床，可收异病同治、一方多用之效。

病例 4　腹痛（慢性结肠炎）

刘某，女，45 岁，2007 年 12 月 7 日初诊。患者反复腹痛 3 年，进食或劳累后疼痛明显，大便带黏液，伴有腹胀腹泻，乏力畏寒。2007 年 9 月在当地医院胃镜检查示：慢性浅表性胃炎；结肠镜检查示：结肠炎。B 超肝胆脾胰皆正常，血生化检查也正常。体检：左下腹轻压痛，舌体胖大，舌苔薄白，边有齿痕，脉沉细。证属血虚湿阻，寒凝气滞。治拟温里祛寒，理气化湿，活血止痛。组方：麻黄 5 g，白芷 10 g，当归 12 g，炒白芍 20 g，陈皮 6 g，厚朴 10 g，川芎、姜半夏、茯苓、泽泻、炒白术各 12 g，枳壳、桔梗各 10 g，蒲公英 15 g，苍术、干姜各 10 g，肉桂 3 g（后下），炙甘草 6 g。

加减治疗 3 个月余，患者腹痛全除，进食后无腹部隐痛不适。方中曾用制附子、桂枝、高良姜、白及等药。随访 1 年未再发作，复查结肠镜示结肠炎已经愈合。

按：五积散源于《太平惠民和剂局方》，临床上用于脾胃宿冷，腹胁胀痛，胸膈停痰，呕逆恶心；或外感风寒湿，内伤生冷，心腹痞闷，头目昏痛，肩背拘急，肢体怠惰，寒热往来，饮食不进；以及妇人血气不调，心腹作痛，经候不调，或经闭不通等疾病本方原为寒、湿、气、血、痰五积而设，故名五积散。方中苍术、厚朴、陈皮、甘草为运脾化湿之平胃散；半夏、茯苓、陈皮、甘草为主治燥湿化痰之二陈汤；有麻黄合白芷辛温发表以散表寒；有四物汤去熟地，具有活血调经之功；又有治痰饮之苓桂术甘汤；有治肾着病的干姜苓术汤；又有治"妇女诸腹痛"的当归芍药汤。麻黄、肉桂、干姜、白芍、当归、甘草具有续命汤之方意；干姜、肉桂、枳壳、厚朴温里行气导滞；桔梗、枳壳一上一下以利气机，诸药合用，达到寒除、湿化、痰消之效，使气机畅达，营血调和，腹痛自然而愈。

病例 5　发热

胡某，男，28 岁。据诉：1978 年春节期间，因一次饮酒受寒后，次日即感腹内不适，发冷发热，体温 40 ℃，经某医院治疗 7 天后，热退而愈。

时隔3个月后，再次出现发热、腹内不适，左胁下痞闷，口苦，嗳气频作，大便不畅，小便黄，口不甚渴，汗出、头痛。再次住某医院诊治。化验血液：除白细胞偏高外，其他无明显异常。给予抗生素治疗10天，热退出院。此后每隔3个月必发热1次，体温多在38～40℃，伴随症状大体相似。每次病程多在7～10天，有时不经治疗也可自愈。1986年曾住省某医院，临床诊为：结核性腹膜炎。经用抗结核药物（链霉素、利福平等）治疗3个月，未及出院发热又作，伴随症状同前。同年又到北京某医院，经B超提示：早期肝硬化。化验肝功：谷丙转氨酶600单位，余（－）；CT扫描：肝胆（－），脾（－）；X光胸透（－）；消化道造影（－）；腰穿（－）；胸穿（－）；骨穿（－）；红细胞沉降率正常，也未能确诊。此间也曾服中药数10剂（处方用药不详）均未能阻止周期发热的现象发生。而且发热的间隔时间逐渐缩短，有时仅2个半月就发热一次，伴随症状无大改变。诊见面色㿠白，形体瘦弱，目光有神，声音洪亮，语言流畅，虽久病神气尚佳。刻下头痛，口苦，嗳气频作，左胁下痞闷不适，按其腹部柔软，脐左旁有压痛，无肿块，舌尖暗红，舌苔白腻，脉右关弦滑，余皆无力，体温38.5℃。辨证拟为：寒饮内伏，郁而化热。因忆及读《蒲辅周医疗经验》一书中，有用五积散治愈因寒湿化热而致周期性发热一案，同本病例病因、病机有相似之处。一因寒湿；一因寒饮，在治则上均需温化，故选用《和剂局方》中五积散加槟榔、草果仁、青蒿以治之。处方：麻黄（去节）180 g，苍术（米泔水浸）720 g，当归90 g，白芍90 g，清半夏90 g，白芷90 g，川芎90 g，肉桂90 g，茯苓90 g，干姜120 g，枳壳180 g，陈皮180 g，桔梗360 g，甘草90 g，厚朴120 g，槟榔90 g，草果仁30 g，青蒿90 g，上18味共为粗末，每次35 g，纱布包煎，每日2次内服。

服药3个月有余发热周期较前推迟10多天，热势亦减，大便顺利、饮食增加，腹内不适感明显减轻。守法继服。之后，发热周期渐次延长，热势渐减，病程逐渐缩短，有时尚能坚持工作，共服药5剂，历时年余，终获痊愈。追访3年未复发。

按：本病例周期发热长达10年之久，诸药不愈，其伏邪牢着可知，非常法所能奏效者也。又加病积日久，根蒂坚固，不能急攻，只宜缓图，丸散制剂最为相宜。五积散是为寒、食、气、血、痰五积而设，功具发表、温中、化饮、消积之用。方中更加槟榔能攻下破结，使邪速溃；草果仁辛香走窜、宣透伏邪；青蒿芳香透络、引邪外出。本病例每次发热前，先有左胁下痞闷不适感，左胁下位近胸膜与膈肌之间，属膜原之乡，方中厚朴、槟榔、草果仁三药相合，能开达膜原，直捣其巢，使邪无盘踞之所，药中症的、守法不移，10 年疾病，竟告痊愈。

七十七、五苓散

【组成】猪苓（十八铢，去皮），泽泻（一两六铢），白术（十八铢），茯苓（十八铢），桂枝（半两，去皮），上五味，捣为散，以白饮和服方寸匕，日三服。多饮暖水，汗出愈。如法将息。

【来源】汉·张仲景《伤寒论·辨太阳病脉证并治中》："太阳病，发汗后，大汗出，胃中干，烦躁不得眠，欲得饮水者，少少与饮之，令胃气和则愈。若脉浮，小便不利，微热消渴者，五苓散主之"。

【功效】利水渗湿，温阳化气。

【主治】适用于水湿内停所致的水肿，泄泻，小便不利，以及痰饮病而见咳嗽、吐痰清稀，眩晕心悸等。

【方解】方中泽泻甘淡性寒，利水渗湿，直达肾与膀胱，为君药。茯苓、猪苓之淡渗，增强利水渗湿之力，为臣药。白术健脾祛湿，转输精津，使水精四布，而不直驱于下为佐药。桂枝既外解太阳之表，又内助膀胱气化，利小便为使药。若欲其解表，又当服后多饮暖水取汗，以水热之气，助人体之阳气，以资发汗，使表邪从汗而解。

【方歌】五苓散治太阳府，白术泽泻猪茯苓；膀胱气化添官桂，利便消暑烦渴清。

——清·王昂《汤头歌诀》

【临证应用】

病例1 头痛

刘某，男，35岁，2011年5月30日初诊。主诉：反复头痛2年余，复发加重1周。患者无外伤史，查头部CT、脑动脉彩超、血常规、血压未见明显异常，西医诊断为血管神经性头痛，遍服中、西药乏效。细阅前医处方，皆为活血化瘀、平肝潜阳、祛风通络之剂，然收效甚微。刻下见头痛，以枕部、前额为甚，呈阵发性，伴眩晕恶心，口渴多饮，舌淡红，苔薄黄，脉弦细数。观其脉症，似乎辨无可辨，《伤寒论》云："霍乱，头痛、发热、身疼痛、热多欲饮水者，五苓散主之。"与此案颇合，故试从气化不利考量，暂投五苓散原方。药用：桂枝 5 g，炒白术 9 g，茯苓 15 g，猪苓 15 g，泽泻 30 g。3 剂，每日 1 剂，水煎分 2 次服。

二诊：患者诉头痛发作次数明显减少、程度明显减轻，守原方加减治疗旬日，头痛未作。

病例 2　便秘

肖某，男，56 岁，2012 年 3 月 14 日初诊。病史：患者因膀胱癌行电切术，术后常规予膀胱灌注化疗，化疗到第 3 次，出现严重的膀胱刺激症状，西医令暂停化疗，以观后效。患者难忍其苦，故请中医施治。诊见：尿频、尿急、尿痛，小腹刺痛，小便短涩，点滴而出，烦躁不安，大便困难，舌淡白、苔白厚，脉细弱。综观其脉症为湿热蕴结，水蓄下焦，小便不利，气化失常。与五苓散合拍，投五苓散、八正散合方化裁，处方：白茅根、滑石（包）各 30 g，泽泻 20 g，茯苓、车前子（包）、白术、萹蓄、瞿麦各 15 g，猪苓、栀子各 12 g，桂枝、木通各 10 g，甘草 6 g。3 剂，每日 1 剂，水煎服。药后小便通畅，大便十分畅快，秘结愈。

二诊：小腹仍有刺痛，舌淡、苔白，脉细弱。膀胱镜检查发现电切出膀胱癌处充血水肿。原方加六月雪、白花蛇舌草各 30 g，如法再煎服 3 剂，诸症消失，继续化疗。

病例 3　自汗

林某，男，25 岁，2005 年 11 月 28 日初诊。患者自汗 3 年，时时周身津津汗出，尤以手足及腋下为甚，常似水洗。若情绪紧张可顿时汗流如注，内衣尽湿。伴恶寒发热，疲倦乏力，手脚冰凉，鼻塞口干，小便短少，大便干结，无夜间出汗现象。饮食如常，舌淡红苔薄白，脉浮数。3 年来多次就医无效，苦不堪言。证属太阳气化失常，水湿外溢肌肤。治拟温阳化气，利水渗湿。处方：桂枝 15 g，猪苓 20 g，泽泻 30 g，白术 20 g，茯苓 20 g，柴胡 12 g，白芍 15 g，防风 12 g。

上药服 5 剂后，自汗缓解，其余诸症均消失。效不更方，继进 5 剂，自汗明显减轻，一天中已有无汗时。随后随症加减 10 余剂而愈，追访 1 年未复发。

病例4 燥痹（干燥综合征）

卫某，女，53 岁。5 年前患者无明显诱因出现口、眼干燥，当时测血糖不高，未予重视，2 年前上述症状渐加重，食用固体食物需饮水才能下咽，并出现牙齿片状脱落，间断咳嗽，有黏白痰，夜尿增多，以抗生素及润燥生津类中药汤剂治疗后无明显缓解。2009 年 8 月 12 日，为明确诊治到某三甲医院检查：抗 SSA（＋），抗 SSB（＋），ANA1 639，ESR 37 mm/h，Schirmer 试验：左 0 mm，右 3 mm；腮腺造影示：双侧仅见僵直的腮腺主导管；肺部 CT 示：双肺弥漫性病变，双下肺纤维化。诊断为干燥综合征、间质性肺炎。予甲氨蝶呤、泼尼松、必嗽平等治疗，疗效不佳，2009 年 10 月 23 日遂来就诊。诊见：口眼干燥，多饮，齿黑燥脆，偶伴咳嗽，咯黏白痰，气短乏力、心悸，无汗，肌肤甲错，纳、寐差，情绪不佳，小便黄浊，夜间偏多，大便干，舌红无苔、有裂纹，脉弦细数略浮。西医诊断：干燥综合征；间质性肺炎。中医诊断：燥痹；咳嗽（水津失布，结热成燥；燥邪犯肺，肺失肃降）。治以化气布津，清热润燥，润肺止咳。方选五苓散合增液汤加味，处方：泽泻 16 g，茯苓、白术、猪苓各 10 g，薤白、桂枝各 9 g，生地黄、玄参、麦冬各 11 g，乌梅 13 g，甘草 5 g。每日 1 剂，水煎，早、晚 2 次分服。

7 剂后，口眼干燥较前减轻，无明显咳嗽、乏力、心悸症状，纳、寐、情绪好转，大小便较前调和，舌裂纹变浅，花剥苔。再以上方加减续服 21 剂，口眼干燥不明显，无咳嗽、乏力、心悸症状，肌肤明显润泽，纳、寐、情绪较佳，二便调，舌裂纹轻浅，薄白苔，脉弦细。复查 ESR 14 mm/h。后以上方为基本方做中药膏剂缓服，随访 1 年，口眼干燥不明显，临床治愈。

病例5 心悸（慢性心力衰竭）

刘某，男，52 岁，2010 年 2 月 18 日初诊。主诉：心悸、气喘伴下肢浮肿 2 个月。患者于 2 个月前因心悸、气喘、下肢浮肿而入院，经生化、X 线胸片、心电图、超声心动图及心功能等检查，西医诊断为：风湿性心脏病（二尖瓣狭窄及闭锁不全）；充血性心力衰竭。口服地高辛、氢氯噻嗪等治疗 2 个月，心衰稍有缓解。现寻求中医药治疗。诊见：精神倦怠，心悸，自汗气短，动则气喘，小便短少，下肢浮肿，舌淡、苔薄白，脉细数。中医诊为心悸，证属心阳气虚，水湿内停。治以温阳利水，方用五苓散加味，处方：茯苓、猪苓、白术、葶苈子各 15 g，桂枝 10 g，泽泻、黄芪各 20 g。3 剂，每日 1 剂，水煎，早、晚分服。

2 月 21 日二诊：服上方后，心悸、自汗气短明显好转，下肢浮肿稍退，尿量较前增。效不更方，守原方继服。先后调理 3 周余，其间曾因喘不甚而去葶苈子，症状基本消失，随访半年无复发。

病例 6　肝硬化腹水

王某，男，46 岁，20 年前患有急性黄疸型肝炎，经治疗后好转，后因饮酒过度导致肝硬化，于 2008 年 11 月 25 日来诊。症见两胁时有刺痛，腹胀明显，口干而不欲饮，小便黄少，大便干燥，纳呆，舌暗红，有瘀斑、瘀点，脉弦细而涩。查：白蛋白 25 g/L，球蛋白 38 g/L，ALT 87 U/L，AST 54 U/L，GGT 113 U/L。肝胆脾彩超示：肝硬化腹水，脾大。中医诊断：鼓胀。方用五苓散合桃红四物汤加减，药用：茯苓 20 g，泽泻 15 g，猪苓 20 g，桂枝 20 g，白术 20 g，陈皮 15 g，大腹皮 20 g，桃仁 20 g，红花 10 g，当归 20 g，赤芍 15 g，川芎 15 g，生地 15 g，丹参 30 g，三七 10 g，阿胶 20 g（烊化），郁金 20 g，制大黄 7.5 g，莪术 15 g，枳椇子 25 g。6 剂，水煎服。

二诊腹胀稍减，尿量增加，大便尚可，饮食增加，两胁疼痛有所缓解，上方去制大黄、莪术、阿胶、三七、猪苓，加黄芪 50 g、党参 20 g、鸡内金 20 g、焦山楂 15 g、焦神曲 15 g、焦麦芽 15 g。7 剂，水煎服。后在上方的基础上稍作加减，服药半年余，复查肝功正常，彩超：肝脏略小，表面略欠光滑，脾脏较前缩小。情况较以前明显好转。

七十八、五淋散

【组成】茯苓六两，当归（去芦），生甘草各五两，栀子仁，赤芍（去芦）各二十两。上为细末，每服二钱，水一盏，煎八分，空心，食前服。

【来源】宋·《太平惠民和剂局方》："五淋散主治肾气不足，膀胱有热，水道不通，淋沥不宣，脐腹急痛，蓄作有时，劳倦即发，或尿如豆汁，或如砂石，或冷淋如膏，或热淋便血，并治之。"

【功效】清热祛湿，利水通淋。

【主治】适用于膀胱有热，水道不通，淋沥不尽之五淋证。即石淋、气淋、膏淋、劳淋、血淋之合称。症见小腹至阴囊疼痛，小便涩滞，小便浑浊如米泔，血尿。

【方解】方中赤芍、栀子清热利膀胱，用量较大，为君药；茯苓淡渗利水为臣药；当归养血活血为佐药；甘草和中为使药。全方清热利湿，活血利水通淋。

【方歌】五淋散用草栀仁，归芍茯苓亦共珍；通调水道除病根，清热凉血又通淋。

【临证应用】

病例 1　淋证

杨某，女，53 岁，1989 年 5 月 19 日初诊。患者尿频、尿急、尿痛近 10 个月，反复发作，迁延不愈。先后多次检查尿常规均属正常，两次做尿培养亦无菌生长，膀胱镜检查无异常。曾先后服用呋喃妥因、诺氟沙星均无效。现面色萎黄，神疲乏力，动则气短，小腹坠胀不适，舌淡苔薄，舌边有齿痕，脉细弱。此乃中气不足，下焦湿热夹杂，膀胱气化不利，用五淋散基本方（茯苓、当归、生甘草、栀子仁、赤芍）加党参 15 g，黄芪 30 g，升麻、柴胡各 3 g。前后治疗 5 个疗程，尿频、尿急、尿痛症状基本控制。

病例2 前列腺癌术后

郭某，男，66 岁，患者患前列腺肥大 5 年，经服用中西药及各种治疗方法和手段均不能缓解，收我院外科行前列腺切除术，手术成功。但术后10 天即出现尿频、尿急，经查尿常规正常，做细菌培养无细菌生长，经外科用先锋霉素、替硝唑、阿奇霉素等药物治疗，以上症状仍不能缓解，再次做尿细菌培养，报告为假单胞菌，无药物敏感。B 超、肛门指检均正常，转入我中医科病房治疗。诊查：患者表情痛苦，小腹坠胀，尿液自行流出，自己不能控制，精神疲乏，坐卧不安。舌质炎、舌苔白、脉沉细。治以益肾气缩尿清泄湿浊。药用：赤茯苓 15 g，当归 12 g，赤芍 15 g，栀子 10 g，益智仁 15 g，山药 15 g，乌药 15 g，木通 10 g，金樱子 15 g，甘草 10 g，每日 1剂、水煎分 2 次服。药渣作浴，服用 6 剂，诸证缓解。再服 15 剂而痊。随访 4 年未复发。

病例3 泌尿结石

芮氏使用五淋散加减方治疗泌尿系结石 168 例，处方：赤茯苓 10 g，甘草 6 g，赤芍 10 g，栀子 10 g，石韦 30 g，车前子 30 g，滑石 30 g，金钱草 30 g，海金沙 20 g，猪苓 15 g，琥珀 10 g，威灵仙 10 g。随症加减：湿热盛者加黄柏 10 g、巨麦穗 30 g；腰痛加元胡 10 g、川牛膝 10 g；失血加大、小蓟各 15 g，白茅根 30 g；肾阴不足，虚火内灼加知母 10 g、生地 10 g。每日 1 剂。结果显示：治愈 128 例，占 76.19%，有效 37 例，占 22.02%，总有效率为 98.21%。

七十九、无比山药丸

【组成】山药二两，苁蓉四两，五味子、菟丝子、杜仲各三两，牛膝、泽泻、干地黄、山茱萸、茯神、巴戟天、赤石脂各一两。

上十二味为末，蜜丸如梧子，食前酒服二十丸，加至三十丸，日再。无所忌，惟禁醋蒜陈臭等物。服七日后，令人健，四肢润泽，唇口赤，手足暖，面有光彩，消食，身体安和，音声清朗，是其验也。十日后长肌肉，其药通中入脑鼻，必酸疼，勿怪。若求大肥，加炖煌石膏二两。失性健忘加远志一两。体少润泽加柏子仁一两。

【来源】唐·孙思邈《备急千金要方·卷十九》："无比山药丸治诸虚劳百损方。"

【功效】温阳益精，补肾固摄。

【主治】脾肾亏虚，精关不固证。头晕目眩，耳鸣腰酸，冷痹骨疼，四肢不温，遗精盗汗，尿频遗尿，带下清冷，舌质淡，脉虚软。

【方解】方用山药益肾健脾，为君药；干地黄、萸肉、五味子培补真阴，苁蓉、菟丝子、杜仲、巴戟天温补肾阳，更以赤石脂涩精止遗，共为臣药；泽泻、茯苓泄肾浊，利水湿，阴阳并补，补中有运，补而不滞，为佐使药。

【方歌】无比山药地黄萸，苁蓉味菟川牛膝；石脂泽神仲巴戟，补肾益精此方取。

【临证应用】

病例1 劳淋（慢性肾盂肾炎）

患者，女，65岁。患者7年前着凉后出现小便灼热淋漓涩痛，伴小腹坠胀，于当地医院查尿常规：白细胞40个/HP。血常规白细胞计数增高。诊断为急性肾盂肾炎。口服抗炎药物治疗，病情缓解后停药。之后每每感受寒凉或过度劳累后上述症状即出现不同程度的反复，未予系统治疗。1个月前患者因劳累后出现小便频急涩痛，淋沥不尽，腰酸乏力，小腹坠胀不适，纳差，寐安，大便正常，舌质淡苔白，脉沉无力。查尿常规：白细胞 15～20 个/HP，红细胞 3～5 个/HP。血常规：白细胞计数 7.3×10^9/L，中性粒细胞 75%。中医诊断：劳淋。西医诊断：慢性肾盂肾炎。纵观本病，为淋证日久，损及先天，下元不足，稍有诱因，淋病即发。治以补脾益肾为主，佐以祛邪。无比山药丸加减，药用：山茱萸 15 g，泽泻 15 g，熟地 10 g，巴戟 15 g，牛膝 15 g，山药 30 g，肉苁蓉 20 g，菟丝子 15 g，杜仲 10 g，五味子 20 g，寄生 10 g，川断 10 g，牛膝 15 g，黄芪 20 g，土茯苓 15 g，白花蛇舌草 15 g。

服上方 10 剂后，尿频急涩痛较前缓解，乏力减轻，小腹坠胀不适感明显好转，仍时有腰酸痛。原方加狗脊 15 g，并嘱其避风寒，勿劳累，多饮水，勤排尿，继服 15 剂，诸症皆除，复查尿常规未见异常。随访半年，未见复发。

病例 2　尿血（慢性肾炎）

邹某，男，52 岁，2008 年 12 月 30 日初诊。病史：自述患肾炎 5 年，时轻时重，潜血久治不消，1 个月前外感，病情加重，在某西医院做了较全面检查。血压 130/80 mmHg，心电图基本正常，泌尿系 B 超均为阴性，肾功能正常，潜血（＋＋＋），尿蛋白呈阴性，经西医治疗，潜血仍存在，现请中医诊治。现症：面色㿠白，头晕耳鸣，腰酸痛，神疲乏力，下肢无浮肿；舌质淡，苔薄白，脉弱；血压 125/80 mmHg，潜血（＋＋）。中医诊断：尿血。西医诊断：慢性肾炎。辨证：肾气不固，气不摄血。治法：补益肾气，固摄止血。方药：无比山药丸加减。药用：山药 20 g，肉苁蓉 10 g，熟地黄 15 g，山茱萸 10 g，菟丝子 15 g，五味子 15 g，赤石脂 10 g，巴戟天 10 g，泽泻 15 g，杜仲 15 g，牛膝 10 g，三七 10 g，茜草 10 g，龙骨 30 g（先煎），牡蛎 30 g（先煎），狗脊 10 g，黄芪 20 g，土茯苓 15 g，炙甘草 5 g，水煎服。

复诊：2009 年 1 月 13 日，上方服用 14 剂，头晕、乏力、腰酸症状明显减轻。效不更方，上方继续服用 21 剂后，面色润泽，只有轻度腰酸，尿潜血（＋）。上方去熟地黄、茜草、巴戟天，又服 28 剂，尿潜血消失，诸症悉除。随访 1 年未见复发。

病例 3　劳淋

王某，47 岁，下腹坠胀不适，小便余沥不尽 3 年，食少倦怠，神疲乏力，腰膝酸软，头昏，舌质淡苔白，脉细弱。前列腺液检查：卵磷脂小体（＋＋），白细胞（＋）。辨证为脾肾亏虚，治以补肾益脾，方用无比山药丸加减：山药 30 g，山茱萸 15 g，熟地 20 g，泽泻 10 g，茯苓 10 g，菟丝子 12 g，巴戟天 12 g，肉苁蓉 12 g，肉桂 6 g。7 剂，水煎服，每日 1 剂，早、晚分服。

2 诊时症状明显好转，再以 7 剂巩固疗效，随访 2 年未复发。

病例 4　痹证（跟骨骨质增生）

李某，男，53 岁，1996 年 1 月 20 日初诊。3 年来患双侧跟骨骨质增生（X 线摄片证实），晨起僵直，疼痛不敢着地，遇阴雨寒冷加剧，轻微活动后减轻，采用中西医多法治疗未见好转。诊见：身体肥胖，气短懒言，少食，口淡乏味，大便溏薄，腰酸无力，舌淡苔白，舌体胖大。诊为脾肾两虚。方用无比山药汤加减：山药 15 g，熟地黄 20 g，山茱萸 20 g，茯神 15 g，五味子 15 g，巴戟天 15 g，菟丝子 20 g，肉苁蓉 20 g，赤石脂 20 g，杜仲 15 g，牛膝 15 g，制川乌 10 g，制草乌 10 g，甘草 10 g，连服 10 剂。嘱用药渣加水 1.5 kg、醋 250 g 加热，每天 2 次熏洗两足，每次 0.5 小时，停用其他治疗。

10 天后复诊：两足跟痛明显好转，晨僵明显改善。上方连续服用 30 余剂，晨僵及跟骨痛消失，诸证明显好转。X 线摄片：双足跟骨质增生缩小。患者自感疼痛消失，不再服药。

八十、完带汤

【组成】白术（土炒）一两，山药（炒）一两，人参二钱，白芍（酒炒）五钱，车前子（酒炒）三钱，苍术（制）三钱，甘草一钱，陈皮五分，黑芥穗五分，柴胡六分。

【来源】清·傅山《傅青主女科·上卷》："夫白带乃湿盛而火衰，肝郁而气弱，则脾土受伤，湿土之气下陷，是以脾精不守，不能化荣血以为经水，反变成白滑之物，由阴门直下，欲自禁而不可得也。治法宜大补脾胃之气，稍佐以舒肝之品，使风木不闭塞于地中，则地气自升腾于天上，脾气健而湿气消，自无白带之患矣。方用完带汤。"

【功效】补脾疏肝，化湿止带。

【主治】脾虚肝郁，湿浊带下证，症见带下色白，清稀如涕，面色㿠白，倦怠便溏，舌淡苔白，脉缓或濡弱。

【方解】方中重用白术、山药为君，意在补脾祛湿，使脾气健运，湿浊得消，山药并有固肾止带之功。人参补中益气，以助君药补脾；苍术燥湿运脾，以增祛湿化浊之力；白芍柔肝理脾，使肝木条达而脾土自强；车前子利湿清热，令湿浊从小便而出，共为臣药。陈皮之理气燥湿，既可使补药补而不滞，又可行气以化湿；柴胡、芥穗之辛散，得白术则升发脾胃清阳，配白芍则疏肝解郁，为佐药。甘草调药和中为使药。诸药相配，使脾气健旺，肝气条达，清阳得升，湿浊得化，则带下自止。

【方歌】完带汤用二术陈，芍草车前山药参；柴胡芥穗散风湿，化湿止带此方珍。

【临证应用】

病例1　带下病

陈某，女，59岁，因HPV51型感染于2018年10月初诊。平素白带量多，颜色时黄时白，偶有阴痒，精神状态一般，肢体倦怠，情绪急躁易怒，饮食偏好肥甘厚腻，寐差，入睡困难，易惊醒，大便溏，舌淡胖，苔黄腻，脉濡。妇检：阴道内见中等量淡黄色分泌物，有腥味，余未见异常。白带：清洁度Ⅱ-Ⅲ级。中医诊断：带下病，脾虚肝郁证。西医诊断：人乳头瘤病毒感染。处方：完带汤加灵芝、乌梅、贯众、杜仲、白果、鸡冠花、凤尾草各10g，14剂，水煎服，每日1剂；配合保妇康栓阴道上药、消炎止带外洗液清洗外阴。

2018年11月二诊：患者白带量较前减少，无异常气味，无外阴瘙痒，精神状态较前改善，睡眠同前，大便正常。原方加酸枣仁14剂，继续用保妇康栓阴道上药、消炎止带外洗液清洗外阴。

2018年12月三诊：自述白带量较前明显减少，睡眠较前稍改善。原方去杜仲、贯众、乌梅、白果，再服14剂，复查HPV（-）。2019年3月复查HPV（-）。

病例2 多梦

房某，女，多梦2个月，伴头胀晕，乏力，困倦，双肋偶胀痛，白带多，腹部不适，便溏，颜面多疹，舌质红，苔黄，脉细涩。诊：多梦（肝郁脾虚挟湿），拟疏肝健脾，祛湿安神，方选完带汤加郁金10g、石菖蒲20g、川芎15g、远志15g。水煎服，3剂后白带少，多梦较前好转。7剂后夜寐4小时无梦，无双肋胀痛，头胀晕、乏力、困倦均减轻。

病例3 阴汗

患者，男，34岁，主因阴囊潮湿10年、加重1个月于2012年10月12日初诊。患者10年前无明显诱因出现阴囊潮湿，1个月前加重，阴囊皮肤不痒。5年来咳白稀痰，食凉则腹泻。舌有齿痕，苔白厚，左脉滑，右脉弦。西医诊断：慢性前列腺炎。中医诊断：阴汗。治以疏肝健脾化湿，方用完带汤加减，方药组成：白术10g，苍术15g，陈皮15g，车前子10g，党参10g，柴胡10g，白芍10g，山药15g，荆芥穗10g，干姜6g，藿香10g，佩兰15g，炙甘草6g。7剂，水煎服，每日1剂，早、晚各服1次。

2012年11月15日二诊：服上方后患者自觉效好，遂连服28剂，阴囊潮湿、痰白稀、食凉则腹泻症状均明显减轻。舌淡苔白，左脉缓，右脉弦。前方加佛手10g、香橼10g。7剂，水煎服，每日1剂，早、晚各服1次，嘱其忌冷饮，以防食凉腹泻。

病例4　无嗣案

患者，男，39岁，2012年7月20日主因不育初诊。患者结婚10年，2年未避孕，未育。心悸、乏力、自汗3年，自诉思虑过度，舌淡，脉沉弱无力。2012年7月5日精液检查：禁欲5天，液化时间30分钟，精子密度26.749×10⁶/mL，精子活力a级7.65%、b级9.21%、c级33.72%、d级49.42%。2012年7月20日精液检查：禁欲3天，液化时间30分钟，精子密度22.753×10⁶/mL，精子活力a级7.76%、b级8.32%、c级34.27%、d级49.65%。女方检查均正常。西医诊断：男性不育症。中医诊断：无嗣。治以健脾疏肝安神，方用完带汤加减，方药组成：白术15 g，苍术6 g，党参15 g，陈皮6 g，车前子15 g，山药15 g，柴胡10 g，荆芥穗15 g，白芍10 g，酸枣仁15 g，炙甘草6 g。7剂，水煎服，每日1剂，早、晚各服1次。

2012年8月20日复诊：以上方为主调理1个月，患者诉诸症均已消失。精液检查：禁欲4天，液化时间30分钟，精子密度32.238×10⁶/mL，精子活力a级16.65%、b级14.69%、c级52.76%、d级15.9%。

病例5　经行泄泻

患者，女，30岁，2010年11月15日初诊。患病二载，经行即腹泻，每日3~4次，虽经治疗，仍时愈时患。月经量多色淡，面色萎黄虚浮，饮食不思，神疲肢软，带下淋漓，腰酸背痛，舌胖苔白，脉沉缓。属脾肾阳虚，湿濡中焦。治拟健脾温肾，调中胜湿。处方：党参12 g，炒白术30 g，炒山药30 g，炙甘草3 g，柴胡5 g，陈皮6 g，苍术10 g，巴戟天10 g，炒薏苡仁15 g，炒白芍10 g，茯苓10 g，黑荆芥5 g，7剂。

二诊时，纳谷渐强，带下甚少，诸症亦愈。嘱每月经前10天服上方7剂，调治3月而愈。

按：经行泄泻多呈现周期性发作，究其病因病机不外乎脾气虚弱，或脾肾阳虚，或肝木克犯脾土之列。临床见证虚多实少。本例病症以脾虚为主，肾阳虚为次。治疗以健脾为主，辅以温肾升阳除湿。方用完带汤加减，原方去车前子之利湿，加薏苡仁、茯苓以增强健脾益气、渗湿利水之效，加巴戟天温补肾阳。本病例药证合拍，故经年之疾药到而愈。

八十一、胃苓汤

【组成】甘草，茯苓，苍术，陈皮，白术，官桂，泽泻，猪苓，厚朴。上锉，每服五钱，水煎，姜五片，枣二枚。

【来源】金元·朱丹溪《丹溪心法·泄泻》："胃苓汤主治，夏秋之间，脾胃伤冷，水谷不分，泄泻不止。"

【功效】健脾和中，利水化湿。

【主治】脾虚湿胜，致成黄疸，或大便泄泻，小便清涩，不烦不渴。

【方解】方中厚朴、陈皮、苍术燥湿和中，为君药；泽泻、猪苓、茯苓、白术健脾利水为臣药；官桂温阳化气行水为佐药；甘草调中为使药。

【方歌】胃苓汤用五苓散，陈皮厚朴草苍验；夏秋不慎伤湿冷，祛湿和胃功独擅。

【临证应用】

病例1　鼓胀

田某，男，62岁，因反复腹胀纳差2年、加重1个月于2012年8月13日入院。患者嗜酒20余年，2年前无明显诱因出现腹胀，伴乏力、纳差，尿少，在院外诊断为肝硬化伴腹水，经治疗后腹胀可减轻，但病情反复。患者1个月前无明显诱因出现腹胀纳差加重，尿少，无咳嗽、呕血、发热、黑便，自行服用利尿药，病情无缓解且渐加重，现为进一步诊治入我院。入院症见：精神萎靡，双目及皮肤黄染，腹胀纳差，肢软乏力、头眩口苦，小便短赤，大便秘结，消瘦。舌淡红胖大，舌下脉络青紫迂曲，苔黄腻，脉弦数。查体：神清神萎，全身皮肤及巩膜黄染。腹部膨隆，腹壁静脉无扩张，全腹压痛，无反跳痛，移动性浊音阳性，肠鸣音不活跃，双下肢轻度水肿。辅查：心电图示窦性心律。肝功能：ALT 35 U/L，AST 61 U/L，白蛋白29.6 G/L，球蛋白35.8 G/L，TBIL 106.2 μmol/L，DBIL 49.7 μmol/L，IBIL 56.5 μmol/L。乙肝标志物示 HBsAg、HBeAb、HBcAb 均为阴性。血常规：WBC 5.97×10^9/L，RBC 3.03×10^{12}/L，HBG 84 g/L，PLT 83×10^9/L。腹部超声提示肝硬化，腹腔大量积液。中医诊断：鼓胀；证属湿热兼瘀，肝郁脾虚。西医诊断：肝硬化失代偿期。予低盐高蛋白易消化饮食，螺内酯40 mg，口服，每日2次，呋塞米20 mg，口服，每日2次。中医治以除湿清热、活血利水为主，佐以疏肝健脾。方选加味胃苓汤加减：茯苓120 g，猪苓60 g，生黄芪、茵陈蒿各60 g，生白术、苍术、泽泻、丹参各20 g，陈皮、白豆蔻（后下）、黄芩、柴胡各10 g，厚朴、川牛膝各15 g。7剂，每日1剂，每剂煎取450～600 mL，分3次温服。

1周后患者腹胀纳差减轻，头眩口苦好转，小便增多，大便调。舌淡红胖大，苔薄黄腻，脉弦。体重较入院时减轻5.5 kg。患者病情好转，停用螺内酯及呋塞米，上方去牛膝，黄芩减为6 g，再服7剂。8月28日复查肝功能：ALT 16.4 U/L，AST 29.7 U/L，白蛋白31.2 G/L，球蛋白33.6 G/L，TBIL 52.9 μmol/L，DBIL 34.8 μmol/L，IBIL 18.1 μmol/L。腹部超声提示腹腔少量积液。

病例2　胃痛

张某，男，38岁，2001年11月就诊。主诉：上腹胀满、疼痛2年余。患者2年来胃部胀痛，进食凉物及气候变冷时加重，伴乏力、纳差，每于病情加重时，胃部出现振水音，有时呕吐清水。2个月前经胃镜检查：慢性浅表性胃炎（中度）、胃内潴留液多。曾辗转求医2年余，间断输液、服中药，症状时缓时重，缠绵不愈。此次因受凉后症状复发来我院就诊。自述近日来胃部胀痛加重，喜热饮，喜温熨，口淡，泛吐清水，不思饮食；患者体质瘦弱，手足不温，少气懒言，用手轻揉上腹部即有振水音，上腹近心窝处有轻度压痛。舌苔白滑，质淡胖，脉沉细无力。X线示胃内大量积液，提示胃炎、胃潴留、胃下垂。B超示肝、胆、脾未见异常。诊断：胃脘痛。证属脾阳虚弱，湿停中焦型。治法：温中健脾，和胃化饮。处方：加味胃苓汤，药用：白术15 g，泽泻10 g，猪苓10 g，茯苓10 g，官桂10 g（官桂为肉桂中之皮较厚者，其性温而不燥，善治中焦冷气），苍术10 g，厚朴15 g，陈皮10 g，草豆蔻10 g，元胡10 g，藿香10 g，黄芪10 g，砂仁10 g，生姜5 g，大枣4枚，灶心土30 g，水煎温服。

二诊：服3剂后患者自觉胃胀痛大有好转，呕吐清水量减少，但振水音仍存在，上方灶心土加为50 g。又服3剂后振水音基本消失，诸症大减，后根据症状加减。服15剂后患者临床症状基本消失，最后改为散剂，服时用

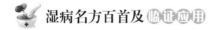

灶心土煎汤代水冲服散剂 3 个月余。随访 2 年未复发。

病例 3　腹泻

余某，男，35 岁，1986 年 7 月 11 日入院，一日前下午晚餐后因天气炎热，食大量西瓜和饮冷水，次日上午觉脘闷不适，泛恶欲呕，随即肠鸣欲泄，初则泄下清稀粪便 5 次，脐周疼痛，继则泄下次数增多，呈暴注下迫之势，日夜泻下稀水便 20 余次，无脓血，里急后重感。来院就诊前呕吐胃内容物一次，伴心慌气短，肢体倦怠，门诊以"急性肠炎"收入住院。检查：体温 36.8 ℃，脉搏 80 次/分，呼吸 20 次/分，血压 120/70 mmHg，大便常规：黄色水样便，白细胞（＋）。体检：神清体倦，胸闷腹胀，脐周疼痛无拒按，肠鸣音亢进：辘辘有声，眼眶略见凹陷，小便短少，舌苔白腻微干，脉濡滑无力。辨证为贪凉饮冷，伤及肠胃，致运化功能失常而致腹泻，拟芳香化湿和胃，分利小便，以胃苓汤加藿香 12 g，法半夏 10 g，焦山楂 25 g，川木香 10 g，每日 1 剂。

服药 3 剂后，大便恢复正常，唯腹胀未减，饮食无味，神疲乏力，继以参苓白术散化裁，住院 7 日，痊愈出院。

病例 4　黄疸

吴某，女，32 岁，1997 年 10 月 2 日就诊。患者食欲不振，恶心腹胀，胸脘痞满，头重身困，大便时溏，小便短少而黄 5 天，今晨梳洗时发现双目发黄，急来就诊。症见双目巩膜及全身皮肤发黄如橘皮色，右胁下有压痛，舌淡，苔厚腻而黄，左脉弦滑，右脉细濡而缓。证属湿热蕴结，阻遏肝胆，疏泄失常，胆液不循常道，溢于肌肤所致。治用利湿化浊，清热退黄。处方：苍术 10 g，厚朴 10 g，陈皮 10 g，桂枝 3 g，泽泻 15 g，猪苓 10 g，白术 15 g，茵陈 30 g，板蓝根 15 g，郁金 10 g，赤小豆 30 g，茯苓 30 g，甘草 10 g。

上方共服 10 剂，黄疸消退，二便如常，但仍食欲不振，舌苔白，脉左弦右细弱，此乃湿热去而伤中之故，用香砂六君子汤加茵陈、厚朴、大腹皮、焦三仙以善其后。

病例 5　湿疹

王某，男，6 个月，诊于 1991 年 5 月。患儿 2 个月来臀部、阴囊对称性潮红、糜烂、渗液，且反复发作，其质黏量多，形体虚胖，吮乳减少，吵闹不安，大便呈蛋花样，每日 2~3 次，量少，腹胀大。舌胖质淡，苔白中腻，小便少。曾用氟轻松乳膏、绿药膏等治疗效不显。中医诊为浸淫疮。伤于湿者，下先受之，此乃湿客肌肤，脾失健运，治以健脾利湿。予胃苓汤加味，处方：苍术、厚朴、陈皮、猪苓、泽泻、茯苓、白术、滑石各 15 g，防风、木通、灯心草、菖蒲各 12 g，甘草 6 g。头煎适量分 3 次口服。第二煎剂用消毒纱布块浸透药液湿敷，每次 1 小时，每日 2 次，经上法治疗 15 天而愈，随访 1 年未见复发。

八十二、宣清导浊汤

【组成】猪苓五钱，茯苓五钱，寒水石六钱，晚蚕沙四钱，皂荚子（去皮）三钱。

【来源】清·吴鞠通《温病条辨·卷三·五十五》："湿温久羁，三焦弥漫，神昏窍阻，少腹硬满，大便不下，宜宣清导浊汤主之。"

【功效】化浊宣清，清利湿热。

【主治】湿温久羁，三焦弥漫，神志轻度昏迷，少腹硬满，大便不通，小便赤少，舌苔浊腻，脉象实者。

【方解】方中寒水石色白性寒，具有宣湿清热的功效，为君药。猪苓、茯苓苦泄淡渗，使三焦之气能升能降，茯苓淡渗利湿，通调水道，使湿从小便而去，二药共为臣药。晚蚕沙化浊祛湿，皂荚辛咸性燥，能退暑燥湿，辛通上下关窍，使大便得通，共为佐药。五药合用，既化无形之气，又逐有形之湿。湿浊去，二便通，症状得以恢复。

【方歌】宣清导浊猪茯苓，寒石蚕沙皂荚共；湿邪弥漫阻三焦，宣畅气机便秘通。

【临证应用】

病例 1　关格（慢性肾衰竭）

患者，男，65 岁，2014 年 2 月 10 日就诊。患者 3 年前无诱因出现腰痛及排尿困难，当地某三甲医院查血肌酐 383 μmol/L，B 超示双侧输尿管结石、双肾积水，予输尿管镜下激光碎石治疗，并留置双 J 管，复查血肌酐 104 μmol/L，病情好转后出院。后病情反复发作，多次更换双 J 管，术后症状能好转。患者 1 周前无诱因出现发热，恶心呕吐，体温最高至 39.2 ℃，查泌尿系 B 超：左侧输尿管扩张，集合系统分离约 2.7 cm；肾功能：尿素氮 23.1 mmol/L，肌酐 520.7 μmol/L，血清钾 6.06 mmol/L，血清碳酸氢盐 17.3 mmol/L。尿常规：隐血（3＋），红细胞 433 个/μL，白细胞 117 个/μL。经抗生素治疗体温恢复正常，余症未减。目前患者双下肢浮肿，恶心呕吐，头晕时作，小便量少，大便日行 1 次，质干结，纳食差，舌质偏红，苔黄腻，脉弦滑。测血压 140/90 mmHg。中医诊断：关格；辨证属湿浊内聚，壅塞三焦，二窍闭阻，浊阴上逆。治拟通腑泄浊，清利活血，降逆止呕，方选宣清导浊汤加减。处方：晚蚕沙 15 g（包），猪苓 15 g，茯苓 20 g，泽兰、泽泻各 15 g，苍术、白术各 15 g，紫苏叶、紫苏梗各 12 g，黄连 10 g，姜半夏 15 g，土茯苓 30 g，六月雪 30 g，王不留行 15 g，皂荚 6 g，滑石 12 g（包），川牛膝 15 g，冬葵子 15 g，车前草 20 g。浓煎频频呷服。另服用滋肾通关胶囊（知母、黄柏、肉桂）。西药配以利尿、纠酸、排钾、改善循环等治疗。1 周后呕吐止，食纳增，半个月后水肿消退，病情好转。

病例 2　湿温发热

许某，男，30 岁，1997 年 6 月 23 日初诊。患者 2 个月前下乡淋雨感湿。翌日全身困倦，不欲饮食，发热，体温在 38 ℃左右波动，肌注青霉素钠、复方奎宁，服中药银翘散、藿朴夏苓汤等，未效。刻诊：体温 38.2 ℃，微恶寒，四肢乏力，口涎胶黏，不欲食，面色萎黄，大便不畅，小便短涩，舌质淡红、苔白腻，脉弦滑。中医诊断为湿温；证属湿浊内蕴胃肠。治宜清热化湿，升清降浊。方用宣清导浊汤加味：蚕沙 12 g，泽兰 12 g，茯苓 20 g，猪苓 15 g，皂荚子 10 g，佩兰 10 g，青蒿 12 g，薏苡仁 30 g（炒），寒水石 30 g。每日 1 剂，水煎服。

6 月 26 日二诊：2 剂热退，二便通调。上方去泽兰，继服 2 剂，诸症消失。

病例 3　癃闭（慢性膀胱炎伴尿潴留）

吴某，女，53 岁，农民，以反复尿频 1 年余，加重并小便不出 12 天而于 2004 年 6 月 22 日就诊。患者 1 年前开始间断出现尿频、尿急、尿痛，因不严重而未予治疗，12 天前因做痔疮手术后大便秘结而尿频、尿急、尿痛加重，不久即出现小便点滴不出，经当地医生用清热利尿通淋之剂并西药抗感染治疗及反复导尿无好转而来就诊。现患者小便点滴不出，下腹胀痛，恶心欲呕，不能饮食，神识昏蒙，大便秘结，舌红苔黄腻，脉细弦。查体：下腹隆起，于脐下约 4 cm 扪及极度充盈之膀胱，触之窘迫疼痛，双肾区轻叩痛；B 超示膀胱过度充盈、双肾积水。此为癃闭之急症矣。治疗以宣清导浊之法，用宣清导浊汤合八正散加减：晚蚕沙 30 g，猪苓 15 g，茯苓 15 g，寒水石 20 g（先煎），皂荚子 8 g，桔梗 10 g，通草 6 g，车前仁 30 g（包），萹蓄 15 g，大黄 8 g（后下），滑石 30 g（先煎），海金沙 30 g（包），1 剂。

6 月 23 日复诊：昨日患者服药 2 次后泻下许多燥屎，随即小便通利，下腹胀痛消除，精神好转，饮食始进。现患者稍有尿频、尿急、尿痛。尿分析：BLD（＋＋），WBC（＋＋＋）。继以上方加减治疗数周而痊愈。

病例 4　黄疸（慢性重度乙型肝炎，活动型）

周某，女，14 岁，学生，因右胁下不适 2 年余，加重并身目黄染 1 周而于 2006 年 6 月 3 日就诊。患者于 2 年前出现右胁下不适。诊断为乙型肝炎，并给予相应的治疗，其后好转而停药。1 周前因劳而出现右胁下不适，身目黄染并迅速加深，经当地治疗无好转来我处就诊。现患者右胁下不适，身目深度黄染，频频呕吐，不能进食，神疲乏力，上腹胀满，小便短小深黄，大便秘结，舌红苔黄腻，脉弦数，全身皮肤深黄，双侧巩膜重度黄染，上腹轻压痛，肝于肋下 4 cm 扪及，轻触痛，肝区轻叩击痛。肝功能：ALT 773.5 U/L，AST 295.6 U/L，TBIL 167.7 μmmol/L，DBIL 89.5 μmmol/L；乙肝六项：HBsAg（＋），抗 – HBs（－），HBeAg（＋），抗 – HBe（－），抗 – HBc（＋），HBcAg（＋）。B 超提示为肝炎。此乃湿热瘀阻肝胆，三焦壅塞，浊邪上逆外泛之黄疸重证，与一般肝胆湿热之黄疸不同。虽无旦夕之忧，但却有转成急黄之势。急当祛邪外出，仿吴鞠通宣清导浊之法，予麻黄连翘赤小豆汤合宣清导浊汤加减：麻黄 8 g，连翘 19 g，赤小豆 12 g，晚蚕沙 15 g，猪苓 12 g，茯苓 15 g，赤芍 15 g，茵陈 20 g，栀子 10 g，柴胡 12 g，枳壳 12 g，大黄 8 g（后下），2 剂。

6 月 5 日复诊：患者服上方后，呕吐已止，大便通畅，小便稍转淡，右胁下不适减轻，身目黄染亦减轻，精神好转，饮食渐进，舌苔转薄。仍用上方加减治疗。

6 月 12 日复诊：患者右胁下已无不适，身目黄染消除，精神较佳，食欲转佳，小便转清淡，大便正常。肝于肋下未及，肝区无叩击痛。舌苔转薄。肝功能复查：ALT 126.9 U/L，AST 36.3 U/L，TBIL 19 μmmol/L，DBIL 5.9 μmmol/L。遂改为运脾疏肝、除湿化瘀之法调治半个月而临床症状消除，肝功能恢复正常。

病例5 鼓胀（肝硬化腹水）

朱某，男，56岁，以反复右胁下胀满不适5年，腹部胀大2个月而于2003年6月2日就诊。患者于5年前无明显原因出现右胁下胀满不适，诊断为肝硬化，并多次继续治疗。2个月前在外打工，因劳而右胁下胀满不适加重，并渐渐出现腹部胀大。当地医生以健脾利水、活血化瘀等方法治疗无好转而来就诊。现患者右胁下胀满不适，腹部胀大如鼓，绷急窘迫，恶心干呕，饮食难进，精神萎靡，形体消瘦，肢软乏力，小便极短少而黄，大便数日未解，舌淡暗，苔白腻，脉细弦涩。皮肤注射处有出血瘀斑，肝掌，腹部胀大如鼓，肝脾不便扪及，肝区轻度叩痛，移动性浊音（＋）。肝功能：ALT 69 U/L，AST 94 U/L，TP 55.7 g/L，ALB 27.6 g/L，TBIL 38.6 μmmol/L，DBIL 14.1 μmmol/L；乙肝六项：HBsAg（＋），抗－HBs（－），HBeAg（－），抗－HBe（－），抗－HBc（＋），HBcAg（＋）。B超示肝硬化、脾大、腹水，肝病胆囊。此乃正虚邪瘀、水湿内停之鼓胀。证属本虚标实，当务之急是浊水内聚，气机郁闭。急则治其标，先予宣清导浊之法，用宣清导浊汤合血府逐瘀汤加减：晚蚕沙30 g，猪苓15 g，茯苓30 g，皂荚子6 g，当归12 g，川芎10 g，赤芍15 g，桃仁12 g，红花12 g，柴胡12 g，枳壳12 g，牛膝15 g，半夏12 g，大黄8 g（后下），1剂。

6月3日复诊：昨日服药后，大便通畅，小便较前明显增多，恶心干呕渐止，现患者右胁下胀满不适及腹部胀大减轻，腹壁变软，食纳渐进，食后稍有腹胀，精神好转。其气机郁闭已解，治疗重心当转为扶正化瘀、行气利水为主。药用六君子汤加减：党参30 g，白术12 g，茯苓30 g，陈皮12 g，半夏12 g，黄芪30 g，当归15 g，川芎12 g，丹参18 g，柴胡12 g，大腹皮15 g，丑牛12 g，薏苡仁30 g，泽泻30 g。3剂。并配合西药以保肝、利尿、补充白蛋白等治疗。

6月7日复诊：患者服上药后，每日大便2次，小便较多，右胁下胀满不适及腹部胀较前大为减轻，腹壁柔软，食纳增进，精神明显好转。中药继续以扶正化瘀、行气利水，并配合西药以保肝、利尿、补充白蛋白等治疗月余，复查肝功能基本恢复正常，B超未见腹水而鼓胀全消。

八十三、香砂六君丸

【组成】党参、茯苓、白术、制香附各二两，姜半夏、广陈皮、炙甘草各一两，春砂仁一两半，水法为丸。每服两三钱。

【来源】清·俞根初《重订通俗伤寒论》："香砂六君丸，专治中虚气滞，饮食不化，呕恶胀满，胃痛，腹鸣泄泻等症。"

【功效】益气健脾，行气化痰。

【主治】脾胃气虚，痰阻气滞证。症见消化不良，呕吐痞闷，嗳气食少，脘腹胀痛，大便溏泄，消瘦倦怠，或气虚肿满等。

【方解】方中人参、白术、茯苓益气健脾为君药；陈皮、半夏、木香和胃降逆化湿为臣药；香附疏肝理气，消胀散满为佐药；炙甘草调中为使药。全方补气行气，用于脾虚气滞所致诸证。

【方歌】四君子汤中和义，参术茯苓甘草比；益以夏陈名六君，祛痰补气阳虚饵；除却半夏名异功，或加香砂胃寒使。

——清·王昂《汤头歌诀》

【临证应用】

病例 1　胃痛

张某，女，28 岁，2012 年 1 月 7 日初诊。患者患食道炎、胃溃疡 5 年，胃痛反复发作，不发作时则胃脘痞闷，多嗳气，有时反胃泛酸，食不甘味，饮食稍不慎即恶心呕吐，口干不欲饮，面色无华，便溏，眼睛发胀，睡不安稳，月经周期延后，且痛经，白带多，舌淡苔白厚腻，脉弦缓。证属：脾虚湿滞。治宜健脾醒胃，芳香化浊，用香砂六君子汤加海螵蛸、煅瓦楞、延胡索各 15 g，川楝子 6 g，生姜 30 g。服完 7 剂后，胃已不痛，脘闷嗳气大减，胃纳转佳，大便基本成形。上方去延胡索、川楝子，加佩兰 10 g、薏苡仁 30 g，7 剂，水煎服，2 日 1 剂，每日 2 次，早、晚分服。

半个月后复诊：诸症痊愈，吴老以加味香砂六君汤原方，加海螵蛸、煅瓦楞、白及，嘱其再服 7 剂，并建议服完后，再做胃镜检查，后托病友转告，胃镜复查胃溃疡已愈。

病例2　消化不良

单某，女，74岁，胆囊癌化疗后出现恶心呕吐，汤水不得入，神疲乏力，精神萎靡不振，脘腹胀满疼痛，嗳气，黄疸，小便色黄量少，舌质淡，苔白腻，脉细弱。治以健脾燥湿化痰，理气和胃降逆。药用香砂六君子汤：木香、砂仁、党参、茯苓、白术、橘皮、半夏、党参、茯苓、白术、甘草。加味：脘腹痛加白芍、生姜、大枣。并发黄疸者加茵陈、猪苓、泽泻、车前子；脘腹胀满嗳气甚者加厚朴、莱菔子、柿蒂；纳呆加炒二芽、鸡内金。

患者服香砂六君汤加白芍、生姜，大枣、厚朴、莱菔子、柿蒂，2剂，恶心呕吐即止，精神好转，可坐起，脘腹胀满疼痛、嗳气减轻，可少量进食稀米粥。上方再加炒二芽、鸡内金、茵陈、猪苓、泽泻、车前子，继服5剂。

患者精神面貌进一步好转，脘腹胀满疼痛、嗳气基本消失，黄疸减退，食欲增强，能进食米粥、面条等软食，苔薄白，脉象正常。

病例3　崩漏

李某，女，17岁，2001年2月2日初诊。患者近半年来月经紊乱，无周期性，经量或多或少，或淋漓不净，外院诊断：青春期功血。刻诊：上次月经2000年12月25日，10日净，末次月经2001年1月15日至今未净，色暗，无臭，无血块，无腰酸腹痛，夜寐欠安，口干不欲饮，纳可，大便干，舌质淡边有齿印，苔薄根腻，脉细缓。证属"崩漏"，因脾胃虚弱，运化失职，痰湿滞于冲任，气血运行不畅，血不归经，治宜健脾化湿，理气止血，方用：黄芪9 g，党参12 g，炒白术9 g，茯苓15 g，陈皮9 g，法半夏9 g，广木香9 g，黄芩9 g，当归9 g，泽泻、泽兰各9 g，大蓟、小蓟各12 g，炒地榆12 g，每日1剂，水煎服，5剂后出血即止，诸证有所缓解。

2月11日其母代诊：出血已止，刻下经前期，上方去泽兰、泽泻、大小蓟、炒地榆，加赤、白芍药各12 g，熟地黄9 g，川芎6 g，服7剂。

2月25日复诊：代诊述末次月经2月19号来潮，经量中，无腹痛，刻下经水将净，未述不适，嘱再用2月11号方调治1个月，月经于3月18日正常来潮，病告痊愈嘱用乌鸡白凤丸善后。

病例 4　闭经不孕

王某，女，28 岁，1996 年 7 月初诊。患者婚后 5 年未孕。15 岁初潮，月经经常错后 40～60 天，近 2 年来经常经闭，外院诊断为闭经，原发不孕。B 超显示子宫无异常，左卵巢小囊肿。刻诊：末次月经 1996 年 2 月，量少色暗，无血块，形体较胖，带下较少，纳可，二便正常，舌质淡胖有齿印，苔薄白，脉细。证属脾胃虚弱，痰湿阻于胞宫，治宜健脾和胃，化痰调经，处方：党参 12 g，茯苓 15 g，白术 9 g，甘草 4.5 g，法半夏 9 g，广木香 9 g，当归 12 g，白芍药 12 g，黄芩 6 g，仙灵脾 15 g，每日 1 剂，共 7 剂。

药后未诉不适，守方 14 剂。再诊：小腹微胀，带下量增，即用上方去黄芩，加熟地黄 12 g、川芎 6 g、桃仁 9 g、川牛膝 12 g。

服药 10 剂即月经来潮，量少，色暗，无腹痛，腰微酸。经净改用前方，服至下次经行前再换用后方，如此服用 3 个月，月经正常来潮。1999 年 12 月电话告之已妊娠 4 月，问其情况，停药后曾又复发，再服用上方，如此半年，经来而受孕。

病例 5　顽固性阴痒

患者，女，34 岁，2001 年 2 月 15 日就诊。患者外阴瘙痒伴带下偏多半年，外院诊断：霉菌性阴道炎，曾内服外用抗霉菌药及中药治疗未见显效。刻诊：外阴痒，带下量多，色黄，纳可，口微甘，饮少，舌质淡胖苔白根腻，脉细缓，证属脾虚湿浊下注，处方：党参 12 g，炒白术 9 g，茯苓 15 g，法半夏 9 g，陈皮 9 g，广木香 9 g，泽兰、泽泻各 9 g，炒荆芥 9 g，赤芍药、白芍药各 12 g，每日 1 剂，水煎服，共 7 剂。

药后阴痒明显改善。守方 14 剂，病告痊愈。

八十四、杏仁汤

【组成】杏仁三钱，黄芩一钱五分，连翘一钱五分，滑石三钱，桑叶一钱五分，茯苓五钱，白蔻皮八分，梨皮二钱。

【来源】清·吴鞠通《温病条辨·卷一》："舌白渴饮，咳嗽频仍，寒从背起，伏暑所致，名曰肺疟，杏仁汤主之。"

【功效】宣肺止咳，清热利湿。

【主治】肺疟，咳嗽频仍，寒从背起，渴饮，舌白。

【方解】本方为苦辛寒法，用桑叶、杏仁宣肺降气，透发湿热，为君药；白豆蔻健脾理气，黄芩、滑石、茯苓甘凉淡渗，清利湿热为臣药；梨皮滋养肺津，防湿热耗津，为佐使药。全方清利湿热，宣肺止咳。

【方歌】杏仁汤中芩翘滑，桑叶蔻苓梨皮加；轻宣肺气又湿热，苦辛寒凉止咳法。

【临证应用】

病例 1　肺热病（新型冠状病毒感染）

毛某，男，36 岁，因反复发热 11 天于 2020 年 2 月 15 日入院。患者于 11 天前无明显诱因出现发热，多为低热，伴胸闷、关节酸痛、头重如裹，在当地医院住院，予阿莫西林克拉维酸钾、莫西沙星、连花清瘟胶囊等治疗 10 天，仍发热不退，并见咳嗽，新冠病毒核酸检测为阳性，肺部 CT 提示双肺阴影，为进一步诊治而转入我院。血常规提示：白细胞 2.69×10^9/L，中性粒细胞 55.0%，淋巴细胞 26.0%，单核细胞 19.0%，血红蛋白 125 g/L，血小板 123×10^9/L，C 反应蛋白结果为 14.1 mg/L。现症：发热，午后为主，最高体温 37.8 ℃，无恶寒恶风，无鼻塞流涕，颈项微汗出，无全身酸痛，咳嗽，咳剧则气急，白天为主，痰少，偶有咳带血丝，稍胸闷气短，头重如裹，有时倦怠乏力，口稍干，口不苦，口稍黏，鼻稍干，咽不干不痒，无胸痛，无腹痛腹泻，纳食减，无恶心呕吐，大便成形，质软，无黏厕，1 次/日，小便黄，不短，无灼热感。舌质红，边有齿印，苔黄稍腻，脉滑数。西医诊断：新型冠状病毒感染。中医诊断：肺热病；证属湿毒郁肺。治法以清热化湿、宣肺止咳为主，兼清阳明经热，方用杏仁汤合葛根芩连汤加减。药用：苦杏仁 10 g，黄芩 10 g，白豆蔻 6 g（后下），茯苓 15 g，连翘 10 g，滑石粉 6 g（包煎），桑叶 10 g，粉葛 15 g，黄连 6 g，甘草 6 g，川贝 6 g，藿香 10 g，梨皮半个，生甘草 6 g。3 剂，水煎服，每日 1 剂，分 2 次服。

2020 年 2 月 18 日二诊：患者昨日未见发热，最高体温 36.7 ℃，咳嗽气急减少，已不需要吸氧，痰中带血丝，偶有血块，色红，量不多，前额紧胀，舌质红、苔黄减轻，脉滑。患者湿毒减轻，病势得挫，守法继用前方 3 剂，唯恐藿香辛温动血故去之，并加白茅根 10 g 以清热凉血止血。

2020 年 2 月 21 日三诊：患者无发热，咳嗽及痰中带血消除，口稍干、黏，前额紧，稍头晕，纳食减，舌质淡红，齿印减轻，苔白腻，脉滑。疫毒之邪大减，病情进一步减轻，继用上方清宣湿热余邪，并加炒麦芽 10 g、神曲 10 g 以消食，共 3 剂。药后复查痰及咽拭子核酸检测均为阴性，胸部 CT 提示肺部病灶明显吸收，符合出院条件而于 2 月 24 日出院。住院期间曾给予莫西沙星和头孢哌酮/舒巴坦钠抗感染、阿比多尔片抗病毒、氨溴索化痰、丙种球蛋白增强免疫力等西药治疗。

病例 2　肺疟（脾脏切除术后发热）

陈某，男，33 岁，1987 年 2 月 5 日会诊。患者因肝硬化合并食道静脉破裂出血而于 1987 年 1 月 7 日住市医院，当晚行脾切除术及胃底静脉结扎术，术后每日上午 10 时左右，先觉背部怕冷，过 20～30 分钟即发热，体温逐渐上升至 39 ℃，至晚汗出热退。西医认为感染，先用抗生素治疗，每 3 日更换一种抗生素，至 2 月 5 日病情毫无缓解，其中并合并西医支持疗法，如输液输血、输入白蛋白等，并用中药滋阴清热之剂，体温始终不见下降，乃于 2 月 5 日请余会诊。诊时除上述症状外，并有咳嗽痰不易出，色白量少，唇干胸闷，口渴欲冷饮但量不多，食后稍胀，体温下降时虽有汗出，但汗出至胸，不能下达至脚，口黏，小便黄，苔白稍厚，舌红，脉弦数，两寸俱浮。诊断为肺疟，投以杏仁汤加味：杏仁 10 g，黄芩 10 g，连翘 10 g，白蔻仁 6 g，滑石 15 g，冬桑叶 10 g，射干 10 g，郁金 10 g，白通草 3 g，鲜梨 1 枝（连皮切），3 剂，每日 1 剂。

2 月 8 日二诊：药后怕冷除，体温下降至 37.8 ℃，咳嗽减轻，胸闷除，唇仍干燥，口渴稍减，口稍黏，苔白稍厚，脉弦稍数，寸稍旺，仍用上方去射干、郁金、枇杷叶，3 剂，每日 1 剂。以后连诊几次，均同上方不变，至 2 月 17 日，体温降至 37.4 ℃，口黏除，唇齿干燥亦消失，小便转为淡黄，乃转用青蒿鳖甲汤，热全退清。

病例 3 泄泻（慢性结肠炎）

章某，男，54 岁，1987 年 3 月 5 日初诊。患者有慢性结肠炎史 10 余年，屡治不效，大便每日 2~3 次，多则 4~5 次，软而不成形，有时带黏液，便前无明显肠鸣、腹痛等症，伴唇喉干燥，口黏口渴，苔白厚而干，舌红脉浮，拟诊为湿热伤津化燥，投以杏仁汤原方，原只想先缓解湿热伤津之燥象，又清湿热，不意服药之后不但干燥诸症好转，大便次数亦减，遂用原方连服 20 余剂，唇喉干燥大减，口黏亦减，大便转为每日 1 次。追访至今，大便均正常。

病例 4 肾结石

余某，女，62 岁，1986 年 11 月 21 日初诊。患者因左侧腰腹疼痛而就诊于省某附属医院，拍片诊断为左肾结石，因合并糖尿病、高血压而就治于中医。就诊时除左腰腹胀痛外，伴小便短黄，有时浑浊，唇口干燥，欲温饮量不多，食纳一般，苔白稍厚，舌红，脉两尺沉，两寸俱浮，投以杏仁汤原方，患者因服药舒适，而就诊又苦于路远，于是连服 20 剂，觉腰腹疼痛明显减轻，小便浑浊消失，唇口干燥缓解，再去拍片检查，诉结石未见。

病例 5 感冒后食纳欠佳

彭某，女，6 岁，1984 年 10 月 2 日初诊。其母诉患儿前些天感冒发热咳嗽，经用西药热退咳嗽减，但食纳甚差，吃饭如吃药，乃来就诊。询之咳嗽痰少，唇喉干燥，日稍渴，纳差，食后胀。小便短，苔白较厚，脉两寸俱浮。此乃湿热行津化燥，病为中上两焦之候，投以杏仁汤原方，连服 3 剂，诸症大减，咳嗽除，再投 3 剂，食纳完全恢复，唇喉干燥等症亦消失。

八十五、杏仁滑石汤

【组成】杏仁三钱，滑石三钱，黄芩二钱，橘红一钱，黄连一钱，郁金二钱，通草一钱，厚朴二钱，半夏三钱。

【来源】清·吴鞠通《温病条辨》卷2中焦篇："暑温、伏暑，三焦均受，舌灰白，胸痞闷，潮热，呕恶，烦渴，自利，汗出，尿短者，杏仁滑石汤主之。"

【功效】清热燥湿，理气开痞。

【主治】适用于湿热并重，弥漫三焦所致胸痞闷，潮热呕恶，烦渴自利，汗出尿短，舌灰白。

【方解】方中杏仁、滑石宣肺利湿，为君药；橘红、半夏、厚朴苦温燥湿，黄连、黄芩清热燥湿，郁金芳香开闭，为臣药；通草通气，清热利尿为佐使药。全方用苦、辛之品，开上、畅中、渗下而达分消走泄湿热之效，用寒凉之品清湿中之热，故为"苦辛寒法"。本方与三仁汤不同，三仁汤以祛湿为主而偏温，本方祛湿与泄热并重。

【方歌】杏仁滑石用通草，芩连郁金橘红饶；厚朴半夏畅中用，分消走泄利三焦。

【临证应用】

病例1　湿热闭肺证

史某，男，70岁，2018年5月7日初诊。既往有慢性支气管炎病史。患者因外感风寒后咳嗽、咳痰半月余就诊。查胸部CT示：肺部感染。刻下症见：咳嗽，气喘，咳痰，色黄、质黏、难咯出，咽部不利，胸闷，身体困重，口干不欲饮，纳差，大便黏腻，排便不爽，小便黄，舌红，苔白厚腻，脉濡数。证属湿热闭肺，肺失宣降，治以清热化湿，止咳平喘。处方：黄芩15 g，滑石15 g，杏仁10 g，豆蔻6 g，陈皮10 g，半夏9 g，厚朴15 g，芦根15 g，败酱草15 g，地龙15 g，穿山龙15 g，玄参15 g，海蛤壳30 g，白果10 g，炙紫菀15 g，射干15 g，桔梗10 g，当归15 g。

7天后患者咳嗽、气喘较前减轻，黄痰减少，无胸闷，舌红苔薄黄腻，脉濡缓。上方去滑石、蛤壳，继续予7剂，患者诸证消失。

病例2 支气管哮喘

韩某，女，54岁，2017年7月14日初诊。有支气管哮喘病史15年，每因天气变化或刺激性气味等诱发，近2年频繁发作。刻下：喘息，咳嗽，痰多，咽部不利，胸闷，腹胀，时有流鼻涕、喷嚏，纳眠差，小便黄，大便不爽。舌暗胖大，苔黄腻，脉濡数。双肺可及明显哮鸣音及少量湿啰音。辨证为湿热闭肺，肺失宣降。治以清热燥湿，化痰平喘。处方：黄芩15 g，滑石15 g，杏仁10 g，半夏9 g，陈皮10 g，辛夷10 g，白芷10 g，射干15 g，穿山龙15 g，地龙10 g，瓜蒌30 g，桔梗10 g，蝉蜕10 g，蒲公英15 g，厚朴15 g，枳壳10 g，当归15 g。

前方服7剂后患者喘息、咳嗽明显缓解，痰量减少，无明显流涕、喷嚏，胸闷腹胀减轻，大便每日一行，上方去辛夷、白芷，加灵芝10 g、茯苓15 g，继服7剂，患者症状基本消失，后间断服中药调理。

病例3 重症肺炎

杨氏使用杏仁滑石汤联合西药治疗重症肺炎104例。方法：在常规治疗基础上，静脉滴注哌拉西林钠舒巴坦，2支/次，2次/日，用前加入100 mL 0.9%氯化钠注射液稀释，疗程2周。在此基础上，加用杏仁滑石汤治疗，药物组成：杏仁9 g，黄连2 g，黄芩6 g，金银花、连翘各8 g，厚朴、陈皮、半夏、郁金各5 g，滑石、薏苡仁各10 g，通草3 g，丹参12 g。每日1剂，水煎取汁200 mL，分早、晚2次服用，疗程2周。此外，经现代药理研究证实，杏仁滑石汤可有效拮抗病原微生物，增强机体免疫力，同时抑制TNF-α的信使核糖核酸表达，联合哌拉西林舒巴坦可产生协同效果，能有效抑制炎症反应，阻止气道重塑，继而保护患者肺功能，促进其恢复。

病例4 呕吐

骆某，女，49岁，2012年8月7日初诊。患者于2012年7月初外出旅游，因饮食不慎出现腹痛、腹泻，西药对症治疗后，症状暂时缓解，但2日后出现恶心、呕吐、腹泻，进食1小时即呕吐、腹泻，无怕冷、发热、出汗等，渐而仅能缓慢进食少量稀粥。既往有慢性胃炎、慢性腹泻病史20年，年初胃镜检查提示：浅表性胃炎，球部炎症。平时稍受凉即易出现胃痛、大便稀溏。现诊：若进食稍硬食物，如米饭、蔬菜，餐后旋即出现腹痛、呕吐，故不敢碰米饭，若进食面点类食物，也感餐后胃脘不适，出现紧缩感和食物上冲感，感觉食物已涌至食管上部接近咽部，张口就要吐出，现已1周未能正常饮食，只能缓慢进食少量稀粥，曾在外院点滴抗呕吐药治疗均无效。刻下胃脘不痛，腹微胀，口黏口干不苦，饥而欲食，因惧怕呕吐而不敢进食，睡眠尚安，大便1日2次、质稀溏不成形、有腥味，小便平，舌质稍暗苔白而厚腻，脉细涩。予杏仁滑石汤加味：杏仁10 g，滑石10 g（布包），黄芩10 g，黄连6 g，橘红10 g，郁金10 g，通草10 g，厚朴10 g，半夏10 g，草果6 g，藿香10 g，炒谷芽10 g，7剂。

2012年8月14日二诊：服用上方至第3剂后，即感进食后呕吐明显减轻，食量有增，现进食少量面点软食后已无不适，但仍不敢进食米饭蔬菜等食物，若饥饿时进食，也仍有胃脘疼痛，近几天腹泻好转，便质已成形，每日2次，不恶心，肠鸣有声，口黏稍干，舌苔厚腻色白，脉缓涩。予原方去黄连，加干姜10 g、姜黄10 g、益智仁10 g、泽泻10 g，7剂。

2012年8月21日三诊：呕吐已止，自觉进食后胃脘畅通，现食欲好，能普食，餐后不胀不痛，二便正常，精神好转，已无明显不适。改用香砂六君丸调治，嘱其注意饮食调理，勿食生冷，随访3个月，病情未复发。

病例5　伤寒

李氏采用中西医结合方法治疗伤寒84例，中医使用杏仁滑石汤加味：杏仁15 g，滑石30 g，黄连10 g，黄芩15 g，厚朴10 g，法半夏15 g，陈皮10 g，郁金10 g，通草10 g，炒栀子15 g，白蔻仁10 g，甘草6 g。加味：湿重者加佩兰15 g、大腹皮20 g、泽兰15 g、苍术15 g；热重者加生石膏30 g、金银花30 g、连翘15 g；大便稀溏、次数较多加粉葛根15 g、败酱草15 g；寒热如疟、热势弛张不退者加青蒿30 g、赤茯苓15 g、青黛15 g，每日1剂，水煎，早、中、晚3次分服，小儿用量酌减。西医治疗：均采用头孢曲松钠、丁胺卡那、左氧氟沙星、氯霉素等二联或三联抗生素及支持疗法。结果：治疗组退热时间平均为5日，对照组退热时间平均为7日；消化道症状明显缓解及消化治疗组平均为6日，对照组8日；神经精神症状明显缓解及消失治疗组平均为4日，对照组为7日；住院天数治疗组平均为8日，对照组为11日。两组患者均正规系统治疗15~21日，无1例复发。

八十六、杏仁薏苡汤

【组成】杏仁三钱，薏苡仁三钱，桂枝五分，生姜七分，厚朴一钱，半夏一钱五分，防己一钱五分，白蒺藜二钱。

【来源】清·吴鞠通《温病条辨》卷 2 中焦篇："风暑寒湿，杂感混淆，气不主宣，咳嗽头胀，不饥，舌白，肢体若废，杏仁薏苡汤主之。"

【功效】祛风寒，除湿热，和胃化湿，通经络。

【主治】适用于感受风寒暑湿证，上、中二焦气机失于宣畅，症见咳嗽，头胀，不饥，肢体痿废，舌苔白。

【方解】方中杏仁宣降肺气，薏苡仁淡渗利水，通调水道，二药共为君药；半夏、厚朴和降胃气，防己清利湿热，桂枝调和营卫，解肌散寒，为臣药；白蒺藜祛风疏肝为佐药；生姜散寒解表，温中祛湿为使药。

【方歌】杏仁薏苡汤防己，朴夏姜桂白蒺藜；宣肺解表又化湿，温化寒湿病能去。

【临证应用】

病例 1　风寒表虚杂感证

张某，男，72 岁，2005 年 9 月 14 日来诊，自诉打喷嚏，背冷，汗出多，咳嗽，头晕重，身酸痛神倦，不思饮食，二便正常，舌红，苔淡黄滑腻，脉细。严师分析此患者打喷嚏，背冷，汗出为风寒表虚，营卫不和证的表现；头晕重，身酸痛，神倦为风湿侵袭，湿邪束表；风寒犯肺，肺气上逆，引起咳嗽；风湿内阻中焦，脾运呆滞，导致患者不思饮食；舌苔淡黄滑腻，为风寒湿邪闭阻欲化热之象；风湿阻滞脉道，气血运行欠畅，故脉象为细。辨证为风寒表虚兼表湿证，处方以两解太阳法加减：桂枝 15 g，白芍 15 g，羌活 10 g，苡仁 30 g，茯苓 15 g，桔梗 10 g，藿香 10 g，牛蒡子 15 g，半夏 15 g，杏仁 10 g，紫菀 15 g，枇杷叶 15 g，甘草 6 g。

患者服 3 剂后，诉诸症兼减，后以原方加减续服 14 剂告之痊愈。

病例 2　风寒暑湿杂感证

刘某，女，27 岁，2006 年 7 月 27 日就诊。自诉恶风发热 3 天，打喷嚏，鼻流清涕，身痛，出汗，头重痛，口干口苦，喜冷饮，小便黄，大便不易解，舌红，苔淡黄厚腻，脉细。严师分析恶风发热，打嚏嚏，清涕，身痛，汗出为风寒袭表，肺卫失宣。且患病正值酷暑之时，暑湿上袭，头目失清，引起头重痛；暑热内侵，伤津耗液，致患者口干口苦，喜冷饮；小便黄，大便不易解也为一派暑热之象；暑湿内裹，苔见淡黄厚腻，脉见细脉。辨证为风寒暑湿杂感证。处方以杏仁薏苡汤：桂枝 15 g，白芍 10 g，杏仁 10 g，苡仁 30 g，白蒺藜 15 g，法半夏 15 g，防己 15 g，羌活 10 g，独活 15 g，滑石 18 g，黄芩 15 g，通草 10 g。

患者服 3 剂后，诸症皆除。

八十七、杏苏散

【组成】苏叶，半夏，茯苓，前胡，苦桔梗，枳壳，甘草，生姜，大枣，橘皮，杏仁。

【来源】清·吴鞠通《温病条辨》卷1上焦篇："燥伤本脏，头微痛，恶寒，咳嗽稀痰，鼻塞，嗌塞，脉弦，无汗，杏苏散主之。"

【功效】散寒宣肺，化痰止咳。

【主治】适用于凉燥伤肺所致头微痛，恶寒无汗，咳嗽稀痰，鼻塞，咽塞，脉弦。

【方解】方中苏叶发散表邪，杏仁苦温降气止咳，前胡散邪降气化痰，桔梗、枳壳理气宽胸，半夏、陈皮燥湿化痰，茯苓健脾渗湿，生姜、大枣调和营卫，以助解表，甘草调和诸药。方中药物多辛苦温之品，以达辛散、苦降、温通之效，故属于"苦温甘辛法"。

【方歌】杏苏散用桔陈前，枳苓夏草姜枣研；轻清凉润治肺燥，化痰止咳此方痊。

【临证应用】

病例1 咳喘

张氏以杏苏散治疗喉源性咳嗽40例，基本方：杏仁15 g，苏叶15 g，法半夏10 g，陈皮10 g，茯苓15 g，前胡10 g，桔梗15 g，蝉蜕15 g，枳壳5 g，甘草5 g；偏风寒者加麻黄、防风以祛风散寒；偏风热者加黄芩以疏风清热；喉痒甚者加牛蒡子以利咽止痒；阴虚者加沙参、麦冬以益气养阴、敛肺止咳；正虚邪恋者加太子参、黄芪以益气扶正。煎服法：取清水3碗浸泡中药15分钟，煎煮30分钟，取药液250～300 mL，早、晚饭后分服，每日1剂。结果显示：总有效率为92.5%。

病例2 妊娠咳嗽

王某，女，24岁，停经2月余，2013年12月27日就诊。患者1周前因外出感寒出现头痛、鼻塞、流清浊涕，因惧怕服药影响胎儿而以期待疗法。然前症未去，咳嗽渐起，痰多渐为黄色，黏稠，咽痒痛。自在社区门诊以头孢类抗生素输液 3 天，口服止咳露等症状未见明显好转而转求中药。刻下见：咳嗽时发，痰不多，黄黏难出，咽喉痒痛，纳差，舌红少苔，脉细数。小便少、色黄，大便稍干，两日 1 次。查体：双肺呼吸音清，未闻及明显干湿啰音。白细胞计数及分类未见明显异常。咽拭子试验提示支原体少许。诊为妊娠咳嗽，中医考虑肺阴虚燥热型。西医考虑肺炎支原体感染。患者要求中药治疗，思其初为风寒侵袭，不得解，内传郁而化热，热邪耗津伤液，喉为肺之门户，肺失濡润、肃降之职，清肃失司，故咳嗽时发，痰少黄黏，咽喉痒痛。方选杏苏散加减以轻宣润燥，化痰止咳，方药：杏仁 10 g，苏叶 15 g，陈皮 10 g，桔梗 10 g，炙甘草 6 g，地骨皮 10 g，桑白皮 10 g，沙参 10 g，麦冬 10 g，川贝 10 g。30 剂，每日 1 剂，水煎取汁 400 mL，分早、晚 2 次温服。同时嘱咐其多饮水、饮食清淡。

4 天后复诊，咳嗽已明显减轻，无咽痒咽痛，胃口好转。继巩固 2 剂而诸症消失。

病例 3　小儿咳嗽

患儿，男，7 岁，2020 年 4 月 25 日初诊，主因咳嗽伴咳痰 1 个月就诊。患儿 1 个月前无明显诱因出现发热，伴咳嗽、咳痰、咽痛，服用小儿豉翘清热颗粒、蒲地蓝口服液等 1 天余热退，后继服前药共 1 周。诸症虽减，但仍出现阵发性咳嗽伴咳痰。现患儿：咳嗽，晨起甚，伴咳痰色白，量中等，咽喉不利，纳食一般，大便软黏，1 次/天，小便调，无发热腹胀，舌淡红苔少，脉细。查体见：咽部充血扁桃体（-），双肺：呼吸音粗，未闻及啰音。辅助检查：血常规、胸片（-）。考虑为感染后咳嗽，辨为咳嗽病（肺脾两虚，痰饮内停证），治以理肺温脾、化痰止咳兼顾利咽。处方：苏叶、杏仁、桔梗、枳壳、陈皮、黄芩、百部、蜜紫菀、前胡、浙贝母、麦冬、玄参、赤芍、牡丹皮各 10 g，蝉蜕、清半夏各 6 g，蜜麻黄 5 g，蜜枇杷叶 15 g，木蝴蝶 3 g，8 剂，水煎服，每日 1 剂。

5 月 3 日复诊：患儿咳嗽明显减轻，晨起夜间偶咳，日间基本不咳，少量白痰，咽喉已利，纳食增，大便成形，每日 1 次，前方去赤芍、牡丹皮、蝉蜕，加山药、鸡内金各 10 g，7 剂后渐愈。

病例 4　鼻渊

尤氏以桂枝汤合杏苏散加减治疗过敏性鼻炎 40 例，处方：桂枝、白芍各 15 g，炙甘草、紫苏叶（后下）、苦杏仁、葶苈子、法半夏各 10 g，甘草、前胡、蝉蜕各 5 g。恶风重者加荆芥、防风；气虚者加黄芪；鼻塞重者加辛夷花、苍耳子、白芷。每日 1 剂，水煎服，总有效率为 82.5%，此方在主症改善及复发率等方面均具有明显效果。

病例 5　痰浊阻肺

冯氏采用西医常规治疗加杏苏散加减治疗痰浊阻肺型慢性支气管炎急性发作，杏苏散组方为：苏叶、半夏、茯苓、前胡、紫菀、枇杷叶、杏仁各 9 g，桔梗、枳壳、麻黄、陈皮各 6 g，甘草 3 g，根据患者个体化差异辩证进行加减：喘息严重者加射干、葶苈子；平卧困难、痰黏难咳者加皂荚；中满痞胀、食少纳呆者加莱菔子；腹胀、大便干结者加厚朴、大黄；痰黄苔黄腻者加浙贝母、瓜蒌。以上中药水煎服，每日 1 剂，早、晚各服 1 剂，15 天 1 个疗程。结果显示：总有效率为 95.2%。

八十八、宣痹汤

【组成】防己五钱，杏仁五钱，滑石五钱，栀子三钱，连翘三钱，薏苡仁五钱，半夏三钱，晚蚕沙三钱，赤小豆三钱。

【来源】清·吴鞠通《温病条辨》卷2中焦篇："湿聚热蒸，蕴于经络，寒战热炽，骨节烦疼，舌色灰滞，面目萎黄，病名湿痹，宣痹汤主之。"

【功效】清利湿热，宣痹通络。

【主治】适用于湿痹。症见寒战热炽，骨节烦疼，舌色灰滞，面目萎黄。

【方解】方中防己祛风湿，清热，通络止痛，杏仁降气化湿，滑石清热利湿为君药；薏苡仁、赤小豆、蚕沙渗湿除痹，连翘、栀子清热，为臣药；半夏苦温燥湿为佐药；方中药物辛味宣散，苦味降泄，能清除湿热，宣通经络，故为"苦辛通法"。吴鞠通曰："若泛用治湿之药，而不知循经入络，则罔效矣。故以防己急走经络之湿，杏仁开肺气之先，连翘清气分之湿热，赤豆清血分之湿热，滑石利窍而清热中之湿，山栀肃肺而泄湿中之热，薏苡仁淡渗而主挛痹，半夏辛平而主寒热，蚕沙化浊道中清气。"

【方歌】宣痹防己赤豆石，蚕沙夏杏薏翘栀；骨节烦痛因湿痹，宣痹化湿此方施。

【临证应用】

病例1　风湿痹证

张氏使用宣痹汤治疗类风湿关节炎湿热瘀阻型100例，对照组常规治疗及口服甲氨蝶呤片，每日10 mg，1周1次。连续治疗8周。治疗组在对照组的基础上，给予其煎服宣痹汤。宣痹汤药物组成为：薏苡仁、防己、滑石、杏仁各15 g和薏苡仁、山栀子、赤小豆皮、半夏、醋蚕沙各9 g。每日1剂，每日2次，连续治疗8周。研究结果显示观察组 WOMAC 和 DAS28 评分均有明显改善（$P < 0.05$），并且优于对照组。在治疗前后 CRP、TNF-α 和 ESR 指标比较后，观察组显著优于对照组（$P < 0.05$）。观察组在治疗总

有效率中同样也显著，由于对照组以及随访第 4 个月、第 8 个月、第 16 个月，观察组患者的复发率也明显低于对照组（$P < 0.05$），且观察组在不良反应发生率上显著低于对照组（$P < 0.05$）。

病例2　腰痛

王某，女，80 岁，2018 年 6 月 5 日初诊，主诉：腰背部疼痛 2 年，双下肢活动不利 2 个月。病史：患者 2 年前做家务时劳累导致腰背部疼痛，未给予特殊处理，休息后不缓解，自行口服三七伤药片，外敷麝香壮骨膏。病情反复，2018 年 4 月 5 日双下肢活动不利，双腿自诉重着无力，走路无力，怕摔倒。平素怕冷，怕热，食欲差，身体肥胖。一年 3 次入院保守治疗，病情无明显改善，腰痛仍发作，自诉较前加重。双下肢无力，行动不便。症见：神清，精神差，面容焦虑不安，体形中等偏胖，舌质暗红，苔白腻厚，舌体两边有齿痕，脉弦细略滑。专科检查：两侧腰背部广泛压痛、叩击痛（ + ）、直腿抬高及加强试验（ + ）、4 字试验（ + ）。双下肢肌力 IV 级，病理反射（ - ）。腰椎正侧位 X 线提示：腰椎退化，腰 4 至 5 椎间隙变窄。腰椎 MR：腰 4 至 5 椎间盘突出，腰 4 至 5 椎管狭窄。中医诊断：腰痛痰瘀互结。治疗方法为活血化瘀，祛痰通络。宣痹汤加减：汉防己 12 g，杏仁 6 g，滑石 12 g，连翘 12 g，栀子 10 g，薏苡仁 30 g，半夏 12 g，晚蚕沙 10 g，赤小豆 12 g，川芎 15 g，赤芍 12 g，当归尾 20 g，牛膝 12 g，黄柏 9 g，苍术 18 g。共 7 剂，口服，早、晚各 1 次。

二诊：腰背部疼痛好转，双下肢活动较前好转，余不变，效不更方，上药继续服 14 剂，诸证明显好转，无明显不适。

病例3　痛风

李氏使用宣痹汤加减配合穴位贴敷治疗痛风性关节炎 100 例。宣痹汤：连翘 15 g，川牛膝 15 g，薏苡仁 15 g，泽泻 15 g，防己 10 g，栀子 10 g，土茯苓 15 g，秦艽 10 g，蚕沙 10 g，萆薢 20 g。热盛者加牡丹皮、秦皮、黄柏；剧烈疼痛者加姜黄、海桐皮。将上述药物用水煎服，每日 1 剂，分成早、晚 2 次服用，连续服药 14 天。取适量大黄、苍术、薏苡仁、胆南星、萆薢、土茯苓、冰片，碾压成粉状，兑醋调成糊状，使用通气胶布贴于患侧相应穴位。膝关节：膝眼、阳陵泉、足三里、梁丘等；肘关节：曲池、尺泽等；腕关节：外关、阳池等；踝关节：申脉、照海等；第一跖趾关节：太白、大都等；指关节直接局部包裹。每次取 2~3 个穴位或压痛点，4~6 小时/次，1 次/天，连续治疗 14 天。研究结果显示，观察组的临床总有效率比对照组高，治疗后关节疼痛评分、关节功能评分均比对照组低（P < 0.05）。提示宣痹汤联合穴位贴敷治疗痛风性关节炎的临床疗效显著，能够明显减轻疼痛，改善关节功能。

病例 4　滑膜炎

卫氏使用宣痹汤加减治疗湿热痹阻型滑膜炎 100 例，方药如下：防己 15 g，滑石 15 g，连翘 9 g，栀子 9 g，薏米 15 g，蚕沙 9 g，半夏 9 g，赤小豆皮 9 g。痛甚者加姜黄 9 g，海桐皮 9 g。每日 1 剂，水煎早、晚分服，5 剂为 1 个疗程。治疗 1 个疗程不愈者，增加 1~2 个疗程。取得明显效果。

病例 5　反复发热

谢某，女，54 岁。初诊（2018 年 5 月 30 日）：反复发热 4 年余不愈，体温波动于 38~39 ℃，发病前背冷即作，发热时两耳发胀，额前头痛，口苦，疲乏，小便黄，大便较干，每 2 日 1 行。舌紫、苔薄黄腻，脉弦细数。辨证：患者反复发热，寒热往来，口苦，尿黄，脉弦，考虑少阳化火之征，大便干为津液输布不利。治法：和解少阳，疏风清热。主方：小柴胡汤合葛根加选奇汤，处方：党参、法半夏、防风、羌活各 10 g，柴胡 20 g，黄芩、地骨皮各 15 g，葛根 40 g，甘草 6 g。20 剂，每日 1 剂，水煎服，分 2 次温服。

二诊（2018 年 6 月 22 日）：额前头痛显减，但仍反复发热，并出现四肢关节肿痛，精神疲乏，伴咳嗽，二便同前，舌边紫，苔黄腻，脉弦细数。辨证：患者服用小柴胡汤合葛根加选奇汤后头痛减轻，但发热仍反复，结合患者出现四肢关节肿痛症状及尿黄大便干，考虑为湿热闭阻经络，舌边紫，苔黄腻为湿热下注有瘀之象。主方：宣痹汤合四妙散加减。处方：苍术、汉防己各 6 g，黄柏、秦艽、杏仁、连翘、法半夏、蚕沙、赤小豆、海桐皮、地骨皮各 10 g，川牛膝、滑石、片姜黄各 15 g，薏苡仁 20 g，栀子 8 g。20 剂，每日 1 剂，水煎服，分 2 次温服。

三诊（2018 年 7 月 18 日）：发热已止，身痛已缓，苔黄腻，尿色变清，大便较前通畅，1 日 1 行，舌边紫，脉细略数。处方：苍术、汉防己各 6 g，黄柏、栀子各 8 g，川牛膝、赤小豆、滑石、片姜黄各 15 g，薏苡仁 20 g，秦艽、杏仁、连翘、法半夏、蚕沙、海桐皮、地骨皮、桃仁各 10 g。再进 20 剂，每日 1 剂，水煎服，分 2 次温服。

四诊（2018 年 8 月 12 日）：服药后发热完全控制，家属突然前来告知昨日因受风发热复发，热势甚高，且腮及下颚疼痛，全身关节疼痛，大便可。辨证：时值暑天，考虑暑湿外感。主方：新加香薷饮加味，处方：香薷 6 g，厚朴、白扁豆、金银花、连翘、黄芩各 15 g，滑石 20 g。共 5 剂，每日 1 剂，水煎服，分 2 次温服。

五诊（2018 年 8 月 17 日）：服上药后发热即退，全身关节酸痛大减，口苦，尿黄，大便干。舌边紫苔薄白，脉细数。续前宣痹汤合四妙散加减 30 剂巩固疗效。此后患者一直未再发热。

病例 6　发热皮疹

邓某，女，29 岁。初诊（2018 年 5 月 20 日）：持续发热 20 余天，体温波动于 37.8 ~ 38.5 ℃，一身酸重疼痛，自汗，汗后热止，疲乏，夜间偏头痛，近日咳嗽，气促，一身散在皮疹、瘙痒。舌红苔薄黄，脉滑数。胸部 CT（湘雅常德医院）示：①右中肺、右下肺后基底段小结节：良性结节可能性大，建议追查；②肝右叶多发钙化灶。辨证：湿热郁滞肌肤，肺失宣肃。治法：清热化湿，泻肺止痒。主方：宣痹汤合泻白散加减，处方：桑白皮、地骨皮、滑石、薏苡仁各 15 g，知母、杏仁、片姜黄、连翘、栀子、法半夏、蚕沙、赤小豆、海桐皮、浮萍各 10 g，川贝母 8 g，汉防己 6 g。20 剂，每日 1 剂，水煎服，分 2 次温服。

二诊（2018 年 6 月 22 日）：病史如前，体温下降至 38 ℃以下，皮疹大部分消退，自汗改善，咳嗽减少，一身酸痛明显减轻，舌红苔薄黄，脉滑。效不更方，续前宣痹汤合泻白散加减。处方：桑白皮、地骨皮、滑石、薏苡仁各 15 g，知母、杏仁、片姜黄、连翘、栀子、法半夏、蚕沙、赤小豆、紫草、浮萍、海桐皮各 10 g，川贝母 8 g，黄柏、汉防己各 6 g。20 剂，每日 1 剂，水煎服，分 2 次温服。服药后患者体温降至正常，全身酸痛、咳嗽、皮疹均消失，半年随访未再复发。

病例 7　肺占位全身结节

金某，男，53 岁。初诊（2018 年 9 月 7 日）：肺部占位，发热恶寒，一身肢节疼痛，双腿右手臂肿胀，全身长结节，右侧腹部表皮肿块异常疼痛，面色淡黄，苔黄腻，脉滑数。辨证：湿热内蕴，不得宣发，故发热恶寒；湿阻关节经络，则肢节肿胀疼痛。治法：清利湿热，散结止痛。主方：加味宣痹汤，处方：汉防己 8 g，杏仁、栀子、法半夏、海桐皮、秦艽、五加皮各 10 g，片姜黄、连翘、蚕沙、赤小豆、茯苓皮、白花蛇舌草各 15 g，薏苡仁、滑石各 20 g，煅乳香、煅没药各 6 g，浙贝母 30 g。30 剂，每日 1 剂，水煎服，分 2 次温服。

二诊（2018 年 10 月 10 日）：病史如前，发热恶寒已止，肢节疼痛显减，双腿肿胀消退，全身结节及右侧腹部表皮肿块有缩小，面色淡黄，苔黄腻，脉滑略数。效不更方，续前宣痹汤加味治疗 2 月余，全身结节消退。

病例 8　食管反流

陈某，女，51 岁，主诉：胸骨后及咽部烧灼 3 年、加重 1 年。自诉 3 年前无明显诱因出现胸骨后及咽部烧灼感，逐渐加重，初时躺下则胸骨下明显烧灼，近 1 年发展为咽部及胸骨下烧灼频繁，胃脘部感寒及食生冷则烧灼感加重，反酸，无嗳气，食则饱胀，食量少，无口干口苦，偶觉口甜口黏，大便偏稀，每 1 日 2～3 行，稍有不尽感，小便平。50 岁停经。舌质淡胖，边有齿痕，苔薄白中白黄腻，脉弦细。处方：法半夏 10 g，黄芩 10 g，黄连 6 g，干姜 6 g，党参 15 g，茯苓 10 g，白术 10 g，枇杷叶 10 g，射干 10 g，郁金 10 g，炙甘草 6 g，甘松 10 g，7 剂。

二诊：服前药后，患者咽部及胸部烧灼感仍有，但较前程度减轻，大便情况好转，每日 1 行，成形通畅，小便平，现情绪较急躁，口干咽痒，夜间为甚，纳食同前，睡眠较浅，舌质淡胖，边有齿痕，苔薄白，中部黄白腻，脉弦细软。予柴胡 10 g，黄芩 10 g，法半夏 10 g，白芍 10 g，枳壳 15 g，党参 10 g，射干 10 g，郁金 10 g，枇杷叶 10 g，甘松 10 g，厚朴 10 g，橘络 6 g，甘草 6 g，7 剂。

三诊：服上药后，咽部及胸骨后烧灼感明显减轻，咽部稍觉干痒，受凉后烧灼感加重，身体较怕冷，平素易感冒。口干不欲多饮，纳可，睡眠较浅，二便平，舌淡红嫩干，苔薄黄，脉细。予柴胡 6 g，黄芩 10 g，白芍 10 g，枳壳 15 g，党参 10 g，射干 10 g，郁金 10 g，枇杷叶 10 g，橘络 6 g，甘草 6 g，北沙参 10 g，薄荷 6 g（前方去法半夏、厚朴、甘松，加北沙参、薄荷，柴胡改 6 g），7 剂，后诊以前方加减治疗，诸症明显改善。

病例9　呃逆

薛某，女，63岁，无明显诱因出现呃逆，反复发作7年余。患者自诉呃前常感胸前憋闷心慌，逢呃逆不出，须捶打前胸后背，方可呃出而舒，呃声响亮。曾被诊为冠心病，服通心脉胶囊、养血康（中成药）等药5年，胸前区不适略减，但呃逆仍频发不止。一日反复10余次，严重影响正常生活。纳可乏力，烦躁，眠差，大便黏滞，偏干，排出稍费力，每2～3日一行。舌质暗，苔黄燥，脉弦滑。实验室检查：心电图正常；钡餐示慢性胃窦炎。处方如下：射干12 g，郁金15 g，栀子10 g，通草6 g，淡豆豉10 g，薤白10 g，姜半夏12 g，香橼12 g，麦冬30 g，沉香6 g，砂仁10 g（后下），炒枳壳15 g，连翘10 g。3剂，每日1剂，水煎服。

二诊：呃逆明显减少，且呃出较易，稍感乏力及胸闷，食欲渐佳，汗多，眠安，大便2日一行，性状可，排出通畅。加香附12 g、炒谷芽3 g，6剂。

三诊：呃逆时作，时有咳嗽，纳眠可，二便调。加木蝴蝶10 g，5剂。服药后，自述呃逆偶发，纳眠可，二便调。效不更方，继服7剂，病愈。其后随诊1年，再无复发。

病例10　咳嗽

由某，男，29岁，2017年9月10日就诊。患者自诉感冒后咳嗽1月余。胸部X片示肺纹理正常，血常规：白细胞、中性粒细胞及分类未见异常，口服多种抗生素、中药及止咳化痰类中成药均未见效。症见：咳嗽，咳痰，咳声重着不畅，痰少黏不利，咽部不利，胸稍闷，不欲饮食，夜寐不实，口干不欲饮，大便稍干、小便可，舌红，苔白腻，脉滑。其平素嗜烟酒，喜食肥甘厚腻之品，诊断：湿热咳嗽，湿热干肺，肺失宣降所致。治法：清热化湿，轻宣肺痹。予上焦宣痹汤，处方：枇杷叶10 g，郁金10 g，通草6 g，射干9 g，淡豆豉12 g，7剂。

3天后咳嗽大减，咯痰爽快，欲饮食，舌苔腻好转，继服上方4天后咳嗽基本消失，随访1个月痊愈。

病例11　湿热型弱精

温氏使用宣痹汤加味治疗湿热型弱精48例，处方：粉防己、炒杏仁、滑石、薏苡仁各 15 g，连翘、山栀子、法半夏、晚蚕沙、赤小豆各 10 g，水蛭 5 g（吞服）。每日 1 剂，煎服 2 次，1 个月为 1 个疗程。一般连续 2 个疗程。若效果不显著可再服 1 个疗程。治疗期间停止使用其他治疗方法。用药前和治疗后分别进行精液分析，治疗总有效率为 83.3%。

八十九、香附旋覆花汤

【组成】生香附三钱，旋覆花三钱，苏子霜三钱，广陈皮二钱，半夏五钱，茯苓三钱，薏苡仁五钱。

【来源】清·吴鞠通《温病条辨·卷三》："伏暑、湿温胁痛，或咳，或不咳，无寒，但潮热，或竟寒热如疟状，不可误认柴胡证，香附旋覆花汤主之；久不解者，间用控涎丹。"

【功效】疏肝通络，行气化痰。

【主治】胁痛，或咳或不咳，潮热，或竟寒热如疟状。

【方解】香附、旋覆花疏肝通络，降气化痰，为君药；苏子降肺化痰，陈皮、半夏燥湿化痰为臣药，茯苓、薏苡仁淡渗利水消痰，为佐药。吴鞠通曰："香附、旋覆花善通肝络，而逐胁下之饮；苏子、杏仁降肺气而化饮，所谓建金以平木；广陈皮、半夏消痰饮之正；茯苓、薏苡仁开太阳而合阳明，所谓治水者必实土，中流涨者开支河之法也。"

【方歌】香附旋覆苏子陈，半夏茯苓薏苡仁；湿气内伏胸胁痛，理气和络化痰饮。

【临证应用】

病例1　悬饮

蔡某，女，61岁，2017年3月5日初诊。发现右肺腺癌1年余。胸部CT示：右肺上叶软组织影，右肺下叶结节，考虑肺癌；右肺多发结节，右侧纵隔胸膜明显增厚，考虑肺内、胸膜转移；右侧胸腔大量积液，右中下肺部分肺不张。行右上肺穿刺，病理示腺癌。KPS 70分。行化疗和靶向治疗。因患者胸部憋闷加重，但又惧怕穿刺抽液，转而求中医治疗。刻下：咳嗽气促，右胸胁疼痛，甚则咳唾行动皆牵引作痛，胸部憋闷严重，咳吐白痰，口干但不欲饮，食纳可，二便调，脉沉弦，苔白厚而滑。此乃痰饮留于胁下，诊为悬饮，法用祛痰蠲饮。予香附旋覆花汤合三子养亲汤化裁，处方：香附15 g，旋覆花30 g，苏子30 g，陈皮15 g，法半夏15 g，茯苓20 g，薏苡仁

30 g，白芥子 30 g，莱菔子 30 g，枳壳 15 g，泽漆 30 g，川楝子 20 g，延胡索 30 g，桔梗 10 g，杏仁 10 g，醋商陆 5 g。15 剂，水煎服，每日 1 剂。

3 月 21 日二诊：患者自诉咳嗽气促、胸部憋闷症状明显缓解，牵引作痛感消失，口干缓解，大便偏稀，日行 4~5 次，小便多，食欲可。舌质淡，苔滑，脉沉弦。嘱加紫菀 30 g，继服 15 剂。

4 月 7 日三诊：患者自诉咳嗽气促、胸部憋闷的症状消失，无口干，大便偏稀，日行 2~3 次，小便可，食欲可。舌质淡，苔白，脉沉。嘱患者查胸部 CT 示：右侧胸腔积液吸收。拟继续行中药抗癌治疗。

病例 2 肺胀

黄某，男，71 岁，1997 年 12 月 2 日初诊。主诉：慢性咳喘、气逆反复发作 20 年，病情加重伴发热 1 天。患者现胸闷，痰多色白黏腻，纳谷欠佳，二便正常，舌淡、苔白腻，脉滑。中医辨证属痰浊壅肺，治拟化痰降气。方选苏子降气汤合三子养亲汤加减。服药 3 剂后体温正常，病程中出现面色青紫，胸闷如窒，喉有痰鸣，不能咳出，舌苔白腻，脉沉滑，考虑为"痰厥"之危候，乃痰瘀搏结，阻塞气道之故，治拟开胸结、化痰瘀。予以香附旋覆花汤加减。处方：香附 10 g，旋覆花 10 g（包），苏子 10 g，杏仁 10 g，陈皮 5 g，法半夏 10 g，川厚朴 10 g，瓜蒌皮 10 g，郁金 10 g，石菖蒲 5 g。用法：水煎，每日 1 剂，分 2 次口服。

服药 2 日后症状缓解，继续治疗 10 日，痰瘀渐去，肺肾阴虚之象突出，治从养肺阴、益肾气立法，选用生脉散合人参胡桃饮化裁，以善其后。

病例 3 肺痿

戴某，女，47 岁，1997 年 9 月 8 日初诊。病起 20 载，主要特征为左侧胸部发闷，气短，时有咳嗽，咳吐浊唾涎沫，舌淡、苔薄白，脉细涩。经外院检查多次，西医诊断为左上肺不张、肺功能减退，中医辨证属肺气不足、清肃无权、痰瘀阻滞。治拟宣肺气，化痰浊，和络脉，予以香附旋覆花汤加减。处方：香附 10 g，旋覆花 10 g（包），苏子 10 g，杏仁 10 g，陈皮 5 g，法半夏 10 g，薏苡仁 10 g，瓜蒌皮 10 g，桔梗 5 g，枳壳 5 g，鱼腥草 15 g，红花 10 g。用法：水煎，每日 1 剂，分 2 次口服。

服药 1 个月后，痰浊渐去，肺虚脾弱之象显露，遂去枳壳、瓜蒌皮、鱼腥草，加黄芪 15 g、党参 15 g、白术 10 g 以补肺健脾。又继续服药 2 个月后，复查肺不张已痊愈。

病例4 胁痛

李某，男，28岁，1981年8月27日来诊。患者右胁胀痛，身软乏力半年，曾间断服中、西药治疗，症状未见减轻，诊见：右胁胀痛，牵引右背酸胀，神疲乏力，嗳气，口苦，纳少，尿黄，便溏，舌苔黄腻而厚，脉弦滑。超声波检查：胆囊壁毛。证属湿热内郁，肝胃不和，气阻络痹。予香附旋覆花汤加减：香附、炙旋覆花、茯苓、炒苏子、郁金各12 g，法半夏、陈皮、柴胡、枳壳、栀子各10 g，薏苡仁、白芍各15 g，甘草6 g，2剂，水煎服。

服药后，胁痛减轻，背胀减轻，嗳气减少，饮食增进。上方加佛手片12 g，续服8剂诸症消失。

病例5 呃逆

李某，男，48岁，1982年8月26日就诊。患者于8月初生气后，渐作嗳气，纳少。8月20日呃逆突起，大作不停，经用中药及针刺后，呃逆只中止半小时。诊见：面色少华，精神倦怠，呃逆频作，两颊掣痛，微作寒热，呕吐清水痰涎，量多，口干觉甜，喜热饮，右胁胀痛，纳少，尿黄，大便先干后溏，舌淡、苔薄白微黄，脉细滑。证属肝气不疏，逆乘肺胃，胃气挟痰上逆。予香附旋覆花汤加减：香附、炙旋覆花、法半夏、炒苏子各12 g，陈皮、枳壳、桔梗各10 g，茯苓、党参各15 g，代赭石30 g，公丁香、吴茱萸、甘草各6 g。

服1剂后，呃逆稍缓，仍作寒热，纳食不香。上方去枳壳、桔梗，加桂枝9 g、白芍12 g、白蔻仁6 g。续服3剂后，呃逆止，诸症告平。

九十、茵陈蒿汤

【组成】茵陈六两,栀子十四枚,大黄二两。

【来源】汉·张仲景《伤寒论·辨阳明病脉证并治》:"伤寒七八日,身黄如橘子色,小便不利,腹微满者,茵陈蒿汤主之"。《金匮要略·黄疸病脉证并治第十五》:"谷疸之为病,寒热不食,食即头眩,心胸不安,久久发黄,为谷疸,茵陈蒿汤主之。"

【功效】清热利湿退黄。

【主治】湿热并重黄疸,症见身目发黄,色如橘子而鲜明,口渴,小便不利,尿黄,发热,恶心呕吐,脘腹痞满,大便黏腻或便秘,舌苔黄腻,脉弦滑数。

【方解】方中重用茵陈苦泄下降,清热利湿,为治黄疸要药,为君药。栀子清热降火,通利三焦,助茵陈引湿热从小便而去,为臣药。大黄泄热逐瘀,通利大便,导瘀热从大便而下,为佐药。三药合用,利湿与泄热并进,通利二便,前后分消,湿邪得除,瘀热得去,黄疸自退。

【方歌】茵陈蒿汤治疸黄,阴阳寒热细推详;阳黄大黄栀子入,阴黄附子与干姜。

——清·王昂《汤头歌诀》

【临证应用】

病例 1 黄疸

向某,男,37 岁,1975 年 5 月 7 日初诊。患者于 1 周前突感胃脘胀满,发热曾至 38.5 ℃,服西药 3 天后热退,但巩膜及皮肤出现黄疸,经某医院检验 ALT 为 800 U,黄疸指数为 70 U,诊断为急性黄疸型肝炎。连日来胸闷,纳呆,腹胀,尿赤似浓茶,肝区不舒,舌苔白腻,脉弦细。治以茵陈蒿汤加味,处方:生大黄、山栀、大腹皮各 9 g,茵陈、田基黄、全瓜蒌各 15 g,大金钱草 30 g。7 剂,每日 1 剂,水煎服。

5 月 15 日二诊:药后 ALT 下降到 300 U,诸症减轻,食欲增加。原方加鲜茅根 30 g，续服药 14 剂后，黄疸全退，黄疸指数为 10 U，ALT 下降至 30 U，病愈。

病例 2　黄汗

常某，女，28 岁，产后 20 天左右，出现腋下及阴部汗出色黄，因产后时间较短而未经治疗，不久因汗出较甚且色为黄，并有异味，曾在附近几家医院门诊治疗月余，未见好转。根据汗出色黄有异味，舌红，苔薄黄，脉滑，辨为湿热黄汗证，治以清热除湿，兼温阳通滞，方用茵陈芪芍汤（茵陈蒿汤加味）：茵陈 18 g，栀子 15 g，大黄 3 g，黄芪 15 g，白芍 9 g，桂枝 9 g，醋 24 mL。6 剂，每日 1 剂，水煎分 3 次服。

二诊：汗出减轻，复以前方治疗 20 余剂，黄汗等症痊愈。

病例 3　母儿 ABO 血型不合

屈某，女，30 岁，孕 4 产 1，2007 年 12 月 16 日来诊。主诉：半个月来无明显诱因出现双下肢水肿。患者停经 7 月余，末次月经 2007 年 5 月 20 日，现宫内孕 30 周。O 型血，RH（＋）。在某医院住院，给予高渗糖、维生素 C、维生素 E 口服治疗半个月，现复查 IgG 抗 A 效价 12030，IgG 抗 B 效价 11010，未见明显改善，建议血浆置换、宫内输血治疗。但患者要求保守治疗，随转诊本院中医治疗。诊见：双下肢指陷性水肿，纳差，眠可，大、小便正常，无腹痛及阴道出血，舌暗红、苔黄微腻，脉滑数。余查体及生化检查无异常。胎心 142 次/分，自测胎动正常。产科检查及胎儿中晚期彩超示：胎儿符合孕周，未见明显异常。西医诊断：母儿 ABO 血型不合。中医诊断：水肿，证属水湿内停，郁而化热。治以清热利湿，活血化瘀，方用茵陈蒿汤加味。处方：茵陈 30 g，栀子、黄茶、泽泻、佩兰各 15 g，陈皮、当归各 9 g，大黄、甘草各 6 g。7 剂，每日 1 剂，水煎服。

服上药后水肿较前减轻，大便正常。守上方大黄增至 9 g，继服 7 剂。1 周后水肿消失，复查 IgG 抗 A 效价 1128，IgG 抗 B 效价 116。效不更方，原方每 2 日 1 剂，继服 1 个月，抗体效价均降为正常。2008 年 2 月 27 日剖腹产一男婴，体健。

病例 4　带状疱疹

董某，男，38 岁，2002 年 5 月 8 日初诊。患者半个月前因加班劳累，汗出受风后感左侧胸胁部位针刺样疼痛，继之发红色丘疹，丘疹很快发展成黄豆般大小水疱，密集成丛。遂到患者单位的职工医院皮肤科就诊，经肌内注射聚肌胞与维生素 B₁₂ 针剂、口服双黄连口服液、外涂三黄二香散等乏效，邀余会诊。诊见：左胸胁皮肤有一 18 cm×10 cm 大小水疱，疱疹基底呈红色，水疱集簇成片，排列呈带束状，疼如针刺；伴口干不欲饮、小便黄赤大便干，舌红苔黄腻，脉滑数。证属肝经湿热，浸淫肌肤，外感毒邪，营血受损。治宜清利湿热，活血解毒。选茵陈蒿汤加味，处方：茵陈 20 g，栀子 10 g，大黄 10 g，龙胆草 10 g，丹皮 10 g，滑石 15 g，藿香 10 g，虎杖 10 g，重楼 15 g，甘草 5 g。水煎服，每日 1 剂。

3 剂后痛减轻，疱疹处结痂。依方又进 7 剂，诸症悉除，且未留疼痛等后遗症。

病例 5　痤疮

刘某，女，18 岁，2003 年 3 月 7 日初诊。患者 1 年来每发颜面痤疮，外用药治疗数次未愈，后又服用己烯雌酚，仍未见效，乃转诊于余。患者每经来 1 周左右，颜面部始生痤疮，多为圆形红色丘疹，挤压可有乳白色脂栓，偶见脓疱。月经一过，症状日减，俟下次经来症状复作，深以为苦。平素性情急躁、口苦咽干、两乳胀痛、大便干结。舌质暗红，苔中黄腻，脉弦数。此乃肝经郁热，湿毒蕴结。治宜清肝理气，化湿解毒。方选茵陈蒿汤加味：茵陈 15 g，栀子 10 g，大黄 10 g，薏苡仁 30 g，丹皮 10 g，赤芍 10 g，郁金 10 g，地肤子 30 g，柴胡 10 g，升麻 3 g，甘草 5 g。水煎，每于经来前10 日服用 5 剂。

经治疗 2 个月经周期，症状未发。后嘱患者服用逍遥丸 4 月余。随访 1 年，病情稳定。

九十一、茵陈五苓散

【组成】 茵陈蒿末十分、五苓散五分。上二味，先食，饮方寸匕（6 g），空腹时用米饮送服，一日三次。

【来源】 汉·张仲景《金匮要略·黄疸病脉证并治》："黄疸病，茵陈五苓散主之。"

【功效】 利水渗湿，温阳化气。

【主治】 湿热黄疸。一身面目俱黄，黄色鲜明，发热，无汗或但头汗出，口渴欲饮，恶心呕吐，腹微满，小便短赤，大便不爽或秘结，舌红苔黄腻，脉沉数或滑数有力。

【方解】《医方考》释义本方：茵陈，黄家神良之品也，故诸方多用之；猪苓、泽泻、茯苓、白术味淡，故可以导利小水；官桂之加，取有辛热，能引诸药直达热邪蓄积之处。《古今名医方论》又曰：茵陈专理湿热，发黄者所必用也；佐以五苓，旺中州，利膀胱；桂为向导，直达热所，无不克矣。

【方歌】 茵陈五苓茵陈重，桂术泽泻猪茯苓；湿重于热阳黄用，黄疸脘闷头身重。

【临证应用】

病例 1　黄疸

鞠某，女，50 岁，无业，因乏力、尿黄加深伴纳差腹胀 1 周入院。患者自述 14 年前因乏力、尿黄，身目黄染伴皮肤瘙痒就诊于当地医院，查血清抗核抗体（ANA）阳性，血清抗线粒体抗体（AMA）阴性，血清抗平滑肌抗体（SMA）阳性。ERCP 示肝内胆管不规则狭窄和扩张，呈串珠状。诊断为原发性肝硬化胆管炎，后曾长期服用激素、熊去氧胆酸片等治疗，肝功能改善后停药。7 年前因肝硬化并腹水住院，予利尿消腹水、抗炎等治疗，腹水消退后出院。1 周前，患者劳累后不适症状加重入院，症状见：乏力，身目黄染，皮肤瘙痒，口干，情绪一般，纳差，腹胀，四肢头面不肿，小便不利，大便溏，2 次/天，舌质暗红，苔白腻，脉沉缓。既往有胆结石病史 1

年，间断口服中药及对症治疗，无腹部手术史。查体：体温 36.4 ℃，脉搏 88 次/分，呼吸 20 次/分，血压 121/80 mmHg。患者形体消瘦，面色暗黄无光泽，皮肤、巩膜中度黄染，前胸部可见蜘蛛痣，肝掌（＋）。中下腹压痛（＋）、反跳痛（＋），肝脾扪及不满意，肝浊音界上界位于右锁骨中线第 6 肋间，脾浊音区位于左腋中线第 9～11 肋间以下，移动性浊音（＋）。实验室检查：谷氨酸氨基转移酶 52 U/L、天门冬氨酸氨基转移酶 129 U/L、总胆红素 108.5 μmol/L、直接胆红素 51.4 μmol/L、白蛋白 27.1 g/L、白细胞计数 3.35×10^9/L、红细胞 2.91×10^{12}/L、血小板 27×10^9/L、C 反应蛋白 12.12 mg/L、红细胞沉降率 41 mm/h。肝炎病毒指标均为阴性，尿常规、血糖、肿瘤标志物、降钙素原未见明显异常。B 超示肝硬化、脾大、腹水深度 81 mm；胆囊受累、胆囊结石；脾静脉增宽。结合病史、症状、体征及相关检查结果，中医诊断为：①黄疸（阴黄脾虚湿郁）；②鼓胀。现代医学诊断为：①原发性肝硬化胆管炎；②肝硬化（失代偿期）；③自发性腹膜炎；④脾功能亢进；⑤慢性贫血（轻度）；⑥胆囊结石。予常规治疗：口服甘草酸二铵肠溶胶囊 300 mg/次，3 次/天；UDCA 500 mg/次，3 次/天，以保肝、利胆、抗炎；口服咖啡酸片 0.2 g/次，3 次/天，以升高血小板及白细胞；口服呋塞米片 20 mg/次，螺内酯片 40 mg/次，均 2 次/天，以利水消肿；静脉滴注左氧氟沙星 250 mg、替硝唑 400 mg，1 次/天，以抗炎。中医以健脾利湿退黄、扶正软坚柔肝为治则，方选茵陈五苓散加减。处方：茵陈 50 g，鸡血藤 40 g，车前子、冬瓜皮、大腹皮、生牡蛎（先煎）、炒白术各 30 g，茯苓、生黄芪、鳖甲、猪苓各 20 g，盐泽泻 18 g，路路通、水红花子各 15 g，当归 9 g，桂枝 6 g，三七粉 3 g（冲服）。7 剂，每日 1 剂，水煎取汁，早、晚餐后 1 小时服用。嘱患者卧床休息，合理饮食，限水限钠。

治疗 7 天后，患者小便通畅，尿量明显增加，腹胀、身目黄染、皮肤瘙痒较前减轻，但仍有乏力、纳差、口干等不适症状，舌暗红，苔白腻，脉沉缓。复查：肝功能 ALT 48 U/L，AST 89 U/L，TBIL 62.1 μmol/L，DBIL 48.4 μmol/L；CPR 恢复正常值。停用抗生素，中药处方：上方加芦根、玄参、赤芍各 15 g。14 剂，每日 1 剂，水煎服。

治疗 14 天后，患者乏力较前明显改善，食欲增加，腹胀、身目黄染、皮肤瘙痒进一步减轻，舌暗红，苔薄白，脉沉细。复查：肝功能 ALT 49 U/L，AST 60 U/L，TBIL 40.5 μmol/L，DBIL 31.6 μmol/L；腹水深度 10 mm。患者肝功能逐渐恢复，诸症向愈，遂嘱其出院，继续服用中药巩固疗效。2 个月后随访患者黄疸尽退，腹水消失。

病例2 痹证

徐某，女，56岁，1990年12月初诊。自诉20年前，因患泌尿系感染服用呋喃妥因1周后，手足指节疼痛、渐及肘膝遂至肢端感觉异样，诊为末梢神经炎，经西药治疗未获小愈。来诊时，肢端至肘膝浮肿、麻木不仁，皮下犹如蚁行，手不能握物，四末清冷、遇热反甚，头皮浮肿，按之凹陷，发光皮亮，行走不便。舌体胖大有齿痕，苔滑腻、脉象缓滑，纳呆腹胀、小便清，据脉论证，乃脾胃虚弱，化源不足，寒湿乘虚而入，浸渍肌肤经络所致，投以茵陈五苓散加减为治。茵陈15 g，茯苓20 g，猪苓10 g，泽泻15 g，白术15 g，桑枝25 g，羌活10 g，秦艽10 g，葛根15 g，灵仙15 g，防风10 g，忍冬藤20 g，嘱服3剂。

二诊：病家欢喜来告3剂服尽，浮肿已消，手足略有知觉，遂于上方去茵陈，加丝瓜络10 g、钩藤15 g，嘱服10剂。

三诊来曰：浮肿已消、手足知觉基本如常，身轻神爽。遂于原方去茵陈，加菟丝子15 g、枸杞子15 g，以善其后，随访半年余未再复发。

病例3 胆结石

患者，男，45岁，以身、目、尿黄3天为主诉初诊。患者3天前突然出现尿黄，甚时发红，纳差，右胁隐痛不适，神疲乏力。查体：肤色黄，色稍暗，巩膜重度黄染。肝脏于肋下4 cm处可触及，质韧、边钝，有触痛，肝区叩击痛阳性。舌苔厚腻微黄，脉弦滑。尿常规：尿糖（＋），胆红素（＋＋＋），酮体（＋），蛋白（＋＋）。乙肝五项：HBsAg（＋），HBsAb（－），HBeAg（＋），HBeAb（－），HBcAb（＋）。肝功能：ALT 3030 U/L，AST 1340 U/L，ALP 120 U/L，DBIL 280 μmol/L，TBIL 86 μmol/L。彩超：肝实质弥漫性损伤，肝微小囊肿。胆囊炎，胆囊结石，脾、胰、肾、膀胱未见异常。中医诊断：黄疸；证属：阳黄（湿重于热型）。治法：清热利湿退黄。西医诊断：急性乙型黄疸型肝炎。方用茵陈五苓散加减：茵陈100 g，白术30 g，云苓30 g，猪苓30 g，泽泻30 g，青黛6 g，生栀子30 g，大黄10 g，太子参30 g，五味子12 g，葛根30 g，丹参30 g，枸杞30 g，鳖甲30 g，龟甲30 g，白花蛇舌草10 g，甘草10 g，水煎服。

服半个月后患者巩膜黄染、面黄明显减轻，尿黄减轻，精神好转。复查肝功：ALT 450 U/L、AST 78 U/L，ALP 80 U/L，DBIL 15 μmol/L，TBIL 76 μmol/L。又以上方茵陈减至 60 g，减山药、泽泻、青黛，6 剂后面黄轻，尿黄轻。复查尿常规：蛋白（＋），白细胞（＋），肝功能：ALT 109 U/L，AST 42 U/L，ALP 75 U/L，DBIL 10.8 μmol/L，TBIL 65.3 μmol/L。茵陈减至 45 g，其余守上方。

7 剂后，患者身、目、尿黄消失，肝区不适阵发，口无味，纳差，尿常规：蛋白（＋），白细胞（＋），肝功：ALT 54 U/L，AST 34 U/L，ALP 69 U/L，DBIL 5.9 μmol/L，TBIL 16.9 μmol/L。随症加减服药 2 个月后无明显自觉症状，查乙肝五项：HBsAg（－），HBsAb（＋），HBeAg（－），HBeAb（＋），HBcAb（＋）；肝功能：ALT 23 U/L，AST 25 U/L，ALP 50 μmol/L，TBIL 9.1 μmol/L。尿常规：（－）。后嘱其清淡饮食，避免劳累，随访半年复查乙肝五项：HBsAb（＋）；肝功能正常。

病例 4　甲状腺功能亢进多汗症

赵某，男，40 岁，2000 年 4 月 24 日初诊。自述睡眠中出汗和稍活动出汗，轻重交替 4 年，重则能浸透被褥棉衣，并且间断出现全身无力和甚至肌力完全丧失。恶冷，尿道有溢尿感，但无尿频、尿痛、尿急。数 10 次住院和门诊就医均按周期性低血钾治疗，无力每能好转，但出汗及其他症状未见效。家族中，其兄曾患甲状腺功能亢进 8 年治愈，其弟亦患同病 2 年，现治疗已近尾声。查：体温 35 ℃，心率 60 次/分，呼吸 16 次/分，血压 110/70 mmHg，化验血 3 mmol/L，血清甲状腺素（T4）175 mmol/L，血清三碘甲状腺原氨酸（T3）303 mmol/L，血清促甲状腺素（TSH）7.2 mIU/L。心电图示：窦性心率 61 次/分；Ⅰ度房室传导阻滞，T 波、Ⅰ、Ⅱ、aVL、aVF、V1、V5 导联较低，并有 u 波出现。体瘦，面色苍黄，全身皮肤潮湿，上半身较重，舌质淡红，苔白腻，脉和缓。西医诊断：甲状腺功能亢进，合并低血钾症。中医辨证：盗汗和自汗多由阴虚和气虚所致，本例舌脉和无力症状为湿邪重浊留恋之象。湿邪内阻，气化失常，湿邪下注，膀胱关闭不利，尿道有溢尿感；湿邪外溢滞于肌肉则肌无力；郁于肌表，肺卫受侵，汗孔开闭功能失调则多汗；湿邪黏滞缠绵则病久不愈；久汗伤阴，大汗亡阳，阴阳俱衰。故为湿邪停滞气化失常，阴阳俱虚证。治当祛湿邪以扶正。予茵陈五苓散：茵陈 20 g，泽泻 15 g，茯苓 10 g，猪苓 10 g，生白术 10 g，桂枝 8 g，水煎，日分 3 服。

服 2 剂汗出减，15 剂消失，肌无力好转。说明湿邪已去，正虚犹存，治当扶正，拟健脾益气清法，予人参健脾丸，每次 1 丸，日 3 次服，连服 10 日，无力消除，自感体复如常，停药观察。随访 1 年未复发。

病例 5 肾移植术后肝损害

郑某，男，46 岁，于 1993 年 8 月 27 日入院。患者于 10 个月前双下肢出现凹陷性浮肿，逐渐发展到全身，并伴有腰痛，乏力，多次查尿蛋白（2＋），2 个月后查 BUN 33 mmol/L，Cr 570 mmol/L，继而出现头昏，头痛，嗜睡，意识蒙眬，无尿，门诊予血液透析每周 2～3 次，病情缓解后于 1993 年 9 月 25 日行异体肾脏移植术。术前查体：体温 6.2 ℃，心率 84 次/分，呼吸 20 次/分，自动体位，慢性病容，皮肤黏膜无黄染，出血点及皮疹，浅表淋巴结未触及，双肺呼吸音稍粗，心律整，未闻及杂音，腹平软，未扪及包块，肝脾未触及，双肾区无叩击痛，未引出病理性神经反射。实验室检查：Hb 68 g/L，RBC 2.32×10^{12}/L，WBC 4.9×10^9/L，分类：N 0.68、L 0.28、E 0.1、M 0.2、HBgsA（－），肝功能正常，A 29.3 g/L，G 24.3 g/L，K^+ 5.52 mmol/L，Na^+ 144 mmol/L，Ca^+ 2.2 mmol/L，BUN 18.6 mmol/L，Cr 152.8 mmol/L。术后一般情况尚好，常规服环孢素 A 216 mg、泼尼松 40 mg 递减。2 周后查 Hb 110 g/L，RBC 3.84×10^{12}/L，WBC 10.8×10^9/L，分类：N 0.69、L 0.30，肝功能正常，A 30.1 g/L，G 20.2 g/L，K^+ 3.49 mmol/L，Na^+ 129.7 mmol/L，Ca^+ 2.3 mmol/LL，CO_2-CP 21.8 mmol/L、BUN 11.8 mmol/L，Cr 92.8 mmol/L。第 3 周出现腹胀纳差，恶心，乏力。查体：精神差，面色萎黄，巩膜轻度黄染，舌质红，稍暗，苔黄腻，脉弦滑，左上腹轻度压痛，肝脾不大，查肝功能：CPT 123 IU，GOT 59 IU，ARP 82.61 IU/L，BIL 19.7 mg/L，DIR 11.3 mg/L，诊断药物中毒性肝炎，系口服环孢素副作用。中医属肝胆郁热，湿困中焦，治以清利肝胆湿热，予茵陈五苓散加味。方药：茵陈 60 g，焦山栀 10 g，茯苓 15 g，猪苓 15 g，泽泻 12 g，苍、白术各 12 g，桂枝 10 g，郁金 12 g，赤芍 12 g，白茅根 15 g，日服 1 剂，自觉症状大减，综上继服 10 剂，诸症消失。查肝功能正常，随访半年病情稳定。

九十二、茵陈白芷汤

【组成】茵陈，白芷，北秦皮，茯苓皮，黄柏，藿香。

【来源】清·吴鞠通《温病条辨·卷三》："酒客久痢，饮食不减，茵陈白芷汤主之。"

【功效】清利湿热。

【主治】酒客，久痢，饮食不减，饮食不节，湿热郁于肠腑。

【方解】方中茵陈清利湿热为君药；白芷升阳除湿，茯苓皮淡渗利湿，藿香芳香化湿，共为臣药；秦皮、黄柏苦寒清热燥湿，为佐药。吴鞠通曰："痢久不止者，酒客湿热下注，故以风药之辛，佐以苦味入肠，芳香凉淡也。盖辛能胜湿而升脾阳，苦能渗湿清热，芳香悦脾而燥湿，凉能清热，淡能渗湿也，俾湿热去而脾阳升，痢自止矣。"

【方歌】茵陈白芷汤藿香，秦皮苓柏六味镶；清热燥湿又止痢，此方服之保安康。

【临证应用】

病例1 泄泻（慢性溃疡性结肠炎）

唐某，男，40岁。患者自1992年起出现腹泻，大便每日3～4次，大便夹有红白黏液，阵发性左下腹痛，里急后重，排便后缓解。1993年2月在当地人民医院经纤维结肠镜检诊断为慢性溃疡性结肠炎，于1991年3月5日入院。入院时症见大便溏泄，日行1～5次，大便夹有红白黏液，里急后重，腹胀食少，头晕乏力。粪便检查为红白黏液便，镜检有红白细胞。舌苔黄腻，脉滑数。证属脾胃虚弱，湿热内蕴，虚实夹杂型。拟和中平胃，健脾止泻，清热利湿为治。处方：茵陈、白芷、黄柏、陈皮、藿香、银花炭、秦皮、浙贝各10 g，炒白术、薏米各15 g，姜厚朴3 g。

按：上方加减共服药35剂，诸症消失，结肠纤维镜复查结肠黏膜未见异常，至今未见复发。

病例 2　湿热带下

刘某，女，28 岁，已婚。主诉：白带量多色黄气臭伴纳呆 3 个月。患者 3 个月来每逢月经过后 3～5 天，白带量多，色黄，气臭，伴外阴发痒，口苦口黏，脘闷纳呆，溲黄，大便稍溏，神疲肢倦。B 超提示子宫肥大，妇科内诊检查"宫颈Ⅰ度"糜烂，黄色分泌物。患者面色稍黄，舌质红，苔黄腻，脉滑数。内诊合参，辨证为下焦湿热。治法：清热化湿止带，方选茵陈白芷汤加味治疗。处方：茵陈 15 g，白芷 15 g，藿香 10 g，黄柏 6 g，茯苓 30 g，秦皮 6 g，苍术 12 g，薏苡仁 30 g，地肤子 15 g，白鲜皮 15 g，败酱草 10 g，焦三仙各 15 g，椿根白皮 10 g，甘草 6 g，5 剂，每日 1 剂，冷水浸泡 30 分钟，水开后煎 20 分钟，取汁 200 mL，再用热水煎取 200 mL。2 次药汁混合早、晚温服，晚上再多加水，煎取第 3 次药汁，先薰后洗外阴。

1 周复诊，白带量已减去三分之二，阴痒、气臭已除，精神振作，面色好转，食欲增加，黄腻苔已退成白薄稍腻苔，效不更方，续用 5 剂而愈。

病例 3　湿热淋证

张某，女，23 岁，已婚。主诉：尿频、尿急，小便涩痛伴小腹胀痛 3 天。就诊时，坐卧不安，急迫欲尿，自述 3 天前晚饭进餐麻辣烫，其间口服冰冻果啤饮料，1 小时后小便频数，急迫、涩痛，饮开水后稍减轻。第 2 天就诊时，诸症如故，望其舌尖边稍红，苔薄黄腻，脉弦数，辨证为膀胱湿热之淋证。方选茵陈白芷汤加味以清化湿热，利尿通淋。处方：茵陈 12 g，白芷 10 g，藿香 10 g，黄柏 6 g，茯苓 30 g，秦艽 10 g，草薢 10 g，木通 6 g，白花蛇舌草 15 g，石韦 15 g，车前子 30 g（包），甘草 6 g。4 剂，每日 1 剂。2 次水煎取汁 300 mL，早、晚温服，并嘱其忌食凉饮冷，多饮温开水。

5 天后复诊小便正常。再进 3 剂，减车前子、木通、黄柏，加杜仲 10 g、川断 10 g、生地 12 g 补肾固尿以巩固疗效。

病例 4　湿热滑胎

刘某，女，29 岁，已婚，婚后 4 年，怀孕 4 次，流产 3 次。就诊时停经 45 天，阴道流血半天，色暗红无块，伴腰酸困，腹胀疼，溲黄，呕恶，厌食、纳呆，便干。望其精神差，面色不华，紧张痛苦貌，舌质红，苔厚腻稍黄，脉滑数，四诊合参辨证为胞宫湿热。与现代医学 ABO 血型不合，致

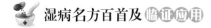

"滑胎"临床报道一致。治法：清热祛湿，止血安胎。方选：茵陈白芷汤加减：茵陈 15 g，白芷 10 g，藿香 10 g，黄芩 10 g，秦艽 10 g，云苓 10 g，青蒿 10 g，山栀 6 g，杜仲 10 g，川断 10 g，阿胶 18 g（烊化），苎麻根 15 g，甘草 6 g。5 剂，每日 1 剂，水煎 2 次取汁 300 mL，早、晚温服。并嘱其卧床休息，禁房事，忌食辛辣之品，宜清淡饮食。

6 日后复诊时，出血已止，腰疼腹胀减半，不厌食，早晚稍恶呕，精神振作，续用上方 10 剂，吃 1 剂停 3 天，30 天后复查，B 超提示胎儿发育正常。后用茵陈 10 g 每晚泡服连用 3 个月，足月顺产一男婴。

九十三、越婢加术汤

【组成】 麻黄六两，石膏半斤，生姜三两，甘草二两，白术四两，大枣十五枚。上六味，以水六升，先煮麻黄，去上沫，内诸药，煮取三升，分温三服。恶风加附子一枚，炮。

【来源】 汉·张仲景《金匮要略·水气病脉证并治第十四》："里水者，一身面目黄肿，其脉沉，小便不利，故令病水。假如小便自利，此亡津液，故令渴也。越婢加术汤主之。"又"里水，越婢加术汤主之；甘草麻黄汤亦主之。"

【功效】 疏风泄热，发汗利水。

【主治】 皮水里水兼郁热证。症见一身面目悉肿，发热恶风，小便不利，苔白，脉沉者。

【方解】 方中麻黄辛温发越阳气，宣肺行水，疏利三焦，石膏辛凉解肌，清里热而养阴生津，二者为君药；白术健脾祛湿，生姜宣肺利水，为臣药；大枣补脾调和营卫为佐药；甘草建中为使药。

【方歌】 越婢加术麻黄姜，石膏大枣甘草藏；肺气不宣皮水泛，肢面浮肿此方良。

【临证应用】

病例1 热痹

刘某，男，47岁，1998年1月5日初诊。诉平时从事强体力劳动，经常汗出淋漓。1年前，先患膝踝关节痛，常服天麻丸、止痛片，虽加量亦只能暂时缓解疼痛。3天前劳动中汗出，休息后开始肩臂酸楚，渐渐腰膝及周身关节无不游走剧痛，坐卧不宁，夜间尤甚，不能入睡。第二天发高热，同时怕冷，口干似渴而饮少。经某医院诊断为急性坐骨神经痛，注射阿尼利定及哌替啶均无好转。因步履艰难，家属背来就医。诊见患者体温38.5 ℃，血压130/90 mmHg。痛苦面容，坐不安席。舌苔薄白，脉浮大而数。临床化验示红细胞沉降率、抗"O"均正常。此因原有湿邪羁留关节，且经常汗出，腠理不密，复感热邪，湿气与邪热搏结，客于关节，不得发越所成。辨证属热痹风盛型。治拟外解表热，内除湿邪。予越婢加术汤加减：麻黄、甘草、威灵仙各 15 g，牛膝、生姜各 10 g，生石膏 50 g，大枣 5 枚，苍术 40 g。嘱其在服药后汗出之际，不得起床活动，如服两煎后，热退痛止时，即可停药。

复诊时患者诉服药 1 剂约 20 分钟后，开始头汗出，继则遍身汗出如洗，随之安然入睡。3 小时后醒来，已汗退身和，所有恶风寒及痛楚感均消失，腕踝部感觉正常。次日煎服第 2 剂，但此次并未出汗，只觉周身软弱无力，其他无任何不适的感觉。遂依前方减去麻黄、石膏，加桂枝 20 g、白芍 50 g 以调和营卫。再投 2 剂而愈。

病例 2　眼睑水肿

李某，男，49 岁，2004 年 4 月 5 日就诊。患者双眼睑水肿 10 余日，曾于某医院就诊，经服利尿剂等药物眼睑水肿间断好转，反复发作，后又按肾虚论治服用补肾中药无效而求诊于余。现症：双眼睑水肿，咽略干，无口渴。查体：咽略红，轻度充血，双下肢不肿，舌红，苔薄黄，脉浮略数。化验：尿常规（－）。心电图正常。辨证为风热外袭，水津外溢。予越婢加术汤加减，药物组成：生麻黄 7 g，生石膏 20 g（先煎），炒白术 12 g，连翘 20 g，竹叶 8 g，泽泻 6 g，茯苓 10 g，桔梗 10 g，防风 7 g，炙甘草 6 g，生姜 5 片，大枣 5 枚。每日 1 剂，水煎取汁 300 mL，早、中、晚饭后分服。

2 剂服完，眼睑水肿消退，嘱其再服 2 剂以巩固，患者自觉好转，未再服药，3 日后眼睑水肿再发，又以前方续进 3 剂而愈，随访 1 年未再发作。

病例 3　慢肾风

患者，女，54 岁，2009 年 9 月 3 日初诊。患者间断颜面浮肿 5 年，近期加重伴乏力、咽干、腰膝酸痛来诊。面色萎黄无华，舌淡红微胖有齿痕，苔薄黄。既往患慢性肾炎未愈。中医诊断：慢肾风；肺脾气虚证。治以健脾益气，宣肺利水消肿。处方：麻黄 5 g，生石膏 20 g，炒白术 15 g，甘草 5 g，冬瓜皮 30 g，金银花 20 g，生姜 2 片，大枣 2 枚。

服 5 剂后咽干、浮肿减轻，再诊去金银花，加女贞子 20 g、旱莲草 20 g、菟丝子 15 g 以补肾，7 剂后症状消失。

病例4　荨麻疹型药疹

患者，女，52岁，2016年10月30日因全身反复起疹伴痒3天就诊。患者10月12日曾服用阿莫西林1周，就诊前3日反复出现臀部水肿性红斑、风团伴痒，皮疹时起时消，未有完全消失时，曾于外院予以静脉滴注维生素C、葡萄糖酸钙，以及口服枸地氯雷他定片、马来酸氯苯那敏片，皮损仍持续增多。既往无特殊病史。否认食物药物过敏史。刻诊：发热恶寒，肢端胀痛，口干欲饮，小便不利，无四逆证，舌红，苔薄白，脉浮数。皮肤科查体：头面、躯干、四肢、双手足部可见散在分布的水肿性红斑及风团，双胫前轻度凹陷性水肿。西医诊断：荨麻疹型药疹。中医诊断：药毒（风寒袭表证）。方用：越婢加术汤加减，药用：石膏30g，麻黄12g，生姜9g，大枣10g，甘草6g，麸炒苍术10g。

10月31日二诊：症状较前未见明显改善，续服1剂。

11月1日三诊：头面、躯干及四肢、双手足部原有水肿性红斑、风团已基本消退，双胫前已无凹陷性水肿，后未再复发。

病例5　水肿（糖尿病肾病）

张某，男，73岁，退休。患者有糖尿病病史10年，发现蛋白尿4年。查体：精神差，半卧位，血压140/95mmHg，心率96次/分，心律不齐。实验室检查：蛋白尿（＋＋＋），潜血（＋＋），空腹血糖11.6mmol/L，肌酐201.5mg/L，尿素氮18.1mg/L；心电图：T波倒置。心脏B超：主动脉硬化改变并轻度关闭不全，全心扩大并左心功能不全。X线胸片：主动脉硬化、心脏增大、冠心病。诊断：①冠心病、心功能Ⅰ级，心律失常、快速房颤。②1型糖尿病、糖尿病肾病Ⅴ期。③高血压3级（极高危）。④脑梗死。⑤肺部感染。⑥尿路感染。治疗经过：2005年3月9日入院，给予强心、扩冠、抗凝等药物治疗病情逐日好转。半个月后因上呼吸道感染，浮肿进一步加重，四肢肿胀，出现心衰，血压持续居高，肾功能不全加重，病情危急，经对症治疗及血液透析4次，心衰得以纠正，病情缓解。但每日仍肌注呋塞米20mg，口服氢氯噻嗪50mg、螺内酯40mg。中医会诊：患者年迈，面黄而青，一身面目悉肿，按之凹陷，无汗而喘，纳差恶心，小便不利，大便3日未行，脉沉细无力，舌胖质暗、苔灰，水湿弥漫三焦，肺脾肾三脏受累，宗仲景越婢加术汤再加生大黄治之。方用：炙麻黄12g（先煎），生石膏 30 g（先煎），炒白术 15 g，炙甘草 6 g，生姜 5 片，大枣 6 枚，生大黄 10 g（另包后下）。本方炙麻黄先煎 2 分钟，余药再煎 15 分钟，最后下生大黄（打成碎粒），只煎 2 分钟，清出药汁，加水再煎 15 分钟，两次药汁混合后，每日分 3 次。

2 剂后，患者微微汗出，大便通畅，尿量增多。此后，每日服本方 1 剂，逐渐减去利尿剂，连服 10 余日，病情明显好转，浮肿消退，饮食正常，于 5 月 8 日出院。门诊陆续服本方 30 剂，病情稳定，能维持正常生活。半年后家中随访，浮肿未复发。

病例 6　肺胀

王某，男，因反复咳嗽咯痰多年复发加重伴喘息，双下肢水肿 1 周入院。查体精神差，体形偏瘦，端坐位，急性病容，口唇发绀，颈静脉充盈，双下肺可闻及湿啰音。咳嗽、咯痰，色黄黏稠。纳果，舌质暗红、少苔，脉浮数。西医诊断：慢性阻塞性肺疾病急性发作；Ⅱ型呼吸衰竭；右心衰。中医诊断：肺胀（痰热蕴肺）；肺阴虚。治疗用支气管舒张剂、利尿剂、糖皮质激素、抗生素及无创呼吸机辅助通气等。经治后，喘息缓解，纳差、双下肢水肿减轻。停用糖皮质激素，其余治疗不变。病程中患者乏力、食欲不振。第 2 天夜间病情加重，喘憋欲死，立即给予氨茶碱、糖皮质激素静推后缓解。第 3 天予糖皮质激素维持静滴，并给予越婢加术汤剂：麻黄、石膏、生姜、白术、甘草、大枣数枚，每日 1 剂，水煎服，不定时服。并逐渐减少糖皮质激素用量。

后患者食欲增加，乏力减轻，精神明显好转，舌质红，苔微白，脉缓。继续以上治疗，后病情好转，要求出院。

九十四、真武汤

【组成】茯苓三两，芍药三两，生姜三两，白术二两，炮附子一枚。

【来源】汉·张仲景《伤寒论》，原文曰："太阳病发汗，汗出不解，其人仍发热，心下悸，头眩，身瞤动，振振欲擗地者，真武汤主之。"

【功效】温阳利水。

【主治】阳虚水泛证。畏寒肢厥，小便不利，心下悸动不宁，头目眩晕，身体筋肉瞤动，站立不稳，四肢沉重疼痛，浮肿，腰以下为甚；或腹痛，泄泻；或咳喘呕逆。舌质淡胖，边有齿痕，舌苔白滑，脉沉细。

【方解】方中附子温肾阳化气利水，兼暖脾土，以温运水湿，为君药。白术健脾燥湿，使水有所制；茯苓淡渗利湿，使水湿从小便而去，并助白术健脾，共为臣药。生姜温散，既助附子温阳散寒，又合茯苓、白术宣散水湿，芍药柔肝缓急以止腹痛，敛阴舒筋以治筋肉瞤动，又能防止温燥药物伤耗阴津，二者共为佐药。诸药配伍，以奏温阳利水之效。

【方歌】真武汤壮肾中阳，茯苓术芍附生姜；少阴腹痛有水气，悸眩瞤惕保安康。

——清·王昂《汤头歌诀》

【临证应用】

病例1 心力衰竭

患者，女，65岁，2018年3月12日初诊。主诉：反复胸闷气短5年，双下肢水肿2年，加重1天。现病史：患者于5年前心肌梗死后出现胸闷气短，症状渐进性加重。2年前开始出现双下肢水肿，严重时喘促不能平卧，被诊断为慢性心力衰竭，平素多家医院住院对症治疗。1天前上述症状再次加重。现症见：喘促胸闷、心悸气短，动则加重，不能平卧，双下肢浮肿，纳呆寐差，尿少便溏，畏寒肢冷，舌紫暗苔滑腻，脉细涩。体格检查：血压150/90 mmHg，神志清楚，口唇爪甲发绀，颈静脉反流征（＋），双肺叩诊清音，双肺呼吸音低，双肺底可闻及细湿啰音，心界向左下扩大，心尖搏动位于第 5 肋间左锁骨中线外 0.6 cm 处，心率 88 次/分，律齐，各瓣膜未闻及病理性杂音，腹软，无压痛及反跳痛，肝脾未触及，双下肢重度水肿。心脏彩超示：左心房内径 34 mm，左心室舒张末期内径 57 mm，左心室射血分数 30%。心电图示：陈旧性下壁心肌梗死，ST-T 改变。西医诊断：慢性心力衰竭，心功能Ⅳ级；陈旧性心肌梗死。中医诊断：心衰病；证属心肾阳虚，水停血瘀。治宜温阳健脾，利水化瘀。处方：制附子 10 g（先煎），茯苓 12 g，生白术 10 g，白芍 10 g，生姜 10 g，丹参 20 g，红参 6 g，陈皮 12 g，桑白皮 12 g，大腹皮 6 g，阿胶 8 g，炙甘草 9 g。10 剂，水煎服，每日 1 剂，分 2 次服。

2018 年 3 月 23 日二诊：患者自诉诸症有所缓解，去制附子，继服前方 7 剂。后随访 2 周患者能自理日常生活。

病例 2　阳水

钟某，女，56 岁，2013 年 5 月 12 日初诊。患者身困乏力、下肢酸软及浮肿 1 年余，于当地医院就诊，查尿蛋白（＋＋＋），24 h 尿蛋白定量 4.2 g，血白蛋白 28 g/L，肾功能正常，低密度脂蛋白 3.5 mmol/L。肾穿刺病理诊断：系膜增生性肾小球肾炎。予泼尼松及对症治疗，但患者依从性欠佳，泼尼松用法不规则，病情控制差。刻诊：恶寒，腰膝酸软；下肢高度水肿、按之凹陷，并伴发冷；小便量少，寐差多梦；舌淡红边暗有齿痕、苔白，脉细滑略数、重按无力。以泼尼松（40 mg/d）维持治疗。查尿蛋白（＋＋＋）。诊断：水肿病；辨证：阴水；病机：少阴阳虚，水湿内停外泛，血行迟滞生瘀，精微失于固摄而下泄；治法：温补脾肾，化气利水；方以真武汤加味，处方：附子 5 g（先煎），茯苓 30 g，生白术 15 g，炒白芍 15 g，生黄芪 30 g，益母草 20 g，桂枝 10 g，丹参 15 g，玉米须 20 g，川芎 3 g，生姜 6 片，甘草 3 g。每日 1 剂，水煎服。

二诊（5 月 22 日）：药后小便量多，下肢渐温，浮肿明显减轻，已不恶寒；舌淡红苔白，脉细滑数。治同前法，去益母草、玉米须，加当归 10 g、炒酸枣仁 20 g。

三诊（6 月 15 日）：查尿蛋白（＋），24 h 尿蛋白定量 2.5 g。前方去附子，加菟丝子 20 g（包）、女贞子 15 g、墨旱莲 15 g。泼尼松调整为 35 mg/d。后治法转为温肾通阳、健脾益气。方用金匮肾气丸合四君子汤化裁，以图善后。半年后泼尼松撤减至 10 mg/d，未出现库欣综合征，多次查肝肾功能正常，尿常规未检出尿蛋白，24 h 尿蛋白 0.3 g。

病例 3　阴水

陈某，女，32 岁，1978 年 9 月 18 日初诊。患者 3 个月前因劳累发现双下肢水肿，继之全身水肿，在当地某医院检查诊断为慢性肾炎。经用肾宁散、吲哚美辛、泼尼松、环磷酰胺等治疗 3 个月无效，请吕教授诊治。症见患者面色㿠白，全身水肿，腹部肿大，下肢肿甚，腰痛，恶心呕吐，胸闷心慌，小便短少，无尿热痛。月经 2 个月未潮，脉沉细，舌质淡，苔薄白。体温 36.3 ℃，心率 100 次/分，呼吸 18 次/分，血压 110/80 mmHg。尿常规：尿蛋白（＋＋＋＋），红细胞（＋），白细胞（＋＋＋），颗粒管型：0～1 个/HP；红细胞沉降率 92 mm/h；尿素氮 16.65 mmol/L；肾功能检查：左肾功能中度损伤，右肾功能重度损伤。诊断：水肿（慢性肾小球肾炎）。辨证：命门火衰，水湿内聚，湿盛困脾，运化无权。治法：温肾利水。方用真武汤加减：制附子 9 g，茯苓、玉米须、炒二丑、冬瓜皮各 30 g，白术、泽泻各 15 g，巴戟天、肉苁蓉、陈皮、砂仁各 9 g，肉桂 1.5 g（冲服），生姜 3 片，水煎服。

1979 年 1 月 23 日二诊：上方略有加减服用 4 个月，胃纳好转，恶心呕吐及心悸症状基本消失，小便顺利，水肿逐渐消退，月经来潮，唯感腰痛较甚，脉沉细，舌质红，苔薄白。证属水邪已退，肾阴阳俱虚，改拟滋肾壮阳、益气养血法。方用济生肾气丸加减：黄芪、桑寄生、生地黄、熟地黄、山药、车前子、玉米须各 30 g，党参、白术、泽泻、当归、炒杜仲、川牛膝各 15 g，巴戟天、制附子、肉苁蓉各 9 g，肉桂 1.5 g（冲服），水煎服。

1980 年 5 月 20 日三诊：患者守方略有加减服用 6 个月体质恢复，尿检正常，除劳累时感腰酸外，余无不适，痊愈停药。追访 20 年余，健康。

病例 4　眩晕

王某，男，79 岁，2020 年 6 月 10 日初诊。主诉：一过性意识障碍后反复眩晕 3 个月余。患者 3 个月前无明显诱因突发昏迷，送至外院抢救，1 小时后意识恢复。查头颅 MRI 示"左侧基底节区急性脑梗死"，诊断为脑梗死，予以对症治疗（具体不详）。患者 3 个月来持续性头昏，右腿行动不利，自觉乏力，无视物旋转，无恶心呕吐。既往史：高血压病史 1 年余，平素服用苯磺酸氨氯地平片调控血压；有"房颤"病史多年，平素服用达比加群酯治疗。查体：血压 150/92 mmHg；心率 92 次/分，律不齐；面色潮红；右下肢肌力为（4＋）；右下肢中度凹陷性水肿。刻诊：头昏，平素易燥热，大便时干时稀，小便正常，纳差，夜寐尚可，舌淡、苔黄腻，脉小弦，不正。西医诊断：脑梗死，高血压，心房纤颤；中医诊断：眩晕（肾虚水泛，肝阳上亢）。治以温肾利水，平肝息风。方选真武汤合天麻钩藤饮化裁，处方：制附子 10 g（先煎），白术 6 g，茯苓 10 g，赤芍 10 g，天麻10 g，钩藤 20 g（后下），菊花 6 g，蔓荆子 10 g，白蒺藜 10 g，牡丹皮 10 g，杏仁 10 g，瓜蒌皮 10 g，地龙 10 g，杜仲 10 g，怀牛膝 10 g，桑寄生 10 g，车前子 30 g。7 剂，每日 1 剂，水煎，分早、晚温服。

2020 年 6 月 17 日二诊：患者服药后头昏症状较前好转，右下肢水肿稍减轻，但仍为中度水肿。予初诊方去瓜蒌皮，加玉米须 30 g，7 剂。

2020 年 6 月 24 日三诊：患者偶有头昏，夜寐欠安，右下肢呈轻度水肿。予二诊方去玉米须，加炒酸枣仁 10 g、冬瓜皮 20 g，7 剂。嘱患者监测血压，避免劳累。2 周后复诊，患者诸症减轻，继用三诊方调治，眩晕未再发作。

病例 5　肺胀

何某，男，72 岁，喘咳气逆，心悸，眼睑浮肿，下肢水肿，咯痰清稀，脘痞纳呆，尿少，畏寒肢冷，舌淡红苔白厚腻，脉细弱。中医诊断：肺胀。病因病机：脾肾亏虚，阳虚水泛。治法：温肾健脾，化饮利水。方予真武汤加味：制附子 30 g（先煎），白术 30 g，茯苓 30 g，白芍 15 g，生姜 15 g。

二诊：服药 7 剂后见眼睑及双下肢水肿渐消退，还见喘咳，予服上方加麻黄、杏仁。续服 7 剂。

三诊：见喘咳症状均基本消除，唇甲发紫，予上方加紫河车、当归、地龙、炙甘草以补肾养血，益气通络，再服 7 剂。随诊 3 个月见所有症状均基本上消除。

病例 6　痹证（脾肾阳虚，寒湿内盛）

秦某，女，58 岁，肢体肿痛重着，酸痛，双足麻近半年，畏寒肢冷，大便困难，小便短少，舌淡苔白腻，脉沉缓。中医诊断：痹证、便秘。病因病机：脾肾阳虚，寒湿内盛，凝阴固结，阳气不通。治法：温阳散寒，除湿宣痹，温阳通便。方予真武汤加味：制附子 30 g（先煎），白术 30 g，茯苓

30 g，白芍 30 g，生姜 15 g，熟地黄 30 g，山茱萸 30 g，肉苁蓉 30 g，桂枝 30 g，杜仲 30 g，桑寄生 30 g，生大黄 15 g（后下），草决明 20 g，荷叶 30 g。

二诊：服药 7 剂后肢体肿痛消退，但双足仍麻，大便转通，予服上方加黄芪、当归、川芎、制首乌以益气行血，运血通痹，续服 7 剂。

三诊：所有症状均基本上消除，再予养阴补肾，益气补血之方以培补正气，随诊 3 个月痹证未见复发。

九十五、真人养脏汤

【组成】人参（去芦）、当归（去芦）、白芍、白术各六钱，肉豆蔻（面煨）、肉桂（去粗皮）、炙甘草各八钱，木香一两四钱，诃子皮一两二钱，罂粟壳（去蒂，蜜炙）三两六钱。

【来源】宋·《太平惠民和剂局方》："纯阳真人养脏汤治大人、小儿肠胃虚弱，冷热不调，脏腑受寒，下痢赤白，或便脓血，有如鱼脑，里急后重，脐腹疼痛，日夜无度，胸膈痞闷，胁肋胀满，全不思食，及治脱肛坠下，酒毒便血，诸药不效者，并皆治之。"

【功效】解表化湿，理气和中。

【主治】外感风寒，内伤湿滞证。症见恶寒发热，头痛，胸膈满闷，脘腹疼痛，恶心呕吐，肠鸣泄泻，舌苔白腻，以及山岚瘴疟。

【方解】方中重用罂粟壳涩肠止泻，为君药；肉豆蔻温中涩肠，诃子苦酸温涩，功专涩肠止泻，为臣药；肉桂温肾暖脾，人参、白术补气健脾，当归、白芍养血活血，木香调气醒脾，共为佐药；甘草益气和中，调和诸药，为使药。

【方歌】真人养脏柯粟壳，肉蔻当归桂木香；术芍参甘味涩剂，脱肛久痢早煎尝。

——汪昂《汤头歌诀》

【临证应用】

病例1 颤证

王某，男，68岁，2017年8月1日初诊，轮椅推入。患者头颤5年余，加重伴泄泻20天。刻下症：头颤，头晕，肢体震颤、沉重，以上肢为甚，嘴角流涎，言语不利，脘腹胀满，腹痛喜温喜按，嗳腐吞酸，乏力气短，畏寒肢冷，食少神疲，倦怠嗜卧，泻利无度，每日20余次，下利臭秽，肛门脱坠、灼热感，舌淡苔白腻，脉沉细。既往史：患者5年前于当地市区某三甲医院神经内科诊断为帕金森综合征；2年前因肠梗阻行升结肠切除术。治宜涩肠固脱，温补脾肾，健脾燥湿。选方真人养脏汤加味，处方：诃子25 g，木香、肉豆蔻、生姜、黄芩、甘草、大枣、丁香、柿蒂各10 g，葛根、党参、炒白术、炒苍术、厚朴各15 g，白芍、当归、陈皮各20 g，肉桂6 g，黄连5 g。5 剂，水煎取汁450 mL，每次150 mL，每日2 次，口服。

2017 年8 月12 日二诊：轮椅推入。刻下症：头颤、肢体震颤明显好转，言语稍利，嘴角流涎减轻，食欲可，仍有乏力倦怠，腹泻消失，大便日2 次，脱肛、排便无力感明显，余症基本消失。根据患者症状处方：诃子25 g，黄芪100 g，木香、肉豆蔻、炙甘草各10 g，党参、炒白术、升麻、柴胡、陈皮各15 g，当归30 g，肉桂6 g，附子10 g，芒硝5 g，大黄3 g，7 剂，水煎服。

2017 年8 月31 日三诊：利用拐杖已能自我行走30 m 左右。刻下症：头颤、肢体震颤消失，言语较前好转，余症减轻，畏寒甚，四肢厥冷，遂处方：诃子25 g，黄芪100 g，木香、肉豆蔻、炙甘草各10 g，党参、桂枝、羌活、枳实、厚朴各15 g，防风、川芎、白芍各20 g，当归30 g，肉桂6 g，麻黄、细辛各5 g，附子15 g，升麻20 g，芒硝5 g，大黄3 g，7 剂，水煎服。

2017 年9 月12 日四诊：可利用拐杖已能自我行走50 m 左右。刻下症：头颤、肢体震颤期间未再现，已能自行言语，现四肢不温、双膝凉痛，余症皆改善明显，大便日1~2 次，少量伴无力感，效不更方，上方麻黄至10 g，大黄至8 g，继服10 剂。后电话随访，患者上述症状皆未再现。

病例2　黑带

常某，女，40 岁，已婚，2000 年4 月12 日初诊。患者白带多、月经量少且延后2 年余。2 个月前因劳累过度及受凉后，卒然带下色黑如注，继之夹有小血块，气腥秽、质稀，量多如黑豆汁，时时下注，淋漓不止，曾用清热止血药屡治不效而延余诊治。诊见带下不止，伴腰酸痛，少腹冷痛，倦怠乏力，食少便溏，面色晦暗，舌淡、苔白滑，脉沉细缓。证属脾肾阳虚，寒湿凝聚于下焦，带脉失约，任脉不固所致。治当温补脾肾，固涩止带，方以真人养脏汤加味。处方人参、肉桂、木香各6 g，当归、肉豆蔻、炙甘草、白芍、诃子各10 g，白术、罂粟壳各15 g，生黄芪30 g。3 剂，每日1 剂，水煎服。

3 尽剂后腰酸痛、少腹冷痛减轻，黑带明显减少，大便正常。药已对

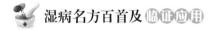

证，仍用上方加淫羊藿。

续服 5 剂后，诸症大减，少腹已无疼痛，仅有少量白带。继服 5 剂，诸恙消失。

病例 3　阴吹

杨某，42 岁，已婚，2021 年 5 月 10 日初诊。1 个月前因夜间在地里劳动，始觉小腹冷痛，有下坠感，白带清稀，继之自觉阴户中有气排出，时断时续，簌簌有声，如转矢气，每天多达 5～6 次，伴见面色㿠白，神疲乏力，不思饮食，腰膝酸软，手足不温，气短头晕，晨起大便溏泻，舌淡、苔白，脉细缓。证属脾肾阳虚，中气下陷。治以温补脾肾，固涩升提，方用真人养脏汤加减。处方：人参、当归、肉豆蔻、白芍、诃子、罂粟壳各 10 g，肉桂、炙甘草、木香各 6 g，炒白术 15 g，生黄芪 30 g。5 剂，每日 1 剂，水煎服。

药后阴户已无矢气，小腹寒冷、白带均减轻。守方去罂粟壳，续服 15 剂，病愈。

病例 4　泄泻

李某，男，82 岁，患者因"腹痛腹泻，泻下稀水样大便 2 年"于 2003 年 8 月就诊。诉 2 年来每日大便 6 次以上，均呈水样便，无黏液及脓血，无里急后重，泻后痛减，每因进食油腻及饮酒后加重或复发，多方就诊，中西医治疗效果不佳，苦不堪言。观其形，体质尚可，略显消瘦及乏力，精神一般，舌质淡，舌苔薄白，脉细弱。化验大便常规提示少量脓细胞，心肺无异常。建议行结肠镜检查，但患者因年龄大而拒绝行此检查，辨证为脾肾阳虚证，给予真人养脏汤加补骨脂、黄芪等治疗 3 剂后腹痛消失，大便成形，后继续服 3 剂巩固治疗症状完全消失，随访 5 年无复发。

九十六、治浊固本丸

【组成】莲花须、黄连各二两，白茯苓、砂仁、益智仁、半夏、炒黄柏各一两，炙甘草三两，猪苓二两五钱。

【来源】明·虞抟《医学正传》引东垣方："治浊固本丸治小便浑浊，遗精，舌淡，苔白，脉细弱。"

【功效】清利湿热，固肾健脾。

【主治】用于肾气不固，湿热下注所致尿频尿浊、遗精之证。症见小便浑浊，白如米泔，遗精，小便淋沥，神疲腰酸，舌苔白腻。

【方解】方中莲花须固肾涩精，分别清浊，为君药；黄柏、黄连清热燥湿祛浊，益智仁温肾固元，茯苓、猪苓健脾渗湿，为臣药；半夏化痰止咳，砂仁芳香化湿，为佐药；炙甘草和中缓急，为使药。

【方歌】治浊固本莲蕊须，砂仁连柏二苓俱；益智半夏同甘草，清热利湿固兼驱。

——汪昂《汤头歌诀》

【临证应用】

病例 1　糖尿病肾病

于某，男，57 岁，2016 年 9 月 12 日就诊。患者有糖尿病病史 14 年、糖尿病肾病史 4 年。近期采用甘精胰岛素（来得时）22 IU；二甲双胍片（格华止）0.5 g，每日 3 次；阿卡波糖片（拜糖平）50 mg，每日 3 次；金水宝胶囊 4 粒，每日 3 次治疗。就诊时见：口干、口渴、多饮；乏力；腰膝酸软；双下肢麻木伴水肿；纳差、腹胀满、寐欠安。大便干结，2 日一行；夜尿频 3~4 次/日；舌红，边有齿痕，苔黄腻，舌下络瘀，脉沉细。查：血压 132/84 mmHg；糖化血红蛋白 8.2%；FBG 10.3 mmol/L；餐后 2 h 血糖 14.5 mmol/L；尿微量白蛋白 226.8 mg/L；尿葡萄糖（4+）；尿蛋白（+）；肌酐 128.41 μmol/L；尿素氮 7.8 mmol/L；胆固醇 5.65 mmol/L；高密度脂蛋白固醇 0.99 mmol/L；低密度脂蛋白固醇 4.11 mmol/L。诊断：2 型糖尿病、2 型糖尿病肾病。中医证型为：浊毒内蕴证。予中药治浊固本丸加味治疗，处方：莲花须 20 g，黄连 15 g，白茯苓 15 g，砂仁 15 g，益智 15 g，半夏 15 g，黄柏 15 g，炙甘草 15 g，猪苓 15 g，酒大黄 15 g，益母草 15 g，川芎 10 g。14 剂，水煎服，每次 200 mL，早、晚分服。原降糖方案不变，停金水宝胶囊。

二诊（10 月 27 日）：患者诸症明显减轻；乏力消失；舌淡红，边有齿痕，苔薄黄，舌下络瘀，脉沉细。查 FBG 7.4 mmol/L；餐后 2 h 血糖：9.8 mmol/L。尿葡萄糖（3＋）；尿蛋白（±）。考虑患者诸症减轻，故继原方案治疗。

三诊（11 月 10 日）：患者诸症明显减轻，腰膝酸软消失，双下肢麻木消失，轻度水肿。偶有腹胀，纳可、寐安，大便正常，夜尿 2 次/日。舌淡红，苔薄白，舌下络瘀，脉沉细。查 FBG 5.8 mmol/L；餐后 2 h 血糖 8.6 mmol/L。尿葡萄糖（2＋），尿蛋白（－），考虑患者空腹血糖稍低，故甘精胰岛素减 2 IU，考虑患者热象减轻，故调整方药为黄连 10 g，黄柏 10 g，大黄 10 g。继续服 14 剂观察。

四诊（11 月 26 日）：患者口干、口渴消失，双下肢水肿消失，腹胀满消失，纳可，大便正常，夜尿 1 次/日。查 FBG 6.8 mmol/L；餐后 2 h 血糖 7.3 mmol/L。尿葡萄糖（2＋）；尿蛋白（－），考虑患者餐后血糖偏低，阿卡波糖改为 25 mg，每日 2 次。继续中药巩固治疗。

五诊（12 月 14 日）患者诸症消失，故复查相关检查。糖化血红蛋白 7.6%；FBG 6.5 mmol/L、餐后 2 h 血糖 8.4 mmol/L；尿微量白蛋白 22.3 mg/L，尿葡萄糖（＋）；尿蛋白（－）；肌酐 86.52 μmol/L，尿素氮 5.9 mmol/L；胆固醇 4.58 mmol/L，高密度脂蛋白固醇 1.29 mmol/L；低密度脂蛋白固醇 3.47 mmol/L。考虑患者已无明显症状，化验指标已基本正常，故停中药汤剂，嘱患者控制饮食，规律监测血糖和尿，变化随诊。

近 3 个月来患者定期门诊就诊，血糖控制良好。身体无明显不适。

病例 2　肾虚湿热

蔡某将 96 例慢性肾小球肾炎属肾虚湿热证患者，随机分为治浊固本丸组（48 例）、肾炎四味片组（48 例），分别给以治浊固本丸和肾炎四味片口服。治疗前后分别测定尿蛋白及相关指标，观察中医临床症状的改变。结果：治浊固本丸改善中医临床症状的总有效率为 87.5%，优于肾炎四味片

（$P < 0.001$）。治浊固本丸降低尿蛋白的总有效率为 89.6%，优于肾炎四味片（$P < 0.005$）。治浊固本丸能改善慢性肾炎肾功能轻度受损者的肾功能状况。治浊固本丸能使慢性肾炎患者血浆蛋白升高。治浊固本丸能降低慢性肾炎患者的血脂。说明治浊固本丸治疗肾虚湿热型慢性肾炎蛋白尿疗效确切。

九十七、中满分消丸

【组成】白术、人参、炙甘草、猪苓（去黑皮）、姜黄各一钱，茯苓（去皮）、干姜、砂仁各二钱，泽泻、橘皮各三钱，炒知母四钱，炒黄芩一两二钱，炒黄连、半夏（汤洗）、炒枳实各五钱，姜厚朴一两。

【来源】金元·李东垣《兰室秘藏·中满腹胀门》："中满分消丸，治中满热胀、鼓胀、气胀、水胀，此非寒胀类。"

【功效】健脾和中，清热利湿，消胀除满。

【主治】脾虚气滞，湿热壅聚证。症见腹大坚满，脘腹胀痛，口苦纳呆，小便短赤，大便秘结，苔黄腻，脉弦数。

【方解】方中以人参、白术、茯苓健脾益气，祛湿和中，为君药；干姜温脾燥湿，厚朴、枳实行气除满，知母清热滋阴，黄芩、黄连清热燥湿除痞，姜黄、砂仁温脾和胃，半夏降逆，陈皮理气，共为臣药；猪苓、泽泻升清降浊，淡渗利水，共为佐药；甘草和中，调和诸药，为使药。全方攻补兼施，祛邪不伤正。

《医方集解》注解本方曰："此足太阴阳明药也。厚朴、枳实行气而散满；黄连、黄芩泄热而消痞；姜黄、砂仁暖胃而快脾；干姜益阳而燥湿；陈皮理气而和中；半夏行水而消痰；知母治阳明独胜之火，润肾滋阴；猪苓、泽泻泻脾肾妄行之水，升清降浊；少加人参、白术、茯苓、甘草补脾胃，使气运则胀消也。"因此本方具有兼施补泻、平调寒热、兼顾气血、调和阴阳的特点。

【方歌】中满分消四君先，知芩枳朴姜夏连；猪泽姜黄橘皮砂，消补兼施两成全。

【临证应用】

病例1 鼓胀（肝硬化腹水）

梁某，男，54岁，1988年7月28日由两人扶护前来初诊。患者腹胀踝肿，小便短黄，大便黏胶量少，消瘦，唯腹胀大。有肝病史多年，就诊前数月余超负荷劳动后出现精神疲乏，纳少、腹胀。呈慢性虚弱重病容，面色黧黑，巩膜轻度黄疸。胸部散见蜘蛛痣，腹大如鼓，脐凸，腹壁青筋显露。舌质绛瘀而胖，舌苔黄厚腻，脉沉弦细。肝功能检查：SGPT 140 单位（正常值是 40 单位以下），TTT 7 单位，$ZnSO_4$ 17 单位，黄疸指数 22 单位，人血白蛋白 25 g/L，球蛋白 30 g/L，血清蛋白的比例值倒置。广州某医院 B 超检查示肝区密集微小波，侧腹探查腹水液平 3.5 cm。提示：肝硬化并腹水。诊断：肝硬化腹水（鼓胀），治宜清热解毒退黄，利水化湿祛瘀，理气健脾相结合。用中满分消丸方加茵陈、虎杖、丹参、车前子配方煎服。用本方加减连服 3 个多月，诸症消退，肝功能检查正常，B 超检查肝脏偶见较密微波，侧腹探查未见液平。人血白蛋白 50 g/L，血清球蛋白 25.5 g/L，蛋白值倒置现象纠正。再予参苓白术散、六味地黄汤二方联合加减调理数月，胃纳正常，面黄肌瘦之象消失，上下三楼及操持一般农活如常人。对患者追踪 3 年，病无复发，健康状况良好。

病例 2　闭经

罗某，女，21 岁，未婚，1988 年 8 月 14 日初诊。患者停经 3 个月，头昏，肢软乏力。诉月经一向正常，3 个月前因天下暴雨，屋内积水至膝，雨后清除积水劳累 1 天，次日浑身酸痛沉重，头昏闷痛，服感冒药后疼痛好转，但仍昏沉，四肢酸楚，是时月经当至而未至，精神不振，饮食不馨。曾做血常规、脑电图、超声波等检查均无异常，经服药输液等多方治疗无效。现面色萎黄，头昏沉重，四肢酸楚，神疲倦怠，短气乏力，脘腹痞满，不思饮食，食即满甚欲呕，月经 3 个月未至，小便灼热，口干苦，舌质红、苔黄腻，脉滑数。诊断为闭经；证属痰湿内聚，寒热错杂，郁遏气机，阻滞胞脉。治以健脾和胃，清热除湿，行气开郁，散寒化饮。方用中满分消丸加减：党参、白术、法半夏各 20 g，茯苓、知母、黄芩、厚朴、枳实、车前仁各 15 g，黄连 12 g，滑石 30 g，砂仁、干姜、炙甘草各 6 g。6 剂，每日 1 剂，水煎分 3 次温服。

服药后脘腹渐觉宽舒，饮食已知其香，头昏肢软大退，口微苦，苔薄腻微黄，脉细数。仍按原方出入，药用：党参 30 g，白术、茯苓各 20 g，黄连、炙甘草各 6 g，黄芩、干姜、桃仁、车前子各 10 g，法半夏、陈皮、厚朴、枳实、当归各 15 g。6 剂，每日 1 剂，水煎分 3 次温服。

服药后精神倍增，面色已转红润，脘腹痞满消失，饮食恢复至病前，并已下地从事日常劳动。月经 2 日前已至，量少淡红、夹黑色血块，少腹隐痛，舌质淡、有紫气、苔薄白，脉沉细。改用少腹逐瘀汤加减 3 剂，每日 1 剂，水煎分 3 次服。

服药期间月经逐渐增多，服至 4 剂后经尽。继用香砂六味丸服 1 个月停药，月经恢复正常，随访 3 个月趋于稳定。

病例 3　水肿（膜性肾病）

林某，男，58 岁，2016 年 5 月 1 日初诊。主诉：双下肢间断水肿 5 年、加重 1 个月。2011 年患者因感冒出现颜面及双下肢浮肿，就诊于某医院治疗，当时查血尿（＋＋＋），尿蛋白（＋＋＋），24 h 尿蛋白定量 2.6 g，曾行肾穿刺检查示：Ⅱ期膜性肾病。经西医治疗，尿常规中尿蛋白波动于（＋＋～＋＋＋），本次因患感冒而病情加重就诊于当地中医院肾内科门诊，尿常规：尿蛋白（＋＋＋），血尿（＋＋＋），24 h 尿蛋白定量 7.53 g，肾功能正常。诊见面色㿠白，周身乏力，腰酸，双下肢浮肿，小便泡沫多，舌红、苔微黄腻，脉细滑。西医诊断：膜性肾病。中医诊断：水肿；证属脾肾气虚，湿瘀互结，治宜补益脾肾，利湿化瘀。处方：党参、泽泻、漏芦、黄芪各 30 g，菝葜、白术各 20 g，茯苓、姜黄、姜半夏、枳壳、槟榔、芡实、莲须、秦艽各 15 g，陈皮 12 g，黄连、附子各 6 g。14 剂，每日 1 剂，水煎服。

2016 年 5 月 14 日二诊：复查尿常规示尿蛋白（＋＋），血尿（＋＋），服药后患者双下肢水肿减轻，乏力较前改善，腰酸，尿中泡沫仍存，舌红、苔薄黄，脉弦细。处方：初诊方去槟榔、泽泻，加忍冬藤、续断、杜仲各 20 g。30 剂，每日 1 剂，水煎服。

2016 年 6 月 14 日三诊：2016 年 6 月 10 号复查尿蛋白（±），血尿（＋＋），24 h 尿蛋白定量 3.89 g，患者诉下肢浮肿及泡沫尿减轻，舌红、苔薄白，脉弦细滑。处方：党参、漏芦、黄芪各 30 g，菝葜、白术、石韦、山楂、续断、杜仲各 20 g，茯苓、姜黄、姜半夏、枳壳、芡实、莲须、秦艽、猫人参、鳖甲各 15 g，陈皮 12 g，黄连、附子各 6 g。30 剂，每日 1 剂，水煎服。

3 个月后随访，未诉明显不适，水肿及尿中泡沫消失，尿蛋白（－），血尿（＋），24 h 尿蛋白定量接近正常范围，纳可，眠安，二便调，舌淡红、苔薄白，脉弦细。嘱其继续服中药调理，注意饮食和休息，避免感冒。

病例4 痹证（类风湿关节炎）

郑某，女，59岁，2012年3月29日初诊。患者宫颈癌术后、放疗术后2年，盆腔B超查有双侧盆腔囊肿，右侧为4.2 cm×2.7 cm，左侧为2.3 cm×1.3 cm。既往有类风湿关节炎病史30余年，长期服用雷公藤（20余年），间断服用环磷酰胺。每逢天冷或阴雨天则觉双手掌指关节、双足趾关节、肩关节胀痛，晨僵显著，夏季手心发烫；大便不畅，小便少；腹部按之轻度压痛，睡眠不佳；舌暗红、苔白厚腻罩黄，脉弦涩弱。类风湿因子长期在150～260 IU/mL波动。曾服用桂枝芍药知母汤能止痛，但关节肿胀仍有，且常服则口苦；改用中焦宣痹汤清热利湿，消肿能取效一时，但止痛效果不如桂枝芍药知母汤。辨证：中焦湿热，痹阻关节；治法：清利湿热；方以中满分消丸合宣清导浊汤化裁。处方：猪苓12 g，茯苓12 g，苍术9 g，泽泻12 g，太子参12 g，制半夏12 g，陈皮9 g，干姜5 g，黄芩9 g，黄连2 g，川厚朴9 g，枳实9 g，知母12 g，姜黄12 g，砂仁6 g（后下），寒水石9 g，蚕沙15 g，皂荚子6 g。每日1剂，水煎服，每日2次。

二诊（4月4日）：服上方5剂后关节疼胀轻微，因二便得通去宣清导浊汤，其间外感咳嗽时改用他方，其余均以中满分消丸继进。

三诊（5月22日）：关节疼痛已不明显，舌暗红、苔薄白，苔根略腻，左脉弦细缓，右脉略沉涩。盆腔B超：左侧囊肿为2.3 cm×1.3 cm，右侧未见。类风湿因子87.5 IU/mL（患者告知20余年从未低于150 IU/mL）。继用本方，疼痛反复则加海桐皮、防己。因胃纳不多，嘱其用山药、鸡内金煮粥常服。

四诊（11月26日）：类风湿因子降至47.9 IU/mL，复查盆腔B超已无囊肿。患者基本无关节疼痛，但出现全身皮肤瘙痒，可见红色皮疹，下午起开始瘙痒，至夜间尤甚，搔之出血，大便干结。皮疹为里邪达表，改用当归拈痛汤。处方：炒当归10 g，羌活10 g，防风6 g，升麻12 g，猪苓12 g，泽泻12 g，茵陈15 g，炒黄芩10 g，葛根15 g，苍术10 g，白术10 g，苦参5 g，知母10 g，皂荚6 g，寒水石10 g，蚕沙15 g，土茯苓30 g。

五诊（2013年2月4日）：复查类风湿因子27.4 IU/mL（已正常）。近两周皮疹又有新发，但已无出血；空腹时觉胃脘、右胁隐痛，进食后好转；口腻口苦，怕热易出汗；舌暗红、苔白略黄，脉缓弱。余邪未尽，予荆防败毒散。处方：荆芥9 g，防风9 g，太子参12 g，羌活9 g，独活9 g，茯苓

15 g，枳壳 9 g，桔梗 9 g，柴胡 9 g，前胡 9 g，川芎 9 g，薄荷 3 g，生姜皮 6 g。

六诊（4 月 16 日）：皮疹仅在右肩、髋部、膝关节附近零星发出。嘱停服雷公藤片。随访至今，类风湿因子一直正常（＜20 IU/mL），且关节未见疼痛。

九十八、舟车丸

【组成】 黑丑（研末）四两，甘遂（面裹煨）、芫花（醋炒）、大戟（醋炒）各一两，大黄二两，青皮、陈皮、木香、槟榔各五钱，轻粉一钱。上为末，水糊丸如小豆大，空心温水下，初服五丸，日三服，以快利为度，服如前三花神佑丸。

【来源】 明·张景岳《景岳全书·卷五十五·古方八阵》："治一切水湿蛊腹，痰饮瘀积，气血壅满，不得宣通，风热郁痹，走注疼痛及妇人血逆气滞等证。"

【功效】 行气逐水消肿，通利二便。

【主治】 水肿鼓胀、形气俱实之证。症见胸腹肿胀、气粗息促、面赤口渴、二便秘结、脉沉数有力。

【方解】 方中牵牛泻气分，大黄泻血分，水陆并行，为君药；大戟、甘遂、芫花三味大剂攻水，青皮、陈皮、木香、槟榔通理诸气，为臣药；轻粉攻毒祛湿，通利二便为佐药。《成方便读》谓本方为诸攻逐剂中甚者，服之可使水湿之邪，从大小便迅速排出，其峻猛之势，犹如顺流之舟，下坡之车，顺势而下，使水湿之邪荡然无阻。所以叫作"舟车丸"。

【方歌】 舟车牵牛及大黄，遂戟芫花又木香；青皮橘皮加轻粉，燥实阳水却相当。

——汪昂《汤头歌诀》

【临证应用】

病例 1　水肿（扩张型心肌病）

刘某，男，34 岁，2004 年 10 月 6 日初诊。主诉：水肿、心慌、喘息不能平卧 1 个月。体检：血压 110/90 mmHg；半卧位，面色浮肿、苍白，发绀；心率 110 次/分、律齐，心界向两侧扩大，二尖瓣及三尖瓣区可闻及 3～6 级收缩期杂音；腹平软，无压痛，腹部叩诊少量移动性浊音；双下肢中度水肿；舌淡边有齿痕，苔白滑，脉沉细。胸片提示普大心，右侧胸腔少量积液；B 超示右侧胸水肩胛角线第 9～11 肋间，最深约 3 cm；超声心动图示扩张型心肌病，左室扩大明显，二尖瓣中等反流信号，三尖瓣轻度反流信号。入院后即给予毛花苷 C、呋塞米静推以强心利尿，病情好转后改用每日口服地高辛 0.25 mg、呋塞米 40 mg，每日 3 次。随后心率控制在 90 次/分左右，尿量在 1500 mL 左右，但水肿无进一步减轻，遂停用呋塞米，以舟车丸加味：大黄 60 g，甘遂、大戟、芫花、青皮、陈皮、桂枝、红参、麦冬、制附片、槟榔各 30 g，牵牛子 120 g，木香 15 g，按此比例做成水丸，每次服 6 粒，每日 3 次。

3 天后心率 85 次/分，尿量稍增，大便日 1 次；改服中药丸每次 8 粒，每日 3 次，小便量进一步增多，大便日 2 次，减地高辛为每日 125 mg，10 天后水肿渐退，心率 80 次/分，停服地高辛。1 个月后水肿基本消失，B 超提示未见胸腹水。心率 88 次/分、律齐，杂音基本同前。随访半年，水肿未见复发，病情稳定，嘱继续服用上方，巩固疗效。

病例 2　水肿

李某，女，52 岁。1976 年 3 月 22 日患者因全身水肿在某乡卫生院用汞撒利注射液、呋塞米治疗，虽有小便，但尿量很少，病情越来越重，而转邀中医诊治。1976 年 3 月 24 日初诊：全身重度水肿，气粗而喘，昼夜不得平卧，只有其子女左右扶住头部方能呼吸。水米不能进，只靠鼻饲管向胃里输送奶粉。腹大如箕，二便不通，舌苔自润，质略红，脉沉弦数。指压全身某个部位均深凹难起。证属"阳水"，病势至重，急予攻逐峻剂，以洁净府，去菀陈莝，保存正气。方选舟车丸改用汤剂加减应用，由鼻饲管注入。方药：煨甘遂（研末）3 g，大戟（醋制）3 g，芫花（醋制）3 g，黑白丑（捣碎）各 6 g，青皮 10 g，陈皮 10 g，木香 6 g，大腹皮 12 g，茯苓皮 15 g，大黄 10 g。用法：上药除甘遂末外，水煎 2 次，共煎药 400 mL，煎好后纳入甘遂末，分为 2 次鼻饲注入。

上午 10 点第一次注入后未见效果，下午 2 点又鼻饲一次，至 4 点即觉腹部肠鸣加重，有便意，急取便盆，二便齐通，排泄出约有二痰盂之多。约到 5 点二便才逐渐停止，此时全身之水已消大半，能靠被少寐片刻。后改用五苓散加减调理 20 余天，全身水肿消退，饮食如常，嘱回家低盐饮食。1 个月后随访，告知已能操持家务劳动，浮肿未发，病告痊愈。

九十九、枳实导滞汤

【组成】枳实二钱，大黄（酒洗）一钱半，山楂三钱，尖槟榔一钱半，厚朴一钱半，黄连六分，神曲三钱，连翘一钱半，紫草三钱，细木通八分，生甘草五分。

【来源】清·俞根初《重订通俗伤寒论》："枳实导滞汤，下滞通便以消导之。"

【功效】下滞通便。

【主治】热证而有里滞者，表现为身热，胸腹灼热，恶心呕吐，大便溏滞不爽，舌苔黄垢腻，脉濡数。

【方解】方以大黄苦寒攻积泄热，使积热从大便而下，为君药；枳实苦辛微寒，行气消积，除脘腹之胀满，神曲、山楂消食化积，连翘清热散结，为臣药；紫草通便，细木通清热消肿，黄连清热燥湿、厚肠止痢，尖槟榔、厚朴行气除满，共为佐药；生甘草为使药，引领药物直达病位。全方配伍，共奏下滞通便之功。

【方歌】枳实导滞枳朴黄，黄连神曲翘槟榔；紫草木通加甘草，导滞通便此方良。

【临证应用】

病例1 痤疮

李某，男，学生，18岁，1998年6月3日初诊。主诉自15岁起颜面反复不断起毛囊性炎性丘疹、脓疱，曾间断服红霉素、抗菌优、葡萄糖酸锌，及外用痤疮酊等治疗，开始有效，近1年来，口服西药效果不明显。现双颊、颏部、鼻部多处毛囊性炎性红色丘疹，约小米至绿豆大小，有两处绿豆大暗红色结节，质硬，存在时间长。油性皮肤，毛囊口粗大。每因食油腻辛辣或劳累、睡眠不足等原因症状加著。伴口干多饮、口臭，大便干，2~3日1次，舌尖红，苔黄腻，脉滑数。诊断为寻常性痤疮。处方：生大黄4g，枳实6g，茯苓9g，黄芩6g，黄连6g，生白术9g，生山楂15g，连翘9g，防风 6 g，赤芍 9 g，川芎 9 g，莪术 6 g，三棱 6 g。每日 1 剂，早、晚分服。

服用 1 个疗程后，患者皮脂溢出减少，丘疹大部分消失，暗红色硬节色泽变淡，口干口臭好转，大便每日一行不干。停药 1 周后，再诊，患者舌质转淡，苔微黄腻，上方黄芩改 4 g、黄连 2 g，继续服用 10 剂（1 个疗程），毛囊性丘疹消失，硬节基本消失。嘱多食水果蔬菜，少食油腻辛辣之品，保证休息睡眠，保持大便畅通，每日 1 次，痤疮再发次数减少。

病例 2　肺痹

王某，女，54 岁，2018 年 2 月 3 日初诊。主述：咳嗽 3 个月、活动喘促 2 个月，加重 7 天。现病史：咳嗽，咯痰、色白、量少、不易咯出，活动后喘促，前胸憋闷，气短，周身乏力，口干，纳少，睡眠差，小便黄，大便排出不畅，2 日 1 次，舌暗红苔黄厚，脉沉滑数。2018 年 1 月 15 日始静脉滴注盐酸氨溴索注射液、注射用多索茶碱 7 天，症状未见缓解。2017 年 12 月 30 日肺部 CT 显示：间质性肺疾病。西医诊断：间质性肺疾病。中医诊断：肺痹；证属大肠湿热，肺失清肃。治以泻下除湿导滞，予枳实导滞汤加减。处方：枳实 20 g，大黄 12 g，黄连 10 g，黄芩 15 g，炒白术 20 g，茯苓 20 g，泽泻 15 g，神曲 10 g，麦冬 10 g。5 剂，每日 1 剂，早晚分服。方中大黄熬煮 10 分钟即可。嘱患者忌生冷辛辣食物。服药过程中出现腹痛、腹泻为正常反应，如腹泻 >3 次/天则将大黄减半服用。

二诊：喘促明显缓解，咳嗽减轻，大便排出通畅，每日 2 次。此时辨证转化治则，针对肺痹本身继续治疗。本案中患者为中年女性，时胸闷，气短，故在清除下焦湿热的同时，需关注心阳不足的问题，可配以天王补心丹日 2 次口服。

病例 3　慢性结肠炎

方某，男，32 岁。患者大便黏腻不爽伴腹痛 2 年，在当地医科大学附属医院诊断为慢性结肠炎，后多处行中西医治疗效果欠佳，遂于 2008 年 9 月来牛阳教授处就诊。患者诉大便黏腻不爽，呈赤白样，血多脓少，有里急后重感，排便肛门有灼热感，腹痛时轻时重。饮食、睡眠可，小便正常。舌红，苔黄腻，脉滑。辨证为湿热阻滞肠胃，损伤血络。治以清利湿热，行气通便。治用《通俗伤寒论》方枳实导滞汤加减：枳实 12 g，厚朴 12 g，酒大黄 10 g，槟榔 12 g，黄芩 12 g，连翘 12 g，紫草 12 g，神曲 12 g，生山楂

12 g，炒白术 15 g，茯苓 15 g，白芍 15 g，葛根 15 g，土茯苓 20 g，三七粉 6 g（冲服），生甘草 6 g。共 6 剂，每日 1 剂，分早、晚服用，嘱患者清淡饮食，禁食辛辣刺激之品，保持心情畅达。患者复诊诉症状改善，继续服用上方。

2008 年 11 月二诊：患者诉大便基本正常，每日 1 次，无脓血和里急后重之感，腹痛消失。舌淡红有齿痕，苔白腻，脉滑。上方去葛根、白芍、三七粉，加入陈皮、山药，续服 6 剂。

2008 年 12 月三诊：患者精神饱满，诉大便正常，无其他不适感。舌淡红、苔薄白，脉略滑。随访半年无复发。

病例 4　肠麻痹

单某，女，5 岁，患急性菌痢于 1976 年 5 月 4 日入院治疗。住院 5 天，疗效不佳。面色苍白，四肢凉，闭目不哭，呼吸气微，不思饮食，大便 4 日未解，腹胀如鼓、不令触摸。西医诊为肠麻痹。诊见：精神萎靡，面色㿠白，呼吸气微，四末发凉，咽燥口渴，脘腹痞满、腹痛，舌焦质红、苔黄腻，脉沉细。证属痢毒内陷，邪热蕴结肠间。治宜荡热导滞，引邪下行。处方：大黄 25 g，枳实 10 g，神曲 10 g，黄芩 10 g，黄连 15 g，白术 10 g，茯苓 10 g，泽泻 5 g，金银花 30 g，白头翁 40 g，水煎，每 6 小时鼻饲一次，一昼夜共煎饲 2 剂。次晨，肠鸣、泻下深褐色枯液便 4 次，继守前方。

3 日后，目开神清，四肢温，腹胀、腹痛消失，吃西瓜 6 块，小便色黄，脉沉细有力，舌苔薄黄。依前方减大黄、枳实、茯苓、泽泻、神曲，加滑石 15 g，水煎服。

5 日后，便检：镜下（－）。改服：党参 15 g，白术 10 g，焦三仙各 10 g，内金 10 g，金银花 15 g，水煎服。7 日后，病愈出院。

病例 5　脏躁（更年期综合征）

刘某，女，46 岁，1982 年 2 月 21 日就诊。2 个月前与家人口角后出现胸胁胀闷疼痛，善太息。服中药数剂，症情好转。近 1 日因过度操劳及多食油腻之物，诸症加重，且渐见胃痞纳呆，失眠头昏，急躁易怒，悲伤欲哭，不欲见人，头面不时烘热汗出。服地西泮、谷维素、氯丙嗪等未效，遂转来求治。此见心下硬而拒按，大便 3 日一行，经水淋漓半月，脉弦略数，舌边尖红，苔黄厚而腻。证属肝郁犯胃食积化热，心神被扰。治当疏肝清热、和

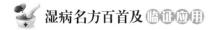

胃消积，兼以安神宁心。方药：枳实 15 g，白术 12 g，酒大黄 6 g，黄芩 10 g，黄连 6 g，神曲 30 g，茯苓 15 g，泽泻 15 g，木香 6 g，槟榔 15 g，川楝子 10 g，柴胡 10 g，朱砂 1.5 g（另冲），水煎服。

1 剂后畅泻盈盆，当夜困乏熟睡，次日精神焕然。上方大黄改炭，续进 3 剂月经停止，情绪稳定。改用丹栀逍遥散加减调理月余，诸症悉除。

一○○、痛泻要方

【组成】白术三两，白芍二两，陈皮一两半，防风一两。

【来源】金元·朱丹溪《丹溪心法·卷二》"治痛泻，炒白术三两，炒芍药二两，防风一两，炒陈皮一两半，久泻，加升麻六钱。"

【功效】补脾柔肝，祛湿止泻。

【主治】脾虚肝旺之泄泻。肠鸣腹痛，大便泄泻，泻必腹痛，泻后痛缓，舌苔薄白，脉两关不调，左弦而右缓者。

【方解】方中白术苦温，补脾燥湿，为君药。白芍酸寒，柔肝缓急止痛，与白术配伍，为臣药。陈皮辛苦而温，理气燥湿，醒脾和胃，为佐药。防风燥湿以助止泻，为脾经引经药，故为使药。

【方歌】痛泻要方用陈皮，术芍防风四味宜；若作食伤医便错，疏肝解郁兼理脾。

【临证应用】

病例 1　溃疡性结肠炎

李某，男，79岁。患慢性溃疡性结肠炎 10 余年，面黄体瘦，反复腹泻，伴肛门下坠感，畏寒乏力，饮冷受凉则腹泻更甚，平素腹泻 5～6 次/日，为黏液血便，便溏夹泡沫，胸闷腹胀，黎明前肠鸣而泻里急后重，矢气频多，胸胁痞满，口不苦，纳呆，小便频。舌质淡、边有齿痕、苔白腻，脉沉细缓。诊断：肠癖。辨证：脾虚肝郁，湿邪阻滞。治宜：疏肝健脾，化湿祛浊。方选痛泻药方加减：柴胡 15 g，白芍 30 g，枳壳 15 g，党参 15 g，茯苓 30 g，薏苡仁 30 g，陈皮 15 g，白术 20 g，桂枝 10 g，防风 10 g，甘草 9 g。

二诊：服药 7 剂后，矢气大减，腹泻次数减少，3～4 次/日，大便仍有黏液，轻微里急后重，黎明前仍肠鸣而泻，中药守上方加补骨脂 15 g、杜仲 15 g、五味子 10 g、肉豆蔻 15 g、砂仁 9 g。服 7 剂告知大便基本正常。

病例 2 痢疾

刘某，男，47 岁，2008 年 8 月 12 日初诊。患者自述 1 个月前，在异地进行科学考察，由于天气炎热、早出晚归，感受寒湿之邪，又加之饮食不适。出现肠鸣腹痛，大便稀水，后则大便赤白黏冻，甚则纯白冻，里急后重，便后则舒，不发烧，唯觉四肢困乏无力，纳差，大便日 2~3 次，曾在当地医院口服环丙沙星及输液等治疗。用药时病情好转，停药后旧病如前，十分苦恼。刻诊：形体消瘦，面色灰暗，纳食差，四肢困乏无力，精神、大便色白黏冻，每日 2~3 次，里急后重，便后则舒，肠鸣，腹痛绵绵，小便清长，舌质淡，苔白略腻，脉缓。证属肝旺脾虚，寒湿所伤。治则：疏肝健脾，温化寒湿。方药：痛泻要方加味，药用：防风、炒陈皮、炒升麻、当归各 10 g，炒白术 30 g，炒白芍、苍术各 12 g，炮姜、焦楂各 15 g，煨木香 6 g，4 剂，水煎服。

二诊：服药后肠鸣腹痛，里急后重感明显减轻，唯有大便色白黏冻，效不更方，4 剂水煎服。

三诊：药后肠鸣腹痛，里急后重，大便色白黏冻均消失，自觉腹部舒服，纳食增加，精神可，嘱服香砂养胃丸 1 月，以善其后平素应避免饮食劳倦，保持心情舒畅，随访 1 年未复发。

病例 3 便秘

王某，男，41 岁，2014 年 5 月 31 日初诊，诉反复便秘 3~4 年。患者平素自觉情志不遂时便秘容易加重，服番泻叶后大便始通，刻下大便黏腻难排，2~3 日一行，便量不多，排便时矢气频频，便不尽感，肛门坠胀，努挣乏力，长期深以为苦，甚则产生"恐惧感"，继而烦躁不安，胃脘痞闷，时有泛酸，嗳气太息，咽中有痰，难以咯出，纳食欠佳，夜寐尚可，口不干苦，面色青黄，舌质淡红，边有齿印，苔腻微黄，脉缓左弦。处方：陈皮 10 g，白芍 10 g，白术 10 g，防风 10 g，柴胡 10 g，藿香 10 g，厚朴 10 g，半夏 10 g，茯苓 10 g，神曲 10 g，6 剂。每日 1 剂，水煎服，2 次/日。

二诊：2014 年 6 月 7 日，患者自诉服药期间便行 4 次，每次便量增多，矢气亦减，排便不适感明显减轻，尚可忍受。仍诉纳食欠佳，故予前方加入鸡内金 10 g。每日 1 剂，水煎服，每日 2 次。连服 12 剂后，病证皆除。

按：此案患者显系肝脾不和，湿痰内阻。土虚木乘，肝气横逆乘犯脾胃，大肠传导变化失常，故取痛泻要方，疏肝与健脾并举，使郁结之肝气得以条达，颓废之脾土得以振发，湿痰消散，肠腑气畅，不用泻下之药而取通幽之效。

病例 4 喘证

患儿，男，5 岁，喘促 3 个月，感冒后痰多，神疲乏力，纳差，寐尚可，大便先硬后溏，小便正常，舌淡，苔白厚，脉弦细。处方：白术 10 g，陈皮 6 g，炒白芍 15 g，防风 10 g，蝉蜕 3 g，夜交藤 15 g，桔梗 10 g，杏仁 6 g，旋覆花 6 g，炙麻黄 2 g，甘草 3 g。连服 10 剂后，电话随访，症状已然消退。

按：根据其病证乃系木贼土虚、痰浊壅肺之征象。脾失健运，不能运化水谷精微，则可见纳食减少，食欲下降；脾失健运，痰浊内生，则痰涎壅盛，上壅于肺，发为咳嗽。痛泻要方虽为肝强脾弱之痛泻而设，只要其病机为肝郁脾虚者，皆可灵活施用之。

病例 5 郁证

患者，女，60 岁，间断自觉心前区不适 4 年，每于情绪波动时发作，休息后缓解，伴头晕、气紧、腹痛、腹泻，半个月前再次因情绪波动上述症状加重，休息后缓解不明显，遂来就诊。入院症见：情绪急躁，自觉心前区不适、头晕、气紧，未见咳嗽、咳痰等症，纳食欠佳，眠差，小便正常，大便不成形，每日 4～5 次，每于便前腹痛，便后腹痛消失，情绪波动时即腹痛、腹泻。既往有 2 型糖尿病病史 6 年，平素口服盐酸二甲双胍肠溶片、格列齐特片治疗，未正规监测血糖。否认高血压、冠心病等疾病史。患者家属无与患者类似疾病，无家族遗传性疾病。体温 36.3 ℃，心率 66 次/分，呼吸 20 次/分，血压 114/69 mmHg，查体未见明显阳性体征。辅助检查：入院床旁心电图未见明显异常，急查心梗三项、D – 二聚体、NT-proBNP 未见明显异常，糖化血红蛋白 8.8%，血常规、尿常规、便常规、肝功能、肾功能、血脂、甲功、凝血、尿微量白蛋白等均未见明显异常，腹部彩超示：轻度脂肪肝，心脏彩超、颈部血管彩超、双下肢动静脉彩超、胸部正侧位片、颅脑 CT 未见明显异常。诊断为：心血管神经症；腹泻型肠易激综合征；2 型糖尿病；脂肪肝。入院后给予营养心肌、降糖等对症治疗 3 天后，血糖控制尚可，患者自觉症状缓解不明显。观其舌质淡，苔白腻，切其脉弦细，中

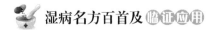

医辨病：郁证；辨证：肝旺脾虚，心神失养证。治以抑肝扶脾，养心安神，给予口服中药治疗，具体如下：白术15 g，白芍15 g，陈皮10 g，防风10 g，酸枣仁10 g，茯苓9 g，山药30 g，石菖蒲15 g，炙甘草6 g，4剂，水煎服，每日1剂，早、晚分服。

服药后患者诸症缓解，无明显心前区不适，头晕缓解，无气紧不适，睡眠改善，大便日1次，不成形。继予上方4剂后患者症状缓解出院。

参考文献

［1］付丽霞．白头翁汤活用于阴痛［J］.江西中医药，2009，40（6）：54.

［2］张建伟．白头翁汤治疗急性肠炎的临床应用［J］.中国民族民间医药，2012，21（17）：114.

［3］王永刚．白头翁汤治疗湿热蕴结证经验［J］.中国中医药现代远程教育，2014，12（12）：7.

［4］郭勇，江海松．陈意治疗湿热中阻的经验［J］.世界中医药，2007，2（4）：220-221.

［5］周云霞，李泉云．李泉云治疗湿阻中焦证验案举隅［J］.甘肃中医，2010，23（8）：12-13.

［6］王雅珍．不换金正气散临床应用体会［J］.实用中医药杂志，2004，20（8）：452-453.

［7］任红，吴维平，陈长胜．萆薢分清饮加味治愈乳糜尿1例［J］.中医药学报，1996（5）：12.

［8］萆薢分清饮加减方治疗慢性肾盂肾炎48例．实用中医药杂志，2019，35（4）：434.

［9］郅娜，臧力学．臧力学治疗银屑病性关节炎验案1则［J］.2016，32（11）：103-104.

［10］陈慧，戴明．萆薢渗湿汤治疗皮肤病验案［J］.湖北中医杂志，2016，38（4）：52-54.

［11］张晶．鲍身涛教授运用萆薢渗湿汤加减验案举隅［J］.中医临床研究，2016，8（27）：77-78.

［12］王建茹，唐雪勇，刘学伟，等．杨志波教授以萆薢渗湿汤异病同治验案举隅［J］.中医药导报，2012，18（11）：12-13.

［13］李兰芳，吴竞，陈扬荣．陈扬荣教授辨治淋证经验［J］.亚太传统医药，2019，15（4）：104-106.

［14］刘明．前列腺结石验案1则［J］.中医药临床杂志，2013，25（10）：929.

［15］马建国，桂成平，马龙．八正散临床应用验案3例［J］.中国乡村医药杂志，2005，12（9）：54.

［16］李春虹，马淑然．八正散妇科新用验案举隅［J］．环球中医药，2018，11（7）：1071－1072.

［17］周文，王冬梅，刘增光，等．叶品良治疗湿热瘀阻型慢性前列腺炎经验［J］．陕西中医学院学报，2013，36（5）：34－35.

［18］王淑萍，陈福忠．菖蒲郁金汤治疗抑郁症［J］．中国民间疗法，2012，20（10）：45.

［19］吴天晨，梁艳．菖蒲郁金汤治疗额颞叶痴呆3例［J］．中医药导报，2015，21（3）：99－100.

［20］刘迅，周月，吴智兵．治疗水痘脑炎验案1则［J］．湖南中医杂志，2020，36（6）：81－82.

［21］张敏，吴宣富，张现伟．菖蒲郁金汤加减治疗急性期病毒性脑炎验案2则［J］．新中医，2008，40（10）：113－114.

［22］张景祖．曹蒲郁金汤新用［J］．新中医，2003，3（10）：66－67.

［23］李秋霞，王俊伏．蚕矢汤临证新用［J］．湖南中医杂志，1995，11（4）：39.

［24］房昌．湿热阴亏证验案举隅［J］．山西中医，2010，26（2）：34.

［25］房昌．辨时治验举隅［J］．山西中医，2011，27（3）：35.

［26］白钰．陈永灿治疗慢性肝病临证治法举要［J］．中华中医药杂志，2018，33（4）：1409－1411.

［27］文辉．草果知母汤辨证加减对老年肾病综合征慢性纤维化的作用［J］．中国老年学杂志，2021，41（14）：3019－3021.

［28］戴克银．草果知母汤及中医情志干预改善癫痫患者认知功能及生活质量效果研究［J］．四川中医，2018，36（6）：130－132.

［29］王鹏，段佩鑫．地黄饮子治疗顽固性喉喑案［J］．浙江中医杂志，2020，55（8）：594.

［30］肖利，王少锋，李露华，等．地黄饮子加减联合阿托伐他汀对脑梗死恢复期患者侧支循环的影响［J］．黑龙江医药科学，2022，45（1）：68－69.

［31］刘雯，李国栋，龙超，等．地黄饮子加味外洗治疗尿毒症皮肤瘙痒30例临床观察［J］．中医药导报，2019，25（22）：55－57.

［32］张松．地黄饮子加减治疗中风肝肾阴虚型失语的临床疗效观察［J］．航空航天医学杂志，2021，32（3）：347－348.

［33］孟宏伟．张幸愚治疗儿科病验案举隅［J］．医学研究与教育，2020，37（4）：35－42.

［34］陆磊，管其健，黄文锋，等．大橘皮汤治疗顽固性肝硬化腹水52例［J］．河南中医，2002，22（4）：32－33.

［35］董艳．当归拈痛汤加减结合针灸治疗类风湿性关节炎的效果分析［J］．中国农村卫

生，2020，12（10）：80.

[36] 徐北辰．当归拈痛汤加减治疗高尿酸血症的临床效果［J］.中国民康医学，2019，31（16）：126 – 128.

[37] 乔怀丽．当归拈痛汤加味内服外用治疗阴痒 40 例［J］.现代中医药，2018，38（6）81 – 83.

[38] 邱洞仙．当归拈痛汤皮肤科应用举隅［J］.光明中医，2019，34（2）：304 – 305.

[39] 吴燕瑜．浅析当归拈痛汤皮肤科的应用［J］.药品评价，2022，19（2）84 – 86.

[40] 李慧明．输刺夹脊穴联合当归拈痛汤加减治疗湿热型腰椎间盘突出症临床观察［J］.中外医学研究，2020，18（4）：37 – 38.

[41] 刘克非．大秦艽汤加减治疗急性缺血性中风的临床疗效分析［J］.医药纵览，2020，15（20）：136 – 137.

[42] 王清溪，杨道迪，李艳艳，等．大秦艽汤加减佐治单纯性面瘫 42 例疗效观察［J］.国医论坛，2021，36（2）：35 – 36.

[43] 梁钦，梁伏河，梁华杰，等．大秦艽汤加味治疗周围性眩晕 73 例［J］.河南中医，2013，33（4）：4.

[44] 陈晓芳，蒋祁桂．大秦艽汤治疗产后风湿 46 例［J］.方药应用，2012，20（8）：38.

[45] 孙翠英．大秦艽汤治疗类风湿关节炎临床研究［J］.新中医，2019，51（9）：87 – 88.

[46] 黄有瀚．大秦艽汤加减治疗急性痛风性关节炎 92 例［J］.中医药学报，2013，41（3）：115 – 116.

[47] 金石安．大秦艽汤加减治疗 sudeck 急性骨萎缩 35 例［J］.黑龙江中医药，2005，（5）：18 – 19.

[48] 高京宏，于龙，王翠娟．大秦艽汤治疗颈椎病性高血压临床研究［J］.陕西中医，2019，40（5）：597 – 599，603.

[49] 周宝宽．大秦艽汤治疗皮肤病验案［J］.山东中医杂志，2012.31（6）：450.

[50] 丁瑞丛，韩冰，周生花．达原饮治疗小儿流感发热医案 1 则［J］.新中医，2021，53（9）：225 – 227.

[51] 丁瑞丛，龙清华，王平，等．运用达原饮治疗新型冠状病毒肺炎的体会［J］.中医杂志，2020，61（17）：1481 – 1511.

[52] 李蓓，黄昊，蔡嘉缘，等．高祥福运用达原饮治疗慢性肾脏病经验［J］.浙江中医杂志，2020，55（8）：562.

[53] 樊莹丽，荆秀芳．达原饮治验举隅［J］.山西中医，2009，25（9）：6.

[54] 何华，姜蕊，林腊梅．达原饮加减临床验案三则［J］.湖北中医杂志，2017，39（9）：43 – 44.

[55] 王少华，王淑善．断下渗湿汤治疗带下的经验体会 [J]．江苏中医杂志，1987 (8)：12－15.

[56] 王铿藩，庄希贵．加味断下渗湿汤治愈久痢一例 [J]．福建中医药，1964 (3)：12.

[57] 陈玉婷，茅建春．茅建春运用独活寄生汤治疗强直性脊柱炎经验 [J]．浙江中西医结合杂志，2012，22 (8)：591，594.

[58] 荆雷，马云枝．马云枝教授治疗中晚期帕金森病经验总结 [J]．光明中医，2018，33 (19)：2813－2815.

[59] 胡宗仁．孙晓生运用独活寄生汤治疗腰腿痛经验 [J]．辽宁中医杂志，2021，48 (1)：36－38.

[60] 夏梦婷，贾晓航．贾晓航用独活寄生汤治疗产后身痛经验 [J]．江西中医学院学报，2013，25 (2)：16－17.

[61] 钟源芳．刘维教授加减独活寄生汤治疗风湿病 [J]．实用中医内科杂志，2012，26 (7)：18.

[62] 宫凤英，朱淑然，文毓声，等．附子理中汤合吴茱萸汤加减治疗小儿慢性泄泻1例 [J]．河南中医，2012，32 (10)：1280.

[63] 沈丰平，李秋芬．附子理中汤临证应用体会 [J]．新中医，2013，45 (4)：216－217.

[64] 李水芹，王飞，李雪萍，等．附子理中汤外用治疗溃疡性结肠炎 [J]．江西中医学院学报，2012，24 (5)：38－39.

[65] 刘清福．附子理中汤新用 [J]．陕西中医，2007，28 (10)：1410－1411.

[66] 陈焕琳．中医治疗胎寒举隅 [J]．中医儿科杂志，2005，1 (1)：48－49.

[67] 李孝波，门九章，邓晓鹏．门九章教授活用附子汤验案3例 [J]．光明中医，2011，26 (7)：1324－1325.

[68] 崔小磊，孙汝栋．附子汤的临床辨证新用 [J]．内蒙古中医药，2003 (1)：31.

[69] 傅景海．附子汤治疗滑胎的体会 [J]．青海医药杂志，1990 (4)：22－23.

[70] 李乐梅．附子汤验案举隅 [J]．江西中医药，2001，32 (5)：25.

[71] 项聿华．导水茯苓饮加减治疗特发性水肿52例 [J]．中国中医药现代远程教育，2008，6 (7)：759.

[72] 黄少华．导水茯苓饮治疗小儿急性肾炎100例疗效报导 [J]．上海中医药，1963 (11)：23－25.

[73] 厉扁松．臌胀病验案 [J]．中国中医药现代远程教育，2009，7 (2)：33－34.

[74] 李伟林，戴仁森，赵仙铭，等．茯苓渗湿汤合硫普罗宁治疗酒精性肝病31例 [J]．浙江中西医结合杂志，2007，17 (3)：167－168.

[75] 唐振铎．中药茯苓渗湿汤及茵陈蒿汤治疗急性传染性肝炎的初步观察 [J]．中华医

学杂志, 1958 (6): 546 – 549.

[76] 李庆梅. 甘露消毒丹临床应用举隅 [J]. 浙江中西医结合杂志, 2018, 28 (9): 790 – 791.

[77] 张延铭. 甘露消毒丹临床应用举隅 [J]. 新中医, 2008, 40 (1): 89.

[78] 李俄成. 甘露消毒丹临症举隅 [J]. 中西医结合实用临床急救, 1997, 4 (1): 42.

[79] 林甦. 甘露消毒丹在儿科外感时疫病中的应用 [J]. 福建中医药, 2013, 44 (3): 43 – 44.

[80] 马文红. 甘露消毒丹治疗儿科诸疾验案 [J]. 中医儿科杂志, 2008, 4 (6): 35 – 36.

[81] 赵林华, 连凤梅, 姬航宇, 等. 仝小林教授运用不同剂量葛根芩连汤治疗 2 型糖尿病验案 [J]. 中国实验方剂学杂志, 2011, 17 (4): 249 – 251.

[82] 孙继娜, 任勤. 任勤教授应用葛根芩连汤治疗儿科病证经验 [J]. 中国中医急症, 2013, 22 (11): 1905, 1913.

[83] 李艺, 郭利华, 李斯文. 李斯文运用葛根芩连汤治疗肠癌术后腹泻 [J]. 中国中医药信息杂志, 2010, 17 (6): 85 – 86.

[84] 孙凤华. 葛根芩连汤治愈发热 1 例 [J]. 黑龙江中医药, 1998 (1): 43.

[85] 姜立根, 卢增珍. 葛根芩连汤加减治疗面痛验案 1 则 [J]. 山西中医, 2020, 36 (2): 19.

[86] 黄细小, 占钟达. 葛花解醒汤治疗酒精中毒阳痿 1 例 [J]. 江西中医药, 1997, 28 (2): 21.

[87] 贾德新. 葛花解醒汤治愈水肿一例 [J]. 内蒙古中医药, 1986 (1): 38.

[88] 李永谦. 葛花解醒汤治慢性酒精中毒举隅 [J]. 时珍国医国药, 2002, 13 (9): 538.

[89] 史晓旭, 张育军, 赵文颖. 葛花醒酒颗粒治疗急慢性酒精中毒临床案例 2 则 [J]. 世界最新医学信息文摘, 2019, 19 (35): 225 – 226.

[90] 胡臻. 葛花解醒汤的临床运用 [J]. 安徽中医临床杂志, 2000, 12 (3): 230.

[91] 梁未末, 朱勇. 甘露饮方证及临床 [J]. 中医学报, 2022, 37 (4): 684 – 687.

[92] 樊媛媛. 范梅红教授运用甘露饮加减治疗儿童功能性便秘热结津亏证经验 [J]. 中医儿科杂志, 2022, 18 (3): 29 – 31.

[93] 黄小芳. 甘露饮的临床加减治验 [J]. 中医临床研究, 2019, 11 (26): 130 – 132.

[94] 张风梅, 王军敬, 张巧玲. 甘露饮治疗湿热伤阴型干眼症临床观察 [J]. 中国中医眼科杂志, 2015, 25 (5): 337 – 340.

[95] 廖永赛. 甘露饮治疗萎缩性胃炎 [J]. 四川中医, 2011, 29 (12): 73 – 74.

[96] 景明夷. 甘露饮治疗阴虚湿热口疮 1 例 [J]. 中国民间疗法, 2018, 26 (6): 49.

[97] 张翠新, 马重阳, 王庆国, 等. 王庆国教授病证结合辨治口臭经验 [J]. 世界中西

医结合杂志, 2019, 14 (4): 496 - 499.

[98] 侯英华, 王耀光. 黄文政教授运用清心莲子饮治疗膀胱炎验案1例 [J]. 吉林中医药, 2011, 31 (11): 1106.

[99] 王晓燕, 张腾. 张腾应用清心莲子饮异病同治验案举隅 [J]. 中国中医药信息杂志, 2013, 20 (6): 83 - 84.

[100] 苏春娟, 范亚朋, 邢文文, 等. 李培运用清暑益气汤治疗慢性疲劳综合征经验 [J]. 湖南中医杂志, 2015, 31 (3): 25 - 26.

[101] 黎星, 伍建光. 伍炳彩活用"李氏清暑益气汤"举隅 [J]. 江西中医药, 2014, 45 (6): 53 - 54.

[102] 李春颖, 李光善. 姜良铎教授巧用东垣清暑益气汤举隅 [J]. 京中医药大学学报, 2005, 12 (4): 42 - 43.

[103] 杨旭, 颜乾麟, 胡文龙, 等. 颜新巧用东垣清暑益气汤验案举隅 [J]. 浙江中医杂志, 2013, 48 (8): 603.

[104] 蔡庆堂, 蔡凯. 加减固真汤治疗精液不液化88例临床观察 [J]. 北京中医杂志, 1993 (4): 27.

[105] 付崇, 常德贵, 张培海. 固真汤加减治疗阴汗60例临床观察 [J]. 江苏中医药, 2010, 42 (1): 38.

[106] 吴小意. 秦玉龙辨治外感高热验案1例 [J]. 江西中医药, 2011, 42 (6): 19 - 20.

[107] 胡梦妮, 马骏. 应用藿香正气散化裁治验3则 [J]. 江苏中医药, 2020, 52 (8): 59 - 60.

[108] 钟学文, 廖奕歆. 藿香正气散加减治疗杂病验案4则 [J]. 江苏中医药, 2016, 48 (12): 52 - 53.

[109] 劳绍贤, 林传权, 蔡佳仲, 等. 运用藿朴夏苓汤治疗脾胃病湿热证经验举隅 [J]. 广州中医药大学学报, 2014, 31 (2): 307 - 308.

[110] 孟庆静, 胡运莲. 藿朴夏苓汤在消化系统疾病中的应用举隅 [J]. 湖南中医杂志, 2018, 34 (4): 99 - 100.

[111] 李晓丽, 吴长军, 阴永辉, 等. 从"湿去热孤"论藿朴夏苓汤分消上下之应用 [J]. 辽宁中医杂志, 2018, 45 (11): 2289 - 2291.

[112] 周云彪, 李月岚, 肖娇, 等. 藿朴夏苓汤临床运用举隅 [J]. 中国中医药信息杂志, 2013, 20 (12): 91 - 92.

[113] 吕军影, 卓冬婷, 陈业强. 藿朴夏苓汤临床运用举隅 [J]. 陕西中医, 2009, 30 (7): 902.

[114] 徐凯, 朱尔春, 陶方泽. 藿朴夏苓汤方证探析及临床运用体会 [J]. 环球中医药, 2016, 9 (1): 70 - 72.

[115] 杨璞叶，杨明博，秦灵芝，等．藿朴夏苓汤治疗抗病毒药物所致新型冠状病毒肺炎合并肝脏损伤的经验［J］.陕西中医药大学学报，2021，44（2）：9－17.

[116] 夏丽．蒿芩清胆汤的临床运用及体会［J］.光明中医，2017，32（15）：2250－2252.

[117] 沈元良．蒿芩清胆汤临床验案举例［J］.浙江中医杂志，2015，50（1）：58－59.

[118] 白建平．蒿芩清胆汤临床新用三则［J］.实用中医药杂志，2001，17（5）：41.

[119] 甘发生．蒿芩清胆汤临床运用数则［J］.新中医，1989（9）：44.

[120] 吕旭阳．沈元良教授应用蒿芩清胆汤治疗消化系统疾病经验举隅［J］.中华中医药杂志，2015，30（9）：3185－3187.

[121] 黄璇．湿温变证治验二则［J］.实用中医药杂志，2005，21（11）：693.

[122] 周荷花，孟跃，赵慧．厚朴温中汤治疗痰湿潮热［J］.江西中医药，1995，26（5）：55.

[123] 高振茂，关葳．厚朴温中汤加味治愈胃扭转1例［J］.中医杂志，1984（5）：78.

[124] 沈舒文．厚朴温中汤治疗病毒性肝炎［J］.新中医，1984（8）：20.

[125] 王雨亭．厚朴温中汤的临床运用［J］.吉林中医药，1984（5）：26.

[126] 周泽傅，王扣珍．滑石藿香汤治疗急性胃肠炎60例［J］.江苏中医药，1998，19（8）：27.

[127] 周泽傅．滑石藿香汤治疗口疮42例［J］.浙江中医杂志，1997，3：352.

[128] 徐永德．黄芩滑石汤治疗肠伤寒60例［J］.实用中医药杂志，1998，14（2）：17.

[129] 蒋玉明．黄芩滑石汤治疗小儿急性肾炎30例［J］.湖南中医杂志，1997，13（5）：6，94.

[130] 陈燕萍．黄芩滑石汤加味治案三则［J］.实用中医药杂志，2014，30（9）：874.

[131] 杨泽鸿．黄芩滑石汤的临床应用体会［J］.云南中医杂志，1984（3）：50－51.

[132] 黄少惠，陈少玫．黄连温胆汤加减治疗新发每日持续头痛案［J］.浙江中医杂志，2019，54（12）：894.

[133] 卢增珍，王军．黄连温胆汤治疗舌痛验案1则［J］.山西中医，2020，36（11）：29.

[134] 袁业红，袁检仔，薛芬芬，等．周正运用黄连温胆汤治疗儿童多发性抽动症经验［J］.国医论坛，2021，36（6）：54－55.

[135] 何煜宇，郭祖文，岳小强．颜德馨运用黄连温胆汤验案举隅［J］.辽宁中医杂志，2013，40（5）：1007－1008.

[136] 王艳梅，叶小波．痛泻要方新用［J］.陕西中医，2010，31（12）：1669.

[137] 骆守真．顾锡镇应用黄连温胆汤经验［J］.临床合理用药，2012，5（12C）：61.

[138] 孙瑞玲，肖丽．崩漏治验1例［J］.实用中医药杂志，2005，21（12）：756.

[139] 王国莲. 易黄汤临床应用举隅 [J]. 中国民间疗法, 2011, 19 (4): 42.

[140] 缪钟丽. 易黄汤临床应用举隅 [J]. 广西中医药, 1996, 19 (2): 30-31.

[141] 宋凤庭. 黄汤的临床新用 [J]. 江苏中医, 1995, 16 (7): 34.

[142] 张武, 徐如平. 易黄汤加减治疗带下病 [J]. 陕西中医, 2001, 22 (6): 375-376.

[143] 张艳. 火针结合薏苡竹叶散治疗汗疱疹 48 例 [J]. 中医外治杂志, 2016, 25 (2): 28-29.

[144] 易峰. 薏苡竹叶散配伍应用 [J]. 山东中医杂志, 2010, 29 (4): 279.

[145] 许艳伶, 张斐, 杜武勋. 己椒苈黄丸在慢性心力衰竭热瘀水结证中的应用 [J]. 河北中医, 2012, 34 (11): 1650-1651.

[146] 唐丽. 唐祖宣应用己椒苈黄丸经验 [J]. 湖南中医杂志, 2009, 25 (5): 37-38.

[147] 王霞. 肠易激综合征治验 [J]. 临床荟萃, 2006, 21 (24): 1767.

[148] 李海雷, 罗宏. 己椒苈黄丸合方治疗消化系统疾病验案举隅伟 [J]. 国医论坛, 2021, 36 (6): 9-11.

[149] 尹祥斌, 李宜放. 王晞星应用己椒苈黄丸治疗幽门梗阻经验 [J]. 中国民间疗法, 2018, 26 (8): 18-19.

[150] 华晖辉, 王建康, 陈丹, 等. 济生肾气丸加味治疗尿感后尿频症体会 [J]. 江西中医药, 2019, 50 (11): 25-26.

[151] 刘红莉, 卢跃卿. 卢跃卿运用济生肾气丸治疗良性前列腺增生经验总结 [J]. 中国中医药现代远程教育, 2019, 17 (4): 41-43.

[152] 郭欣璐, 高健生, 杨薇, 等. 高健生运用济生肾气丸治疗黄斑水肿临床经验举隅 [J]. 世界中医药, 2018, 13 (10): 2500-2534.

[153] 陈婷, 熊冉, 刘万富, 等. 鸡鸣散在痛风治疗中的应用 [J]. 世界最新医学信息文摘, 2018, 18 (98): 245, 247.

[154] 张晓辉. 鸡鸣散加减治愈皮肌炎 1 例 [J]. 辽宁中医杂志, 1988 (1): 44.

[155] 赵先铎, 赵文胜. 加减鸡鸣散治疗肾病水肿 [J]. 湖北中医杂志, 1999, 21 (6): 265.

[156] 康广山, 刘玉霞, 齐敬东. 鸡鸣散加味治疗不宁腿综合征 [J]. 山东中医杂志, 1999, 18 (12): 548.

[157] 周刚. 鸡鸣散治疗心血管疾病 [J]. 现代中西医结合杂志, 2012, 21 (32): 3603-3629.

[158] 吴本汉. 鸡鸣散治愈寒湿型脚气冲心 [J]. 中国社区医师, 2012, 14 (16): 303.

[159] 孟繁东. 噤口痢验案一则 [J]. 中国中医药信息杂志, 2005, 12 (1): 78.

[160] 丁旭. 沈洪古方新用治疗脾胃病验案 3 则 [J]. 江苏中医药, 2019, 51 (1): 55-57.

［161］王中琪．叶柏应用开噤散治疗功能性消化不良经验［J］.光明中医，2019，34（1）：30－32

［162］金姝茵，叶柏．叶柏治疗肿瘤术后验案 2 则［J］.湖南中医杂志，2022，36（12）：74－75.

［163］杨振伟，王劲红．连朴饮辨治沙门氏菌感染浅析［J］.贵阳中医学院学报，2006，28（1）：36－37.

［164］王捷虹，刘力，汶明琦，等．连朴饮加味治疗幽门螺杆菌相关性胃炎［J］.实用中医内科杂志，2013，27（3）：114－115.

［165］王晶．黄琴教授应用王氏连朴饮治疗疑难杂症验案举隅［J］.国医论坛，2013，28（3）：31－32.

［166］周莉，廖华君，钟逸敏，等．王氏连朴饮治疗湿热病举隅［J］.深圳中西医结合杂志，2020，30（24）：65－67.

［167］王玉芳．连朴饮新用［J］.河北医学，1999，5（5）：80.

［168］王巍．王氏连朴饮治验三则［J］.中国中医药信息杂志，2014，21（11）：117.

［169］梅青青，吕文亮．吕文亮运用王氏连朴饮验案举隅［J］.湖北中医杂志，2018，40（9）：25－27.

［170］石杨，李秋贵．中医寒温并用时方浅述及验案总结［J］.实用心脑肺血管病杂志，2015，23（5）：131－132.

［171］王淑善．王少华用连理汤治中焦疾患撷菁［J］.辽宁中医杂志，1996，23（4）：159－160.

［172］曹青山，杜丽荣．菌痢治验 3 则［J］.吉林中医药，2008，28（2）：133.

［173］邓中伟，蒋松根．连梅汤加味治疗外伤性胞睑肿胀［J］.浙江中医杂志，1998，（4）：172.

［174］伍本彩．连梅汤在热病中的应用［J］.江西中医药，1984（1）：30.

［175］吕欣华．连梅汤加味治疗慢性萎缩性胃炎 45 例［J］.浙江中医杂志，1996（3）：103.

［176］杨善栋．连梅汤活用治疗月经病［J］.浙江中医杂志，1998（2）：88.

［177］齐玉卓．连梅汤临床运用举隅［J］.实用中医内科杂志，1997，11（3）：20－21.

［178］李现林．加减木防己汤治疗类风湿性滑膜炎［J］.四川中医，2004，22（5）：57.

［179］陈苗苗．加减木防己汤治疗湿热痹 2 例［J］.中国社区医师，2021，37（1）：62－63.

［180］王家炎．加减木防己汤治红斑性肢痛症 120 例［J］.江西中医药，2000，31（5）：28.

［181］肖霞．龙胆泻肝汤临床新用［J］.实用中医药杂志，2020，36（10）：1357.

［182］孟增泰．龙胆泻肝汤临床应用 4 则［J］.河北中医，2012，34（9）：1342－1343.

[183] 章天寿，张亚辉．龙胆泻肝汤临床运用三则［J］．安徽中医学院学报，20（6）：26－27．

[184] 王和春．龙胆泻肝汤临床应用体会［J］．中西医结合心血管病电子杂志，2019，7（31）：177－178．

[185] 宋维明，胡蜀宾．苓桂术甘汤临床应用举隅［J］．河北中医，2009，31（2）：231．

[186] 陶建国，张振宇．苓桂术甘汤临床应用举隅［J］．云南中医中药杂志，2006，2（6）：26．

[187] 范春兰．苓桂术甘汤在中医骨伤科中的应用举隅［J］．江西中医药，2011，42（9）：51－52．

[188] 蔡冬陵．苓桂术甘汤临床应用举隅［J］．福建中医药，2001，32（2）：32－33．

[189] 王志甫，黄志华．苓桂术甘汤应用举隅［J］．四川中医，2011，29（9）：111－112．

[190] 李海松．梁苹茂运用中药降糖验案3则［J］．上海中医药杂志，2011，45（8）：57－58．

[191] 李海松．从湿论治糖尿病血管并发症［J］．吉林中医药，2011，31（6）：518－519．

[192] 王广见，王淑瑞．雷氏芳香化浊法治愈病脑案［J］．四川中医，1992，（7）：28－29．

[193] 刘庆田．读《湿热病篇》临证偶拾［J］．湖南中医杂志，1988，（4）：7－8．

[194] 罗健吾．长期高热治验［J］．四川中医，1987，（2）：15．

[195] 张作胜．平胃散治验举隅［J］．中医药临床杂志，2014，26（3）：972－973．

[196] 赵经达．平胃散治疗糖尿病［J］．中国民间疗法，2008，（8）：36．

[197] 高改宏．平胃散治疗小儿流涎验案1则［J］．江苏中医药，2014，46（3）：55．

[198] 曹锦明．平胃散临床应用举隅［J］．中国民间疗法，2003，11（12）：41－42．

[199] 孙蓓，顾庆华．平胃散加味治疗消化系统急症举隅［J］．中国中医急症，2011，20（5）：847．

[200] 赵婷，张炜宁，聂桂元，等．程丑夫教授运用羌活胜湿汤验案举隅［J］．亚太传统医学，2020，16（4）：103－104．

[201] 杨曼芩，谢雪姣，范伏元．国医大师熊继柏化裁运用李东垣方验案三则［J］．湖南中医药大学学报，2021，41（8）：1150－1153．

[202] 黄巧智．羌活胜湿汤临床应用举隅［J］．山东中医杂志，2012，31（1）：66－67．

[203] 刘爱兰，蒋晚清．启膈散加减治疗顽固性呃逆体会［J］．实用中医药杂志，16（9）：38－39．

[204] 王鹰．启膈散临床应用三则［J］．四川中医，2001，19（9）：76－77．

[205] 马翻过，方文岩．启膈散加减治疗晚期食管癌吞咽困难一例［J］.中国疗养医学，2019，28（10）：1117-1118.

[206] 时乐，吴祝平，孙玲玲等．单兆伟应用启膈散经验［J］.实用中医药杂志，2019，35（10）：1275-1276.

[207] 黄骏．启膈散治验四则［J］.四川中医，1986（8）：18-19.

[208] 朱秀美，李秀才．祛风除湿汤内服外洗治疗湿疹60例疗效观察［J］.中医临床研究，2013，5（23）：79.

[209] 陈娟等．祛风除湿汤配合牵引治疗腰椎间盘突出症64例临床观察［J］.光明中医，2011，26（7）：1386-1387.

[210] 梅笑玲．秦艽苍术汤配合灌肠治疗慢性结肠炎50例［J］.山东中医药杂志，1991，10（4）：18-19.

[211] 蒋小婉，王本军，白克运．秦艽苍术汤加味方辅助治疗直肠癌1例［J］.中国肛肠病杂志，2018，38（5）：77.

[212] 韩吉华．秦艽苍术汤治验举隅［J］.北京中医，1997（6）：54.

[213] 邱德泽．张寿民老中医用"清络饮"治小儿暑风的经验［J］.江西中医药，1982（4）：32-33.

[214] 张福南．人参乌梅汤治疗久泻［J］.江苏中医杂志，1980（6）：60，64.

[215] 李成泉．人参乌梅汤加味治疗萎缩性胃炎［J］.实用中医内科杂志，1991，5（4）：48.

[216] 张业宗．人参乌梅汤在儿科临床的运用［J］.吉林中医药，1989（3）：29.

[217] 陈卫东．运用三仁汤治疗肿瘤发热验案举隅［J］.中国中医药信息杂志，2014，21（10）：113-114.

[218] 钟振环，曹晓燕，潘利敏．三仁汤加减在儿科临床中的应用［J］.现代中西医结合杂志，2008，17（20）：3166-3167.

[219] 陈泽冰，周晖，莫伟，等．三仁汤治疗糖尿病及其并发症的临床应用举隅［J］.环球中医药，2018，11（8）：1291-1293.

[220] 李胜萱．三仁汤加减治疗湿温型亚急性甲状腺炎验案1则［J］.中国民间疗法，2020，28（19）：97-98.

[221] 张博，宋芳芳，李秀敏，等．三仁汤临床应用举隅［J］.现代中医药，2012，32（3）：28-29.

[222] 张瑞平．三仁汤临床治验4则［J］.山西中医，2011，27（7）：35.

[223] 戴丽莉．三仁汤临床应用医案4则［J］.新中医，2017，49（6）：191-192.

[224] 朱智耀，李宁，李可歆．李世增教授临证应用三仁汤经验探析［J］.世界中西医结合杂志，2018，13（12）：1622-1699.

[225] 史志云．温病耳聋治验3则［J］.河南中医，2000，20（2）：64.

［226］苏继焕．自拟加味三石汤治疗湿温［J］.广西中医药，1999，13（6）：21.

［227］谢成虎．三石汤加减治愈急性血吸虫病服吡喹酮后潮热不退 1 例［J］.中国血吸虫病防治杂志，2000，12（3）：182.

［228］周文军．浮针联合三痹汤对肩周炎患者疗效程度及关节功能的影响［J］.中国中医现代远程教育，2022，20（1）：110 - 111.

［229］邹兆坤，王俊华，朱小虎，等．内热针联合三痹汤治疗风寒痹阻型腰椎管狭窄症临床观察［J］.湖北中医药大学学报，2022，22（6）：85 - 87.

［230］陈世洲，毛国庆．三痹汤加减治疗痹证验案三则［J］.江苏中医药，2018，50（9）：49 - 50.

［231］袁韩涛．三痹汤加减联合甲钴胺穴位注射治疗腰椎间盘突出症 40 例［J］.中国中医骨伤科杂志，2020，28（11）：42 - 44.

［232］赵修敬．三痹汤加减治疗产后身痛 58 例［J］.上海中医药杂志，2000，（4）：41.

［233］詹敏．三痹汤治疗脑梗死后遗症的临床疗效观察［J］.世界最新医学信息文摘，2019，19（46）：129 - 130.

［234］周天寒．三香汤临床应用举隅［J］.实用医学杂志，1993，9（2）：34 - 35.

［235］周京述．三香汤加减治疗心血管疾病的体会［J］.成都中医学院学报，1984（2）：28 - 29，44.

［236］孙法泰．顽固性心力衰竭治验［J］.山东中医杂志，2007，26（5）：346 - 347.

［237］方香顺．实脾饮治愈"少阴人尿毒症"1 例［J］.光明中医，2010，25（12）：2335.

［238］宋武三．消水实脾饮治疗渗出性胸膜炎［J］.实用中医内科杂志，1998，12（1）：30.

［239］李文玲，王进德．中西医结合治疗青春期功血 56 例疗效观察［J］.陕西中医学院学报，2003，26（4）：20 - 21.

［240］王玉英，李有先．实脾饮临床运用体会［J］.中国中医药信息杂志，2011，18（6）：83 - 84.

［241］陆与放．苏合香丸治疗急性胸腹痛举隅［J］.中国中医急症，1994，3（5）：223.

［242］王凤阳．苏合香丸治疗颌下腺结石症［J］.中医杂志，1989，1（33）：52.

［243］王凤阳，高桂券．苏合香丸的临床新用［J］.辽宁中医杂志，1990，（2）：19 - 20.

［244］袁家昶．苏合香丸治疗胆道蛔虫病［J］.陕西中医，1985（7）：322.

［245］曹扬，梁志涛，张善举．张善举教授治疗功能性消化不良临证经验［J］.中医临床研究，2014，6（2）：82，84.

［246］历娜娜，郝微微，温红珠，等．郝微微治疗溃疡性结肠炎经验［J］.陕西中医，2013，33（12）：1653 - 1654，1672.

[247] 张瑞平. 参苓白术散加味治疗咳嗽验案 1 则 [J]. 山西中医, 2013, 29 (3): 39.

[248] 秦大刚. 参苓白术散加减在小儿杂症中的运用体会 [J]. 北京中医药大学学报, 2013, 20 (4): 55 – 56.

[249] 陈春林. 参苓白术散在儿科临床治验举隅 [J]. 现代中医药, 2013, 33 (6): 46 – 47.

[250] 唐小儒. 四神丸加味治疗五更病 3 则 [J]. 新中医, 2011, 43 (10): 159 – 160.

[251] 刘九环. 四神丸汤剂临床应用举隅 [J]. 河南中医, 2012, 32 (8): 1076 – 1077.

[252] 夏玉存. 四神丸肛肠科应用举隅 [J]. 新中医, 2008, 40 (9): 95.

[253] 詹新宇, 詹振宇, 李博乐. 四神丸加减治疗虚寒腰痛 [J]. 浙江中医药大学学报, 2008, 32 (4): 497.

[254] 征军. 四神丸加味治疗哮喘的体会 [J]. 山西中医, 2006, 22 (5): 52.

[255] 徐士伟. 芍药汤临床应用举隅 [J]. 上海中医药杂志, 2012, 46 (4): 64.

[256] 郑高峰. 芍药汤新用 [J]. 河南中医, 2000, 20 (6): 61 – 62.

[257] 顾先杰. 石韦散化裁治疗泌尿系结石 2 例 [J]. 南京中医药大学学报, 1995, 11 (3): 15, 59.

[258] 王福兴, 顾明明, 王乐, 等. 三金石韦散治疗肾积水 [J]. 现代中西医结合杂志, 1999, 8 (10): 1643 – 1644.

[259] 俞凤英. 尿路结石并发症的辨治体会 [J]. 中国中医药信息杂志, 2001, 8 (8): 78 – 79.

[260] 袁瑞兴. 缩脾法在腹泻型肠易激综合征中临床应用体会 [J]. 实用中西医结合临床, 2015, 15 (6): 64, 94.

[261] 俞跃, 阮诗玮. 暑月肾病治验三则 [J]. 中医药通报, 2017, 16 (4): 53 – 54, 72.

[262] 刘鹏. 升阳除湿汤治便溏 [J]. 四川中医, 1994, (3): 33.

[263] 汪世强. 升阳除湿汤临床运用经验 [J]. 山西中医, 2012, 28 (7): 4 – 5.

[264] 刘鹏. 升阳除湿汤治便溏 [J]. 四川中医, 1994 (3): 33.

[265] 张卫星, 叶人, 程锦国. 程锦国教授益气升阳除湿治疗慢性肾炎经验浅谈 [J]. 中国中医药现代远程教育, 2014, 12 (9): 27 – 28.

[266] 刘延良, 鲁明彦. 升阳除湿汤临床新用 [J]. 中国中医急症, 2009, 18 (10): 1714 – 1715.

[267] 王学蕾, 武大鹏, 高文秀, 等. 穴位埋线合四七汤治疗胃溃疡 131 例 [J]. 中国民间疗法, 2006, 14 (12): 57.

[268] 倪国勇, 钮雪松, 曾瀚琳, 等. 针刺联合四七汤加减治疗气郁痰阻型梅核气联创疗效探讨 [J]. 系统医学, 2020, 5 (10): 137 – 138.

[269] 温生福. 四七汤化裁治疗喉源性咳嗽 76 例 [J]. 实用中医内科杂志, 2000, 14

（3）：16.

［270］张晋铭．风引汤合四七汤治疗失眠伴焦虑状态验案 1 例［J］.湖南中医杂志，2014，30（11）：103.

［271］刘积庆．四七汤加味治疗老年性痴呆 30 例［J］.陕西中医，1996，17（3）：112.

［272］李晶晶．上中下通用痛风方联合美洛昔康治疗急性痛风性关节炎疗效观察［J］.现代中西医结合杂志，2021，30（31）：3460－3463.

［273］李冬梅．曹洪欣运用上中下通用痛风方治疗疑难病经验［J］.中国中医基础医学杂志，2014，20（5）：631－632.

［274］吴丽凡，陈姝婷，王洋．李灿东教授临证运用痛泻要方治疗杂病经验举隅［J］.亚太传统医药，2019，15（7）：101－103.

［275］张彩萍．朱丹溪上中下通用痛风方的临床应用［J］.山西中医，2015，31（10）：47－48.

［276］杨大赋．疏凿饮子加减治疗原发性肾病综合征 48 例——附西药治疗 38 例对照［J］.中医药学刊第 2006，24（3）：525.

［277］张智敏，郭志雄．疏凿饮子治疗肿瘤急症举隅［J］.中国中医急症，2003，12（6）：576.

［278］辛小红，范雪梅．痛风验案四则［J］.新疆中医药，2012，30（5）：106－107.

［279］辛小红，范雪梅．疏凿饮子治疗湿热水肿案 2 则［J］.中国中医急症，2013，22（6）：1065－1066.

［280］李璇，刘春芳．肾着汤治疗肾积水 1 例［J］.实用中医药杂志，2018，34（2）：262.

［281］肖铖．肾着汤治疗寒湿痿证 2 例［J］.江西中医药，1990，21（1）：6.

［282］黄春梅．经方治疗慢性盆腔炎举隅［J］.国医论坛，2020，35（1）：11－13.

［283］张洪俊．肾着汤新用［J］.新中医，1999，31（7）：55－56.

［284］伊文琪，于华芸，胡喜秀．顽固性心力衰竭病案［J］.中医杂志，2004（5）：370.

［285］梁大铭，程华焱，徐麟．肝小静脉闭塞症治验［J］.山东中医杂志，2011，30（4）：274.

［286］刘胜利．肝硬化发热一例［J］.四川中医，1988（5）：19.

［287］黄佳珉，周曙俊，周定华．李东垣调卫汤治疗风湿寒性关节炎 30 例［J］.云南中医中药杂志，2014，35（9）：32，33.

［288］刘晓玲．双手十指遇水疼痛治验一则［J］.山东医学高等专科学校学报，2020，42（6）：466.

［289］黄晨昕，夏于芳．谢兆丰老中医治疗内科疑难病验案举隅［J］.中医药通报，2009，8（5）：52－53.

[290] 钱建业．结肠曲综合征治验三则［J］．江苏中医，1988（11）：17－18．

[291] 梁诗敏等．庄礼兴教授运用温胆汤从"痰"论治中风病的经验［J］．天津中医药，2022，39（1）：15－18．

[292] 张鑫，曾益玮，王瑞瑞，等．高建忠运用温胆汤调畅三焦［J］．中医学报，2020，35（266）：1453－1456．

[293] 孙豪娴，孙贵香，邓琳蓉，等．国医大师熊继柏辨证化裁运用温胆汤验案举隅［J］．湖南中医药大学学报，2020，40（5）：521－524．

[294] 刘晓艳．刘真运用温胆汤治疗咳嗽病验案举隅［J］．湖北中医杂志，2019，41（11）：20－22．

[295] 孙文秀，何慧琴．温胆汤加减治疗湿热内蕴型干眼经验［J］．环球中医药，2019，12（6）：923－925．

[296] 刘刚，徐烨．五皮饮治疗地塞米松致全身水肿2例［J］．中医临床研究，2013，5（3）：70．

[297] 冯欢，张冉．五皮饮加减治疗特应性皮炎举隅［J］．山西中医，2020，36（2）：41－42．

[298] 靳玉卿．中药五皮饮加减治愈过敏性紫癜、紫癜肾1例报告［J］．山西医学院学报，1990，21（1）：60－61．

[299] 辛小红，范雪梅．痛风验案四则［J］．新疆中医药，2012，30（5）：106－107．

[300] 阮明德．应用五积散治疗闭经、痛经介绍［J］．中医杂志，1982（9）：51．

[301] 李建强，蔡行平．五积散加减治疗慢性肠炎［J］．浙江中西医结合杂志，2009，19（8）：505－506．

[302] 白聚河．十年发热用"五积"［J］．上海中医药杂志，1934（9）：21．

[303] 胡慧良．从案例谈"蓄水"之病位［J］．中国中医急症，2013，22（5）：851－852．

[304] 陈云云，龙瑞敏．从五苓散治疗便秘看膀胱的气化作用［J］．新中医，2013，45（11）：146－147．

[305] 张志明．汗证五苓散治验三则［J］．四川中医，2008，26（8）：122－123．

[306] 张晓强，任文栋，李孟芳．化气布津法在治疗干燥综合征中的应用［J］．新中医，2011，43（10）：137－138．

[307] 姜婧，张绪峰．李志道教授应用五苓散加味临床举隅［J］．新中医，2011，43（7）：179－180．

[308] 张伟．卢秉久临床应用五苓散经验举隅［J］．辽宁中医杂志，2010，37（5）：932－933．

[309] 张谷穗．五淋散治疗尿道综合征36例［J］．实用中医药杂志，1999，15（9）：20．

[310] 杨明禄. 五淋散治疗前列腺术后并发症 84 例临床观察 [J]. 职业与健康, 2003, 19 (9) 133 - 134.

[311] 芮其根. 五淋散加减治疗泌尿系结石 168 例 [J]. 中医药临床杂志, 2006, 18 (3): 251.

[312] 孙燕茹. "脾肾安和"论治劳淋 [J]. 实用中医内科杂志, 2012, 26 (2): 72 - 73.

[313] 周宝宽. 肾性血尿验案举隅 [J]. 河南中医, 2012, 32 (1): 109 - 110.

[314] 陈铁军. 杨志波教授论治慢性前列腺炎经验 [J]. 中医药导报, 2008, 14 (1): 26, 33.

[315] 王新生. 无比山药汤应用举隅 [J]. 山东中医杂志, 1999, 18 (3): 142 - 143.

[316] 侯明慧, 刘文娥, 伍彩霞. 刘文娥活用完带汤治疗人乳头瘤病毒感染经验总结 [J]. 中医药临床杂志, 2020, 32 (8): 1443 - 1446.

[317] 仕丽, 阎洪臣. 完带汤异病同治验案 3 则 [J]. 中国中医药现代远程教育, 2014, 12 (24): 129 - 130.

[318] 陈兴强, 宋春生, 赵家有. 完带汤治疗男科疾病举隅 [J]. 北京中医药, 2014, 33 (1): 60 - 61.

[319] 任利军. 完带汤治疗妇科病症心得体会 [J]. 中国民间疗法, 2013, 21 (12): 48 - 49.

[320] 王垒, 李飞. 加味胃苓汤治疗鼓胀的体会 [J]. 中国民族民间医药, 2013, 22 (23): 82, 84.

[321] 刘学元. 加味胃苓汤治疗慢性胃炎点滴体会 [J]. 中国现代医生, 2008, 46 (1): 66.

[322] 周世兴. 轮状病毒性肠炎应用胃苓汤的感想 [J]. 黑龙江中医药, 2012, 41 (5): 7 - 8.

[323] 刘忠信. 胃苓汤临证验案四则 [J]. 河南中医, 1999, 19 (3): 53 - 54.

[324] 常亚平. 胃苓汤临床应用举隅 [J]. 湖北中医杂志, 1993, 15 (4): 33 - 34.

[325] 李一北, 刘利华. 宣清导浊汤在慢性肾衰竭中的运用 [J]. 山东中医药大学学报, 2015, 39 (5): 411 - 412.

[326] 李鳌才. 宣清导浊汤临证验案举隅 [J]. 山西中医, 1999, 15 (1): 47.

[327] 张雨雷. 宣清导浊法在急症中的运用 [J]. 中国中医急症, 2007, 16 (3): 363 - 364.

[328] 罗世伟. 吴生元教授辨治慢性胃病经验 4 法介绍 [J]. 云南中医中药杂志, 2012, 22 (9): 1 - 2.

[329] 胡晓平. 中医药治疗肿瘤化疗后不良反应 [J]. 湖北中医杂志, 2010, 32 (3): 57 - 58.

[330] 付金荣 . 香砂六君汤妇科临床应用举隅 [J].上海中医药杂志，2002（5）：26.

[331] 张元兵，伍建光，王丽华 . 杏仁汤治疗新型冠状病毒肺炎体会 [J].中医药通报，2020，19（4）：1 - 3.

[332] 伍炳彩 . 杏仁汤临床运用举隅 [J].江西中医药，1987（6）：26，29.

[333] 杨渊征 . 杏仁滑石汤联合西药治疗重症肺炎效果分析 [J].承德医学院学报，2021，38（5）404 - 406.

[334] 郭建生，刘晓峰 . 杏仁滑石汤治疗顽固性呕吐验案 1 例 [J].江西中医药，2013，44（2）：28.

[335] 李永明 . 中西医结合治疗伤寒 84 例临床分析 [J].贵阳中医学院学报，2005，27（4）：22 - 23.

[336] 许嗣立，严石林，黄禹峰，等 . 从温病两方探讨感冒复杂证型的辨证论治 [J].四川中医，2010，28（9）：28.

[337] 张泽梁 . 杏苏散化裁治疗喉源性咳嗽 40 例 [J].中国中医药现代远程教育，2014，12（11）：35.

[338] 余德海 . 杏苏散渐渐治疗妊娠咳嗽 74 例 [J].光明中医，2014，29（12）：2574 - 2575.

[339] 乔阳阳 . 运用杏苏散加减治疗小儿咳嗽经验 [J].医学理论与实践，2021，34（8）：1438.

[340] 尤海珍等 . 桂枝汤合杏苏散治疗过敏性鼻炎 40 例疗效观察 [J].新中医，2013，45（8）：132 - 133.

[341] 冯焕珍 . 杏苏散加减治疗痰浊阻肺型慢性支气管炎急性发作期的疗效观察 [J].齐齐哈尔医学院学报，2019，40（16）：2033 - 2034.

[342] 张佳详 . 宣痹汤治疗类风湿关节炎湿热瘀阻的疗效及安全性分析 [J].中医临床研究，2020，12（9）：76 - 78.

[343] 李光乐 . 张清教授应用宣痹汤加减治疗痰瘀互结型腰痛经验 [J].中华灾害救援医学 .2020，8（7）：417 - 418.

[344] 李愔 . 宣痹汤联合穴位贴敷治疗痛风关节炎临床研究 [J].光明中医，2022，37（6）：957 - 959.

[345] 卫建民 . 宣痹汤治疗滑膜炎的临床对照分析 [J].陕西中医学院学报 .2002，25（5）：33 - 34.

[346] 周天梅 . 国医大师熊继柏运用宣痹汤治疗疑难病证举隅 [J].湖南中医药大学学报，2019，39（7）：801 - 804.

[347] 万常俊，胡珂，吴运瑶，等 . 胡珂运用柴胡宣痹汤治疗胃食管反流病经验探讨 [J].江西中医药，2019，50（11）：21 - 22.

[348] 姜娜娜 . 宣痹汤加减治疗顽固性呃逆临床经验谈 [J].江西中医药，2006，

(1): 42.

[349] 齐媛. 上焦宣痹汤治疗咳嗽经验浅谈 [J]. 现代养生, 2019, (1): 109 - 110.

[350] 温泉盛. 宣痹汤加味治疗湿热型弱精子症 48 例 [J]. 浙江中医药, 2005, (10): 438.

[351] 许瑶, 康恒, 许尤琪. 香附旋覆花汤加减治疗癌性胸水验案 3 则 [J]. 江苏中医药, 2019, 51 (5): 56 - 58.

[352] 王冠华. 汪履秋运用香附旋覆花汤治疗肺系疾病验案举隅 [J]. 江苏中医药, 2006, 27 (6): 37 - 38.

[353] 牟克祥. 香附旋覆花汤临床应用 [J]. 陕西中医, 1991 (3): 126.

[354] 戴克敏. 姜春华运用茵陈蒿汤的经验 [J]. 山西中医, 2012, 28 (4): 4 - 5, 11.

[355] 张天玲, 王付. 茵陈蒿汤化裁辨治杂病札记 [J]. 光明中医, 2008, 23 (12): 1995.

[356] 田春玲. 茵陈蒿汤在产科疑难病中应用举隅 [J]. 新中医, 2009, 41 (1): 85 - 87.

[357] 郑芳忠. 茵陈蒿汤治疗皮肤病验案举隅 [J]. 四川中医, 2006, 24 (7): 95.

[358] 刘朋洋, 孔庆辉. 茵陈五苓散加减治疗原发性硬化性胆管炎 1 例 [J]. 中西医结合肝病杂志, 2021, 31 (8): 757 - 758.

[359] 宋立群, 邹存信, 高丽君. 茵陈五苓散治多发性神经炎案 [J]. 中医药学报, 1992, (3): 50.

[360] 袁惠芳, 张雪. 茵陈五苓散治疗急性乙型黄疸型肝炎体会 [J]. 光明中医, 2007, 22 (6): 34 - 35.

[361] 张西相, 徐淑凤. 茵陈五苓散治疗肾移植后肝损害一例 [J]. 陕西中医学院学报, 2000, 23 (1): 20.

[362] 张礼友. 茵陈白芷汤治疗慢性溃疡性结肠炎 30 例 [J]. 湖南中医杂志, 1995, 11 (4): 32 - 33.

[363] 夏虎义. 茵陈白芷汤治验举隅 [J]. 内蒙古中医药, 2013, 32 (3): 75 - 76.

[364] 于一鸿. 热痹辨治 [J]. 浙江中医杂志, 2001 (11): 492.

[365] 梁金波, 胡连军. 越婢加术汤加减治疗眼睑水肿体会 [J]. 河北中医 2006, 28 (10): 764.

[366] 徐子彦. 李振江经方验案拾珍 [J]. 环球中医药, 2011, 4 (5): 375 - 376.

[367] 梅娅捷, 童中胜. 经方治疗荨麻疹型药疹验案举隅 [J]. 中国民族民间医药, 2017, 26 (13): 77 - 78.

[368] 李东方, 宋超, 魏小林, 等. 越婢加术汤治疗慢性阻塞性肺疾病急性发作 1 例 [J]. 吉林中医药, 2009, 29 (4): 322.

[369] 宋利芳, 张秀娟. 任寿山主任医师治疗慢性心力衰竭经验 [J]. 中医研究, 2019,

32（6）：20－23.

[370] 张增祥，王克勤．从少阴论治肾病综合征［J］．上海中医药杂志，2016，50
（11）：28－29.

[371] 罗珊珊，吕昆，张琳琪，等．吕承全教授经方治验举隅［J］．河南中医，2009，
29（5）：439－441.

[372] 沈东，刘铁军，邓厚波，等．刘铁军教授运用真人养脏汤加味治疗帕金森病验案
1则［J］．世界最新医学信息文摘，2018，18（27）：165，167.

[373] 都占敏．真人养脏汤新用［J］．新中医，2002，34（10）：67－68.

[374] 陈蕾，贾民．痛泻要方加味治疗郁证案例举隅［J］．世界最新医学信息文摘，
2019，19（96）：282，284.

[375] 赵仁智．周静老师运用加味治浊固本丸治疗浊毒内蕴证2型糖尿病肾病经验
［J］．云南中医中药杂志，2017，38（9）：27－28.

[376] 蔡钟福．治浊固本丸治疗肾虚湿热型慢性肾炎蛋白尿的临床研究［D］．长沙：湖
南中医学院，2002.

[377] 翟洪．中满分消丸（改汤剂）治疗肝硬化腹水1例［J］．实用医学杂志，1994，
10（2）：118.

[378] 袁争鸣．中满分消丸应用体会［J］．实用中医药杂志，2005，21（9）：563.

[379] 武亚丹，程锦国．程锦国运用中满分消丸治疗膜性肾病经验介绍［J］．新中医，
2018，50（1）：188－190.

[380] 沈凌波．临床运用李东垣方治疗杂病体会［J］．上海中医药杂志，2015，49（1）：
62－65.

[381] 孟德玉，夏晓鹏．舟车丸治疗水肿两则［J］．中国中医急症，2006，15
（4）：434.

[382] 刘庆计，陈振山．舟车丸临床应用一得［J］．河北中医，1990，12（3）：47－48.

[383] 苗建英．枳实导滞汤化裁治疗寻常性痤疮［J］．中医药研究，2001，17（1）：32.

[384] 方雅堃．王檀教授从大肠湿热论治肺痹经验［J］．中医研究，2019，32（4）：
44－45.

[385] 张伟，牛阳．牛阳教授运用枳实导滞汤治疗慢性结肠炎经验［J］．光明中医，
2011，26（9）：1775－1776.

[386] 沈玉芝．加味枳实导滞汤治疗肠麻痹［J］．吉林中医药，1983（3）：34.

[387] 张海深．枳实导滞汤的临床活用［J］．河南中医，2001，21（1）：67－68.

[388] 刘俊红，吴存亮．吴存亮教授治疗溃疡性结肠炎1则［J］．光明中医，2011，26
（3）：476.